高职高专"十二五"规划教材

药 剂 学

第二版

常忆凌　主编

化学工业出版社
·北京·

药剂学是药物制剂专业的一门核心专业课，通过本课程的学习，使学生掌握药物制剂中常用剂型的制备以及基本单元操作技术，熟悉药物制剂技术必需的理论知识，了解临床上所应用的各种剂型。

本教材是作者学校多年的实践与教学经验总结，并被浙江省教育厅立项为重点教材。全书分五个部分，共25章，第一部分基础理论，第二部分基本单元操作，第三部分药物制剂各论，第四部分药物新剂型与新技术，第五部分是调剂基础知识与技能。重点突出药物制剂常用剂型的制备及基本单元技能的操作。为了拓展学生的知识面和就业面，方便非药物制剂专业的学生学习，本次第二版修订增加了第五部分，介绍了调剂的基础知识与技能。

本书可供高职高专药物制剂专业及药学专业学生作为教材使用，也适用于从事药学及药物制剂工作的技术人员参考阅读。

图书在版编目（CIP）数据

药剂学/常忆凌主编 . —2 版 . —北京：化学工业出版社，
2014.1（2017.3重印）

高职高专"十二五"规划教材

ISBN 978-7-122-19397-1

Ⅰ.①药…　Ⅱ.①常…　Ⅲ.①药剂学-高等职业教育-
教材　Ⅳ.①R94

中国版本图书馆 CIP 数据核字（2013）第 321461 号

责任编辑：窦　臻　陆雄鹰　　　　装帧设计：关　飞
责任校对：宋　夏

出版发行：化学工业出版社（北京市东城区青年湖南街 13 号　邮政编码 100011）
印　　装：三河市延风印装有限公司
787mm×1092mm　1/16　印张 19¾　字数 506 千字　　2017 年 3 月北京第 2 版第 4 次印刷

购书咨询：010-64518888（传真：010-64519686）　　售后服务：010-64518899
网　　址：http://www.cip.com.cn
凡购买本书，如有缺损质量问题，本社销售中心负责调换。

定　　价：36.00 元

编审人员名单

主　　编　常忆凌

副 主 编　郭维儿　屠　冰

参编人员　李剑惠　计竹娃　赵黛坚

　　　　　　高显峰　黎晶晶

前　言

《药剂学》教材自出版后，历经 5 年的教学实践，现进行第二版修订出版。本次修订是根据《中华人民共和国药典》（2010 年版）和《药品生产质量管理规范》（2010 年修订）进行修订。

与时俱进是对教材的要求，"药剂学"作为联系药学与实践的一门应用性学科，更要不断更新教学内容。本次教材修订总结了一线教师近五年的实践教学经验，根据知识的内在联系，突出基本方法、基本技术的讲授，结合实验实训课程，加强职业岗位技术的训练。同时，结合学科发展趋势，适量向学生传输一些国内外有关生产的前沿信息和开发研究方面的新动态，开阔学生的眼界、拓展工作领域、增加就业机会。如：近年来生物制药的快速发展对真空冷冻干燥技术提出更高的要求，对相关技术人员需求量增加，本次修订根据市场的变化增补了冷冻干燥的相关内容。

本教材增加了第五部分调剂基础知识与技能，是为了适应学生就业的需要，以方便学生毕业后适应药店、医院药剂科的工作。

本教材适用于高职高专药物制剂专业的学生及药学相关专业的学生学习，也可作为从事药学或药物制剂工作的技术人员的参考用书。

本教材第一、二、十一、十六、二十五章由常忆凌编写，第六、十、十二、十八章由郭维儿编写，第四、七、十三章由屠冰编写，第三、五、九章由赵黛坚编写，第八、十四、二十章由高显峰编写，第十五、十七、十九章由计竹娃编写，第二十一、二十二、二十三、二十四章由黎晶晶编写，教材中所涉及的《药品生产质量管理规范》（2010 年修订）内容由李剑惠审阅。为方便教学，本教材配有电子课件，使用本教材的学校可以与化学工业出版社联系（cipedu@163.com），免费索取。

教材在编写过程中得到浙江医药高等专科学校领导和化学工业出版社有关编辑的大力支持，在此表示诚挚谢意。由于编者水平有限，教材中的缺点和疏漏在所难免，恳请批评指正。

编　者
2013 年 11 月

前　言

第一版前言

高职高专药物制剂技术专业所培养的是面向药品生产、经营、服务和管理第一线需要的高素质技能型人才。"药剂学"课程是药物制剂技术专业的核心课程，是研究制剂工业生产的基本理论、工艺技术、生产设备和质量管理的科学，是药物制剂技术专业最重要的专业课。

高职高专教育的主要特征是以就业为导向，以技术应用能力为主线，以职业岗位能力培养为主要目标。因此创建高职高专特色的"药剂学"课程在医药应用型人才培养中意义重大。2005年浙江医药高等专科学校"药剂学"课程立项为浙江省精品课程，作者在多年成熟的教学经验的积累上，编写了"药剂学"教材，并被立项为浙江省重点教材。2010年本教材荣获中国石油和化学工业优秀出版物奖（教材奖）一等奖。

"药剂学"作为联系药学与实践的一门应用性学科，培养学生以技能、技术训练及动手能力为主。纵观作为高职教育的重要工具——教材，却存在着理论与实践脱节的种种问题，以往的高职高专教材多以培养学生的理论、学术方面的能力为主，对其实践技能的培养重视不够。本教材的编写，总结了教师们多年的实践教学经验，根据知识的内在联系，突出基本方法、基本技术的讲授，结合实验实训课程，加强职业岗位技术的训练；而对叙述性的内容如各类辅料的性状特点，则指导学生自学，以培养学生的自学能力。同时，结合教学内容，适量向学生传输一些国内外有关制剂生产的前沿信息与开发研究方面的新的发展动态，以开阔学生的眼界，激发其求知欲，以使学生具备现代生产和管理的理念，为培养高素质技能型人才奠定扎实的基础。

为使学生掌握一些生物药剂学的基本概念，本书专门设置了第二十四章生物药剂学，各学校可以根据具体情况选择讲授。

本教材适用于高职高专药物制剂专业的学生及药学相关专业的学生学习，也可作为从事药学或药物制剂工作的技术人员参考用书。

本教材第一、二、九、十一、十六、二十、二十四章由常忆凌编写，第四、七、十三章由崔山风编写，第六、十、十二、十八章由郭维儿编写，第三、五章由赵黛坚编写，第八章由高显峰编写，第十四章由夏晓静编写，第十五、十九章由李剑惠编写，第十七章由计竹娃编写，第二十一至二十三章由胡英编写。为方便教学，本教材配有电子课件，使用本教材的学校可以与化学工业出版社联系（cipedu@163.com），免费索取。

教材在编写过程中得到浙江省教育厅及浙江医药高等专科学校领导的大力支持，在此表示诚挚谢意。由于编者水平有限，教材中的不足之处在所难免，恳请批评指正。

编　者

目　　录

第一部分　基础理论

第二部分　基本单元操作

第三部分　药物制剂各论

第四部分 药物新剂型和新技术

第五部分 调剂基础知识与技能

第一部分

基 础 理 论

第一章 绪 论

第一节 药剂学基本概念

一、药剂学的基本概念

药剂学（pharmaceutics）是一门研究药物剂型和药物制剂的设计理论、处方工艺、生产技术、质量控制和合理应用等综合性应用技术的科学。

药剂学研究的核心内容是将药物制备成适用于疾病的治疗、预防或诊断的药物剂型。药物（drugs）是指能够用于治疗、预防或诊断人类和动物疾病以及对机体生理功能产生影响的物质。药物最基本的特征是具有防治的活性，故在药物研发的上游阶段又称之为活性物质（active ingredients）。根据来源，可将药物分为三大类：中药与天然药物、化学药物和生物技术药物。中药（Chinese herbal drugs）是指在中医理论指导下，来源于我国民间经典收载的中药材、中成药和草药等。化学药物（chemical drugs），即通常所说的西药，是通过化学合成途径而得到了具有治疗或诊断的化合物。生物技术药物（biotechnicals drugs）系指通过基因重组、发酵、核酸合成等生物技术获得的药物，如细胞因子药物、核酸疫苗、反义核酸等。

药物剂型（drug dosage forms）是适合于疾病的诊断、治疗或预防的需要而制备的不同给药形式，简称剂型。无论哪一种药物，都不能直接应用于患者，它们在应用于临床之前，都必须制成具有一定形状和性质的药物剂型，才能充分发挥药效、减少毒副作用、便于使用与保存等。剂型是药物临床使用的最终形式，是所有基本制剂形式的集合名词，如片剂、注射剂、胶囊剂、粉针剂、软膏剂、栓剂等。《中华人民共和国药典》（以下简称《中国药典》）药物制剂（drug preparations，简称制剂）是指剂型确定以后的具体药物品种。例如注射用青霉素钠、地高辛片、阿莫西林胶囊、重组人胰岛素注射液、牛黄解毒丸、银翘解毒片等。药物制剂具有一定的质量标准，应符合《中华人民共和国药典》（以下简称《中国药典》）或国家颁布的相关标准。显而易见，在制剂中除了具有活性成分的药物外，还包括其他成分，这些成分统称为辅料或赋形剂（excipients）。如在片剂中用到的填充剂、崩解剂、黏合剂、润滑剂等，一些液体制剂中用到的溶剂、增溶剂、助悬剂、乳化剂、pH 调节剂、等渗剂、矫味剂、防腐剂等。辅料必须是生理惰性的（inertia），其作用除了赋予制剂的成型和稳定外，还有助于疗效的发挥。

药剂学的宗旨是制备安全、有效、稳定、使用方便的药物制剂。在明确了药物、剂型、制剂、辅料等概念后，可以看出药剂学主要具有两方面的性质。

1. 具有工艺学的性质

工艺就是加工制造，制剂工艺就是将药物加工制成适合于临床需要且可以应用于患者的制剂过程。药剂学的基本内容是研究药用剂型的设计原理、配制理论、工艺技术、生产环境和设备、贮存条件、体内外质量检测以及临床合理应用等内容的综合性应用科学。药剂学是以药物剂型和药物制剂为研究对象，以用药者获得最佳的疗效为研究目的，研究一切与药物原料加工成制剂成品有关内容的科学。

2. 具有密切联系临床医疗实践的性质

不论是在药厂还是在医院药房，各种形式的制剂最终都要应用于临床医疗实践，以满足临床预防、治疗和诊断疾病的需要。任何一种制剂从它研制开始就必须与临床密切结合，而制剂的研制后期又必须要经过临床验证。对疾病是否有疗效，具有什么毒副作用，这就是临床试验阶段。经临床证明有效后，要实现工业化生产，生产出来的制剂又要应用于临床。若再次证明确实有效，就能生存下去。反之，若疗效不佳或无效，则被淘汰。制剂经临床实践得到的信息反馈到生产实践中，促进厂家不断改进和提高制剂的质量。药剂学在不断与临床医疗实践相结合的过程中，有力地推动了自身的发展。

药剂学既具有原料药物加工科学的属性，又必须保证生产出来的药物制剂具有良好的理化质量和生理药理活性，以保证临床医疗质量，因此它的基础学科不像药物化学、天然药物化学那样主要局限于化学学科，还与物理化学、高分子材料学、机械原理、高等数学、计算机数学以及生理学、解剖学、病理药理学、生物化学、临床药物治疗学等生命学科密切相关。随着药剂学和相关学科的不断发展，逐渐形成了几门药剂学的分支学科，分别简介如下。

（1）工业药剂学（industrial pharmaceutics） 研究制剂工业化生产的基本理论、工艺技术、生产设备和质量管理。工业药剂学是药剂学的核心，它吸收了材料科学、机械科学、粉体工程学、化学工程学等学科的理论和实践，在新剂型的研究、制剂的研究和开发、处方优化、生产工艺和生产技术的研究和改进以及提高产品质量方面发挥关键作用。

（2）物理药学（physical pharmacy） 物理药学是剂型和制剂设计的理论基础，其主要内容是应用物理化学的原理研究和解释药物制造与贮存过程中存在的现象及规律，用以指导剂型和制剂设计，推动具有普遍意义的新剂型和新技术及其应用。包括化学动力学、界面化学、胶体化学、流变学、结晶化学等。

（3）药用高分子材料学（polymers in pharamceutics） 阐述工业药剂学中剂型和制剂处方中涉及的聚合物原理、物理化学特征与各种合成的和天然的功能性聚合物及其应用，对创造新剂型、新制剂和提高制剂的质量起着重要的支撑作用和推动作用。高分子物理、高分子化学和高分子材料工艺学是该学科的基础。

（4）生物药剂学（biopharmaceutics） 研究药物及其剂型在体内的吸收、分布、代谢与排泄过程。生物药剂学的研究对象是人，以人为本。阐明剂型因素、用药对象与药效三者的关系。因此，该学科联系药剂学、药理学、生理学以及解剖学等学科的知识和理论，对药物新剂型、新制剂的设立、用药的安全性和有效性具有普遍指导意义。

（5）药物动力学（pharmacokinetics） 简称药动学，是研究药物及其代谢物在人体或动物体内的含量随时间变化的过程，并用数学模型拟合，为指导合理安全用药、剂型和剂量设计等提供量化指标。

由此可见，药剂学科涉及非常庞大和具体的知识基础，所以药剂研制工作者必须具有比较全面的科学知识底蕴，药物制剂工业的先进性在某种程度上反映了一个现代工业国家的综合国力，在医药工业乃至整个国民经济中占有不可忽视的地位。

二、药物剂型的分类

我国 2010 年药典一部（中药）附录收载了 26 种剂型，二部（化学药）附录收载了 21 种剂型，三部（生物制品）附录收载了 13 种剂型。这些剂型基本包括了目前国际市场流通与临床所使用的常见品种，但是还没有包括一些发展中的剂型，如脂质体、微球等。药物剂型的种类繁多，为了便于研究、学习和应用，有必要对剂型进行分类。剂型分类的方法目前主要有以下几种。

1. 按给药途径分类

这种分类方法紧密结合临床，能够反映出给药途径对剂型制备的要求。药物最早是采用口服和皮肤外用，然后是注射剂，后来发展到几乎身体上所有的各种组织或腔道部位都能用药，如口腔、鼻腔、呼吸道、血管、组织、皮下、直肠等。

(1) 口服给药剂型 此类剂型是指药物经胃肠道吸收后发挥疗效。如溶液剂、糖浆剂、颗粒剂、胶囊剂、散剂、丸剂、片剂等。口服给药最简单，但有些药物易受胃酸破坏或肝脏代谢，引起生物利用度低的问题。

(2) 注射剂 包括静脉注射、肌内注射、皮下注射、皮内注射及穴位注射等。

(3) 局部组织给药剂型 根据不同的用药部位，可以细分为以下几种。

① 皮肤给药 如外用溶液剂、洗剂、软膏剂、贴剂、凝胶剂等。

② 口腔给药 如漱口剂、含片、舌下片剂、膜剂等。

③ 鼻腔给药 如滴鼻剂、喷雾剂、粉雾剂等。

④ 肺部给药 如气雾剂、吸入剂、粉雾剂等。

⑤ 眼部给药 如滴眼剂、眼膏剂、眼用凝胶、植入剂等。

⑥ 直肠给药 如灌肠剂、栓剂等。

可见，按给药途径进行分类，会通过产生同一种剂型由于用药不同而出现重复。如喷雾剂既可以通过口腔给药，也可以通过鼻腔、皮肤或肺部给药。又如临床上的氯化钠生理盐水，可以是注射剂，也可以是滴眼剂、滴鼻剂、灌肠剂等。因此，无法体现具体剂型的内在特点。

2. 按分散系统分类

一种或几种物质（分散相）分散于另一种物质（分散介质）所形成的系统称为分散系统。此法将剂型看做分散系统，以便于应用物理化学的原理说明各种剂型的特点。根据分散相和分散介质的直径大小及状态特征，可作如下分类。

(1) 分子型 分子型是指药物以分子或离子状态均匀地分散在分散介质中形成的剂型。通常药物分子的直径小于 1nm，而分散介质在常温下以液体最常见，这种剂型又称为溶液型。溶液的分散溶剂主要是水、乙醇、丙醇、丙二醇等药用有机溶剂或液体分散复合溶剂。分子型的分散介质也包括常温下为气体（如芳香吸入剂）或半固体（如油性药物的凡士林软膏等）的剂型。所有分子型的剂型都是均相系统，属于热力学稳定体系。

(2) 胶体溶液型 胶体溶液型是指固体或高分子药物分散在分散介质中所形成的不均匀（溶胶）或均匀的（高分子溶液）分散系统的液体制剂。分散相的直径在 1～100nm 之间。如溶胶剂、胶浆剂、涂膜剂等。胶体溶液型制剂具有丁达尔现象等一切胶体溶液的特征。其中，高分子胶体溶液仍属于均相的热力学稳定系统，而溶胶则是非均相的热力学不稳定体系。

(3) 乳状液型 乳状液型是指液体分散相分散在液体分散介质中组成的不均匀分散系统的液体制剂。分散相的直径通常在 $0.1～50\mu m$ 之间，如乳剂、静脉乳剂、部分滴剂等。

(4) 混悬液型 混悬液型剂型是指固体药物分散在液体分散介质中组成的不均匀分散系统的液体制剂。分散相的直径通常在 $0.1～50\mu m$ 之间，如洗剂、混悬剂等。

(5) 气体分散型 气体分散型剂型是指液体或固体药物分散在气体分散介质中形成的不均匀分散系统的制剂，如气雾剂、喷雾剂等。

(6) 固体分散型 固体分散型是指药物与辅料混合呈固态的制剂，如散剂、丸剂、胶囊剂、片剂等。这类制剂在药物制剂中占有很大的比例。

(7) 微粒型 微粒型的主要特点是粒径一般为微米级（如微囊、微球、脂质体、乳剂等）或纳米级（如纳米囊、纳米粒、纳米脂质体，亚微乳等）。这类剂型在改变药物体内的吸收、分布等方面有许多有用的特征，是近年来大力研发的药物靶向剂型。

按分散系统对制剂进行分类，基本上可以反映出制剂的均匀性、稳定性以及制法的要求，但不能反映给药途径对剂型的要求，如混悬剂有混悬型口服液、混悬型注射液、混悬型软膏和混悬型滴眼剂等。同样道理，这种分类方法也会出现一种剂型由于辅料和制法不同而属于不同的分散系统，如注射剂可以是溶液型，也可以是乳状液型、混悬型或微粒型等。

3. 按形态分类

可将剂型分为固体剂型（如散剂、丸剂、颗粒剂、胶囊剂、片剂等）、半固体剂型（如软膏剂、糊剂等）、液体剂型（如溶液剂、芳香水剂、注射剂等）和气体剂型（如气雾剂、吸入剂等）。一般形态相同的剂型，在制备特点上有相似之处。如液体制剂制备时多需溶解，半固体制剂多需熔化和研匀，固体制剂多需粉碎、混合和成型。起效时间方面一般以液体制剂最快，固体制剂较慢。

这种方式纯粹是按物理外观分类，因此具有直观、明确的特点，而且对药物制剂的设计、生产、保存和应用都有一定的指导意义。不足之处是没有考虑制剂的内在特点和给药途径。

4. 按作用时间进行分类

有速释（快效）、普通和缓控释制剂等。这种分类方法显然直接反映了用药后起效的快慢和作用持续时间的长短，因而有利于正确用药。这种方法无法区分剂型之间的固有属性。如注射剂和片剂都可以设计成速释和缓释产品，但两种剂型制备工艺截然不同。

总之，药物剂型种类繁多，剂型的分类方法也不局限于一种。但是，剂型的任何一种分类方法都有其局限性、相对性和相容性。因此，人们习惯于采用综合分类方法，即将不同的两种或更多分类方法相结合，目前更多的是以临床用药途径与剂型形态相结合的原则，既能够与临床用药密切配合，又可体现出剂型的特点。

三、药剂学的任务

药剂学的基本任务是将药物制成适于临床应用的剂型，并能批量生产安全、有效、稳定的制剂。由于疾病有急有缓，所以对剂型的要求各不相同。如对急诊患者需药效迅速，宜采用注射剂、气雾剂等；有些药物在胃肠道不稳定，例如红霉素在胃酸中 5min 后只剩下 3.5% 的效价，硝酸甘油具有显著的肝脏首过效应，口服生物利用度只有 8%，因此这两种药物都不宜按普通的口服剂型服用，前者可制成肠溶片服用，后者可采用舌下给药；又有些药物制成液体制剂后由于水解而不稳定，因此宜采用固体制剂如颗粒剂、片剂、注射用冻干粉针等；对于一些特殊病群的人，则剂型的设计要考虑病人的耐受性，例如普通片剂对老年和儿童吞咽困难，因此采用口腔速崩片效果比较好；有些病人难以保证按时服用（如老年痴呆症），因此采用经皮给药系统比口服更能增加患者的顺从性，一次用药后能够长时间地缓慢释放药物。

综合而言，药剂学的任务包括如下。

1. 研究药剂学的基本理论和生产技术

药剂学基本理论的研究对提高药物制剂的生产技术水平，制成安全、有效、稳定的制剂具有重要的意义。目前药剂学已形成了一些基础理论，如界面科学、粉体学理论、药物稳定性理论、药物压缩成型理论、固体制剂药物释放理论、药物体内代谢动力学模型理论等。这些理论来源于物理学、化学及生物学的一些基本理论，数十年来指导着药剂学的发展和进步。例如，用化学反应动力学的基本原理可以预测药物制剂的有效期；利用界面科学的基本理论指导和解决混悬液、乳状液和其他各种微粒制剂的稳定性现象；利用相变原理制备微球、微乳等药物新剂型等。可见，药剂学基本理论的研究是一些剂型设计的基础，而药剂学技术是制剂成型的保障，它们对于剂型的改进和完善，新剂型和新制剂的开发以及提高药物制剂的产品质量都有重要的指导作用。

2. 新剂型的设计和开发

随着科学技术的发展和生活水平的提高，原有的剂型和制剂已不能完全满足人们的需要。

普通的片剂、注射剂、丸剂和溶液剂等，已很难满足高效、长效、低毒、缓释、控释、定位释放的要求。因此，积极开发新剂型是药剂学的一个重要任务。基于生物药剂学、药动学、时辰药理学的原理，人们把剂型的设计视作药物的载体设计，即药物应用于临床所需的载体，实际上就是目前发展的药物传输系统（drug delivery system，DDS）。DDS强调定时、定位、定量的概念，在时控、位控和量控的指导原则下进行制剂的处方设计和工艺学研究。目前，发展中的DDS有缓释、控释、靶向和自调式释药系统。这些新型给药系统表现出多方面的优点，如延长药物在体内的作用时间，增加药物作用的持久性，降低或减少血药浓度的峰谷现象，增加对病灶组织的选择性，提高药物的治疗指数，减少毒副作用，增加病人的耐受性等。此外，扩大原料药的制剂品种也是延长新药专利保护期的有效手段。我国药剂学的研究水平与发达国家相比差异较大，在新剂型的设计和开发方面更为突出。因此，积极开发新剂型和新制剂在我国药剂学研究中具有十分重要的地位。

3. 辅料、设备、工艺和技术的革新

辅料、制备技术和设备是构成一个理想剂型和优良制剂不可缺少的三大支柱。无论是速崩制剂，缓控释制剂，还是靶向制剂，首先必须选择理想的辅料。可以说，没有优质的辅料，就无法实现药剂学的发展任务。新剂型的开发更是离不开新辅料的产生。我国药典收载了不少药用辅料，但远不能适应新剂型的开发。国外已有上市的微球、脂质体的产品，但我国至今尚无药用级的相关辅料。此外，在产品的质量和性能方面远不如发达国家，如我国目前主要采用湿法制粒制备片剂，而国外多采用直接压片，其关键在于所用辅料的物性。

新辅料和新设备将带来新的工艺与新技术。例如，采用挤出-滚圆机可集混合、挤压过筛、切割滚圆和干燥于一体，一步制得微丸。又如固体分散体技术、球形结晶技术、环糊精包合技术等都在提高制剂质量或制备新型制剂方面取得了成功。

4. 整理和开发中药现代制剂

中医中药有几千年历史，是我国的伟大文化宝库之一。开发中药现代制剂，不仅可以提高中药疗效，改善中药制剂质量，而且对提升我国中医药文化传统无疑具有重大意义。明代李时珍在《本草纲目》共记载了11096个偏方，涉及的剂型达130多种。然而，目前在我国沿用的剂型不到30种，绝大多数在继承中流失或遗漏。因此，我国的药剂工作人员今后在这方面均有不少工作可做。除了在中医药理论指导下继承、整理和发展中药的传统剂型，还应运用现代科学知识大力开发中药的新剂型，如上所述的中药缓释制剂和中药靶向制剂等。

5. 制剂设计理论的推广应用

一种良好的剂型设计必须有客观的科学基础。利用生物药剂学的原理，深入开展药物的吸收、分布、代谢和排泄等体内过程的研究，寻求指导制剂设计已是为人熟知的事实。在药剂学实验和剂型开发的阶段，如何逐步摆脱经验式的摸索方式，减少工作的盲目性，提高工作效率也是药剂学的研究任务之一。近年来，除了应用正交设计、均匀设计等数学方法外，采集专家经验，建立制剂设计专家系统，实现剂型和制剂处方设计的计算机人工智能化，建立人工神经网络系统是一个非常值得探索的工作。

第二节　药剂学的发展

一、药剂学的历史

我国是有5千年历史的文明古国，药剂学是祖国医药宝库的重要组成部分。我国最早有文字记载的是夏商（公元前2140～1766年）的酒剂、汤剂。到了秦汉时期（公元前220～公元220年），中医药发展到了一个重要的阶段，当时文献收载的剂型不少。《黄帝内经》、《五十二病方》、《甲乙经》都记载了汤、丸、散、酒、膏等剂型。东汉张仲景总结了当时医药的成果，编写了《伤寒论》、《金匮要略》，里面收载的剂型有丸、散、膏、栓、汤、糖浆、酒、醋及滴剂等，为我国药剂学的发展奠定了良好的基础。晋代葛洪的《肘后备急方》、唐代孙思邈的《备急千金方》对中药的理论、加工、剂型、标准等都有专门的论述。唐代《新修本草》是我国第一部，也是世界最早的国家药典。明代李时珍（1518～1593 年）编著的《本草纲目》总结了 16 世纪以前制药和用药经验，制剂加工方法近 50 种，制剂辅料 200 多种，加工器具约 90 种，剂型近 130 种。

古代人归纳药物剂型的意义主要有二：第一，什么药物宜加工成什么剂型，《神农本草经》序记载"药性有宜丸者、宜散者、宜水煎者、宜酒渍者、宜膏煎者，亦有不可入汤酒者，并随药性，不得违越"；第二，什么病宜用什么剂型，金李杲著述"汤者荡也，去大病用之；散者散也，去急病用之；丸者缓也，不能速去病舒缓而治之也"。总体而言，我国古代对药剂的认识仅仅局限于医者、病者和民间小范围的个人摸索和传授，家庭式的药剂加工，制备工具简单，生产技术落后，产品外观粗糙，没有科学的质量保证。

与中国古代药剂学相呼应的欧洲古代药剂学在同一时期也有迅速的发展。希腊人希波克拉底（Hippocrates，公元前 460～377 年）创立的医药学；希腊医药学家格林（Galen，公元 129～199 年）奠定了欧洲医药学基础，创造了许多植物药浸出制剂（称为格林制剂），如酊剂、浸膏剂等。19 世纪西方科学和工业技术蓬勃发展，制剂加工从医生诊所小作坊走进工业大工厂。片剂、胶囊剂、注射剂等机械加工制剂的相继问世，标志着药剂学的发展到了一个新的阶段。物理学、化学、生物学等自然学科的巨大进步又为药剂学这一学科的出现奠定了理论基础。1847 年，德国药师莫尔（Mohr）总结了以往和当时的药剂成果，出版了世界上第一本药剂学教科书《药剂工艺学》。这时可认为药剂学已形成了一门独立的学科。

二、现代药剂学的发展

现代药剂学的发展与其他学科发展的水平密切相关。20 世纪 50～70 年代临床药理学、药动学和分析技术的发展和应用，使原来的从体外化学标准来评价药物制剂转向体内外相结合，将药物剂型的设计和研制推入了生物药剂学和临床药剂学时代。60～80 年代，高分子材料、生物技术、电子技术、信息技术、纳米技术等学科的发展和应用，大大拓宽了药物制剂的设计思路，使剂型的处方设计、制备工艺和临床应用进入了系统化和科学化阶段，剂型的概念得以进一步延伸，诞生了给药系统的概念。

从剂型的发展来看，人们把药物剂型人为地划分为四代。第一代是指简单加工供口服与外用的汤、酒、炙、条、膏、丹、丸、散剂。随着临床用药的需要，给药途径的扩大和工业机械化与自动化，产生了以片剂、注射剂、胶囊剂和气雾剂等为主的第二代剂型。以后又发展到以疗效仅与体内药物浓度有关而与给药时间无关这一概念为基础的第三代缓控释剂型，它们不需要频繁给药，能在较长时间内维持药物的有效浓度。第四代剂型是以将药物浓集于靶器官、靶组织、靶细胞或细胞器为目的的靶向给药系统。显然，这种剂型提高了药物在病灶部位的浓度，减少在非病灶部位的分布，所以能够增加药物的治疗指数并降低毒副作用。

缓控释制剂和靶向制剂已成为药剂学研究的主流和热点。这两种给药系统并非独立，前者侧重于时控，后者强调位控，而这两方面同时都涉及量控。如结肠定位给药系统，从释药时间的角度考虑，属于缓控释制剂，而从作用部位来看则属于靶向制剂；又如，靶向给药系统中的脂质体、微球等，普遍都具有缓慢释药的特点。

虽然缓控释制剂和靶向制剂是未来药物制剂的发展方向，但是在相当长时间内，第二代剂型仍将是人们使用的主要剂型，而我们的祖先以自己的智慧创造出来的第一代剂型，更需要发展和继承。药剂学的初学者必须首先掌握第一代剂型和第二代剂型，才能进一步学习和开发第三代剂型和第四代剂型。因此，本教材将重点介绍常规剂型的概念、特点、基本理论、生产工艺及质量控制等。

具体而言，药剂学的发展包括以下几个方面。

（一）剂型的革新

由于疾病的复杂性和药物性质的多样性，适合于某种疾病和某种药物的给药系统不一定适合于另一种疾病和药物，因此必须发展多种多样的给药系统以适应不同的需要。

1. 普通剂型

片剂作为第一大剂型，其发展较其他剂型快，品种不断扩充。按不同的用法、作用部位、崩解时限和溶出度等，已经开发出了很多品种。《中国药典》2010 版附录 IA 片剂收录的有含片、舌下片、口腔贴片、咀嚼片、分散片、可溶片、泡腾片、阴道片、阴道泡腾片、缓释片、控释片和肠溶片，并对每一种片剂的性状进行了描述。这些制剂均是为了适应某些临床用药的特殊需要而发展出现的。例如，20 世纪 90 年代产生的口腔速崩片是解决部分病人的口服片剂吞咽困难，这种片剂仅靠分泌的少量唾液（2mL）就能够迅速崩散，适应的病人包括幼儿、重病人、老人以及部分无法获得饮水的群体。此外，片剂的质量不断提高，外形、色泽、大小等外观指标更趋完美，溶出度、含量均匀度和生物利用度等内在质量也有了明确的指标并不断提高。

胶囊剂在近十年中也取得了迅速的发展。为了适应不同医疗作用和用途的需要，硬胶囊也有速溶、泡腾、雾化、植入、缓释、肠溶等多种用途；为解决部分素食者及过敏者的问题，开发了不含动物明胶的胶囊；硬胶囊壳的制造工艺中除了实现计算机控制外，还应用了电子分色原理进行调色，以保证特色和色彩的一致性；软胶囊也设计出速溶、肠溶、缓释、直肠和阴道用等各种类型，其内容物也从单纯的油性液体发展至水性液体、混悬液、微乳、半固体及固体粉末。胶囊剂研究的另一个重要方面是改造明胶的处方及制备工艺，使之在各种复杂的条件下仍然能够保持优良稳定的外观和形态。

除口服固体制剂外，其他剂型如注射剂、软膏剂、气雾剂等均有不同发展。如常规注射剂和液体制剂的研究进展主要是针对难溶性药物，除了采用增溶技术外，静脉乳剂、微乳、脂质体、混悬剂等作为难溶性药物的载体展现出较大的应用前景；气雾剂的品种也不断增多，不仅开发出新的口腔喷雾吸入剂，也出现了许多外用的气雾剂和鼻腔喷雾剂；既有利用抛射剂的气雾剂，也有粉雾剂、吸入溶液剂、喷雾剂等。

2. 缓控释给药系统

根据释药的特点，缓控释给药系统（Sustained-release and Controlled-release Drug Delivery Systems）包括定速释药系统、定位释药系统和定时给药系统。缓控释给药系统的剂型品种很多，如片剂、胶囊、膜剂、贴剂、注射剂等；给药途径可以是口服，也用于其他途径的给药，包括经皮、注射、眼部给药等，如美国上市的亮丙瑞林缓释植入剂，作用时间长达 1 年；日本武田药品工业有限公司开发的抗肿瘤药来普隆缓释注射剂，可以维持 3 个月，目前正在欧洲和美国进行Ⅲ期临床试验；国外开发的"缓释人工泪药膜"，其维持角膜润湿的作用由普通制剂的半小时延长至 8～24 小时。

口服缓释给药系统的研究已突破过去几十年的诸多限制，设计原则也发生了重要的观念性改变。由于制剂技术的进步，过去认为不适宜制备缓、控释制剂的药物已被成功开发，从而进一步提高患者用药的依从性。例如普萘洛尔、维拉帕米等首过作用强的药物做成了缓、控释制剂；硝酸甘油半衰期很短，也可制成每片 2.6mg 的控释片；而安定半衰期长达 32h，USP 也收载有缓释制剂产品，卡马西平（$t_{1/2} = 36h$）、非洛地平（$t_{1/2} = 22h$）等半衰期长的药物做成了缓、控释制剂；苯氯布洛芬（剂量 700mg，片重 1g）等剂量大的药物做成了缓、控释制剂；

头孢氨苄、头孢克洛、庆大霉素等抗生素做成了缓、控释制剂；可待因、吗啡等成瘾性药物也做成了缓、控释制剂。此外，复方缓、控释制剂也有增加的趋势，如复方烟酸缓释片（洛伐他汀与烟酸）、复方盐酸伪麻黄碱缓释片（盐酸伪麻黄碱与盐酸西替利嗪）、复方非洛地平缓释片（依那普利与非洛地平）。

目前上市的和正在研究的大多数口服缓释系统是定速释药系统，这类制剂发展的另一个明显特征是控释或缓释的有效时间从每天 2 次用药延长至每天 1 次用药，即 24 小时缓释或控释效果。上市的这类制剂有硝苯地平、双氯芬酸、单硝酸异山梨酯、地尔硫卓、维拉帕米等缓释片剂或胶囊。

口服定位释放给药系统是在口腔或胃肠道适当部位长时间停留，并释放一定量药物，以达增强局部治疗作用或增加特殊吸收部位对药物的吸收。口腔定位释药适合于口腔溃疡、减少肝脏首过效应、延长作用时间、增进大分子药物的吸收等。这类产品国内外均有上市，如醋酸地塞米松粘贴片（意可贴）。胃部定位释药利用一些相对密度小以及具有高黏性的材料，使制剂在胃内滞留较长时间并定速释药。此类制剂可能受人体生理因素影响较大，在国外尚无产品问世。结肠定位释药是近年来研究较多的内容。结肠释药对结肠疾病的治疗以及增加药物在全肠道的吸收、提高生物利用度有重要意义。结肠给药也可用于蛋白质或多肽类药物以避免胃酸或肠道中某些酶的降解。

口服定时给药系统又称脉冲释放，即根据生物时间节律特点释放需要量的药物。例如针对心绞痛或哮喘常在凌晨发作的特点，研究在晚间服药而凌晨释放的硝酸酯或茶碱制剂。通过调节聚合物性填料的溶蚀速率可以在预定时间释药，释药的时间根据药物时辰动力学研究结果确定。此外，根据某些外源性化学物质可以引起疾病的作用机制，研制受这些化学物质调控释药的给药系统是重要的研究方向。

3. 靶向给药系统

靶向给药系统（targeted drug delivery systems），亦称靶向制剂。一般是指经血管注射给药后，能将药物有目的地传输至特定病灶组织或部位的给药系统。靶向制剂是 20 世纪后期医药领域的一个热门课题，主要是一些微粒载体如脂质体、微球、微囊、胶团、乳剂、微乳等。经过近半个世纪的研究，靶向制剂已取得了可喜的成绩，对各种微粒载体的机制、制备方法、特性、体内分布和代谢规律有了比较清楚的认识，有的已经上市，如脂质体、微球。

脂质体是最受人们关注的靶向制剂。现在已有 3 个抗真菌药物和 2 个抗癌药物的脂质体制剂得到批准，其他尚有十多种药物的脂质体制剂进入临床试验阶段。多年来，对脂质体在进一步增加提高药物疗效，降低毒性，提高稳定性等方面做了不少工作，并取得了显著进展。例如，为了延长脂质体在血液中的循环时间，减少网状内皮系统的吞噬，开发了长循环脂质体（或称隐形脂质体，stealth liposomes）；为了提高脂质体的稳定性，研制了前体脂质体；为了提高脂质体的靶向性，可采用特异性的配体嫁接等。此外，还出现了其他特殊性能的脂质体如 pH 敏感脂质体、热敏脂质体、阳离子脂质体、膜融合脂质体等。脂质体的给药途径也不断扩大，除静脉注射外，脂质体制剂也可采用经皮、眼部、肺部等给药，可以增加药物在局部组织的分布。

微球（囊）也是靶向制剂中常用的载体，20 世纪 80 年代瑞典学者首先采用变性淀粉微球（DSM）用于暂时阻断肝动脉血流，此后研究较多的是肝动脉化疗微球。将抗肿瘤药物包封入微球，经血管注入并栓塞于动脉末梢，对某些中晚期癌症的治疗具有一定的临床意义。

目前对靶向部位的研究除主要的肿瘤靶向治疗外，尚有脑靶向、淋巴靶向等。随着人们对发病机制的研究不断深入，各种疾病的发病部位更加明确，因而对靶向制剂提出了更高的要求。从作用部位来看，靶向制剂可以分为三级水平：第一级是靶向特定的组织或器官，如肝靶向、肺靶向、脑靶向等；第二级是靶向某一器官或组织中的特定细胞，如肝炎、肝癌发生于肝组织中的实质细胞而不是非实质细胞（内皮细胞、Kuffer 细胞等）；第三级靶向是指作用于特定组织、特定细胞中的某一细胞器，即细胞内靶向，例如基因治疗需要把反义寡核苷酸输送至细胞浆或将质粒输送至细胞核。至今为止，人们对前两级靶向的研究取得了长足的进步，通过改变微粒载体的组成、粒子大小等可实现特定组织的靶向；通过将具有特异识别细胞的配体嫁接于载体表面上可以达到细胞的靶向；三级靶向的研究正处于起步阶段。但总体而言，靶向制剂距离临床上广泛应用还有很多问题需要深入研究，如质量评价和标准、体内转运和代谢、体内生理作用等问题。

（二）给药途径的扩展

除胃肠道给药和血管内给药外，近年来发展的局部给药也是药剂学研究中的热门领域。最早人们在身体上的某一部位用药主要是用于局部治疗，后来又发展到透过局部组织起到全身性治疗的目的。一些胃肠道不稳定、首过效应大、需要频繁注射的药物通过用局部给药的途径有望达到提高药物生物利用度和增加病人耐受性的目的。同一药物，给药途径不同，临床治疗效果也不同。因此，可以根据病情的实际情况，选用恰当的给药途径可以达到因病治宜的目的。以硝酸甘油为例，口服片的起效时间为 20～45 分钟，维持时间为 2～6 小时；而硝酸甘油舌下黏膜给药和透皮贴剂的起效时间分别为 0.3～0.8 分钟和 30～60 分钟，维持时间分别为 10～30 分钟和 24 小时。所以，硝酸甘油制成口腔颊含片，发挥作用快，对于心绞痛突然发作的病人有缓解作用；而透皮贴剂发挥作用虽慢，但对于心绞痛发作具有预防作用，适合长期给药。此外，发展药物的多种用药途径，有利于丰富剂型的品种，对于厂家而言，这是一条有效的降低新药开发费用和缩短研制周期的渠道。

目前，发展比较快的局部给药主要有经皮给药和黏膜给药。

1. 经皮给药（transdermal drug delivery systems）

经皮给药系统是通过贴于皮肤表面使药物透皮吸收入血而发挥全身作用。因此，不同于普通的外用皮肤制剂，虽然它们的共同特点都是必须透过皮肤的角质层屏障，但前者主要局限于局部，起如消炎、止痒、治疗创伤、止痛等作用，后者则主要起全身作用。所以不仅在剂型的设计和制备工艺与外用皮肤制剂有显著差别，而且作用特点也明显不同。通过经皮给药，可以维持药物长时间的稳定和有效，因此，经皮给药系统也是一种缓控释给药系统。目前，美国已批准 10 种活性成分的透皮给药系统，集中在心血管药、避孕药、激素药等。另外，至少还有40 多种用于全身性透皮传输的药物正在进行评价和试验。

2. 黏膜给药

黏膜存在于人体各腔道内，黏膜给药系统主要包括除胃肠道以外的口腔黏膜给药、鼻腔黏膜给药、肺部黏膜给药、直肠黏膜给药、眼部黏膜给药和阴道黏膜给药等。黏膜给药普遍能够避免胃肠道对药物的破坏、肝脏的首过效应以及某些药物对胃肠道的刺激性等特点，而且具有起效快的优点。生物技术药物在疾病的治疗中显示出重要性，但这类药物口服生物利用度极低（不到 1%），目前临床上仅用于注射给药，而当前对于这类药物黏膜给药的研究非常活跃。如Ⅱ型糖尿病人，需要长期注射胰岛素，因此增加了病人的痛苦，为此，人们研制了胰岛素肺部给药、鼻黏膜给药、颊黏膜给药、直肠给药等，其中前两种制剂已经有上市产品。

上述几种黏膜中，口腔、鼻腔和肺部是比较有效的黏膜给药途径。口腔黏膜给药除传统的溶液剂、含片、咀嚼剂外，近年来发展的口腔生物黏附制剂，解决病人不自觉的吞咽和滞留时间短的问题。药物经鼻黏膜吸收，不仅可以起局部或全身治疗的作用，也能够到达脑组织，而且鼻黏膜也是疫苗免疫的有效途径。在肺部给药研究过程中，带动了药物的递送装置的开发，这些装置在鼻腔、口腔给药中也得以应用，不仅使病人依从性提高，而且具有剂量准确、不易污染等优点。

（三）新技术的发展

药物剂型的不断发展涌现了许多新的制剂技术。例如，在片剂的发展过程中，直接压片技术和薄膜包衣技术对改善片剂的质量、节约能源和劳动力作出了很大的贡献，给生产者和患者带来了明显的经济和治疗学上的效益。又如，难溶性药物的增溶技术也不再局限于使用增溶剂、助溶剂等，固体分散体、包合技术在增加药物的溶解度、提高生物利用度等方面显示出更大的优势。值得一提的是，21世纪兴起的纳米技术对制药行业产生了巨大的影响。不仅靶向制剂可以达到纳米范围（如纳米脂质体、纳米囊、纳米乳等），而且药物也能制成纳米制剂。已有大量事实证明一些难溶性的药物通过微粉技术或超微粉技术达到纳米大小范围时可以显著提高胃肠道吸收。

新技术的发展为药物新剂型的研制提供了充分的物质条件。例如没有激光技术就不可能出现渗透泵释药系统，没有核辐射技术或薄膜拉伸技术就不可能出现透皮制剂的膜孔控制渗透系统。反之，新剂型的发展也推动了技术的不断更新。在此，无法一一列举各种新剂型中应用的形形色色的新技术。例如，包衣膜控制、骨架片、渗透泵是缓控释制剂常用的技术；微囊化、脂质体技术、配体嫁接是靶向制剂常用的技术；离子导入、电穿孔、无针粉末注射是经皮给药中除采用吸收促进剂以外增加药物透皮吸收的物理新技术。

生物技术的蓬勃发展为药剂学提供了新的发展机遇。当蛋白质、多肽、糖、酶、基因不断地出现在治疗药物的目录中时，发现和寻找适合这类药物的长效、安全、患者乐于接受的治疗途径和剂型的任务摆在了药剂学家的面前。虽然，这方面的研究至今未有实质性的突破，但对这类药物的特性有了深刻的认识，例如应用晶体技术可以提高蛋白质的稳定性；采用双水相溶剂扩散技术可以减少蛋白质微球制备过程中的活性损失；聚乙二醇修饰蛋白质技术可以显著提高蛋白的半衰期，降低免疫原性等，微粒给药载体和黏膜给药途径将是大分子药物制剂今后的研究发展方向。

第三节　药物制剂的法规

一、药典和其他药品标准

药典（pharmacopoeia）是一个国家记载药品规格和标准的法典。大多数由国家组织药典委员会编印并由政府颁布发行，所以具有法律的约束力。药典中收载的是疗效确切、副作用小、质量较稳定的常用药物及其制剂，规定其质量标准、制备要求、鉴别、杂质检查与含量测定等，作为药品生产、检验、供应与使用的依据。一个国家的药典在一定程度上可以反映这个国家药品生产、医疗和科学技术水平。药典在保证人民用药安全有效、促进药品研究和生产等方面有重大作用。

随着医药科学的发展，新的药物和试验方法不断出现，为使药典的内容能及时反映医药学方面的新成就，药典出版后，一般每隔几年需修订一次。各国药典的再版修订时间多在5年以上。我国药典自1985年后，每隔5年修订一次。有时为了使新的药物和制剂能及时地得到补充和修改，往往在下一版新药典出版前，还出现一些增补版。

（一）《中华人民共和国药典》

新中国成立后的第一版《中国药典》于1953年8月出版，定名为《中华人民共和国药典》，简称《中国药典》1953年版。1953年版共收载药品531种，其中化学药215种，植物药与油脂类65种，动物药13种，抗生素2种，生物制品25种，各类制剂211种。

我国药典的特色之一是在于继承和发扬祖国医药学的宝贵成果，体现了中西医药的结合。

1963 年版的药典是一个好的起点。当时，根据我国国情，1963 年版药典分一、二两部，各有凡例、正文和有关的附录。一部收载中药材 446 种和中药成方制剂 197 种，记载药品的"功能与主治"，二部收载化学药品 667 种，增加了药品的"作用与用途"。

1977 年版药典也分一、二两部，共收载药品 1925 种。一部收载中草药材（包括少数民族药材）、中草药提取物、植物油脂以及一些单味药材制剂等 882 种和成方制剂（包括少数民族成方）270 种，共 1152 种；二部收载化学药品、生物制品等 773 种。

1985 年版药典比 1977 年版的药典品种有较大删减，一部收载药材和成方制剂 713 种，二部收载化学药品、抗生素、生化药品、生物制品和放射性同位素药品及各类制剂 776 种。两部收载各类药品共 1489 种，比 1977 版药典少收载 436 种。1987 年 11 月出版了 1985 版《中国药典》第一增补本，新增品种 23 种，修订品种 172 种，附录 21 项。1988 年 10 月，第一部英文版《中国药典》1985 年版正式出版。

随后出版的 1990 年版、1995 年版、2000 年版、2005 年版和 2010 年版药典收载品种数见表 1-1。

表 1-1　我国 1990 年版、1995 年版、2000 年版、2005 年版和 2010 年版药典收载品种比较表　单位：种

药典	1990 年	1995 年	2000 年	2005 年	2010 年
一部	784	920	992	1146	2165
二部	967	1455	1699	1967	2271
三部				101	131
总计	1751	2375	2691	3214	4567

2010 年版《中国药典》分为三部出版，一部为中药，二部为化学药，三部为生物制品。2010 年版《中国药典》收载品种 4567 余种，其中新增 1386 余种，基本覆盖国家基本药物目录品种和国家医疗保险目录品种。

2010 年版《中国药典》在 2005 年版的基础上，进行了大幅度的标准修订和新增收品种标准的工作。药典一部中收载品种 2165 种，其中新增 1019 种、修订 634 种；二部中收载品种 2271 种，其中新增 330 种、修订 1500 种；三部中收载品种 131 种，其中新增 37 种、修订 94 种。药用辅料、标准新增 130 多种。

附录：药典一部新增 14 个、修订 47 个；药典二部新增 15 个、修订 69 个；药典三部新增 18 个、修订 39 个。

2010 年版《中国药典》有以下主要特点：

1. 药品安全性得到进一步保障

在药品安全性方面，除在附录中加强安全性检查总体要求外，在品种正文标准中也大幅度增加或完善安全性检查项目，进一步提高对高风险品种的标准要求，进一步加强对重金属或有害元素、杂质、残留溶剂等的控制，并规定眼用制剂按无菌制剂要求，明确用于烧伤或严重创伤的外用剂型均按无菌要求。新版药典的附录和凡例等通用性、基础性技术规定与要求，对药典以外的所有上市药品都有直接的作用和影响力。

在有效性和质量可控性方面，除新增和修订相关的检查方法和指导原则外，在品种正文标准中增加或完善有效性检查项目，大幅度增加了符合中药特点的专属性鉴别，含量测定采用了专属性更强的检查方法，增加溶出度、含量均匀度等检查项目。

2010 年版《中国药典》重点药品标准的系统性提高工作，对高风险药品尤为重视。新版药典增加了化学药注射剂安全性检查法应用指导原则；重点增加了安全性控制指标和检测方法。在制剂通则中将渗透压摩尔浓度检查作为注射剂的必检项目；如：2005 版静脉输液中渗透压仅作为原则性要求，2010 版药典将作为强制性要求静脉输液必须进行渗透压测定。涂膜及眼用制剂类的无菌要求也是一项新内容，以往药典中仅部分眼制剂要求无菌，新版药典所有眼用制剂均将按无菌制剂进行要求。对药典一部收载的中药注射剂品种全部增加了重金属和有害元素限度标准；此外对于其

他注射剂品种的标准也不同程度地增加了对产品安全性、有效性及质量可控性等方面的质控要求，这些措施对于解决注射剂、特别是中药注射剂的安全性问题必将起到积极的作用。

2.中药标准整体水平全面提升

（1）中药收载品种数量大幅度提高　新版药典收载中药材、中药饮片、中成药和中药提取物标准大幅提升，一举改变和扭转长期以来收载品种少、基础差，尤其是中药饮片缺乏标准的局面。中药资源保护及其相关标准技术创新得到跨越式发展。

（2）中药品种分别增加和完善了安全性质控指标

① 中药附录中加强安全性检查总体要求。如在附录制剂通则中，口服酊剂增订甲醇限量检查，橡胶膏剂首次提出不得检出致病菌检查要求等；在附录检测方法中，新增二氧化硫残留量测定法、黄曲霉毒素测定法、渗透压摩尔浓度测定法、异常毒性检查法、降压物质检查法、过敏反应检查法、溶血与凝聚检查法等。

② 中药正文标准中增加或完善安全性检查项目。如对易霉变的桃仁、杏仁等新增黄曲霉素检测，方法和限度与国际一致；在正文标准中全面禁用苯作为溶剂；对工艺中使用有机溶剂的均检查有机溶剂残留；对川乌、草乌、马钱子等剧毒性饮片，采用高效液相色谱法（HPLC）等更先进、更精确的方法加以限量检查。

③ 重金属和有害元素控制方面，新版药典采用电感耦合等离子体质谱（ICP-MS）测定中药中砷、汞、铅、镉、铜的含量；对一部所有中药注射剂及枸杞子、山楂、人参、党参等用药时间长、儿童常用的品种均增加了重金属和有害元素限度标准。

（3）解决了中药饮片标准的问题　2010年版《中国药典》的一个主要特点就是，大幅增加了中药饮片标准的收载数量，初步解决了长期困扰中药饮片产业发展的国家标准较少、地方炮制规范不统一等问题。对于提高中药饮片质量，保证中医临床用药的安全有效，推动中药饮片产业健康发展，将起到积极的作用。

（4）大幅增加符合中药特点的专属性鉴定　新版药典大幅增加符合中药特点的专属性鉴别。

① 中药标准中不再使用颜色或沉淀的化学反应和光谱鉴别方法。

② 中药标准中大幅增加横切面或粉末显微鉴别。2005年版药典共收载显微鉴别620项；2010年版仅新增显微鉴别就达633项，所有的药材和饮片及含生药粉的中成药基本都增加了专属性很强的横切面或粉末显微鉴别。

③ 中药标准中大量使用专属性较强的薄层色谱（TLC）鉴别技术。2005年版药典共收载薄层色谱鉴别1507项；2010年版药典仅新增薄层色谱鉴别就达2494项，除矿物药外均有专属性强的薄层鉴别方法。

3.现代分析技术广泛应用

（1）扩大了对成熟新技术方法的收载　如附录中新增离子色谱法、核磁共振波谱法、拉曼光谱法指导原则等。中药品种中采用了液相色谱/质谱联用、DNA分子鉴定、薄层-生物自显影技术等方法，以提高分析灵敏度和专属性，解决常规分析方法无法解决的问题。新增药品微生物检验替代方法验证指导原则、微生物限度检查法应用指导原则、药品微生物实验室规范指导原则等，以缩小附录在微生物方面与国外药典的差距。

（2）扩大了对新技术的应用　除在附录中扩大收载成熟的新技术方法外，品种正文中进一步扩大了对新技术的应用。

药典一部根据中医药理论和中药成分复杂的特点，建立能反映中药整体特性的方法，将反映中药内在质量整体变化情况的色谱指纹图谱技术应用到药品标准中，以保证质量的稳定均一。

药典二部品种中采用高效液相色谱法进行含量测定或用于有关物质检查的品种有近千个，并采用了分离效能更高的离子色谱法和毛细管电泳法；红外光谱在原料药和制剂鉴别中的应用进一步扩大；总有机碳测定法和电导率测定法被用于纯化水、注射用水等标准中；气相色谱技术被广泛用于检查残留溶剂等。

药典三部品种中逐步采用体外方法替代动物试验用于生物制品活性/效价测定，采用灵敏度更高的病毒灭活验证方法等。建立了生物技术产品目的的蛋白含量检测方法。加强对重金属及有害元素等外源污染物的检测，扩大测定品种的数量和项目；部分物质结构尚不明确的品种（如多组分生化药品等）增加了异常毒性、过敏反应等安全性检查项目；严格控制了生物制品生产过程中抗生素的使用；加强生物制品成品中杂质的控制；提高疫苗制品内毒素残留量限值的要求等。

（二）国外药典

据不完全统计，世界上已有近 40 个国家编制了国家药典，另外还有 3 种区域性药典和世界卫生组织（WHO）组织编制的《国际药典》等，这些药典无疑对世界医药科技交流和国际医药贸易具有极大的促进作用。例如，美国药典《The United States Pharmacopoeia》简称 USP，现行版为《美国药典 30/国家处方集 25》简称 USP30-NF25，于 2007 年 5 月 1 日出版。英国药典《British Pharmacopoeia》简称 BP，最新版本是 2007 年版。日本药局方《Pharmacopoeia of Japan》简称 JP，现行版为第 15 版。国际药典《Pharmacopoeia International》简称 Ph. Int.，是世界卫生组织（WHO）为了统一世界各国药品的质量标准和质量控制的方法而编纂的，1951 年出版了第一版本《国际药典》，最新《国际药典》第四版，于 2006 年出版。但《国际药典》对各国无法律约束力，仅作为各国编纂药典时的参考标准。

（三）其他药品标准

国家药典是法定药典，它不可能包罗所有已生产与使用的全部药品品种。前面已述药典收载药物的一般要求，而对于不符合所订要求的其他药品，一般都作为药典外标准加以编订，作为国家药典的补充。

我国的国家药品标准是《中华人民共和国药品标准》，简称《国家药品标准》，由国家食品药品监督管理局编纂并颁布实施的，过去称为《部颁药品标准》。主要包括以下几个方面的药物。

（1）食品药品监督管理局审批的国内未生产的新药，包括放射性药品、麻醉性药品、中药人工合成品、避孕药品等。

（2）药典收载过而现行版未列入的疗效肯定、国内几省仍在生产和使用并需修订标准的药品。

（3）疗效肯定，但质量标准仍需进一步改进的新药。

其他国家除药典外，尚有国家处方集的出版。如美国的处方集（National Formulary，NF）、英国的处方集（British National Formulary）和英国准药典（British Pharmacopoeia Codex，简称 BPC），日本的《日本药局方外医药品成分规格》、《日本抗生物质医药品基准》、《放射性医用品基准》等书。

除了药典以外的标准，还有药典出版注释物，这类出版物的主旨是对药典的内容进行注释或引申性补充。如我国 1995 年出版的《中华人民共和国药典二部临床用药须知》。

二、处方药与非处方药

1. 处方

处方系指医疗和生产部门用于药剂调制的一种重要书面文件，有以下几种。

（1）法定处方 国家药品标准收载的处方。它具有法律的约束力，在制备或医师开写法定处方时，均需遵照其规定。

（2）医师处方 医师对患者进行诊断后，对特定患者的特定疾病而开写给药局的有关药品、给药量、给药方式、给药天数以及制备等的书面凭证。该处方具有法律、技术和经济的意义。

2. 处方药与非处方药

《中华人民共和国药品管理法》规定了"国家对药品实行处方药与非处方药的分类管理制

度"这也是国际上通用的药品管理模式。

（1）处方药（prescription drug 或 ethical drug） 必须凭执业医师或执业助理医师的处方才可调配、购买，并在医生指导下使用的药品。处方药可以在国务院卫生行政部门和药品监督管理部门共同指定的医学、药学专业刊物上介绍，但不得在大众传播媒介发布广告宣传。

（2）非处方药（nonprescription drug） 不需凭执业医师或执业助理医师的处方，消费者可以自行判断购买和使用的药品。经专家遴选，由国家食品药品监督管理局批准并公布。在非处方药的包装上，必须印有国家指定的非处方药专有标识。非处方药在国外又称为"可在柜台上买到的药物"（over the counter，简称 OTC）。目前，OTC 已成为全球通用的非处方药的简称。

处方药和非处方药不是药品本质的属性，而是管理上的界定。无论是处方药，还是非处方药，均是经过国家食品药品监督管理部门批准，其安全性和有效性是有保障的。其中非处方药主要用于治疗各种消费者容易自我诊断、自我治疗的常见轻微疾病。

三、药品生产管理规范

药厂要组织药物制剂的工业化生产，需具备合理配置的生产厂房以及与有关剂型相适应的生产车间（如片剂生产车间、注射剂生产车间、粉针剂生产车间、酊、水、糖浆剂生产车间等），各车间均需有相应的制药设备，如片剂车间的制粒机、烘房、压片机、包衣机等，注射剂车间的配液罐、过滤装置、灌封机等。除以上硬件条件外，还需要具备高素质的管理和生产人员以及完善的管理系统。对于上述这一切药厂生产药品必须具备的软、硬件条件，欧洲、美国、日本等许多先进工业国家的卫生管理机构均制订颁发了本国的药品生产质量管理规范（good manufacturing practice，简称 GMP），GMP 在各自的国度内施行并具有法律意义。世界卫生组织（WHO）也制定了 GMP，作为世界医药工业生产和药品质量要求的指南，是加强国际医药贸易、监督与检查的统一标准。

GMP 三大目标要素是将人为的差错控制在最低的限度，防止对药品的污染，保证高质量产品的质量管理体系。GMP 总的要求是：所有医药工业生产的药品，在投产前，对其生产过程必须有明确规定，所有必要设备必须经过校验。所有人员必须经过适当培训。厂房建筑及装备应合乎规定，使用合格原料，采用经过批准的生产方法。还必须具有合乎条件的仓储及运输设施。对整个生产过程和质量监督检查过程应具备完善的管理操作系统，并严格付诸执行。

随着 GMP 的发展，国际间实施了药品 GMP 认证。药品 GMP 认证（certification）是国家依法对药品生产企业（车间）和药品品种实施药品 GMP 监督检查并取得认可的一种制度，是国际药品贸易和药品监督管理的重要内容，也是确保药品质量稳定性、安全性和有效性的一种科学的、先进的管理手段。

四、药品管理有关规定

除了 GMP 以外，其他的药品管理有关规定还有 GLP、GCP 和 GSP。

GLP 的中文全称是药品安全试验规范（good laboratory practice），又称药物非临床试验管理规范，是指在新药研制的实验中，进行动物药理试验（包括体内和体外试验）的准则，如急性、亚急性、慢性毒性试验、生殖试验、致癌、致畸、致突变以及其他毒性试验等都有十分具体的规定，是保证药品研制过程安全准确有效的法规。

GCP 的中文全称是药物临床试验管理规范（good clinical practice），是临床试验全过程的标准规定。制定 GCP 目的在于保证临床试验过程的规范，结果科学可靠，保护受试者的权益并保障其安全。

GSP 的中文全称是药品经营质量管理规范（good supply practice），是控制医药商品流通环节所有可能发生质量事故的因素，从而防止质量事故发生的一整套管理程序。

由此可以看出，国家制定一系列法规，其根本目的是保证药品质量：在实验室阶段实行 GLP，在新药临床阶段实行 GCP，在药品生产过程中实施 GMP，在医药商品使用过程中实施 GSP。

第二章　表面活性剂

第一节　表面活性剂的概念

一、表面现象

1. 界面、表面和界面现象、表面现象的含义

界面是指物质的相与相之间的交界面。相（phase）是指体系中物理和化学性质均匀的部分。相与相之间有明显的界面。物质有气、液、固三态，所以能够形成气-液、气-固、液-液、液-固等界面。通常将由气相组成的气-固、气-液等界面称为表面。

界面现象（表面现象）是指物质在相与相之间的界面（表面）所产生的物理化学现象。

药物制剂的研究和生产实践中广泛存在着界面或表面现象。例如乳剂、混悬剂、气雾剂制备过程中发生的粒子大小、表面能大小、吸附性能、带电情况、稳定时间等均为界面或表面现象问题。在药物合成、多相催化、药物的提取和精制、发酵等过程中也经常出现过冷、过热、吸附、解吸附、发泡、消泡、胶体形成与破坏等各种界面或表面现象。薄膜制剂、微孔骨架缓释制剂、静脉注射混悬剂、固体分散制剂等剂型制备过程中也会出现界面或表面现象。皮肤用药的透皮吸收、难溶性药物的胃肠道释放和吸收等也与界面或表面现象有着密切的关系。

2. 表面张力和界面张力

表面张力是指一种使表面分子具有向内运动的趋势，并使表面自动收缩至最小面积的力。这就是在外力影响不大或没有时，液体趋于球形的原因。表面张力的产生，从简单分子引力观点来看，是由于液体内部分子与液体表面层分子（厚度约 10^{-7} cm）的处境不同。液体内部分子所受到的周围相邻分子的作用力是对称的，互相抵消，而液体表面层分子所受到的周围相邻分子的作用力是不对称的，其受到垂直于表面向内的吸引力更大，这个力即为表面张力。可以用一个三边金属丝框套着一根活动金属杆的装置（图 2-1）来观察表面张力现象。

当金属丝框 $ABCD$ 上加 1 滴肥皂液后，在框 $ABCD$ 面上就形成一层皂膜。在活动的长度为 L 的 AD 边上加一拉力 f（砝码），皂膜表面拉长 ΔS 距离；去掉砝码后皂膜收缩回到原位，这说明皂膜存在一个可使表面缩小的张力。外加拉力 f 大到刚好使皂膜破裂时的力（f_b），即单位长度上对抗增大表面所需要的力，则是该液体的表面张力（σ）。由于皂膜有上下两个表面，故其总长度为 $2L$，表面张力即可表示为：

$$\sigma = f_b/2L \tag{2-1}$$

液体的表面张力是在空气中测得的，而界面张力则是两种不相混溶的液体（如水和油）之间的张力。两种互溶的液体之间没有界面张力，液体之间相互作用的倾向越大则界面张力越小。

图 2-1　表面张力
演示装置

3. 表面自由能

增大液体的表面积实际上是将液体内部分子拉到表面的过程。由于表面分子有向内运动的趋势，因此必须克服分子间的吸引力，把分子拉开，才能将内部分子转移到表面而增大表面

积，这个过程中外界所消耗的功则转化为表面层分子的位能，这种能量称为表面能或表面自由能。

当活动杆在 BC 位置时，加一力 f 使表面增大 ΔS 距离，则所做的功 W 为：

$$W=f\Delta S=2L\sigma\Delta S \tag{2-2}$$

因为 $2L\Delta S$ 等于皂膜拉长而增加的表面积 ΔA，所以：

$$W=\sigma\Delta A \tag{2-3}$$

式中　W——所做的功，或称增加的表面自由能；

　　　σ——表面张力；

　　　ΔA——增加的表面积。

表面积越大，表面张力越大，表面自由能也越大，分散体系则越不稳定。可通过降低表面张力、减少表面积的方法，达到减少表面自由能，提高分散体系稳定性的目的。

4. 液体的铺展

铺展是指一滴液体能在另一种不相溶的液体表面上自动形成一层薄膜的现象。如一滴油落在水面上究竟是形成球状还是薄膜状就属于铺展问题，这由该液体铺展系数的大小决定。

铺展系数与界面张力有如下的关系：

$$S=\sigma_{底}-(\sigma_{铺}+\sigma_{底·铺}) \tag{2-4}$$

式中　S——铺展系数；

　σ_底——底层液体的表面张力；

　σ_铺——铺展液体的表面张力；

σ_{底·铺}——两液间的界面张力。

若 $\sigma_{底}>(\sigma_{铺}+\sigma_{底·铺})$，S 为正值，则发生铺展现象；若 $\sigma_{底}<(\sigma_{铺}+\sigma_{底·铺})$，S 为负值，则不发生铺展现象。

式中表示的只是两种液体刚开始接触时的情况，S 称为"初铺展系数"。当它们接触后，则逐渐相互溶解直至饱和，此时的铺展系数可能变成负值，原已铺展的液体可能会凝结成小球或呈凸透镜状。此时求得的铺展系数则称为"终铺展系数"。例如将苯滴到水面上时，会立即铺展，但随后因相互溶解至饱和而又很快缩成圆球状。

通常表面张力小的液体可以在表面张力大的液体表面上铺展，反之则不能铺展。可以通过加入表面活性剂等方法降低 $\sigma_{底·铺}$ 以改善液体的铺展性能。

铺展系数在药物制剂中有重要的意义，例如以矿物油为基质的制剂一般难以在皮肤、黏膜上均匀铺展；如果用纯凡士林作为眼膏剂的基质，则在眼结膜上难以均匀涂布，不易发挥药效，但当加入适量表面活性剂（如羊毛脂）后即可改善其铺展性，使之能均匀涂布，提高疗效。

5. 固体的润湿

润湿（wetting）是指液体在固体表面上的黏附现象。润湿过程和界面张力有关。一滴液体落在固体表面上，达到平衡时，可能出现以下几种现象，如图 2-2 所示。

以 O 表示固、液、气三相的会合点，从 O 点出发沿着三个不同界面（表面）的切线方向存在着三个互相平衡的界面（表面）张力，即 $\sigma_{固·气}$、$\sigma_{固·液}$、$\sigma_{液·气}$，它们三者之间的平衡关系可用 Young 公式表示：

$$\cos\theta=\frac{\sigma_{固·气}-\sigma_{固·液}}{\sigma_{液·气}} \tag{2-5}$$

式中　θ——接触角，是指 O 点液面的切线与固液界面之间的夹角。

通过接触角的大小可以预测固体的润湿情况。

图 2-2　固体的润湿

当 $\theta=180°$ 时，液体在固体表面呈球体，完全不润湿。

当 $90°<\theta<180°$ 时，液滴在固体表面上呈滚珠状，不能润湿。

当 $0°<\theta<90°$ 时，液滴在固体表面呈凸透镜状，能润湿。

当 $\theta=0°$ 时，液滴在固体表面上铺展成薄膜，称为完全润湿。

固体表面能否被润湿与其结构性质有关。一般亲水性药物容易被水润湿，疏水性药物不能被水润湿。加入表面活性剂可降低固液的界面张力，改善疏水性药物的润湿性。

润湿在药剂中有着较广泛的应用。片剂的崩解剂与水要有良好的润湿性，以利于体液渗入药片内，使药片口服后能迅速崩解；安瓿内壁涂上一层不润湿性的高聚物，以利于注射液能完全抽出；丸剂的黏合剂应能润湿药物，以利于团块的制备；渗漉法提取前，应将药材充分润湿。

二、表面活性剂

1. 表面活性剂的含义

溶液的表面张力与溶质的性质和浓度有关。例如水溶液的表面张力因溶质的不同而发生变化。糖类、非挥发性的酸和碱、无机盐可略微升高水的表面张力；一些有机酸和低级醇等可略微降低水的表面张力；肥皂和洗衣粉可显著降低水的表面张力。

表面活性剂（surfactant，surface active agent）是指能使液体表面张力显著降低的物质。表面活性剂应有增溶、乳化、润湿、去污、杀菌、消泡和起泡等应用性质。

表面活性剂之所以能降低表面（界面）张力，是由于这些物质分子结构上的特点：①它们大都是长链的有机化合物，烃链长度一般不少于 8 个碳原子；②分子中同时具有亲水基团和亲油基团。亲油基团一般是非极性烃链，亲水基团为一个以上的极性基团。极性基团可以是解离的，也可以是不解离的。羧酸、磺酸、硫酸酯和它们的可溶性盐，以及磷酸基与磷酸酯基、氨基或胺及其盐酸盐、羟基、巯基、酰氨基、醚键、羧酸酯基等均可成为亲水基团。如肥皂是脂肪酸类（R—COO—）表面活性剂，其结构中亲水基团是羧基（COO—），亲油基团是脂肪酸碳链（R—）。在同系列表面活性剂中，烃链的长度往往与降低表面张力的效率成正比。

2. 表面活性剂分子在溶液中的正吸附

表面活性剂溶于水时，由于其两亲性，即同时具有亲水性和亲油性，而在水-空气界面产生定向排列，亲水基团朝向水，而亲油基团朝向空气。在浓度较低时，表面活性剂基本集中在表面形成单分子层，其在表面层的浓度大大高于溶液内的浓度，并使溶液的表面张力降低到水的表面张力以下。这种表面活性剂在溶液表面层聚集的现象称为正吸附。正吸附使溶液的表面性质发生了改变，最外层表现出非极性烃链性质，呈现出较低的表面张力，体现出较好的润湿性、乳化性和起泡性等。

3. 表面活性剂在固体表面的吸附

表面活性剂溶液与固体接触时，其分子很容易在固体表面产生吸附，使固体表面状态和性质发生改变。

极性固体物质对离子表面活性剂的吸附在低浓度下形成单分子层，表面活性剂分子的疏水链朝向空气；当表面活性剂溶液浓度达到临界胶束浓度时，吸附至饱和，此时为双层吸附，表面活性剂分子排列与第一层方向相反，亲水基团朝向空气。吸附量可随溶液温度的升高而减少。

非极性固体物质一般只产生单分子层吸附，表面活性剂分子的亲水基团朝向空气。吸附量在表面活性剂浓度增加时并不相应增加，甚至可能减少。

非离子表面活性剂与离子表面活性剂在固体表面的吸附相似，但非离子表面活性剂的吸附量随温度升高而增加，并能从单分子层吸附转变为多分子层吸附。

第二节　表面活性剂的分类

表面活性剂根据其分子能否解离成离子，分为离子型和非离子型两大类。离子型又分为阴离子型、阳离子型和两性离子型三类。

一、离子型表面活性剂

1. 阴离子型表面活性剂

带负电荷的表面活性剂称为阴离子型表面活性剂。起表面活性作用的是阴离子。

（1）肥皂类　为高级脂肪酸盐，通式为 $(RCOO—)_n M^{n+}$，主要有月桂酸、油酸、硬脂酸等。因 M 不同，又分为碱金属皂、碱土金属皂、有机胺皂等。本类有良好的乳化能力，但易被酸破坏。碱金属皂还可被钙、镁盐破坏。一般用在外用制剂中。

（2）硫酸化物　系硫酸化油和高级脂肪醇硫酸酯类，通式为 $R \cdot O \cdot SO_3^- M^+$。主要有硫酸化蓖麻油（俗称土耳其红油）、十二烷基硫酸钠（SDS，又称月桂基硫酸钠）、十六烷基硫酸钠（鲸蜡醇硫酸钠）、十八烷基硫酸钠（硬脂醇硫酸钠）等。本类有较强的乳化能力，较耐酸和钙、镁盐。对黏膜有刺激性，主要作为外用软膏的乳化剂。有时作为片剂等固体制剂的润湿剂或增溶剂。

（3）磺酸化物　系脂肪族磺酸化物、烷基芳基磺酸化物、烷基萘磺酸化物等，通式为 $R \cdot SO_3^- M^+$。本类在酸性水溶液中稳定，但水溶性及耐酸和钙、镁盐性比硫酸化物稍差，渗透力强，易起泡和消泡。如十二烷基苯磺酸钠为目前广泛应用的洗涤剂。二辛基琥珀酸磺酸钠（阿洛索-OT）、二己基琥珀酸磺酸钠等可用于非口服途径的药物吸收促进剂。胆石酸盐类如甘胆酸钠、牛磺胆酸钠等，常作为单脂肪酸甘油酯的增溶剂和胃肠道中脂肪的乳化剂使用。

2. 阳离子表面活性剂

带正电荷的表面活性剂称为阳离子型表面活性剂。起表面活性作用的是阳离子，又称阳性皂。其分子结构的主要部分是一个五价的氮原子，为季铵类化合物。主要有苯扎氯铵（洁尔灭）、苯扎溴铵（新洁尔灭）、氯化苯甲烃铵等。本类水溶性好，有良好的表面活性作用，且在酸性和碱性溶液中均较稳定。因有很强的杀菌作用，故主要用于皮肤、黏膜、手术器械等的消毒。某些品种如苯扎氯铵，可作为滴眼剂的抑菌剂。

3. 两性离子表面活性剂

两性离子表面活性剂分子结构中同时具有正电荷和负电荷基团，因介质的 pH 值不同而呈现阴离子或阳离子表面活性剂的性质。

卵磷脂是天然的两性离子表面活性剂。主要来源于大豆和蛋黄。卵磷脂的组成非常复杂，是多种化合物的混合物。其来源和制备过程的不同，各组分的比例也会不同，因而使用性能也会有所不同。卵磷脂对热非常敏感，在酸性、碱性和酯酶作用下易水解，不溶于水，溶于氯仿、乙醚、石油醚等有机溶剂，是制备注射用乳剂和脂质微粒的主要辅料。

氨基酸型和甜菜碱型两性离子表面活性剂为合成化合物。其阴离子部分主要是羧酸盐，其阳离子部分为胺盐的即为氨基酸型，为季铵盐的即为甜菜碱型。常用的氨基酸型两性离子表面活性剂 Tego MHG［十二烷基双（氨乙基）-甘氨酸盐酸盐］，杀菌作用强且毒性比阳离子表面活性剂小。

二、非离子表面活性剂

1. 脂肪酸甘油酯

主要是脂肪酸单甘油酯和脂肪酸二甘油酯，如单硬脂酸甘油酯等。不溶于水，易水解成甘油和脂肪酸，表面活性不强，HLB 值为 3～4，常作 W/O 型辅助乳化剂。

2. 蔗糖脂肪酸酯

简称蔗糖酯，属多元醇型非离子表面活性剂，是蔗糖与脂肪酸反应生成的一类化合物，包括单酯、二酯、三酯、多酯。在体内可分解为蔗糖和脂肪酸而被利用。HLB 值为 5～13，常作 O/W 型乳化剂和分散剂。本品也是常用的食品添加剂。

3. 脂肪酸山梨坦

系脱水山梨醇脂肪酸酯。由脱水山梨醇及其酐与脂肪酸反应而得的酯类化合物的混合物，商品名为司盘（span）。本类品由于其亲油性较强，常作 W/O 型乳化剂，HLB 值为 1.8～3.8，多用于搽剂和软膏中。但司盘-20 和司盘-40 与吐温配伍常作 O/W 型的混合乳化剂。

4. 聚山梨酯

系聚氧乙烯脱水山梨醇脂肪酸酯。在斯盘类剩余的—OH 上，再结合上聚氧乙烯基而得的醚类化合物，商品名为吐温（tween）。本类由于增加了亲水性的聚氧乙烯基，大大增加了亲水性，成为水溶性的表面活性剂。HLB 值为 9.6～16.7，常作增溶剂、O/W 型乳化剂。

5. 聚氧乙烯脂肪酸酯

系聚乙烯二醇和长链脂肪酸缩合生成的酯，商品卖泽（Myrij）为其中的一类。本类为水溶性的，乳化性能强，常作 O/W 型乳化剂和增溶剂。

6. 聚氧乙烯脂肪醇醚

系聚乙烯二醇和脂肪酸缩合生成的醚类，商品苄泽（Brij）是其中的一类。常作 O/W 型乳化剂和增溶剂。

7. 聚氧乙烯-聚氧丙烯聚合物

系聚氧乙烯与聚氧丙烯聚合而成，商品名为普朗尼克（pluronics），或称为泊洛沙姆）。本类对皮肤、黏膜几乎无刺激和过敏性，毒性小，有优良的乳化、润湿、分散、起泡、消泡性能，可用作静脉注射乳剂的乳化剂。

第三节　表面活性剂的特性

一、胶束的形成

1. 临界胶束浓度

表面活性剂溶于水后，首先在溶液表面层聚集形成正吸附，达到饱和后，溶液表面不能再吸附，表面活性剂分子即转入溶液内部。因其分子结构具备两亲性表面活性剂分子亲油基团之间相互吸引，即亲油基团朝内，亲水基团朝外，缔合形成大小不超过胶体粒子范围（1～100nm），且在水中稳定分散的胶束。表面活性剂分子缔合形成胶束的最低浓度称为临界胶束浓度（critical micell concentration，CMC）。到达临界胶束浓度时，分散系统由真溶液变成胶体溶液，同时会发生表面张力降低，增溶作用增强，起泡性能和去污力加大，渗透压、导电度、密度和黏度等的突变。形成胶束的临界浓度通常在 0.02%～0.5% 左右。单位体积内胶束数量几乎与表面活性剂的总浓度成正比。

2. 胶束的结构

当表面活性剂在一定浓度范围内时，胶束呈球状结构，其表面为亲水基团，与亲水基团相邻的一些次甲基排列整齐形成栅状层，而亲油基团则紊乱缠绕形成内核。随着表面活性剂浓度的增大，胶束结构可以从球状到棒状，再到六角束状，直至板状或层状。与此同时，溶液由液态转变为液晶态，亲油基团也由分布紊乱转变为排列规整。

在非极性溶剂中油溶性表面活性剂亦可形成相似的反向胶束。胶束的结构如图 2-3 所示。

球状胶束　　棒状胶束

板状胶束

层状胶束

束状胶束(六角)

图 2-3　胶束的结构

二、亲水亲油平衡值

亲水亲油平衡值（HLB 值）是用来表示表面活性剂亲水或亲油能力大小的值。1949年 Griffin 提出了 HLB 值的概念。将非离子表面活性剂的 HLB 值的范围定为 0～20，将疏水性最大的完全由饱和烷烃基组成的石蜡的 HLB 值定为 0，将亲水性最大的完全由亲水性的氧乙烯基组成的聚氧乙烯的 HLB 值定为 20，其他的表面活性剂的 HLB 值则介于 0～20 之间。HLB 值越大，其亲水性越强，HLB 值越小，其亲油性越强。随着新型表面活性剂的不断问世，已有亲水性更强的品种应用于实际，如月桂醇硫酸钠的 HLB 值为 40。

表面活性剂由于在油-水界面上的定向排列而具有降低界面张力的作用，所以其亲水与亲油能力应适当平衡。如果亲水或亲油能力过大，则表面活性剂就会完全溶于水相或油相中，很少存在于界面上，难以达到降低界面张力的作用。常用表面活性剂的 HLB 值见表 2-1。

表 2-1 常用表面活性剂的 HLB 值

表面活性剂	HLB 值	表面活性剂	HLB 值
阿拉伯胶	8.0	吐温 20	16.7
西黄蓍胶	13.0	吐温 21	13.3
明胶	9.8	吐温 40	15.6
单硬脂酸丙二酯	3.4	吐温 60	14.9
单硬脂酸甘油酯	3.8	吐温 61	9.6
二硬脂酸乙二酯	1.5	吐温 65	10.5
单油酸二甘酯	6.1	吐温 80	15.0
十二烷基硫酸钠	40.0	吐温 81	10.0
斯盘 20	8.6	吐温 85	11.0
斯盘 40	6.7	卖泽 45	11.1
斯盘 60	4.7	卖泽 49	15.0
斯盘 65	2.1	卖泽 51	16.0
斯盘 80	4.3	卖泽 52	16.9
斯盘 83	3.7	聚氧乙烯 400 单月桂酸酯	13.1
斯盘 85	1.8	聚氧乙烯 400 单硬脂酸酯	11.6
油酸钾	20.0	聚氧乙烯 400 单油酸酯	11.4
油酸钠	18.0	苄泽 35	16.9
油酸三乙醇胺	12.0	苄泽 30	9.5
卵磷脂	3.0	西土马哥	16.4
蔗糖酯	5～13	聚氧乙烯氢化蓖麻油	12～18
泊洛沙姆 188	16.0	聚氧乙烯烷基酚	12.8
阿特拉斯 G-263	25～30	聚氧乙烯壬烷基酚醚	15.0

图 2-4 不同 HLB 值的
表面活性剂的用途

表面活性剂的 HLB 值不同，其用途也不同，如图 2-4 所示。非离子表面活性剂的 HLB 值还可利用一些经验公式计算得出，例如：

$$HLB=7+11.7\lg\frac{M_w}{M_0} \qquad (2-6)$$

式中 M_w, M_0——表面活性剂分子中亲水基团和亲油基团的分子量。

非离子表面活性剂的 HLB 值具有加和性，因而可利用式(2-7)来计算两种和两种以上表面活性剂混合后的 HLB 值：

$$HLB_{AB}=\frac{HLB_A W_A+HLB_B W_B}{W_A+W_B} \qquad (2-7)$$

式中 W_A, W_B——表面活性剂 A 和 B 的量；
HLB_A, HLB_B——A 和 B 的 HLB 值；
HLB_{AB}——混合后的表面活性剂 HLB 值。

三、表面活性剂的复配

几种表面活性剂配合应用，或表面活性剂和其他化合物配合应用称复配。适宜的复配可使表面活性剂的增溶能力增大，用量减少。

1. 和中性无机盐配伍

离子型表面活性剂与可溶性中性无机盐复配，主要受反离子的影响。反离子浓度越大，结合率越高，表面活性剂的临界胶束浓度就越低，从而增加胶束的数量，增加烃核的总体积，烃类药物的增溶量也就增加了。但无机盐减弱胶束栅状层分子间的电斥力，使分子更紧密地排列，故极性药物的增溶空间减少，增溶量降低。阴离子表面活性剂的溶解度，可因较多的 Ca^{2+}、Mg^{2+} 等多价反离子的存在而降低，发生盐析现象；也会因 $BaSO_4$ 等不溶性无机盐的吸附作用而导致溶液中的浓度降低。阳离子表面活性剂可与带负电荷的滑石粉、皂土等固体反应，形成不溶性复合物。非离子表面活性剂受无机盐的影响较小。

2. 有机添加剂

表面活性剂可与脂肪醇形成混合胶束，烃核体积增大，对非极性药物的增溶量增大。一般以 7～12 个碳原子的脂肪醇为佳，过长或过短均不利于增溶。一些多元醇如山梨醇、果糖等也有类似的作用。而一些极性有机物如尿素、乙二醇、N-甲基乙酰胺等，可升高表面活性剂的临界胶束浓度而影响胶束的形成。

3. 水溶性高分子

在含有明胶、羧甲基纤维素、聚乙二醇、聚乙烯醇、聚乙烯吡咯烷酮等水溶性高分子的溶液中，一旦有胶束形成，增溶效果明显增强。

四、克氏点和昙点

一般温度升高，离子型表面活性剂的溶解度增大，当上升到某温度后，溶解度急剧上升，此温度称为克氏点（Kraff point），克氏点是离子型表面活性剂的特征，是其应用温度的下限。具有聚氧乙烯基结构的非离子型表面活性剂到达某温度后，溶解度急剧下降，使溶液变浑浊，甚至产生分层，但冷却后又可恢复澄明，这种由澄明变浑浊的现象称为起昙，此时的温度为昙点。

由于表面活性剂的亲水基是聚氧乙烯基，位于外侧的氧原子与水形成氢键，由于分子的热运动，开始时溶解度随温度的升高而增大，当温度高达昙点后，氢键受到破坏，溶解度急剧下降，出现浑浊或沉淀，如吐温 80 昙点为 93℃。有的含有聚氧乙烯基的表面活性剂在常压下观察不到昙点，如 PluroniC F68 极易溶于水，甚至达到沸点时也不产生浑浊，没有起昙现象。

如果制剂中含有能起昙的表面活性剂，当温度达昙点后，会析出表面活性剂，其增溶作用及乳化性能均下降，还可能使被增溶物析出，或使乳剂破坏，这类制剂在加热或灭菌时应特别注意。

第四节　表面活性剂的生物学性质

一、表面活性剂对药物吸收的影响

通常低浓度的表面活性剂，可由于增加固体药物在胃肠道体液中的润湿性，而加速药物的溶解和吸收。但当表面活性剂的浓度增加到临界胶束浓度以上时，药物被包裹在胶束内而不易释放，或因胶束太大，不能透过生物膜，则会降低药物的吸收。

表面活性剂有溶解生物膜脂质的作用，增加上皮细胞的通透性，从而改善吸收。

二、表面活性剂与蛋白质的相互作用

蛋白质在碱性介质中羧基解离使其带负电荷，会与阳离子表面活性剂结合；在酸性介质中，其碱性基团则带正电荷，会与阴离子表面活性剂结合。另外表面活性剂还可使蛋白质产生变性。

三、表面活性剂的毒性

表面活性剂的毒性大小，一般是阳离子型＞阴离子型＞非离子型。离子型表面活性剂还具有较强的溶血作用，故一般仅限于外用。非离子型表面活性剂有的也有溶血作用，但一般较弱。表面活性剂对皮肤和黏膜的刺激性，也是非离子型最小；表面活性剂的使用浓度越大，刺激性越大；聚氧乙烯基的聚合度越大，亲水性越强，刺激性则越低。

表面活性剂均可用于外用制剂，但应注意避免因高浓度或长期作用可能带来的皮肤或黏膜损伤。

第五节　表面活性剂的应用

一、增溶作用

1. 胶束增溶

增溶是指一些水不溶或微溶性的物质，由于表面活性剂胶束的作用，溶解度显著增加的过程。起增溶作用的表面活性剂称为增溶剂，被增溶的物质称为增溶质。如甲酚在水中的溶解度为 2%，在肥皂溶液中则可达到 50%。在临界胶束浓度以上时，胶束数量和增溶量都随增溶剂用量的增加而增加。在增溶剂的用量一定，增溶达到平衡时，此时增溶质的饱和浓度称为最大增溶浓度（Maximum Additive Concentration，MAC）。此时若继续加入增溶质，则溶液将析出沉淀或转变为乳浊液。临界胶束浓度愈低，缔合数就愈多，最大增溶浓度则愈大。如 1g 吐温 20 和吐温 80 能分别增溶 0.25g 和 0.19g 的丁香油，1g 十二烷基硫酸钠能增溶 0.262g 的黄体酮。

　　— 表面活性剂极性基团
　　— 表面活性剂非极性基团
　　— 极性药物
　　— 非极性药物
　　— 半极性药物

图 2-5　表面活性剂的增溶形式示意图

增溶的形式可用图 2-5 形象地说明。

2. 影响增溶的因素

（1）增溶剂的性质　增溶作用的大小与表面活性剂的临界胶束浓度和胶束体积有关。在表面活性剂的同系物中，形成的胶束体积随碳原子数增加而增大，增溶作用随之增强。一般来说，具有相同亲油基团的表面活性剂对烃类及极性有机物的增溶大小顺序是：非离子型＞阳离子型＞阴离子型。其原因是：非离子型表面活性剂有较小的临界胶束浓度，而阳离子型表面活性剂则可能比阴离子型表面活性剂有较疏松的胶束。

（2）药物的性质　一般而言，药物的极性愈小，碳氢链愈长，则增溶程度愈低。

（3）加入顺序　用聚山梨酯类或聚氧乙烯脂肪酸酯类作为棕榈酸维生素 A 的增溶剂，如将增溶剂先溶于水，再加入药物，则几乎不溶；如先将药物与增溶剂混合，使之完全溶解，然后再加水稀释，则能很好溶解。

（4）增溶剂的用量　在一个增溶体系中，增溶剂、增溶质和水应该有一个适宜的配比，才能得到澄明溶液。其配比可以通过实验来确定。

（5）溶液的 pH 值　解离药物和非离子表面活性剂混合一般不产生不溶性复合物，但其增溶量受 pH 值影响较大。弱酸性和弱碱性药物分别在偏酸性和偏碱性条件下有较多的增溶，两性离子的增溶量在等电点时最大。

（6）其他　增溶剂的 HLB 值、温度、有机物添加剂、电解质等也能影响药物被增溶的效果。

3. 解离药物的增溶

极性或非极性的不解离药物一般有较好的增溶效果，可是解离药物却因其水溶性而往往不被增溶甚至溶解度降低，但当它与带相反电荷的表面活性剂按一定比例混合时，则可能产生增溶、形成可溶性复合物或不溶性复合物等现象。通常表面活性剂烃链愈长，即疏水性愈强，产生不溶性复合物的可能性愈大。

4. 多组分增溶质的增溶

　　多组分制剂中，主药的增溶量会受到其他组分与表面活性剂的作用的影响。某些组分可以扩大胶束体积而使主药的增溶量增大；如果某一组分吸附或结合增溶剂分子，或者多种组分与主药争夺同一增溶位置则会使增溶量减少。例如在聚氧乙烯脂肪醇醚为增溶剂的溶液中，苯甲酸能增加羟苯甲酯的溶解，而二氯酚会减少羟苯甲酯的溶解。

　　5. 抑菌剂的增溶

　　抑菌剂、抗菌药物常因增溶剂的增溶而导致活性降低。它们在增溶剂溶液中的溶解度愈大，要求的抑菌浓度就愈高。如对羟基苯甲酸酯类抑菌剂，在水溶液中时，丙酯和丁酯的抑菌浓度比甲酯与乙酯低很多，但在增溶剂溶液中，要达到同样的抑菌效果却需要高很多的浓度，这是由于丙酯和丁酯的疏水性更强，使其更容易被胶束增溶。

　　6. 表面活性剂对药物稳定性的影响

　　表面活性剂对药物氧化和水解的影响，可因表面活性剂的类型的不同，胶束表面性质和结构的不同，环境的 pH 值和离子强度的不同而有明显的差异。

　　例如维生素 A 极易氧化，用非离子表面活性剂增溶后，被包裹在增溶剂胶束中，得到了保护，氧化失效速率变得很慢。但苯佐卡因则由于使用聚氧乙烯脂肪醇醚作为增溶剂，非常容易氧化变黄，这是因为聚氧乙烯基自身发生部分水解和氧化，其过氧化物产物会促进增溶质的氧化降解。

　　又例如酯类药物的碱性水解反应，其水解产物是阴离子，则阳离子和阴离子表面活性剂分别产生加速和抑制反应进行的作用。又如，青霉素等 β 内酰胺类药物，其酸水解反应可被阴离子表面活性剂催化，也可被阳离子和非离子表面活性剂所抑制。

二、其他应用

　　表面活性剂除可作增溶剂外，还常用作乳化剂、润湿剂、去污剂、起泡剂、消泡剂、消毒剂和杀菌剂等。其中乳化剂、润湿剂等将在第十一章液体药剂的相关剂型中叙述。

　　1. 起泡剂和消泡剂

　　泡沫为很薄的液膜包裹着气体，属气体分散在液体中的分散系统。起泡剂（foaming agent）是指可使溶液产生泡沫的表面活性剂。其一般具有较强的亲水性和较高的 HLB 值，能降低液体的表面张力使其产生稳定的泡沫。起泡剂一般用于皮肤、腔道黏膜给药的剂型中。泡沫的形成易使药物在用药部位分散均匀而不易流失。消泡剂（antifoaming agent）是指用来破坏消除泡沫的表面活性剂。其通常具有较强的亲油性，HLB 值为 1～3，能争夺并吸附在泡沫液膜表面上，取代原有的起泡剂，而因其本身并不形成稳定的液膜而致泡沫消除。在药剂生产中，常常由于某些中药材浸出液或高分子化合物溶液本身含有表面活性剂或表面活性物质，在剧烈搅拌或蒸发浓缩时，会产生大量而稳定的泡沫，阻碍操作的进行，这时可以加入消泡剂加以克服。

　　2. 去污剂

　　去污剂是指可以除去污垢的表面活性剂，又称洗涤剂（detergent）。HLB 值为 13～16。常用的有油酸钠及其他脂肪酸钠皂和钾皂、十二烷基硫酸钠、烷基磺酸钠等。去污是润湿、增溶、乳化、分散、起泡等综合作用的结果。

　　3. 消毒剂和杀菌剂

　　表面活性剂可与细菌生物膜蛋白质发生强烈作用而使之变性和破坏。甲酚皂、苯扎溴铵、甲酚磺酸钠等大部分阳离子表面活性剂和少部分阴离子表面活性剂可作消毒剂使用。使用不同的浓度，可用于伤口、皮肤、黏膜、器械、环境等的消毒。

第三章 溶 解 理 论

第一节 药物的溶解

一、溶解的定义

溶解是指一种或一种以上的物质（固体、液体或气体）以分子或离子状态分散在液体分散介质的过程。其中，被分散的物质称为溶质，分散介质称为溶剂。

二、溶解作用原理

溶解的一般规律为：相似者相溶，指溶质与溶剂极性程度相似的可以相溶。按照极性（介电常数 ε）大小，溶剂可分为极性（$\varepsilon = 30 \sim 80$）、半极性（$\varepsilon = 5 \sim 30$）和非极性（$\varepsilon = 0 \sim 5$）三种。溶剂分为极性溶剂和非极性溶剂。

溶质能否在溶剂中溶解，除了考虑两者的极性外，对于极性溶剂来说，溶质和溶剂之间形成氢键的能力对溶解的影响比极性更大。

1. 极性溶剂

常用的极性溶剂有水、甘油、二甲基亚砜等。最常用的溶剂是水，水为强极性溶剂，可溶解电解质和极性化合物。极性溶剂的介电常数比较大，能减弱电解质中带相反电荷的离子间的吸引力，产生"离子-偶极子结合"，使离子溶剂化（或水化）而分散进入溶剂中。而水对有机酸、糖类、低级醇类、醛类、低级酮、酰胺等的溶解，是通过这些物质分子的极性基团与水形成氢键缔合，即水合作用，形成水合离子而溶于水中。

2. 非极性溶剂

常用的非极性溶剂有氯仿、苯、液状石蜡、植物油、乙醚等。非极性溶剂的介电常数很低，不能减弱电解质离子的引力，也不能与其他极性分子形成氢键。非极性溶剂对非极性物质的溶解是由于溶质和溶剂分子间的范德华力作用的结果，溶剂分子内部产生的瞬时偶极克服了非极性溶质分子间内聚力而导致溶解，而离子型或极性物质不溶于或仅微溶于非极性溶剂中。

3. 半极性溶剂

一些有一定极性的溶剂，如乙醇、丙二醇、聚乙二醇（PEG）和丙酮等，能诱导某些非极性分子产生一定程度的极性而溶解，这类溶剂称为半极性溶剂。半极性溶剂可作为中间溶剂，使极性溶剂和非极性溶剂混溶或增加非极性药物在极性溶剂（水）中的溶解度。如：丙酮能增加乙醚在水中的溶解度，乙醇能增大氢化可的松在水中溶解度等。

三、溶解度

溶解度是指在一定温度下（气体在一定压力下），一定量溶剂的饱和溶液中能溶解溶质的量。溶解度一般以一份溶质（1g 或 1mL）溶于若干毫升溶剂中表示。《中国药典》2010 年版二部对药品的近似溶解度用以下名词表示。

① 极易溶解　系指 1g（mL）溶质能在不到 1m 溶剂中溶解。

② 易溶　系指 1g（mL）溶质能在 $1 \sim 10$mL 溶剂中溶解。

③ 溶解　系指 1g（mL）溶质能在 $10 \sim 30$mL 溶剂中溶解。

④ 略溶　系指 1g（mL）溶质能在 $30 \sim 100$mL 溶剂中溶解。

⑤ 微溶　系指 1g（mL）溶质能在 100~1000mL 溶剂中溶解。

⑥ 极微溶解　系指 1g（mL）溶质能在 1000~10000mL 溶剂中溶解。

⑦ 几乎不溶或不溶　系指 1g（mL）溶质在 10000mL 溶剂中不能完全溶解。

药物的溶解过程，实为溶解扩散过程；一旦扩散达到平衡，溶解就无法进行。

四、溶解速率

溶解速率是指在某一溶剂中单位时间内溶解溶质的量。溶解速率的快慢，取决于溶剂与溶质之间的吸引力胜过固体溶质中结合力的程度及溶质的扩散速率。固体药物的溶出（溶解）过程包括两个连续的阶段：先是溶质分子从固体表面释放进入溶液中，再是在扩散或对流的作用下将溶解的分子从固液界面转送到溶液中。有些药物虽然有较大的溶解度，但要达到溶解平衡却需要较长时间，即溶解速率较小，直接影响到药物的吸收与疗效，这就需要设法增加其溶解速率。

第二节　影响药物溶解度与溶解速率的因素

一、影响溶解度的因素

1. 药物的分子结构

药物在溶剂中的溶解度是药物分子与溶剂分子间相互作用的结果。根据"相似相溶"原理，药物的极性大小对溶解度有很大的影响，而药物的结构则决定着药物极性的大小。

2. 溶剂

溶剂通过降低药物分子或离子间的引力，使药物分子或离子溶剂化而溶解，是影响药物溶解度的重要因素。极性溶剂可使盐类药物及极性药物产生溶剂化而溶解；极性较弱的药物分子中的极性基团与水形成氢键而溶解；非极性溶剂分子与非极性药物分子形成诱导偶极-诱导偶极结合；非极性溶剂分子与半极性药物分子形成诱导偶极-永久偶极结合。通常，药物的溶剂化会影响药物在溶剂中的溶解度。

3. 温度

温度对溶解度的影响取决于溶解过程是吸热还是放热。如果固体药物溶解时，需要吸收热量，则其溶解度通常随着温度的升高而增加。绝大多数药物的溶解是一个吸热过程，故其溶解度随温度的升高而增大。但氢氧化钙、甲基纤维素（MC）等物质的溶解正相反。

4. 粒子大小

一般情况下，药物的溶解度与药物粒子的大小无关。但是，对于难溶性药物来说，一定温度下，其溶解度和溶解速率与其表面积成正比。即小粒子有较大的溶解度，而大粒子有较小的溶解度。但这个小粒子必须小于 $1\mu m$，其溶解度才有明显变化。但当粒子小于 $0.01\mu m$ 时，如再进一步减小，不仅不能提高溶解度，反而导致溶解度减小，这是因为粒子电荷的变化比减小粒子大小对溶解度的影响更大。

5. 晶型

同一化学结构的药物，因为结晶条件如溶剂、温度、冷却速率等的不同，而得到不同晶格排列的结晶，称为多晶型。多晶型现象在有机药物中广泛存在。药物的晶型不同，导致晶格能不同，其熔点、溶解速率、溶解度等也不同。具有最小晶格能的晶型最稳定，称为稳定型，其有着较小的溶解度和溶解速率；其他晶型的晶格能较稳定型大，称为亚稳定型，它们的熔点及密度较低，溶解度和溶解速率较稳定型的大。无结晶结构的药物通称无定型。与结晶型相比，由于无晶格束缚，自由能大，因此溶解度和溶解速率均较结晶型大。如无味氯霉素 B 型和无定型是有效的，而 A、C 两种晶型是无效的；维生素 B_2 三种晶型在水中的溶解度为 I 型

60mg/L，Ⅱ型 80mg/L，Ⅲ型 120mg/L；新生霉素在酸性水溶液中生成的无定型，其溶解度比结晶型大 10 倍。

6. 溶剂化物

药物在结晶过程中，因溶剂分子加入而使结晶的晶格发生改变，得到的结晶称为溶剂化物。如溶剂是水，则称为水化物。溶剂化物和非溶剂化物的熔点、溶解度和溶解速率等不同，多数情况下，溶解度和溶解速率按水化物＜无水物＜有机溶剂化物排列。如导眠能无水物溶解度为 0.04%（g/mL），而水化物则为 0.026%（g/mL）；醋酸氟氢可的松的正戊醇化合物溶解度比非溶剂化合物提高 5 倍。

7. pH 值

大多数药物为有机弱酸、弱碱及其盐类。这些药物在水中溶解度受 pH 影响很大。弱酸性药物随着溶液 pH 升高，其溶解度增大；弱碱性药物的溶解度随着溶液的 pH 下降而升高。而两性化合物在等电点等于其 pH 时，溶解度最小。

8. 同离子效应

若药物的解离型或盐型是限制溶解的组分，则其在溶液中的相关离子浓度是影响该药物溶解度大小的决定因素。一般在难溶性盐类的饱和溶液中，加入含有相同离子的化合物时，其溶解度降低，这就是同离子效应。如许多盐酸盐类药物在生理盐水或稀盐酸中的溶解度比在水中低。

9. 其他

如在电解质溶液中加入非电解质（如乙醇等），由于溶液的极性降低，电解质的溶解度下降；非电解质中加入电解质（如硫酸铵），由于电解质的强亲水性，破坏了非电解质与水的弱的结合键，使溶解度下降。另外，当溶液中除药物和溶剂外还有其他物质时，常使难溶性药物的溶解度受到影响。故在溶解过程中，宜把处方中难溶的药物先溶于溶剂中。

二、影响溶解速率的因素

固体溶解是一个溶解扩散的过程，一般用单位时间内溶液浓度增加量表示，其符合 Noyes-Whintney 方程：

$$\frac{dc}{dt} = \frac{DS}{Vh}(c_S - c) = KS(c_S - c) \tag{3-1}$$

式中　$\frac{dc}{dt}$——溶出速率；

　　　S——药物粒子的表面积；

　　　c_S——溶质在溶出介质中的溶解度；

　　　c——t 时间溶液中溶质的浓度；

　　　D——扩散系数；

　　　V——溶出介质体积；

　　　h——扩散层厚度；

　　　K——溶出速率常数。

由式(3-1)可知，影响溶解速率的因素主要有以下几点。

1. 药物的粒径

同一重量的固体药物，其粒径小，表面积大，溶出速率快；对同样大小表面积的固体药物，孔隙率高，溶出速率大；对于颗粒状或粉末状的固体药物，如在溶出介质中结块，可加入润湿剂改善。

2. 药物的溶解度 c_S

药物在溶出介质中的溶解度增大，能增加溶出速率。凡影响药物溶解度的因素，均能影响药物的溶出速率，如温度、溶出介质的性质、晶型等。

3. 溶出介质的体积 V

溶出介质的体积小，溶液中药物的浓度高，溶出速率慢；体积大，则 c 小，则溶出快。

4. 扩散系数 D

溶质在溶出介质中的扩散系数越大，溶出速率越快。在温度一定条件下，D 的大小受溶出介质的黏度和扩散分子大小的影响。

5. 扩散层的厚度 h

扩散层的厚度越大，溶出速率越慢。扩散层的厚度与搅拌程度有关。搅拌程度取决于搅拌或振摇的速率，搅拌器的形状、大小、位置，溶出介质的体积，容器的形状、大小及溶出介质的黏度。

第三节　增加药物溶解度的方法

有些药物由于溶解度较小，即使制成饱和溶液也达不到治疗的有效浓度。例如碘在水中的溶解度为 1∶2950，而复方碘溶液中碘的含量需达到 5%。因此，将难溶性药物制成符合治疗浓度的液体制剂，就必须增加其溶解度。增加难溶性药物的溶解度是药剂工作的一个重要问题，常用的方法主要有以下几种。

一、制成盐类

一些难溶性的弱酸或弱碱药物，其极性小，在水中溶解度很小或不溶。若加入适当的碱或酸，将它们制成盐类，使之成为离子型极性化合物，从而增加其溶解度。

含羧基、磺酰氨基、亚氨基等酸性基团的药物，常可用氢氧化钠、碳酸氢钠、氢氧化钾、氢氧化铵、乙二胺、三乙醇胺等碱作用生成溶解度较大的盐。

天然及合成的有机碱，一般用盐酸、醋酸、硫酸、硝酸、磷酸、氢溴酸、枸橼酸、水杨酸、马来酸、酒石酸等制成盐类。

通过制成盐类来增加溶解度，还要考虑成盐后溶液的 pH、溶解性、毒性、刺激性、稳定性、吸潮性等因素。如新生霉素单钠盐的溶解度是新生霉素的 300 倍，但其溶液不稳定而不能用。

二、加入增溶剂

增溶是指某些难溶性药物在表面活性剂的作用下，在溶剂中溶解度增大并形成澄清溶液的过程。具有增溶能力的表面活性剂称为增溶剂。被增溶的物质称为增溶质。每 1g 增溶剂能增溶药物的质量（g）称增溶量。对于水为溶剂的药物，增溶剂的最适 HLB 值为 15～18。

三、加入助溶剂

助溶系指难溶性药物与加入的第三种物质在溶剂中形成可溶性的络合物、复盐、缔合物等，而增加药物溶解度的现象。加入的第三种物质称为助溶剂。助溶剂可溶于水，多为低分子化合物。

常用的助溶剂有以下几种。

（1）有机酸及其钠盐　如苯甲酸、苯甲酸钠、水杨酸、水杨酸钠、对氨基苯甲酸等。咖啡因与助溶剂苯甲酸钠形成苯甲酸钠咖啡因，溶解度由 1∶50 增大到 1∶1.2。

（2）酰胺类 如乌拉坦、尿素、烟酰胺、乙酰胺等。茶碱与助溶剂形成氨茶碱，溶解度由 1：120 增大到 1：5。

（3）无机盐类 如硼砂、碘化钾等。以碘化钾为助溶剂，能与碘形成络合物 KI_3，增加碘的溶解度，配成含碘 5% 的水溶液。

常用难溶性药物及其应用的助溶剂见表 3-1。

表 3-1 常见难溶性药物及其应用的助溶剂

药 物	助 溶 剂
碘	碘化钾,聚乙烯吡咯烷酮
咖啡因	苯甲酸钠,水杨酸钠,对氨基苯甲酸钠,枸橼酸钠,烟酰胺
可可豆碱	水杨酸钠,苯甲酸钠,烟酰胺
茶碱	二乙胺,其他脂肪族胺,烟酰胺,苯甲酸钠
盐酸奎宁	乌拉坦,尿素
核黄素	苯甲酸钠,水杨酸钠,烟酰胺,尿素,乙酰胺,乌拉坦
安络血	水杨酸钠,烟酰胺,乙酰胺
氢化可的松	苯甲酸钠,邻羟苯甲酸钠,对羟苯甲酸钠,间羟苯甲酸钠,二乙胺,烟酰胺
链霉素	蛋氨酸,甘草酸
红霉素	乙酰琥珀酸酯,维生素 C
新霉素	精氨酸

四、改变溶剂或选用混合溶剂

某些分子量较大、极性较小而在水中溶解度较小的药物，如果更换半极性或非极性溶剂，可使其溶解度增大。例如，樟脑不溶于水，而能溶于醇、脂肪油等，故不宜制成樟脑水溶液，而可制成樟脑醑或樟脑搽剂。

在液体制剂中，经常采用混合溶剂，以改变溶剂的极性，使难溶性的药物或制成盐类在水中不稳定的药物得以溶解。混合溶剂是指能与水任意比例混合，与水分子能以氢键结合，能增加难溶性药物溶解度的那些溶剂。如乙醇、甘油、丙二醇、聚乙二醇等。通常，药物在混合溶剂中的溶解度，与在各单纯溶剂中溶解度相比，出现极大值，这种现象称为潜溶。这种混合溶剂称潜溶剂。如甲硝达唑在水中溶解度为 10%（质量浓度，m/V），但在水-乙醇中，溶解度提高 5 倍。

潜溶剂提高药物溶解度的原因，一般认为是两种溶剂间发生氢键缔合，有利于药物溶解。另外，潜溶剂改变了原来溶剂的介电常数。

五、药物分子结构修饰

将亲水基团引入难溶性药物分子中，可增加其在水中的溶解度。引入的亲水基团有：磺酸钠基（—SO_3Na）、羧酸钠基（—$COONa$）、羟基（—OH）、氨基（—NH_2）及多元醇或糖基等。例如，樟脑在水中微溶（1：800），但制成樟脑磺酸钠后，则易溶于水，且毒性低。维生素 K_3（甲萘醌）在水中不溶，引入亚硫酸氢钠（—SO_3HNa），制成亚硫酸氢钠甲萘醌后，溶解度增大为 1：2。

但应注意，有些药物被引入某些亲水基团后，除了溶解度有所增加，其药理作用也可能有所改变。

第四章　药物制剂的稳定性及实验方法

第一节　概　　述

一、研究药物制剂稳定性的意义与范围

（一）研究意义

药物制剂稳定性是指药物制剂从制备到使用期间保持稳定的程度，通常指药物制剂的体外稳定性。作为药物制剂，要求安全、有效、稳定，而药物制剂在生产、贮存、使用过程中，会因各种因素的影响发生分解变质，从而导致药物疗效降低或副作用增加，有些药物甚至产生有毒物质，也可能造成较大的经济损失。通过对药物制剂稳定性的研究，考察影响药物制剂稳定性的因素及增加稳定性的各种措施、预测药物制剂的有效期，从而既能保证制剂产品的质量，又可减少由于制剂不稳定而导致的经济损失；此外，为了科学地进行处方设计，提高制剂质量，保证用药的安全、有效，我国在《药品注册管理办法》中对新药的稳定性也极为重视，规定新药申批必须呈报稳定性资料。

（二）研究范围

1. 化学方面

化学稳定性是指药物由于水解、氧化等化学降解反应，使药物含量（或效价）、色泽产生变化。包括药物与药物之间，药物与溶剂、附加剂、杂质、容器、外界物质（空气、光线、水分等）之间，产生化学反应而导致制剂中药物的分解变质。

2. 物理方面

物理稳定性是指药物制剂因物理性状的变化，导致原有质量下降，甚至不合格，如乳剂的分层、破裂；混悬剂中颗粒的结块或粗化；片剂的松散、崩解性能的改变等。一般物理变化引起的不稳定，主要是制剂的外观质量受到影响而主药的化学结构不变，但经常会影响制剂使用的方便性。

3. 生物学方面

制剂由于生物学变化引起的不稳定，如微生物的污染、滋长、繁殖引起药物制剂发霉、腐败变质等。

（三）药物制剂不稳定的后果

药物制剂不稳定不仅是稳定性的问题，而且影响到制剂的有效与安全，常引起下列不能再供药用的后果。

（1）产生有毒物质，如四环素遇热产生差向异构，生成差向四环素，毒性大大增加。

（2）使药物制剂的疗效降低或副作用增加，如乙酰水杨酸水解生成水杨酸，解热镇痛作用下降，但对胃的刺激性增加。

（3）患者使用不便，如混悬粒子的凝固、沉降、结块，影响到分剂量的准确性，也增加了分剂量的难度。

（4）变色或产生不应有的沉淀等，如维生素 C 氧化变黄，磺胺嘧啶钠析出沉淀，均造成澄明度检查不合格。

二、药物稳定性的化学动力学基础

化学动力学是研究化学反应速率及反应机理的科学。利用化学动力学原理可以：①研究药物降解的机理；②研究影响药物降解的因素及稳定化措施；③预测药物制剂的有效期。

(一) 反应速率、反应速率常数、反应级数

1. 反应速率

反应速率常用单位时间内、单位体积中反应物浓度的减少或生成物浓度的增加来表示：$-\mathrm{d}c/\mathrm{d}t$，式中，c 为 t 时间反应物的浓度；负号表示反应物的浓度逐渐减少。

2. 反应速率常数

根据质量作用定律，反应速率与反应物浓度之间有下列关系：

$$-\mathrm{d}c/\mathrm{d}t = Kc^n \tag{4-1}$$

式中 K——反应速率常数，是指各反应物为单位浓度时的反应速度，单位为 s^{-1}，$\min^{-1}$，h^{-1} 或 d^{-1}，其大小与反应温度有关。

K 值越大，表示反应物的活泼程度越大，药物制剂越不稳定。

3. 反应级数

式(4-1)中的 n 为反应级数，是各反应物所有浓度项的总和，表示反应速率随反应物浓度的变化而改变的方式。大多数药物的降解过程可以用零级和假零级反应、一级和假一级反应来处理。

(1) 零级和假零级反应 若反应速率与反应物的浓度无关，这种反应称为零级反应。如光化反应中反应物对光的吸收，其反应速率与反应物的浓度无关。

混悬液中药物的降解仅与溶液相中的药物量即药物的溶解度有关，而与混悬的固体药量无关；当药物降解后，固体相中的药物就溶解补充到溶液相中，保持溶液中的药量不变；而药物的溶解度为常数，故这类降解反应也为零级反应，但与真正的零级反应有所不同，故为假零级反应。

根据式(4-1)可知，零级反应的 $n=0$，则零级反应速率方程式为：

$$-\mathrm{d}c/\mathrm{d}t = K \tag{4-2}$$

其积分式为：

$$c = -Kt + c_0 \tag{4-3}$$

(2) 一级反应和假一级反应 若反应速率与反应物浓度的一次方成正比，则称为一级反应。大多数药物以一级反应降解。

根据式(4-1)可知，一级反应的 $n=1$，则零级反应速率方程式为：

$$-\mathrm{d}c/\mathrm{d}t = Kc \tag{4-4}$$

其积分式为：

$$\lg c = -\frac{Kt}{2.303} + \lg c_0 \tag{4-5}$$

两种或两种以上反应物参加反应，当一种反应物浓度远超过另一种反应物浓度，或在反应中浓度基本不变时，该反应物的浓度可近似地看成常数，故从形式上看为一级反应，但实际上有两种反应物参加反应，称为假一级反应。如用缓冲溶液调节 pH 值时，缓冲溶液中离子浓度（如 H^+）远高于药物浓度，其降解反应为假一级反应。

(二) 有效期、半衰期

1. 有效期

药剂学中的有效期是指制剂中的药物降解 10% 所需的时间，常用 $t_{0.9}$ 表示。

根据式(4-5)可得，一级反应恒温时的有效期为：

$$t_{0.9} = \frac{0.1054}{K} \tag{4-6}$$

2. 半衰期

药剂学中的半衰期是指制剂中的药物降解 50% 所需的时间，常用 $t_{1/2}$ 表示。

根据式（4-5）可得，一级反应恒温时的有效期为：

$$t_{1/2} = \frac{0.693}{K} \tag{4-7}$$

第二节　制剂中药物的化学降解途径

药物化学结构不同，其降解反应也不同。药物的化学降解反应包括药物的水解、氧化、异构化、脱羧、聚合等，但以水解和氧化反应为最主要的降解反应。

一、水解

酯类、内酯类、酰胺类、内酰胺类药物最易引起水解反应。这时的水解主要是指分子型水解，水解后使分子结构发生变化，反应速率一般比较缓慢，但在 H^+ 或 OH^- 催化下反应速率加快，并趋于完全。

1. 酯类药物的水解

酯类药物在水溶液中易水解，在 H^+、OH^- 或广义酸碱的催化下，水解反应会加快。

阿司匹林不仅在水溶液中水解，就是在固体状态下由于吸收空气中的水分也能发生水解。

盐酸普鲁卡因水解速率较为缓慢，在偏酸性条件下较为稳定，在 pH=3.4～3.6 时最稳定；在碱性条件下水解，生成对氨基苯甲酸和二乙氨基乙醇失去麻醉作用；水解后的对氨基苯甲酸又可氧化，生成有色物质，同时在一定条件下又能脱羧，生成有毒的苯胺。

这类药物还有盐酸丁卡因、盐酸可卡因、普鲁苯辛、阿托品、氢溴酸后马托品、硝酸毛果芸香碱、华法林钠等。

2. 酰胺类药物的水解

酰胺类药物的水解一般比酯类药物水解难，但在一定条件下，也可水解生成相应的酸和氨基化合物。这类药物有青霉素、氯霉素、头孢菌素类、巴比妥类、利多卡因、对乙酰氨基酚等。酰脲和内酰脲、酰肼类药物、肟类药物也能被水解。

青霉素水溶液室温贮存 7 天，效价失去约 80%，青霉素 G 钾在 pH=6.5 时最稳定。

氨苄青霉素水溶液最稳定的 pH 为 5.8，pH 为 6.6 时，半衰期为 39 天，所以，宜制成粉针，临用前用 0.9% 的氯化钠溶液溶解后输液。

氯霉素的干燥粉末很稳定，可密闭保持 2 年而不失效；但其水溶液易水解，在 pH=7 以下，主要为酰胺水解；在 pH=6 时最稳定，pH 小于 2 或大于 8 皆能加速水解反应；磷酸盐、枸橼酸盐、醋酸盐等缓冲液能促进其水解，故配制滴眼剂时，选用硼酸缓冲液为宜。

巴比妥类本身较稳定，不易水解；但其钠盐的水溶液可与空气中二氧化碳作用生成巴比妥酸的沉淀，生成无效的烃乙酰脲沉淀。10% 的苯巴比妥钠水溶液用安瓿灌装，在室温下贮存有效期为 47 天；用 80% 的丙二醇为溶剂制成的水溶液有效期可达 3 年，但刺激性增加。

3. 苷类药物的水解

苷类药物一般较易水解，水解后生成糖和苷元或次生苷。

阿糖胞苷、维生素 B、安定、碘苷等均易水解。

二、氧化

药物制剂暴露在空气中，常温下受空气中氧气的氧化而发生降解反应，为自氧化反应。氧化降解的结果，不仅降低药效，而且可能发生颜色变化或析出沉淀，使澄明度不合格，甚至产生有毒物质。药物的氧化过程比水解过程更复杂，反应的难易与结构有密切关系，如酚类、烯醇类、芳胺类、吡唑酮类、噻嗪类等药物易氧化。

1. 酚类药物

如肾上腺素、多巴胺、吗啡、水杨酸钠等，在氧气、金属离子、光线、温度等的影响下，均易氧化变质，有些氧化后形成有色的醌类化合物，如苯酚变成玫瑰红色。

2. 烯醇类药物的氧化

维生素 C 是烯醇类药物的代表，分子中含有烯醇基、极易化，氧化过程较为复杂。在有氧条件下，先氧化成去氢抗坏血酸，然后水解，水解产物进一步氧化为草酸与 L-丁糖酸。维生素 C 水溶液在氧化分解过程中逐渐变成微黄色。黄色直至褐色。

3. 芳胺类药物的氧化

如磺胺类钠盐、对氨基水杨酸钠等均易氧化变色。

4. 其他类型药物的氧化

吡唑酮类药物如氨基比林、安乃近等，由于吡唑酮环上有不饱和键而易被氧化；噻嗪类药物如盐酸异丙嗪、盐酸氯丙嗪等，在水分、光线、金属离子、氧等的影响下，极易氧化变色；含不饱和键的药物如油脂、维生素 A 等也极易氧化，并常伴有特殊臭味。此外，如奎宁、氯喹、氯仿、乙醚等都易氧化降解。

三、异构化反应

有些药物因分子中原子或原子团在空间排列不同，产生立体化学构型不同的异构现象，生成生理活性较小甚至无生理活性的异构体。

（一）光学异构

分为外消旋化和差向异构化。

1. 外消旋化

外消旋化主要是分子旋光性发生变化。一些具有光学活性的药物在某些因素影响下，转变为它们的对映体，最后得到左旋体和右旋体各一半的混合物。大多数药物的左旋体生理活性大于右旋体，如肾上腺素的左旋体，其生理活性比右旋体大 15 倍，外消旋化后只有一半的活性，当 pH 为 3.8～5.0 时，外消旋作用很慢，pH 在 1～3 或大于 6 时反应很快，并生成右旋体。莨菪碱的左旋体外消旋化后生成阿托品，其药效是莨菪碱的一半，但左旋莨菪碱难以制备，临床上常用硫酸阿托品。

2. 差向异构化

差向异构化是具指有多个不对称碳原子的药物，其中某个不对称碳原子上的基团发生的异构化现象。如四环素在酸性条件下，4 位碳原子上出现差向异构，生成 4-差向四环素，其生理活性比四环素低，且毒性增加。

（二）几何异构

有些含有双键的药物，其反式和顺式几何异构体的生理活性有差别。如维生素 A 的生理活性以全反式最高，若发生几何异构，转化为 2,6-顺式异构体，则生理活性降低。

四、聚合反应

某些药物由于发生聚合而产生沉淀或变色。如甲醛溶液在长期贮存时会产生聚甲醛沉淀；葡萄糖溶液受热分解后，分解产物 5-羟甲基糠醛发生聚合，使溶液颜色变深；氨苄青霉素水溶液中若一分子的 β-内酰胺环裂开与另一分子氨苄基上氨基发生聚合反应后，生成双聚合物，有报道这种聚合物能诱发过敏反应。

五、脱羧反应

如对氨基水杨酸钠在外界因素影响下，很容易脱羧，生成有毒的间氨基酚，并且可继续氧化变色；普鲁卡因水解产物对氨基苯甲酸也可慢慢脱羧生成苯胺。

第三节 影响药物制剂稳定性的因素及稳定化方法

一、处方因素对稳定性的影响及稳定化方法

药物制剂的处方组成比较复杂，除主药外，还加入各种辅料；辅料的合适与否，对制剂的稳定性影响较大，尤其是对注射剂等液体制剂，溶液的 pH 值、缓冲溶液、溶剂、离子强度、表面活性剂及处方中的其他辅料均可能影响主药的稳定性。

1. pH 值的影响

被 H^+ 和 OH^- 催化的反应，其速率在很大程度上随 pH 值而改变，在 pH 值较低时，主要是 H^+ 的催化作用；在 pH 值较高时，主要是 OH^- 的催化作用；pH 值在中间时，降解反应速率可以与 pH 值无关或由 H^+ 和 OH^- 共同催化。许多药物的水解反应或氧化反应均受 pH 值的影响。

酯类药物在碱性条件下水解比较完全，其水解速率主要由 pH 值决定，在酸性条件下影响较小，如盐酸普鲁卡因溶液，pH 值在 3.4～4 时最稳定，pH 值升高水解迅速加快。所以，酯类药物通常在中性或弱酸性时比较稳定。

酰胺类药物的水解主要受 OH^- 的催化，OH^- 浓度越大，pH 值越高，水解越快。苷类药物易受 H^+ 催化水解，在偏酸性的溶液中加热易发生水解。

除水解外，药物的氧化反应与溶液的 pH 值也有密切关系，当 pH 值增大时，氧化反应易于进行，pH 值较低时比较稳定。

很多药物的降解反应都可为 H^+ 或 OH^- 催化，其溶液的稳定只是在一定的 pH 值范围内，所以，在配制药物溶液，特别是配制注射液时，就要慎重考虑 pH 值的调节问题，以延缓药物水解、氧化等，增加药物的稳定性。一般是通过查找资料或通过实验弄清药物最稳定的 pH 值，以 pH_m 表示，再用适当的试剂和方法将溶液调节到 pH_m。

pH 值的调节常用盐酸和氢氧化钠；也有为了不增加药液中其他离子，而用药物本身所含相同的酸或碱来调节，如硫酸卡那霉素用硫酸来调节 pH 值；也有为了保持药液中 pH 值的相对恒定，采用各种缓冲液，如磷酸盐缓冲液、枸橼酸盐缓冲液等，但要注意缓冲溶液对药物的催化作用，应通过实验选择合适的缓冲溶液浓度，以减少催化作用。

一般缓冲盐的浓度越大，催化速率也越快，故应使缓冲盐保持在尽可能低的浓度。

2. 溶剂的影响

溶剂的极性和介电常数均能影响药物的降解反应，尤其对药物的水解反应影响很大。溶剂的介电常数 ε 与反应速率常数 K 的关系如下：

$$\lg K = \lg K_\infty - \frac{K' Z_A Z_B}{\varepsilon} \tag{4-8}$$

式中　K——反应速率常数；

　　　ε——溶剂介电常数；

　　K_∞——ε 趋向 ∞ 时的反应速率常数；

　$Z_A Z_B$——溶液中离子或药物所带电荷。

式（4-8）适用于离子与带电荷药物之间的反应，从式（4-8）可知：在极性较高的溶剂

中，如果水解产物的极性较原药物大，则溶剂能促进药物的水解，反之，能延缓水解；在极性较低的溶剂中，如果水解产物的极性较原药物大，则可降低水解，反之，促进水解。当药物离子与催化水解的离子电荷相同时，采用介电常数低的溶剂如甘油、乙醇、丙二醇等，可降低水解速率；反之，当药物离子与催化水解的离子电荷相反时，则采用介电常数高的溶剂较好。如用介电常数较低的 60% 的丙二醇制成的苯巴比妥钠注射液，稳定性提高，25℃时有效期可达一年；氯霉素的水解产物极性较小，其水溶液的稳定性比丙二醇溶液好。

3. 离子强度的影响

在制剂处方中，为了调节等渗、加入抗氧剂、调节 pH 值等，常加入电解质，从而改变药液中的离子强度，产生离子强度对药物降解速率的影响可用式(4-9) 表示：

$$\lg K = \lg K_0 + 1.02 Z_A Z_B \mu^{1/2} \tag{4-9}$$

式中　K——降解反应速率常数；

　　K_0——溶液无限稀释（$\mu=0$）时的速率常数；

　　　μ——离子强度；

$Z_A Z_B$——溶液中离子或药物所带电荷。

从式(4-9)可知：当药物带正电荷并受 H^+ 催化或药物带负电荷并受 OH^- 催化时，可因盐的加入，引起离子强度的增加，造成降解反应速率的加快；如果药物是中性分子，则改变离子强度对降解没有太大影响。

4. 表面活性剂的影响

某些易水解的药物，加入表面活性剂后，水解速率降低，稳定性增加，如苯佐卡因易受 OH^- 催化水解，当加入 5% 的月桂醇硫酸钠后，30℃时其半衰期增加 18 倍。这是因为胶团起了"屏障"作用，阻止了催化离子的接近和进入；但也有一些表面活性剂会使某些药物的分解加快，如吐温-80 使维生素 D_3 稳定性下降，故应通过实验来正确选择表面活性剂。

5. 处方中其他辅料的影响

栓剂、软膏剂中药物稳定性与基质有关，如 PGE 能促进氢化可的松、乙酰水杨酸的分解。某些赋形剂对药物也产生影响，如润滑剂硬脂酸镁可促进乙酰水杨酸的水解。赋形剂中的水分、微量金属离子有时也能对药物的稳定性产生间接的影响。

二、外界因素对药物制剂稳定性的影响及稳定化方法

外界因素即环境因素，包括温度、光线、空气、金属离子、湿度与水分、包装材料等，其中温度对各种降解途径均有影响，光线、空气、金属离子主要影响氧化反应，湿度、水分主要影响固体制剂，包装材料是各种产品均应考虑的问题。

1. 温度的影响

根据 Vant'Hoff 规则，温度每升高 10℃，反应速率约增加 2~4 倍。对不同反应，速率增大的倍数不同，这是一个经验规律，可以粗略估计温度对反应速率的影响。而 Arrhenius 定律则描述了温度与反应速率之间的关系：

$$K = A e^{-\frac{E}{RT}} \tag{4-10}$$

式中　K——反应速率常数；

　　A——频率因子；

　　E——活化能；

　　R——气体常数；

　　T——绝对温度。

式(4-10)是药物制剂稳定性预测的主要理论依据。

温度越高，药物的降解反应越快，如青霉素水溶液的水解，在 4℃时贮存，7 天后损失效价 16%；而在 24℃贮存，7 天后损失效价高达 78%。因此，对易水解或易氧化的药物要注意控制温度，尤其是对注射液，在保证完全灭菌的前提下，适当减低灭菌的温度或缩短时间，避免不必要的长时间高温，以防止药物过快的水解或氧化；对热敏感的药物如某些生物制品、抗生素等，要根据药物性质，合理地设计处方，生产中可采取特殊工艺，如无菌操作、冷冻干燥、低温贮存等，以确保制剂质量。

2. 光线的影响

光是一种辐射能，波长越短，能量越大，该能量能激发许多药物的氧化反应，并使反应加快。药物的光解主要与药物的化学结构有关，酚类药物如苯酚、吗啡、肾上腺素、可待因、水杨酸等，还有分子中含双键的药物如维生素 A、维生素 D、维生素 B_{12} 等都能在光线的作用下发生氧化反应。光敏感药物还有氯丙嗪、异丙嗪、核黄素、氢化可的松、泼尼松、叶酸、辅酶 Q、硝苯地平等。

光解反应较热反应复杂，光的强度、波长，灌装容器的组成、种类、形状，与光线的距离等均对光解反应速率有影响，对于因光线而易氧化变质的药物在生产过程和贮存过程中，都应尽量避免光线的照射，有些应使用有色遮光容器保存。

3. 空气（氧）的影响

大多数药物的氧化是自动氧化反应，有些仅需痕量的氧就能引起反应。氧在水中有一定的溶解度，0℃为 10.19mL/L，25℃为 5.75mL/L，50℃为 3.85mL/L，在药物制剂的溶液内部和容器空间都存在着一定量的氧，这足以使药物发生氧化。因此，为了减小药物的氧化降解，目前生产上常采用惰性气体（如 N_2 或 CO_2）驱除氧，以及加抗氧剂（如焦亚硫酸钠或亚硫酸钠）来消耗氧的方法。

向水中通氮气至饱和时，水中残氧量为 0.36ml/L；通入二氧化碳至饱和时，残氧量为 0.05ml/L。通惰性气体能除去容器空间和药液中的绝大部分氧，选择气体应视药物的性质而定，二氧化碳溶于水中呈酸性，使 pH 值改变，并使某些药物如钙盐，产生 $CaCO_3$ 沉淀，这时以选用氮气为好。

酒石酸、枸橼酸、磷酸等能增强抗氧剂的效果；近年来，氨基酸类抗氧剂也在使用，如半胱氨酸、蛋氨酸等。

4. 金属离子的影响

微量的金属离子尤其是二价以上的金属离子，如铜、铁、铂、锰等，对制剂中药物的自氧化反应有显著的催化作用，如 0.0002mol/L 的铜能使维生素 C 的氧化速率增大 10000 倍。制剂中金属离子的来源主要是原辅料、溶剂、容器及生产操作中使用的工具、机械。

为了避免金属离子的影响，除应选择纯度较高的原辅料，尽量不使用金属器具外，常在药液中加入金属离子络合剂，如依地酸盐、枸橼酸、酒石酸等，金属络合剂可与溶液中的金属离子生成稳定的水溶性络合物，避免金属离子的催化作用。

5. 湿度与水分的影响

许多反应没有水分存在就不会进行，对于化学稳定性差的固体制剂，由于湿度和水分影响，在固体表面吸附了一层液膜，药物在液膜中发生了降解反应，如维生素 C 片、乙酰水杨酸片、维生素 B_{12}、青霉素盐类粉针、硫酸亚铁等。

一般固体药物受水分影响的降解速率与相对湿度成正比，相对湿度越大，反应越快。所以在药物制剂的生产过程和贮存过程中应多考虑湿度和水分影响，采用适当的包装材料。

6. 包装材料的影响

不完善的包装可使稳定性好的制剂失效，包装材料恰当与否、质量好坏对药品受外界环境的影响及药物自身的稳定都有直接关系。故在给产品选择包装材料时，必须以实验结果和实践经验为依据，经过"装样试验"，确定合适的包装材料。药物制剂最常用的容器材料是玻璃、金属、塑料、橡胶等。

玻璃性质较稳定，不与药物及空气中氧、二氧化碳等作用，但会放出碱性物质和不溶性脱片于溶液中。

塑料容器质轻、价格低廉，但有两向穿透性，有些药物能与塑料中的附加剂发生理化作用，或药液黏附在容器中。不同的塑料其穿透性、附加剂成分不同，选用时应经过必要的试验，确认该塑料对药物制剂无影响才能使用。

金属容器牢固、密封性能好，药物不易受污染。但易被氧化剂、酸性物质所腐蚀，选用时注意表面要涂环氧树脂层，以耐腐蚀。

橡胶被用来作塞子、垫圈、滴头等，使用时应注意橡皮塞与瓶中溶液接触可能吸收主药和防腐剂，需用该防腐剂浸泡后使用。橡皮塞用环氧树脂涂覆，可有效地阻止橡胶塞中成分溶入溶液中而产生白点，干扰药物分析。还应注意橡胶塞是否有与主药、抗氧剂相互作用，以保证药物制剂的质量。

三、药物制剂稳定化的其他方法

1. 改进剂型和生产工艺

（1）制成固体剂型　对遇水不稳定的药物可考虑制成固体剂型，供口服的有片剂、胶囊剂、颗粒剂等，供注射的有粉针等。

（2）制成膜剂　易挥发的硝酸甘油制成片剂时，发生内迁移，影响药物的含量均匀度；制成膜剂后，成膜材料对药物有物理包裹作用，避免内迁移。

（3）制成微囊或包合物　维生素 C、维生素 A、硫酸亚铁等药物制成微囊后，都可避免氧化；苯佐卡因制成 β-环糊精包合物后，减小了水解速率，提高了稳定性。

（4）采用直接压片或包衣工艺　盐酸氯丙嗪、对氨基水杨酸钠制成包衣片，可避免氧化；乙酰水杨酸直接压片可避免水解。

2. 制成难溶性盐

药物的水溶性越小，稳定性越好。如苄星青霉素 G 混悬液（水中溶解度为 1：6000）的稳定性比普鲁卡因青霉素 G 混悬液（水中溶解度为 1：250）更好。

第四节　稳定性试验方法

药物制剂稳定性研究是保证药品质量的重要手段，试验时必须遵循以下基本要求。

① 稳定性试验包括影响因素试验、加速试验与长期试验。影响因素试验用一批原料药或一批制剂进行；加速试验和长期试验用三批供试品进行。

② 原料药供试品应是一定规模生产的，其合成工艺路线、方法、步骤应与大生产一致；制剂的供试品应是一定规模生产的（如片剂至少在 1 万～2 万片），其处方、生产工艺与大生产一致。

③ 供试品的质量标准应与各项临床前研究、临床试验和规模生产所使用的供试品质量标准一致。

④ 加速试验与长期试验所用供试品的容器、包装材料、包装应与上市产品一致。

⑤ 要有专属性强、准确、精密、灵敏的药物分析方法和分解产物检查方法，并对方法进行验证。

⑥ 由于规模生产比放大试验的数量要大，当申报者从放大试验转入规模生产时，应对最初通过生产验证的三批规模生产产品，重新进行加速和长期稳定性试验。

一、药物稳定性的试验方法

《中国药典》2010 年版，对稳定性试验的指导原则分为两部分，第一部分为原料药，第二部分为药物制剂。根据研究目的的不同，稳定性研究内容可分为影响因素试验、加速试验、长期试验等。通过稳定性试验考察原料药或药物制剂在温度、湿度、光线的影响下随时间的变化规律，为药品的生产、包装、贮存、运输条件提供科学依据，同时通过试验确定药品的有效期

1. 影响因素试验

影响因素试验亦称强化试验，是在高温、高湿、强光的剧烈条件下考察影响稳定性的因素及可能的降解途径与降解产物，为制剂工艺的筛选、包装材料的选择、贮存条件的确定等提供依据。同时为加速试验和长期试验应采用的温度和湿度等条件提供依据。影响因素试验采用一批样品进行，将原料药供试品置于适宜的开口容器中（如称量瓶或培养皿），摊成薄层，在规定时间内取样，检测其含量，并与 0 天比较。

（1）高温试验　将供试品置于适宜的开口洁净容器中，温度 60℃ 下放置 10 天，于第 5 天和第 10 天取样检测（参考《中国药典》2010 年版）。如供试品发生显著变化，则在 40℃ 条件下同法进行试验。如 60℃ 无明显变化，则不必在 40℃ 下再考察。

（2）高湿度试验　将供试品置于恒湿密闭容器中，在 25℃ 于相对湿度 90%±5% 条件下放置 10 天取样检测，同时准确称量供试品在试验前后的重量，以考察供试品的吸湿性能。

（3）强光照射试验　将供试品置于装有日光灯的光照箱或其他适宜的光照装置内，于照度为 4500lx±500lx 的条件下放置 10 天，于第 5 天和第 10 天取样检测，注意供试品的外观变化。

2. 加速试验

加速试验是将拟上市包装的样品在超市试验条件下对药物的化学或物理稳定性进行考察，并初步预测样品的长期稳定性。加速试验取拟上市包装的 3 批样品，在温度 40℃±2℃、相对湿度 75%±5% 的条件下进行 6 个月试验。在试验期间第 1 个月、2 个月、3 个月、6 个月末分别取样检测，并与 0 个月比较，观察样品是否符合制订的质量标准要求或发生显著变化。

3. 长期试验

长期试验是在接近药品的实际贮存条件下进行，是确定有效期贮存条件的最终依据。供试品 3 批，市售包装，在温度 25℃±2℃、相对湿度 60%±10% 的条件下放置 12 个月，或在温度 30℃±2℃、相对湿度 65%±5% 的条件下放置 12 个月。每 3 个月取样一次，分别于 0 个月、3 个月、6 个月、9 个月、12 个月、18 个月、24 个月、36 个月取样进行检测。将结果与 0 个月比较，以确定药品的有效期。

二、经典恒温法与有效期

经典恒温法为加速试验中最常用的，其理论依据是 Arrhenius 定律，其对数形式为：

$$\lg K = \frac{-E}{2.303RT} + \lg A \tag{4-11}$$

具体做法如下。

（1）选择温度　温度必须高于室温，通常选择 5 个温度，如 40℃、50℃、60℃、70℃、80℃ 或 50℃、60℃、70℃、80℃、90℃ 等，试验温度小则实验结果误差大，采用恒温箱或恒温水浴作为恒温试验的设备。

（2）样品处理　将样品分别定量放在不同温度的恒温箱中，每隔一定时间取样进行含量测定。取样时间根据药品的稳定性而定，可长可短；取样次数根据实验精确程度的要求而定，一般一个温度下取 4～7 次；将测定的各组数据及时记录并整理。

（3）求反应速率常数　按含量测定结果与时间关系，以含量对取样时间作图或以含量的对

数对时间作图，确定反应级数，由直线斜率求出各温度下反应速率常数。

（4）求室温下的有效期 药物的有效期通常以药物降解10％所需要的时间来表示。

将求出的各温度下的反应速率常数取对数，再对绝对温度的倒数作图得到一条直线，将直线推至室温，可求得室温下的反应速率常数，再求得室温下的药物有效期。

图 4-1 不同温度下维生素 C 浓度随时间的变化

本法使用说明：①本法适用于热分解反应，且活化能在 41.8～125.4kJ/mol 之间，活化能过高或过低皆不宜使用；②本法选择的各温度下，其降解反应的机理应不变，机理改变时不宜用；③体系的物理状态不变，一般使用于均相体系（如溶液），得到的结果较为满意；④必须有比较灵敏、选择性好的分析方法；⑤试验温度不得少于 4 个。

【例】 预测 10％ 的维生素 C 水溶液在室温（25℃）的有效期 $t_{0.9}$。

解：将溶液灌封于 2mL 安瓿中，分别放在 60℃、65℃、70℃、75℃、80℃ 的恒温水浴中加速分解，分别按一定的时间间隔取样，用碘量法分析含量，结果见表 4-1。

因为碘液的溶度一定，所以可用实际消耗的 I_2 量的对数代替 $lg[I_2]$ 对 t 作图，得到五条直线，如图 4-1 所示。

表 4-1 维生素 C 加速试验结果

T/℃	t/h	I_2 消耗量/mL	$lg[I_2]$	T/℃	t/h	I_2 消耗量/mL	$lg[I_2]$
60	0	23.14	1.3644	70	21.1	21.22	1.3267
	12	22.73	1.3566		28.1	20.69	1.3158
	24	22.38	1.3499	75	0	23.16	1.3647
	36	21.84	1.3393		6.2	22.47	1.3516
	48	21.63	1.3351		12.2	21.80	1.3385
65	0	23.17	1.3649		18.2	21.07	1.3237
	10.3	22.69	1.3558		24.2	30.30	1.3075
	20.3	22.17	1.3458	80	0	23.09	1.3634
	30.3	21.56	1.3336		4	22.47	1.3516
	40.3	21.15	1.3253		8	21.90	1.3404
70	0	23.17	1.3649		12	21.16	1.3255
	7.1	22.61	1.3543		16	20.57	1.3132
	14.1	22.02	1.3428				

由各直线的斜率，计算不同温度下的 K 值，见表 4-2。

表 4-2 不同温度下维生素 C 氧化分解的速率常数

T/K	$1/T$/K^{-1}	K/h^{-1}	lgK
60＋273	$3.001×10^{-3}$	$1.382×10^{-3}$	-2.8595
65＋273	$2.957×10^{-3}$	$2.303×10^{-3}$	-2.6377
70＋273	$2.914×10^{-3}$	$3.910×10^{-3}$	-2.4078
75＋273	$2.872×10^{-3}$	$5.454×10^{-3}$	-2.2633
80＋273	$2.831×10^{-3}$	$7.370×10^{-3}$	-2.1325

以 lgK 对 $1/T$ 作图，如图 4-2 所示，将直线推至 $1/T=3.36×10^{-3}$（即 25℃）得：

$$lgK_{25}=-4.26$$
$$K_{25}=5.5×10^{-5} \ (h^{-1})$$

则 $\quad t_{0.9} = \dfrac{0.1054}{5.5 \times 10^{-5}} = 1981\text{h} \approx 80$ 天

此外，还有简便法、分数有效期法、线性变温法、Q_{10}法、活化能估算法等。

图 4-2　维生素 C 反应速率常数随温度的变化

三、固体制剂稳定性

（一）固体制剂稳定性特点

1. 复杂性

固体制剂为一多相系统，有固相、液相（吸附的水和溶剂）、气相（空气与水汽），三相的组成与状态常发生变化，影响实验结果。其中水分的影响最大，有时温度升高，反应速率下降，原因是水分减少；各组分之间的相互作用可导致成分分解，如对乙酰氨基酚与乙酰水杨酸之间的乙酰基转移反应，使乙酰水杨酸分解。

2. 系统不均匀性

每片主药含量与水分含量不相同，分析结果重现性差；氧化作用局限于固体表面，而将内部分子保护起来，使表里不一。

3. 反应速率缓慢

固体药物降解速率较慢，需要较长时间和精确的分析方法；温度对反应速率的影响，一般仍可用阿仑尼乌斯定律描述，但当反应达到平衡后，则不宜再使用。

4. 反应类型的多样化

既有氧化、水解等化学变化，也有晶型转换等物理变化。

（二）影响固体制剂稳定性的因素

1. 药物的晶型

同一药物，不同晶型，其溶解度、稳定性、熔点、密度、蒸气压等也不同。如醋酸可的松使用不合要求的晶型制成的混悬液可导致结块；利福平的无定型在 70℃/15 天，含量下降 15%，而晶型 A、B 只下降 1%～4%。

2. 含水量

对于在水中发生水解而水量又不足以溶解所有的药物时，每单位时间药物降解的量与含水量成正比。如氨苄青霉素钠的水分应控制在 1% 以下，否则水分增加则稳定性显著下降。

3. 温度

温度升高，一般反应速率增加；但由于含水量下降，有时反而有利于稳定。故实验过程应控制含水量不变。

4. 湿度

当大气中的水蒸气压（p_A）大于药物表面的饱和溶液蒸气压（p）时，固体开始吸湿。吸湿速率与（$p_A - p$）、表面积成正比。故应控制湿度在药物的临界相对湿度以下。

5. 光线

光线影响易光解和氧化的药物，应注意避光操作、避光贮存。

（三）稳定性试验方法

1. 试验应注意的问题

由于固体制剂的特殊性，试验时应特别注意以下事项：①每个样品必须测定水分，加速试验过程中也要测定；②样品必须用密封容器；③测定含量和水分的样品，要分别单次包装；④固体制剂含量应均匀；⑤药物颗粒的大小及分布应一致；⑥实验温度不宜过高，以 60℃ 以下为宜。

2. 试验方法

固体制剂的稳定性试验方法基本与液体制剂相同，常用的也是留样观察法和加速实验法，而经加速试验后药物间或药物与辅料间的相互作用及稳定性可用热分析法和漫反射光谱法来判断。

（1）热分析法　通过观察热分析曲线形状的改变，判断药物间的相互作用、稳定性情况，包括差示热分析法（DTA）、差示扫描量热法（DSC）。

（2）漫反射光谱法　药物间反应后，有时会变色；当光线照射在样品表面时，部分光线被样品吸收，部分光线从样品表面向各个方向反射（漫反射），测定反射率，判断药物-辅料或药物-药物有无相互反应、有否化学吸着作用。本法常用于片剂赋形剂筛选的常规试验。

第五章 粉 体 学

第一节 概 述

粉体是无数个固体粒子的集合体的总称，即由粒子组成的整体。这些固体粒子既可以是数毫米的颗粒，也可以是数纳米的粉末。通常所说的"粉"、"粒"都属于粉体的范畴，一般将小于 $100\mu m$ 的粒子称为"粉"，大于 $100\mu m$ 的粒子称为"粒"。在一般情况下，粒径小于 $100\mu m$ 时，容易产生粒子间的相互作用而流动性较差；粒径大于 $100~\mu m$ 时，粒子自重大于粒子间的相互作用而流动性较好，并成为肉眼可见的"粒"。在制药行业中常用的粒子大小范围通常从药物原料粉的 $1\mu m$ 到片剂的 10mm。

众所周知，物态有三种，即固体、液体、气体。液体和气体具有流动性，而固体没有流动性。但将大块固体粉碎成粒子群之后，则具有与液体相类似的流动性，具有与气体相类似的压缩性，且具有固体的抗变形能力。因此，常把"粉体"视为第四种物态来处理。

粉体学是研究粉体的基本性质及其应用的科学。粉体学技术能为固体制剂的处方设计、生产过程以及质量控制等方面提供重要的理论依据和试验方法。如粉体粒子大小会影响溶出度和生物利用度；粉体的性质会影响片剂的成型及崩解；粉体的流动性、相对密度等性质会影响散剂、胶囊剂、片剂等按容积分剂量的准确性，粉体的密度、分散度及形态等性质会影响药物混合的均匀性等。因此，粉体学作为药剂学的基本理论之一，日益受到药学工作者的关注。

第二节 粉体粒子的基本性质

一、粒子的大小

粒子的大小直接关系到粉体的各种性质——填充性、流动性、吸附性等，因此，实际工作中往往需要知识粉体的粒度，而粉体的粒度常用粒子的直径即粒径来表示。但粒子是不规则的，形状多种多样，药剂学中常采用的粒径表示方法有以下几种。

1. 长径与短径

由粒子最长方向测得的粒径称长径，由粒子最短方向测得的粒径称短径，如图 5-1(a)、(b)。

2. 定方向径

全部粒子都沿着同一个方向绘外接粒子的两条平行线，用平行线间的距离表示的粒径称为定方向径，如图 5-1(c)、(d)。

3. 外接圆等价径

以粒子外接圆的直径表示的粒径，如图 5-1(e)。

4. 等价径

用与粒子具有相同表面积或相同体积的圆球的直径表示的粒径，如图 5-1(f)。

5. 有效径

用沉降法测得的粒径，又称 Stock 径。与被测粒子有相同沉降速度的球形粒子的直径。

6. 平均粒径

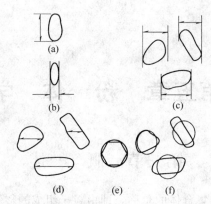

图 5-1　显微镜法测定的各种粒径的投影图
（a）长径；（b）短径；（c）定方向接线径；（d）定方向等分径；（e）外接圆等价径；（f）等价径

粒子的直径大小不等，用统计的方法算出粒子的平均粒径称为平均粒径。

二、粉体的密度和孔隙率

由于粉体粒子表面粗糙，形状不规则，在堆积时，粒子与粒子间必有空隙，而且有些粒子本身又有裂缝和孔隙，所以粉体的体积包括粉体自身的体积、粉体粒子间的空隙和粒子内的孔隙，故表示方式较多，相应的就有多种粉体密度及孔隙率的表示法。

1. 粉体的密度

粉体的密度系指单位体积粉体的质量。根据粉体所指的体积不同，分为真密度、颗粒密度、堆密度三种，各种密度定义如下。

（1）真密度　指粉体质量除以不包括颗粒内外空隙的体积（真实体积），求得的密度。即排除所有的空隙占有的体积后，求得的物质本身的密度。

（2）粒密度　指粉体质量除以包括开口细孔与封闭细孔在内的颗粒体积，求得的密度。即排除粒子之间的空隙，但不排除粒子本身的细小孔隙，求得的粒子本身的密度。

（3）堆密度　又称松密度，指粉体质量除以该粉体所占容器的体积，求得的密度。其所用的体积包括粒子本身的孔隙以及粒子之间空隙在内的总体积。

对于同一种粉体，真密度＞粒密度＞堆密度。在药剂实践中，堆密度是最重要的。散剂的分剂量、胶囊剂的充填、片剂的压制等都与堆密度有关。有些药物还有"重质"和"轻质"之分，主要是其粒密度和堆密度不同，堆密度大的为重质，堆密度小的为轻质，但其真密度是常数，是相等的。

2. 粉体的孔隙率

粉体的孔隙率是粉体层中空隙所占的比率，即粉体粒子间空隙和粒子本身孔隙所占体积与粉体体积之比，常用百分率表示。

粉体的孔隙率是与粒子形态、表面状态、粒子大小及粒度分布等因素有关的一种综合性质，是对粉体加工性质及其制剂质量有较大影响的参数。散剂、颗粒剂、片剂都是由粉体加工制成，其孔隙率的大小直接影响着药物的崩解和溶出。一般来说，孔隙率越大，崩解、溶出较快，较易吸收，所以在药剂的科研和生产中，有时要测定孔隙率。其可通过真密度计算求得，也常用压汞法、气体吸附法等进行测定。

三、粉体的流动性

有些粉体性质松散，能自由流动；有些粉体则有较强的黏着性，黏结在一起不易流动。粉体的流动性是粉体的重要性质之一，对于药剂工作意义重大。例如散剂分包、胶囊剂充填、片剂压片分剂量等均受粉体流动性的影响。

1. 粉体的流动性及表示方法

粉体的流动性与粒子的形状、大小、表面状态、密度、孔隙率等有关，加上颗粒之间的内摩擦力和黏附力等的复杂关系，其流动性不能用单一的值来表达。粉体的流动性，常用休止角和流速表示。

（1）休止角 系指在水平面堆积的一堆粉体的自由表面与水平面之间可能存在的最大角度，即将粉体堆积成尽可能陡的圆锥体形状的"堆"，堆的斜边与水平线的夹角即为休止角，常用 α 表示。其可以由以下公式求得。

$$\tan\alpha = \frac{堆高\ H}{堆底半径\ r}$$

休止角是检验粉体流动性好坏的最简便方法。粉体流动性越好，休止角越小；粉体粒子表面粗糙，黏着性越大，则休止角也越大。一般认为，休止角≤30°，流动性好；休止角≤40°，可以满足生产过程中流动性的需要；休止角＞40°，则流动性差，需采取措施保证分剂量的准确。休止角常用的测定方法有注入法、排出法、容器倾斜法等，如图5-2所示。

| (a) 注入法 | (b) 排出法 | (c) 容器倾斜法 |

图 5-2 休止角的测定方法

（2）流速 系指单位时间内粉体由一定孔径的孔或管中流出的速度。其具体测定方法是在圆筒容器的底部中心开口，把粉体装入容器内，测定单位时间内流出的粉体量，即流速。一般粉体的流速快，流动性好，其流动的均匀性也较好。

2. 影响流动性的因素

药物或辅料的流动性好坏，首先与其本身的特性有关，除此之外，粉体的其他特性如粒子的大小及其分布、粒子的形态、粒子表面粗糙程度等对流动性也有显著的影响。

（1）粒子大小及其分布 一般认为，当粒子的粒径大于 $200\mu m$ 的时候，粉体的流动性良好，休止角较小；当粒径在 $200\sim100\mu m$ 范围时，为过渡阶段，随着粒径的减小，粉体比表面积增大，粒子间的摩擦力所起的作用增大，休止角增大，流动性变差；当粒径小于 $100\mu m$ 时，其黏着力大于重力，休止角大幅度增大，流动性差。

粉体的粒度分布对其流动性也有影响。粒径较大的粉体流动性较好，但在其中加入粒径较小的粉末，能使流动性变差，加入的细粉量越多，粒径越小，对休止角的影响越大。反之，在流动性不好的细粉末中加入较粗的粒子，可克服其黏着性，使其流动性得到改善。

（2）粒子形态及其表面粗糙性 粒子呈球形或近似球形的粉体，在流动时，粒子较多发生滚动，粒子间摩擦力小，所以流动性较好；而粒子形态明显偏离球形，例如呈针状或片状，粉体流动性时，粒子间摩擦力较大，流动性一般不好。粒子表面粗糙，也会增加流动的困难。一般粒子形状越不规则，表面越粗糙，其休止角越大，流动性就越差。

（3）含湿量 粉体在干燥状态时，其流动性一般较好。由于粉体在相对湿度较高的环境中吸收一定量的水分后，粒子表面吸附了一层水膜，由于水的表面张力等的作用，使得粒子间的引力增大，流动性变差。一定范围内吸湿量变大，休止角越大，流动性变差；但当粉体吸湿超过一定量后，吸附的水分消除了粒子表面黏着力而起润滑作用，休止角减小，流动性增大。含湿量对流动性的影响因粉体品种的不同而不同。

（4）加入其他成分的影响 在粉体中加入其他成分，对流动性有时也有影响。例如在粉体中加入滑石粉和微粉硅胶等，一般可改善其流动性。这种可改善粉体流动性的材料称为助流剂。

第二部分

基本单元操作

第六章 过 滤

第一节 概 述

在制剂生产中，常需将液体与存在于其中的不溶性颗粒分离，以获得澄清或澄明的液体，如溶液型的口服制剂或外用制剂、注射剂及滴眼剂等；但也有些情况是为了获得液体中的固体，如原料的结晶等。固液分离操作通常有澄清法、沉降法、离心分离法、过滤法等，其中以过滤法最为常用。

过滤是利用液体重力作用或过滤介质两侧的压力差，使待过滤的液体通过多孔介质（过滤介质），使其中固体颗粒被截留在过滤介质上而达到固液分离的一种操作。待过滤的液体称为滤浆，通过过滤介质的液体称为滤液，被截留在过滤介质上的固体称为滤饼或滤渣。

一、过滤原理

过滤操作基于过筛作用和深层过滤两种机理。过筛作用是指滤浆中大于滤器孔隙的微粒全部被截留在过滤介质表面的作用；深层过滤是将颗粒截留在滤器（如砂滤棒）的深层，所截留的颗粒往往小于介质孔隙的平均大小。深层过滤除具有过筛作用外，在过滤介质固体表面存在范德华力，还有静电吸引的吸附作用。另外，由于这些滤器具有不规则的多孔结构，孔隙错综迂回，数量多；再则，在操作过程中，滤渣可在过滤介质的孔隙上形成"架桥现象"而集成具有间隙的致密

(a) 筛过滤　　　(b) 深层过滤　　　(c) 架桥现象

图 6-1　筛过滤、深层过滤和架桥现象示意图

滤层，滤液通过流下，而大于间隙的微粒被截留，达到过滤作用，如图 6-1 所示。

二、过滤速率及其影响因素

过滤效果主要取决于过滤速率，把待过滤、含有固体颗粒的悬浮液，倒进滤器的滤材上进行过滤，不久在滤材上形成固体厚层即滤渣层。液体过滤速率的阻力随着滤渣层的加厚而缓慢增加。影响过滤速率的主要因素有：滤器面积、滤渣层和滤材的阻力、滤液的黏度、滤器两侧的压力差等。

此外，过滤的速率与滤渣的性质、结构、厚度有关，通常滤渣可分为不可压缩和可压缩的两种，前者为不变形的颗粒所组成，后者为无定形的颗粒所组成。当不压缩的滤渣沉积于滤材上时，各个颗粒相互间排列的位置及粒子间孔道的直径大小等均不因压力的增加而改变。反之，对于可压缩性滤渣，粒子间的孔道随着压力增加而变小，因而对滤液流动阻碍作用增加。

在实际生产中，增加滤饼两侧的压力差，即采用加压或减压的过滤方法；升高滤浆温度，以降低其黏度；采用预滤的方法，以减少滤饼的厚度；加助滤剂，以改变滤饼的性能，增加孔隙率，减少滤饼的阻力均可提高过滤效率。

第二节　过滤介质及助滤剂

一、过滤介质

1. 过滤介质的质量要求

过滤介质又称滤材，是用于支撑滤饼、阻留颗粒的一些材料的总称。理论上对滤材的要求是：①滤材应是一种惰性物质，即不易与滤液发生化学反应和产生物理变化；②最大限度地滤过液体和阻留颗粒；③有一定的机械强度，能耐受过滤时的压力；④不吸附或很少吸附溶质。不同滤材，其性质不同，用途及效率也不同，应根据过滤的目的和滤浆的性质，加以正确地选用。

2. 常用过滤介质

（1）滤纸　可分为普通滤纸和分析滤纸，其致密性和孔径大小相差较大。普通滤纸孔径为 $1 \sim 7\mu m$，常用于小量液体药剂的过滤。经环氧树脂和石棉处理的 α-纤维素滤纸，提高了滤纸的强度和过滤性能。

（2）脱脂棉　供过滤用的脱脂棉应为长纤维的，否则纤维易脱落到滤液中，影响滤液的澄清，适合于口服液体药剂的过滤。

（3）织物介质　又称滤布，主要包括：①棉织品，如纱布、帆布等，常用于精滤前的预滤；②丝织品，常用有绢布，因其质地比棉布细，既可用于一般液体滤过，也可用于包裹滤棒，用于注射剂的脱碳过滤；③合成纤维类，如尼龙、聚酯等，特点是耐酸、耐碱性强，不易被微生物污染，常用作板框压滤机的滤布；④其他有麻织品、毛制品等。

（4）烧结金属过滤介质　将金属粉末烧结成多孔过滤介质，用于过滤较细的微粒。如用钛粉烧结成的各种钛滤器，用于注射剂的过滤。

（5）多孔塑料过滤介质　系用聚乙烯、聚丙烯或聚乙烯醇缩甲醛等用烧结法制备的管状滤材。可用于注射剂过滤。此类滤材优点是化学性质稳定，耐酸、耐碱、耐腐蚀；缺点是不耐热。

（6）垂熔玻璃过滤介质　系中性硬质玻璃细粉烧结在一起制成的孔隙错综交叉的多孔性滤板，再固定在玻璃器皿上制成的漏斗状、球状或棒状滤器，广泛用于药液，特别是注射液的过滤。

（7）多孔性陶瓷过滤介质　系用硅藻土或白陶土等烧结成的筒式滤材。根据孔径大小有三种规格，慢速、中速和快速。

（8）微孔滤膜　系一种高分子薄膜过滤材料，其厚度为 $0.12 \sim 0.15mm$，在薄膜上分布许多穿透性小孔，孔径从 $0.25 \sim 14\mu m$，分成多种规格。按薄膜材料不同分为醋酸纤维素酯膜、硝酸纤维素酯膜及两者的混合纤维素膜、聚氯乙烯膜、聚酰胺膜、聚四氟乙烯膜等。纤维素酯膜是目前最常用的一类滤膜，孔径规格多，生产成本低，亲水性强，耐热压消毒。醋酸纤维素耐 $180℃$ 干热，还适用于甲醇、乙醇等低级醇过滤。硝酸纤维素可用于烃类、高级醇的过滤。混合纤维素集两者长处，可用于稀酸、稀碱、烃、醇等液体过滤，可耐高温（干热 $125℃$），并可过滤 $-200℃$ 的低温液体。聚氯乙烯类适用于强酸、强碱液，但不耐热（使用温度不超过 $40℃$）；聚酰胺类耐碱不耐酸；聚四氟乙烯类为强疏水性膜，耐高温，化学性质极稳定，可耐酸碱和各种有机溶剂，用于过滤各种有机溶剂、强酸、强碱等腐蚀性液体。

（9）超滤膜　系高分子材料制成具有不对称结构的微孔膜，分为指状孔结构和海绵状孔结构的不对称膜。超滤膜的孔径为 $1 \sim 20nm$，厚度约为 $0.1\mu m$，为了提高膜的强度，常在膜上附聚乙烯网衬。超滤膜根据制备材料，可分为醋酸纤维素酯膜、聚砜膜、聚乙烯腈膜、聚酰胺膜等。

超滤的工作原理与反渗透相近,是一种选择性的分子分离过程。依靠压力为推动力,使溶剂或小分子溶质通过超滤膜,滤膜起着分子筛的作用,允许低于某种分子量大小的物质通过。但超滤与反渗透有差别:一是膜孔较大,故被分离的溶质分子量较大;二是压力较小,为0.2~1MPa。

超滤膜的主要性能指标为截留分子量和透水率。几种商业用超滤膜性能见表6-1。

表 6-1　一些商业超滤膜性能

厂　家	商品名	标准截留分子量	实测截留分子量	实测透水率/[×10² mL/(cm·min)]			A/B	A/C
				A	B	C		
Abcor	HFM-100	10000	70000	51	5.4	13	9.4	3.9
Amicon	PM10	10000	16000	58	6.0	23	9.7	2.5
DDS	GR8P	10000	12000	8.7	2.0	2.2	4.4	4.0
Dorr Oliver	S-20	20000	70000	154	7.8	49	19.7	3.1
Gelman	EXP	10000	20000	10	3.5	7.7	2.9	1.3
Millipore	PTGC	10000	16000	17	3.1	3.8	5.5	4.5
Osmonics	SEPA-20K	20000	(20000)	49	7.6	26	6.4	1.9
Nucle-Pure	F50	50000	76000	20	3.1	9.9	6.5	2.0

超滤膜广泛应用于生物工程后的处理过程中,如微生物的分离与收集,酶、蛋白质、抗体、多糖和一些基因工程产品的分离和浓缩等。在药剂上应用于浸出液的浓缩(不能用加热法时),从注射用水中除去热原等。

二、助滤剂

当滤浆中含有极细的颗粒时,在滤过介质上形成了致密的细孔道的滤饼,或堵塞过滤介质的孔道,使过滤无法进行。另外当滤浆中含有黏性或胶凝性或高度可压缩性颗粒时,形成的滤饼对滤液的阻力很大。这时可将某种质地坚硬的、能形成疏松滤渣的另一种固体颗粒加入滤浆中,或用滤浆将其制成糊状物铺在过滤介质上,以形成较疏松的滤饼,使滤液得以畅流,这种固体颗粒称为助滤剂。

助滤剂的作用是减少过滤阻力,提高过滤速度和滤液澄明度。助滤剂应是化学稳定的、不溶性的、坚硬的、形状不规则的细颗粒,可形成结构疏松而且几乎不可压缩的滤饼。

1. 常用助滤剂

(1) 硅藻土　系由硅藻化石加工制成的一种形状不规则的多孔颗粒,主要成分为 SiO_2,有较高的惰性和不溶性,能形成坚硬的不可压缩的滤饼,是最常用的助滤剂。

(2) 滑石粉　吸附性小,对胶质分散作用好,能吸附水溶液中过量的挥发油和一些色素,适用于含黏液、树胶较多的液体过滤。另外,用挥发油制备芳香水剂时,常用滑石粉作助滤剂。需注意的是,滑石粉很细,不易滤清。

(3) 活性炭　常用于注射剂的滤过,具有很强的吸附性,能吸附热原、微生物,并具有脱色作用。但本品能吸附药物,特别是生物碱类,应用时要注意用量。

(4) 纸浆　有助滤和脱水作用,在中药注射剂生产中使用较广,特别用于处理某些难以滤清的药液。

2. 助滤剂的使用方法

(1) 将助滤剂加至滤浆中,搅拌均匀后过滤,使助滤剂在过滤介质上形成多孔、疏松的滤饼,反复过滤以得到澄明溶液。这种方法适合滤浆中固体含量少,特别是含有黏性或胶凝性物质，助滤剂用量为 0.1%～0.5%。

（2）将助滤剂用适量的滤浆制成糊状物，加至过滤介质上，抽滤使其成 1～5mm 厚的助滤剂沉积层，然后过滤药液。这种过滤方法可防止过滤介质孔道被细颗粒或黏着物堵塞，过滤初期就可得到澄明溶液。也可将（1）、（2）方法联用。

助滤剂的用量对过滤速率的影响如图 6-2 所示。随着助滤剂用量增加，过滤速率增加，但超过最适用量，常导致滤速减慢，而且澄明度也未改善。因此，使用助滤剂时最好经过试验，以确定其合适用量。

图 6-2　助滤剂用量对过滤速率的影响

第三节　滤器和过滤装置

一、滤器的种类与选择

1. 一般漏斗类

常用的有玻璃漏斗和布氏漏斗，用滤纸、长纤维脱脂棉及绢布等过滤介质，适用于小量液体药剂的过滤及注射剂的预滤，如脱碳过滤。

2. 垂熔玻璃滤器

根据形状分为垂熔玻璃漏斗、滤球及滤棒三种，按孔径分为 1～6 号。生产厂家不同，代号也有差异。国内几个厂家生产的垂熔玻璃滤器的规格见表 6-2。

表 6-2　国产垂熔玻璃滤器规格

上海玻璃厂		长春玻璃总厂		天津滤器厂	
滤板号	滤板孔径/μm	滤板号	滤板孔径/μm	滤板号	滤棒孔径/μm
1	80～120	G1	20～30	1G1	80～120
2	40～80	G2	10～15	1G2	40～80
3	15～40	G3	4.5～9	1G3	15～40
4	5～15	G4	3～4	1G4	5～15
5	2～5	G5	1.5～2.5	1G5	2～5
6	<2	G6	<1.5	1G6	2

垂熔玻璃滤器主要用于注射剂的精滤或膜滤前的预滤。一般 3 号多用于常压过滤，4 号用于加压或减压过滤，6 号作除菌过滤。

该滤器特点是性质稳定，除强碱与氢氟酸外，一般不受药液影响，不改变药液的 pH 值；过滤时不掉渣，吸附性低；滤器可热压灭菌和用于加压过滤；但价格贵，质脆易破碎，滤后处理也较麻烦。垂熔玻璃滤器用后要用水抽洗，并用 1%～2% 的硝酸钠-硫酸溶液浸泡处理。

3. 砂滤棒

国内生产的砂滤棒主要有两种。一种是硅藻土滤棒（苏州滤棒），系由硅藻土、石棉及有机黏合剂，在 1200℃高温烧制而成的棒状滤器。按滤速分为三种规格：粗号（孔径 8～12μm）滤速为 500mL/min 以上；中号（5～7μm）滤速为 500～300mL/min；细号（3～4μm）滤速为 300mL/min 以下。此种滤棒质地松散，用于黏度高、浓度大的药液的过滤。注射剂生产中常用中号作预滤器。另一种是多孔素瓷滤棒（唐山滤棒），系由白陶土等烧结而成的棒状滤器。此种滤器质地致密，滤速较苏州滤棒慢，特别适用于低黏度液体过滤，孔径在 1.5μm 以下者，可用于除菌过滤。

砂滤棒特点是过滤面积大，滤速快，耐压性强，价格便宜，适用于注射剂的预滤或脱碳过滤。缺点是易脱砂，对药液吸附性强，可能改变药液的 pH 值，滤器滞留药液量较多，清洗困难。

4. 膜过滤器

以微孔滤膜作过滤介质的过滤装置称为膜过滤器。

(1) 微孔滤膜的特点

① 滤膜孔径均匀，截留能力强，能截留垂熔玻璃滤器、砂滤棒等不能截留的微粒，即使加大压力差，也不像深层滤器那样出现微粒的"泄漏"现象，有利于提高注射剂的澄明度。

② 薄膜上微孔的总面积占薄膜总面积的 80%，有效过滤面积大，滤速快，在过滤面积、截留颗粒大小相同的情况下，膜滤器的过滤速度比垂熔玻璃滤器或砂滤棒快 40 倍。

③ 膜滤器过滤没有过滤介质的迁移，不影响药液的 pH 值。

④ 滤膜吸附性小，不滞留药液。

⑤ 用后弃去，产品不易发生交叉污染。但滤膜的缺点是易堵塞，需结合预滤。

(2) 微孔薄膜滤器的类型

① 针头过滤器　外壳由不锈钢或有机玻璃或塑料等制成，必须符合医疗器械管理规定，确保无毒无害。该类过滤器主要用于临床，净化静脉注射液、眼药水。

② 板式过滤器　在注射剂生产中常用，可用于液体与空气过滤。平板由带圆孔的不锈钢制成，过滤器中滤膜可按孔径从大到小重叠放置，最多可放三层。滤板可并联或串联使用。

③ 圆筒过滤器　将平面滤膜折叠在聚丙烯塑料芯上，增加滤过量。它适合于每次大于400L 的生产批量，滤筒同样也可并联或串联用。

(3) 微孔薄膜滤器的应用　在生产中，微孔薄膜滤器应用于注射剂的精滤，$0.65 \sim 0.8 \mu m$ 者适用于注射液澄清过滤；$0.3 \sim 0.45 \mu m$ 者适用于不耐热大分子药物、疫苗、血清的除菌过滤以及无菌室空气的过滤等；$0.22 \mu m$ 者适用于注射剂一般药液生产的除菌过滤。

微孔滤膜易被微粒阻塞，故在用微孔滤膜过滤前必须先用砂滤棒、垂熔玻璃滤器进行预滤。

(4) 微孔滤膜过滤操作应注意问题

① 滤器的密封性　微孔滤膜必须在加压或减压下工作。故其密封性能应较好，否则将不能过滤或者污染药液。

② 滤膜的湿润　当用于过滤药液时，滤膜使用前应用纯水洗净并充分润湿，未完全润湿的滤膜将影响有效过滤面积；当用于空气过滤时，滤膜应当是干燥的。

③ 过滤系统的清洁消毒　使用后的滤器，应拆开仔细清洗，清洗后须经消毒备用。

④ 滤膜的完整性　生产前后均需测定膜的完整性。

5. 板框式压滤机

板框式压滤机是一种在加压下间歇操作的过滤设备。它是由多个中空的滤框和实芯滤板交替排列在支架上组成的，如图 6-3 所示。滤框可积聚滤渣和承挂滤布；滤板上具有凹凸纹路，可支撑滤布和排出滤液。此种滤器过滤面积大，截留固体量多，可在各种压力下过滤（有时可达 1.2MPa）。可用于黏性大、滤饼可压缩的各种物料的过滤，特别

图 6-3　板框式压滤机装置图

1—滤浆进口；2—洗水入口；3—滤板；4—滤布；5—滤框；
6—通道孔；7—终板；8—螺旋杆；9—支持棒；10—滤液

适用于含有少量微粒的滤浆。因滤材可根据需要选择，适于工业生产过滤各种液体。在注射剂生产中，一般作预滤用。缺点是装配和清洗麻烦，装配不好时容易滴漏。

6.其他滤器

有钛滤器、不锈钢滤棒、多孔聚乙烯烧结管过滤器等。多用于注射剂的预滤或脱碳过滤。

二、过滤装置

过滤装置由多种滤器连贯组合而成，分为高位静压过滤、减压过滤和加压过滤等。

1.高位静压过滤装置

此种装置是利用液位差进行过滤，适用于生产量不大、缺乏一定设备的情况。一般药液缸置于楼上，通过管道在楼下灌封。此法压力稳定，质量好，但滤速慢。

2.减压过滤装置

减压过滤系采用真空泵等，将过滤系统抽成真空形成负压，而将滤液抽过过滤介质的方法。该装置如图 6-4 所示，适用于各种滤器，对设备要求简单，但压力不够稳定，操作不当易导致滤层松动，影响滤液质量。另外，整个系统处于负压状态，一些微生物或杂质能从密封不严处吸入系统污染产品，故不适于除菌过滤。

图 6-4 减压过滤装置

3.加压过滤装置

加压过滤系利用离心泵对过滤系统加压而达到过滤目的的方法，广泛应用于药厂大量生产。其装置如图 6-5 所示，加压过滤的特点是压力稳定，滤速快，质量好，产量高。由于整个装置处于正压下，即使过滤停顿对滤层影响较小，同时外界空气不易漏入过滤系统，适用于无菌过滤。但此法需要离心泵和压滤器等耐压设备；适用于配液、过滤及灌封工艺在同一平面的情况；另外，要注意该装置在用前应检查过滤系统的严密性。

图 6-5 加压过滤装置

第七章　灭菌法与空气净化技术

第一节　概　　述

一、基本概念

灭菌法是灭菌制剂生产过程中最主要的单元操作之一，是指利用物理、化学或其他适宜方法杀灭或除去物料中一切活的微生物的方法。微生物包括细菌、真菌、病毒等，不同微生物对灭菌的抵抗力不同，灭菌效果也不同；细菌的芽孢具有较强的抗热能力，不易杀死，因此灭菌效果常以杀灭芽孢为标准。

由于灭菌的对象是药物制剂，许多药物不耐高温，因此药剂学中选择灭菌方法与微生物学上的要求不尽相同，不但要求达到灭菌完全，而且要保证药物的稳定性，在灭菌过程中药剂的理化性质和治疗作用不受影响。

① 灭菌　是用物理或化学方法杀灭或除去一切微生物（包括致病和非致病的微生物）繁殖体及其芽孢，以获得无菌状态的过程。

② 消毒　用物理或化学手段杀灭病原微生物的过程。

③ 防腐　用低温或化学药品防止和抑制微生物生长与繁殖的过程，也称"抑菌"。

④ 无菌　指没有任何活的微生物存在。但由于不存在绝对无菌的环境，故无菌状态仅指用现行的方法检查结果呈阴性的状态。

二、F 值与 F_0 值

微生物常因营养条件缺乏或排泄物积聚过多而自然死亡。加热、电离辐射及化学药品等也能使微生物的蛋白质凝固、变性或干扰微生物繁殖能力。其中加热法是杀灭微生物最常用的方法。由于灭菌温度多系测量灭菌器内的温度，而不是测量被灭菌物体内的温度，同时无菌检验方法也存在局限性，若检品中存在极微量的微生物时，往往难以用现行的无菌检验法检出。因此对灭菌方法的可靠性进行验证是非常必要的。F 值和 F_0 值可作为验证灭菌可靠性的参数。

（一）D 值与 Z 值

1. D 值

为微生物耐热参数，是指一定温度下，将微生物杀灭 90% 或残存率为 10% 所需的灭菌时间，单位为分钟。D 值越大，说明微生物耐热性越强。

2. Z 值

为灭菌的温度系数，是指某一特定微生物的 D 值减少到原来的 1/10 时所需升高的温度值，单位为℃，通常取 10℃。

也即灭菌时间减少到原来的 1/10 所需升高的温度。如 $Z=10$℃，表示灭菌时间减少到原来灭菌时间的 1/10（但具有相同的灭菌效果），所需升高的灭菌温度为 10℃。

（二）F 值与 F_0 值

1. F 值

为在一定灭菌温度（T）、给定 Z 值所产生的灭菌效力与对比温度（T_0）给定 Z 值的灭菌

效力相同时，所需的相应时间，单位为分钟，即整个灭菌过程效果相当于 T_0 温度下 F 时间的灭菌效果。其数学表达式如下：

$$F = \Delta t \sum 10^{\frac{T-T_0}{Z}} \tag{7-1}$$

式中　Δt——测量被灭菌物体温度的时间间隔，一般为 0.5～1.0min 或更小；

　　　T——每个 Δt 测量被灭菌物体的温度；

　　　T_0——参比温度。

F 值常用于干热灭菌。

如 $F=3$，表示该灭菌过程对微生物的灭菌效果，相当于被灭菌物品置于参比温度下灭菌 3 分钟的灭菌效果。

2. F_0 值

F_0 值可以认为是以相当于 121℃ 的热压灭菌时杀死灭菌容器中全部微生物所需的时间。如果湿热灭菌参比温度规定为 121℃，并假设特别耐湿热的微生物指示剂（嗜热脂肪芽孢杆菌）的 Z 值为 10℃，则：

$$F_0 = \Delta t \sum 10^{\frac{T-121}{10}} \tag{7-2}$$

式中　Δt——测量被灭菌物体温度的时间间隔，一般为 0.5～1.0min 或更小；

　　　T——每个 Δt 测量被灭菌物体的温度。

当产品以 121℃ 湿热灭菌时，灭菌器内的温度虽然能迅速升到 121℃，而被灭菌物体内部则不然，通常由于包装材料性能及其他因素的影响，使升温速度各异，而 F_0 值将随着产品灭菌温度（T）的变化而呈指数地变化。故温度即使很小的差别（如 0.1～1.0℃）将对 F_0 值产生显著影响。由于 F_0 值是将不同灭菌温度折算到相当于 121℃ 湿热灭菌时的灭菌效力，并可定量计算，故用来监测验证灭菌效果有重要的意义。

F_0 值仅用于热压灭菌。灭菌中，只需记录灭菌温度和时间，即可按式(7-2)算出 F_0。

假设如下数据：

t/min	0	1	2	3	4	5	6	7	…	21	22	23	24	25
T/℃	100	105	110	112	114	116	118	120	…	120	115	110	105	100

$$F_0 = 1 \times (10^{\frac{100-121}{10}} + 10^{\frac{105-121}{10}} + \cdots + 10^{\frac{100-121}{10}}) = 12.2\text{min}$$

F_0 值包括了灭菌过程中升温、恒温、冷却三个阶段热能对微生物的总致死效果，是以时间为单位表示效果的量值。

USP 和 BP 均用 F_0 值作为评价热压灭菌可靠性的参数，并规定注射剂在热压灭菌过程中的 F_0 值不得小于 8 分钟，以保证灭菌效果。

为使 F_0 值测定准确，应选择灵敏度高、重现性好、精密度为 0.1℃ 的热电偶温度计，并对其进行校验。灭菌时应将热电偶的探针置于被测物的内部，经灭菌器通向柜外的温度记录仪（有些灭菌记录仪附有 F_0 值计算器），在灭菌过程中和灭菌后自动显示 F_0 值。另外，还应考虑其他一些因素对 F_0 值的影响，如容器的大小、形状及在灭菌器内的数量和排放情况；热穿透系数；灭菌溶液的黏度、容量等，其中以排布放置影响最大，因此应该合理安放灭菌物品。

第二节　灭菌方法

根据药物的性质及临床治疗的要求，选择合适的灭菌方法。一般可分为物理灭菌法、化学灭菌法、无菌操作法三大类。

一、物理灭菌法

物理灭菌法是利用高温或其他方法，如滤过除菌、紫外线等杀死微生物的方法。加热可使微生物的蛋白质凝固、变性，导致微生物死亡。

（一）干热灭菌法及设备

干热灭菌法是利用干热空气或火焰使微生物的原生质凝固，并使微生物的酶系统破坏而杀死微生物的方法。多用于容器及用具的灭菌。

1. 火焰灭菌法

即以火焰的高温使微生物及其芽孢在短时间内死亡。一般是将需灭菌的物品加热 10 秒钟以上。如白金等金属制的刀子、镊子、玻璃棒等在火焰中反复灼烧即达灭菌目的。搪瓷桶、盆和乳钵等可放入少量乙醇，振动使之沾满内壁，燃烧灭菌。

2. 干热空气灭菌法

干热空气灭菌法是指利用热辐射和灭菌器内空气的对流来传递热量而使微生物的繁殖体因体内脱水而停止活动的一种方法。由于干热空气的穿透力弱且不均匀、比热容小、导热性差，故需长时间、高温度，才能达到灭菌目的。一般需 135～145℃/3～5h、160～170℃/2～4h、180～200℃/0.5～1h；热原经 250℃/30min 或 200℃/45min，可破坏。

本法适用于耐高温的玻璃、金属等用具，以及不允许湿气穿透的油脂类和耐高温的粉末化学药品如油、蜡及滑石粉等，但不适用橡胶、塑料及大部分药品。如注射剂容器安瓿、输液瓶、西林瓶及注射用油宜用干热空气灭菌法灭菌。

常用设备有电热箱等，有空气自然对流和空气强制对流两种类型，后者装有鼓风机使热空气在灭菌物品周围循环，可缩短灭菌物品全部达到所需温度的时间，并减少烘箱内各部温度差。

（二）湿热灭菌法及设备

湿热灭菌法系利用饱和水蒸气或沸水来杀灭微生物的一种方法，是注射剂生产应用最广泛的灭菌方法。包括热压灭菌法、流通蒸汽灭菌法、煮沸灭菌法。具有穿透力强，传导快，能使微生物的蛋白质较快变性或凝固，作用可靠，操作简便，水蒸气含有潜热、比热容较热空气大等优点，但对湿热敏感的药物不宜应用。

图 7-1　卧式高压灭菌器

1—消毒室压力表；2—温度表；3—套层压力表；4—仪表盒；5—锅身；6—总蒸汽阀；7—里锅放气阀；8—里锅放水阀；9—里锅进气阀；10—外锅放水阀；11—外锅放气阀；12—车架；13—锅门；14—药物车；15—拉手

1. 热压灭菌法

热压灭菌法系指在密闭的高压蒸汽灭菌器内，利用压力大于常压的饱和水蒸气来杀灭微生物的方法。具有灭菌完全可靠、效果好、时间短、易于控制等优点，能杀灭所有繁殖体和芽孢。适用于输液灭菌。

热压灭菌温度与时间的关系如下：

115℃（68kPa）/30min

121℃（98kPa）/20min

126℃（137kPa）/15min

（1）热压灭菌器　热压灭菌器的种类很多，最常用的是卧式热压灭菌器，如图 7-1 所示。

其结构主要有箱门或箱盖密封构成一个耐压的空室、排气口、安全阀、压力表和温度计等部件。用蒸汽、电热等加热。卧式热压灭菌器全部用坚固的合金制成，有的带有夹层，顶部装有压力表两支，分别指示蒸汽夹层的压力和柜室内的压力。两压力表中间为温度表，底部装有排气口，在排管上装有温度表头以导线与温度表相连，柜内备有带轨道的灭菌车，车上有活动的铁丝网格架。另有可推动的搬运车，可将灭菌车推至搬运车上送至装卸灭菌物品的地点。

（2）使用方法 用前先做好柜内清理工作，然后开夹层蒸汽阀及回汽阀，使蒸汽通入夹套中加热，同时将待灭菌物品放置柜内，关闭柜门，旋紧门闩，此后应注意温度表，当温度上升至所需温度，即为灭菌开始时间，柜室压力表应固定在相应的压力，待灭菌时间到达后，先关闭总蒸汽和夹层进汽阀，再开始排气，待柜室压力降至零后 10～15min，再全部打开柜门。有时为了缩短时间，也有对灭菌柜内的盛有溶液的容器喷冷却水，使其迅速冷却。对于灭菌后要求干燥又不易破损的物料，灭菌后立即放出灭菌柜内的蒸汽，以利干燥。

（3）热压灭菌柜使用注意事项

① 必须使用饱和水蒸气。

② 必须将柜内的空气排净，否则压力表上所表示的压力是柜内蒸汽与空气两者的总压，而非单纯的蒸汽压力，温度不符。

③ 灭菌时间必须从全部药液真正达到所要求的温度时算起。在开始升温时，要求一定的预热时间，遇到不易传热的包装、体积较大的物品或灭菌装量较多时，可适当延长灭菌时间，并应注意被灭菌物品在灭菌柜内的存放位置。

④ 灭菌完毕后，必须使压力降到 0 后 10～15min，再打开柜门。

为了确保灭菌效果，防止漏灭，在生产上常用适当灭菌温度指示剂，如利用某些熔点正好是灭菌所需温度的化学品作指标，灭菌时将它熔封于安瓿中，分别放在灭菌柜前、中、后或上、中、下三层位置上，出现结晶熔化则表示温度已达到。常用的有安替比林（110～112℃）、升华硫（117℃）、苯甲酸（121～133℃）、碘仿（115℃），并可加着色剂如亚甲蓝、甲紫等以便观察。也可用留点温度计及碘淀粉温度指示剂。但上述指示剂并不能表明保持该温度的确切时间，目前生产上已采用灭菌温度和时间自动控制系统来监视和调节灭菌过程中的温度。

2. 流通蒸汽灭菌法

流动蒸汽灭菌系指在常压下，于不密闭的灭菌箱内，用 100℃流通蒸汽 30～60min 来杀灭微生物的方法。本法适用于 1～2mL 注射剂及不耐高温的品种，但不能保证杀灭所有的芽孢，故制品要加抑菌剂。

3. 煮沸灭菌法

煮沸灭菌法系把待灭菌物品放入水中煮沸 30～60min 进行灭菌。本法不能保证杀灭所有的芽孢，故制品要加抑菌剂。

4. 影响湿热灭菌因素

（1）微生物的性质和数量 各种微生物对热的抵抗力相差较大，处于不同生长阶段的微生物，所需灭菌的温度与时间也不相同，繁殖期的微生物对高温的抵抗力要比衰老时期抵抗力小得多，芽孢的耐热性比繁殖期的微生物更强。在同一温度下，微生物的数量越多，则所需的灭菌时间越长，因为微生物在数量比较多的时候，其中耐热个体出现的机会也越多，它们对热具有更大的耐热力，故每个容器的微生物数越少越好。因此，在整个生产过程中应尽一切可能减少微生物的污染，尽量缩短生产时间，灌封后立即灭菌。

（2）注射液的性质 注射液中含有营养性物质如糖类、蛋白质等，对微生物有一种保护作用，能增强其抗热性。另外，注射液的 pH 值对微生物的活性也有影响，一般微生物在中性溶液中耐热性最大，在碱性溶液中次之，酸性不利于细菌的发育，如一般生物碱盐注射剂用流通蒸汽灭菌 15 分钟即可。因此，注射液的 pH 值最好调节至偏酸性或酸性。

（3）灭菌温度与时间 根据药物的性质确定灭菌温度与时间，一般说灭菌所需时间与温度成反比，即温度越高，时间越短。但温度增高，化学反应速率也增快，时间越长，起反应的物质越多。为此，在保证药物达到完全灭菌前提下，应尽可能地降低灭菌温度或缩短灭菌时间，如维生素 C 注射剂用流通蒸汽 100℃/15min 灭菌。另外，一般高温短时间比低温长时间更能保证药品的稳定性。

（4）蒸汽的性质　饱和水蒸气热含量高，穿透力大，灭菌效力高。湿饱和水蒸气热含量较低、过热蒸汽与干热空气差不多，它们的穿透力均较差，灭菌效果不好。

（三）射线灭菌法

1. 紫外线灭菌法

本法是指用紫外线照射杀灭微生物的方法。一般波长 200～300nm 的紫外线可用于灭菌，灭菌力最强的是波长 254nm。

紫外线是直线传播，其强度与距离平方成比例地减弱，并可被不同的表面反射，普通玻璃及空气中灰尘、烟雾均易吸收紫外线；其穿透较弱，作用仅限于被照射物的表面，不能透入溶液或固体深部，故只适宜于无菌室空气、表面灭菌，装在玻璃瓶中的药液不能用本法灭菌。

由于紫外线灯的灭菌作用与照射强度、时间和距离有关。一般在 6～15m³ 的房间安装一支 30 瓦的紫外线灯，其高度离操作台面不超过 1.5m，相对湿度以 45%～60% 为宜，温度宜在 10～55℃ 范围，并必须保持紫外线灯管无尘、无油垢。

紫外线对人体有一定的影响，照射时间过久，能产生结膜炎、红斑及皮肤烧灼等现象。为此，在操作前开灯 1～2 小时后再进行操作。由于不同规格紫外线灯均有一定使用期限规定，一般为 3000 小时，故使用时应记录开启时间，并定期检查灭菌效果。

2. 辐射灭菌法

辐射灭菌法是以放射性同位素（^{60}Co 或 ^{137}Cs）放射的 γ 射线杀菌的方法。其特点是可不升高产品的温度，穿透力强，所以适用于不耐热药物的灭菌，如维生素、抗生素、激素、肝素、羊肠线、重要制剂、医疗器械、高分子材料等。《中国药典》（2010 年版）已收载本法。

但辐射灭菌设备费用高，某些药品经辐射后，有可能效力降低或产生毒性物质且溶液不如固体稳定，操作时还需有安全防护措施。

3. 微波灭菌法

微波灭菌法是指用微波照射产生热而杀灭微生物的方法。频率在 300～3000MHz 之间的微波可被水吸收，进而水分子转动、摩擦而生热。其特点是低温、省时（2～3min）、常压、均匀、高效、保质期长、节约能源、不污染环境、操作简单、易维护。能用于水性注射液的灭菌。但存在灭菌不完全及劳动保护等问题。

（四）滤过除菌法

滤过除菌法系利用滤过方法除去活的或死的微生物的方法。本法适用于很不耐热药液的灭菌。常用的滤器有 G_6 号垂熔玻璃漏斗、0.22μm 的微孔滤膜等。为保证无菌，采用本法时，必须配合无菌操作法，并加抑菌剂；所用滤器及接受滤液的容器均必须经 121℃ 热压灭菌。

二、化学灭菌法

化学灭菌法是指用某些化学药品直接作用于微生物而将其杀灭，同时不损害制剂质量的灭菌方法。用于杀灭微生物的化学药品称为杀菌剂。以气体或蒸气状态杀灭微生物的化学药品称为气体杀菌剂，一般用于无菌操作室或固体原料药物的灭菌。

（一）固体原料药物的气体灭菌剂

1. 环氧乙烷

作用快，对大多数固体呈惰性，有较强的扩散与穿透力，对芽孢、真菌等均有杀灭作用。适用于对热敏感的固体药物、塑料容器、纸板、塑料包装的药物、橡胶制品、器械及既不能加热又不能滤过的混悬液型注射剂和粉针剂的灭菌。塑料、橡胶及皮革与环氧乙烷有强亲和力，故灭菌后需经一定时间通空气驱除。环氧乙烷具可燃性，其蒸气在空气中含量达 3%（体积分数）时可爆炸，故使用时必须用惰性气体二氧化碳或氟利昂稀释。

2. β-丙内酯

主要用于全部房间的大空间的表面灭菌。

（二）室内空气灭菌剂

1. 甲醛蒸气

与环氧乙烷相比，甲醛蒸气的杀菌力更大，但本品穿透力差，只能用作无菌室内空气的杀菌。小型无菌室可用福尔马林溶液加热熏蒸，大型无菌室采用甲醛蒸气发生装置。一般每立方米空间用 40% 的甲醛溶液 30mL。室内相对湿度宜高（75%），以增强灭菌效果。

由于甲醛很难从灭菌物品中完全移除，剩余的甲醛气体对黏膜又有强刺激性，需通入氨气吸收排除，最后通入经处理的无菌空气，直至室内无甲醛味为止。

2. 丙二醇蒸气

使用时将丙二醇置蒸发器中加热，使蒸气弥漫全室，待丙二醇气体下沉即可。用量为每立方米空间 1mL。本品灭菌效果比甲醛好，且对眼部、黏膜无刺激性。

（三）外用杀菌剂

1. 苯酚

常用浓度为 1.5%～3%，用于揩擦门窗、墙壁、操作台及空气灭菌等。

2. 新洁尔灭溶液

常用浓度为 0.1%～0.2%，用于消毒手、皮肤及手术器械等。本品不宜与肥皂等阴离子型去污剂同时使用，否则能使杀菌力降低。

此外，还有 75% 的乙醇、2% 左右的酚或煤酚皂等。

三、无菌操作法

无菌操作法系指整个生产过程控制在无菌条件下进行的一种技术操作。它不是一个灭菌的过程，只能保持原有的无菌度。本法适用于某些药品加热灭菌后，发生变质、变色或降低含量，如注射用粉针、生物制剂、抗生素等。无菌操作所用的一切器具、材料以及环境，均须用前述适宜的灭菌方法灭菌。

无菌操作室的设计及层流洁净室的要求见第三节。

1. 无菌操作室的灭菌

无菌操作室的空气灭菌，可应用室内空气灭菌剂如甲醛、丙二醇等蒸气。药厂无菌操作室的灭菌，一般用甲醛溶液直接加热的方法。即每立方米的空间用甲醛溶液 30mL，用特制的气体发生器输入。室温应保持在 24～40℃ 以上，以免室温过低甲醛蒸气聚合而附着于表面，湿度保持在 60% 以上，密闭熏蒸不少于 8 小时，然后开启总出风口排风并通入无菌空气约 2 小时，直至室内无臭气为止。

也可用甲醛-高锰酸钾法，即每立方米的空间用甲醛溶液约 20mL 与高锰酸钾 10g 及温水 20mL 进行熏蒸灭菌。

现也采用臭氧进行灭菌，臭氧由专门的臭氧发生器产生。"德瑞"牌臭氧发生器由主机和控制柜两部分组成，安装在清洁、干燥、通风良好的环境内，周围环境湿度最好控制在 85% 以下。主机一般安装于空气净化空调机组中的过滤后端或风道中，以净化空调管道中的循环风作为载体，发生的臭氧利用空气净化通风系统送风或回风管道的循环风带出，从而达到消毒、灭菌效果。

除上述方法定期进行较彻底的灭菌外，还要对室内的空间、用具（桌椅等）、地面、墙壁等用外用灭菌剂（如 3% 酚溶液等）喷洒或擦拭。其他用具尽量用热压灭菌法或干热灭菌法灭菌。每天工作前开启紫外灯 1 小时，中途休息时也要开 0.5～1 小时。

2. 无菌操作

操作人员进入操作室之前应洗净手、脸、腕，换上已灭菌的工作服和专用鞋、帽、口罩等，勿使头发、内衣等露出，剪去指甲，双手按规定方法洗净并消毒。所用容器、器具应用热压灭菌法或干热空气灭菌法灭菌，如安瓿等玻璃制品应在 250℃/30min 或 150～180℃/2～3h 干热灭菌，橡皮塞用 121℃/1h 热压灭菌。室内操作人员不宜过多，尽量减少人员流动。用无菌操作法制备的注射剂，大多要加抑菌剂。

制备少量无菌制剂时，可用无菌操作柜。无菌操作柜分小型（又称单人）与联合柜两种，式样有单面式与双面式两种，可用木制，四周配以玻璃制成。前面操作处装木板，板上挖两个圆孔，孔内密接乳胶手套或袖套，供伸入双手在柜内操作。药品及用具等由侧门送入柜后关闭，柜的中央上方装紫外线灯一个，并用外用灭菌剂喷雾灭菌。联合无菌操作柜是由几个小型操作柜联合制成，以使原料的精制、传递、分装及成品暂时存放等工作全部在柜内进行。操作时可完全与外界空气隔绝。

3. 无菌检查

药品经无菌操作法处理后，需经无菌检查法检验证实已无活的微生物存在后才能使用。法定的无菌检查法有直接接种法和薄膜滤过法，具体操作方法详见《中国药典》2010 年版第二部附录。

薄膜过滤法用于无菌检查的突出优点，在于可过滤较大量的检品和可滤除抑菌性物质，过滤后的薄膜，即可直接接种于培养基中，或直接用显微镜观察，本法具有灵敏度高、不易产生假阴性结果、减少检测次数、节省培养基及操作简便等优点。

无菌检查的全部过程应严格遵守无菌操作，防止微生物的污染，因此无菌检查多在层流洁净工作台中进行。

第三节　空气净化技术

一、概述

空气净化是以创造洁净空气为主要目的的空气调节措施。根据生产工艺要求不同，空气净化可分为工业洁净和生物洁净两类。工业洁净系指除去空气中悬浮的尘埃，生物洁净系指不仅除去空气中的尘埃，而且除去细菌等以创造空气洁净的环境。

空气净化技术是一项综合性措施，应该从建筑、室内布局、空调系统等方面采取相应的措施。

二、室内空气的净化标准与测定方法

1. 空气净化的标准

我国《药品生产质量管理规范》（2010 修订版）将无菌药品生产所需的洁净区可分为以下 4 个级别。

A 级：高风险操作区，如灌装区、放置胶塞桶和与无菌制剂直接接触的敞口包装容器的区域及无菌装配或连接操作的区域，应当用单向流操作台（罩）维持该区的环境状态。单向流系统在其工作区域必须均匀送风，风速为 0.36～0.54m/s（指导值）。应当有数据证明单向流的状态并经过验证。

在密闭的隔离操作器或手套箱内，可使用较低的风速。

B 级：指无菌配制和灌装等高风险操作 A 级洁净区所处的背景区域。

C 级和 D 级：指无菌药品生产过程中重要程度较低的操作步骤的洁净区。

以上各级别空气悬浮粒子的标准规定见表 7-1。

表 7-1 洁净区悬浮粒子的标准规定

洁净度级别	悬浮粒子最大允许数(每 m³)			
	静态		动态	
	≥0.5μm	≥5.0μm	≥0.5μm	≥5.0μm
A 级	3520	20	3520	20
B 级	3520	29	352000	2900
C 级	352000	2900	3520000	29000
D 级	3520000	29000	不作规定	不作规定

洁净区微生物监测的动态标准见表 7-2。

表 7-2 洁净区微生物监测的动态标准①

洁净度级别	浮游菌 /(cfu/m³)	沉降菌(φ90mm) /(cfu /4h②)	表面微生物	
			接触(φ55mm)/(cfu/碟)	5 指手套/(cfu/手套)
A 级	<1	<1	<1	<1
B 级	10	5	5	5
C 级	100	50	25	—
D 级	200	100	50	—

① 表中各数值均为平均值。
② 单个沉降碟的暴露时间可以少于 4 小时，同一位置可使用多个沉降碟连续进行监测并累积计数。

　　洁净室应保持正压，即高级洁净室的静压值高于低级洁净室的静压值；洁净室之间按洁净度的高低依次相连，并有相应的压差以防止低级洁净室的空气逆流到高级洁净室；除工艺对温、湿度有特殊要求外，洁净室的温度应为 18～26℃，相对湿度为 45%～65%。

　　2. 测定方法

　　目前常用的洁净室内含尘浓度测定方法有光散射法、滤膜显微镜法、光电比色法等。

　　光散射法利用散射法的强度正比于尘粒的表面积，脉冲信号的次数与尘粒数目对应的原理，由数码管显示粒径与粒子数目。

　　滤膜显微镜法利用微孔滤膜真空过滤含尘空气，将尘粒捕集在滤膜表面，再用丙酮蒸气熏蒸，使滤膜形成透明体，最后用显微镜计数，并可直接观察尘粒的形状、大小、色泽等物理性质。

　　光电比色法利用光密度与积尘量成正比的原理，用光电比色计测出滤过前后滤纸的透光度的不同，直接测出空气中的含尘量。

三、洁净室的设计

(一) 洁净室的要求

　　洁净室是根据需要对空气中尘粒、微生物、温度、湿度、压力和噪声进行控制的密闭空间。洁净室中的洁净工作区是指洁净室内离地 0.8～1.5m 高度的区域。根据洁净室洁净度不同，生产区域可分为一般生产区、控制区、洁净区、无菌区。

　　一般生产区：没有洁净度要求的工作区，如注射剂成品检漏、灯检、印包等。

　　控制区：洁净度要求为 D 级的工作区，如原料的称量、配液、精制、洗涤等。

　　洁净区：洁净度要求为 C 级的工作区，如灭菌安瓿的存放、小容量注射剂的灌封等。

　　无菌区：洁净度要求最高的工作区，一般是 B 级环境下的局部 A 级，如粉针的灌装、输液的灌封、供角膜创伤用的滴眼剂的制备等。

1. 建筑要求

洁净室环境应安静，周围空气洁净干燥，室外场地宽敞，并与锅炉房、生活区有一定距离，室内应装有洁净空调系统，进入的空气需滤过和消毒。所有电气设备、通风、工艺管道、照明灯等均应全部嵌入夹墙内，以免积尘和黏附细菌。墙壁与房顶及地面连接处均应砌成弧形，以便冲洗。室内面积不宜过大。地面用环氧树脂覆盖，墙壁应平直、光滑、无缝隙、不易剥落、耐湿。窗应采用密闭的双层玻璃。

2. 室内布局要求

洁净室应按工艺流程顺序布局，并规定人流和物流两条路线。室外必须设有走廊和足够的缓冲间及传送橱，避免重复往返，以免原材料、半成品交叉污染与混杂。其基本原则如下：

① 洁净室内的设备布置尽量紧凑，以减少洁净室的占地面积；

② 洁净室一般不安装窗户，有窗时则不宜临窗布置，尽量布置于厂房的内侧或中心部位；

③ 相同级别的洁净室尽量安排在一起；

④ 不同级别的洁净室应设隔门，并由低级别向高级别安排，不同级别的洁净室之间的压差应不小于 10Pa，门的开启方向朝着高级别的洁净室；

⑤ 洁净室的门窗要求紧闭，人、物进出口必须安装所闸，安全出口开启方向朝操作人员安全疏散方向；

⑥ 洁净室的照度按 GMP 要求不低于 300lx；

⑦ 无菌区的紫外灯安装在无菌区上侧或入口处。

3. 对人、物要求

操作人员进入洁净室前必须洗手、洗脸、沐浴，更衣、帽、鞋，空气吹淋（风淋）等；着专用工作服，并尽量盖罩全身。

凡在洁净室使用的原料、仪器、设备等在进入洁净室前均需清洁处理，按一次通过方式，边灭菌边利用各种传递带、传递窗或灭菌柜将物料送入洁净室内。

（二）洁净室的空调系统

洁净室的空调系统对保证无菌制剂的质量关系很大，凡进入室内的空气均需经过严密滤过、去湿、加热等处理，成为无尘、无菌、洁净、新鲜的空气，并能调节室内的温度与湿度。污染空气中所含尘粒的粒度非常广，只用一个过滤器同时除掉所有粒度范围的尘粒较困难，因此在洁净技术中通常使用三级过滤，即初效过滤、中效过滤、高效过滤，用以除掉不同粒度的尘粒。过滤器的组合方式使空气由初效到高效而逐步净化。组合的过滤级别不同，得到的净化效果也不同。净化空调系统的基本流程如图 7-2 所示。

图 7-2 空调系统示意图

空调系统可除去98％以上的尘埃，但仍达不到理想洁净度的要求。如要达到更高的洁净度，只有采用空气净化技术。

四、空气净化技术

注射剂的污染来源于环境空气、蒸馏水、容器及设备等，操作人员也是主要污染来源，因此，在无菌操作室内不仅要求无菌条件，而且要求室内空气高度洁净。无菌操作室内虽装有空调系统，但只能除去较大微粒，对于室内静止的微粒重新飞扬空调系统无法排除，只能用较多新鲜空气稀释以减少浮游尘粒浓度，而不易将微粒除去。

空气净化技术是创造空气洁净环境，保证和提高产品质量的一项综合性技术。主要是应用粗效、中效和高效过滤器三次过滤，将空气中的微粒滤除，得到洁净的空气，再以均匀速度平行或垂直地沿着同一个方向流动，并将其周围带有微粒的空气冲走，从而达到空气洁净的目的。

1. 净化技术的空气处理流程示意图

室外空气→粗效过滤器
室内回风 ┥→第一道中效过滤器→冷却器→通气机→加热器→加湿器→第二道中效过滤器→高效
过滤器→洁净室

2. 空气净化技术特点

无菌室内空气的流动有两种情况：一种是层流的（即室内一切悬浮粒子都保持在层流层中运动）；另一种是非层流的（即室内空气的流动是紊流的）。装有一般空调系统的洁净室，室内空气的流动属于非层流（紊流），既可使空气中夹带的混悬粒子迅速混合，也可使室内静止的微粒重新飞扬，部分空气还可出现停滞状态。

而层流洁净室就不同，它有以下特点：①进入室内的层流空气已经过高效过滤器过滤，达到无菌要求；②空气呈层流形式运动，使得室内所有悬浮粒子均在层流层中运动，则可避免悬浮粒子聚结成大粒子；③室内新产生的污染物很快被层流空气带走，排到室外；④空气流速相对提高，使粒子在空气中浮动，而不会积聚沉降下来，同时室内空气也不会出现停滞状态，可避免药物粉末交叉污染；⑤洁净空气没有涡流，灰尘或附着在灰尘上的细菌都不易向别处扩散转移，而只能就地被排除掉。

图 7-3 水平层流洁净室原理图

1—空调机；2—离心风机；3—净化单元静压箱体；4—高效空气滤过器；
5—出风孔板；6—排风墙；7—回风夹层风道；8—夹层顶板

层流洁净室和层流洁净工作台的层流空气都有两种形式：水平层流和垂直层流。

如图 7-3 所示，水平层流洁净室由若干台净化单元组成的一面墙体来实现室内的空气净

图 7-4　垂直层流净化
工作台示意图
1—高效空气滤过器；2—洁
净区；3—传递窗；4—送
风机；5—预滤过器

化。每台净化单元由送风机、静压箱体、高效空气过滤器组成。净化单元机组将套间内空气经新鲜空气过滤器吸入一部分，再吸入洁净室内循环空气，经高效空气过滤器，送入洁净室内，并向对面排风墙流去，一部分由余压阀排出室外，大部分经回风夹层风道吸到净化单元循环使用，这样的洁净室内形成水平层流，达到净化的目的。洁净室内必须 24 小时保持空气正压，防止外界空气污染。

注射剂生产中，有些局部区域要求较高的洁净度，可使用垂直层流洁净工作台（图 7-4）。

为了减少对洁净室的污染，工作人员在洗净手、脸、腕后穿好无菌工作服，进入洁净室前第一步先经过空气净化，即高效过滤后的洁净空气经喷口以高速度气流吹去工作人员身上附在工作服上的灰尘，人员经风淋后，方可进入洁净室。风淋室放在洁净室入口处。风淋室由高效过滤器、密封室、增压室、风机组、电加热器及喷嘴等组成。

第八章 粉碎、筛分、混合与捏合

第一节 粉 碎

一、概述

粉碎是借助机械力将大块物料粉碎成适宜程度的碎块和细粉的操作过程。通常要对粉碎后的物料进行过筛，以获得均匀的粒子。粉碎的主要目的是减少药物的粒径，增加比表面积，为制剂提供所要求粒度的物料。

粉碎操作对制剂过程有一系列的意义：①有利于提高难溶性药物的溶出速率和生物利用度；②有利于提高药物在制剂中的分散性；③有利于提高有效成分从药材中的浸出；④有利于各种制剂的制备。但粉碎过程也有可能带来不良影响，如晶型转变、热分解、黏附和吸湿性的增大等。药物粉碎后粒子的大小直接或间接影响了药物制剂的稳定性和有效性，药物粉碎不匀，不但不能使药物彼此混匀，而且也会使制剂的剂量或含量不准确，而影响疗效。

二、粉碎的机理和能量消耗

粉碎过程是利用外加的机械力破坏物质分子间的内聚力来实现，被粉碎的物料受到外力的作用后在局部产生很大的应力和形变，当应力超过物料分子间力时，物料即产生裂缝而粉碎。

粉碎过程中常见的外加力有：冲击力、压缩力、剪切力、弯曲力、研磨力等，被粉碎物料的性质、粉碎程度不同，所需加的外力也有所不同，冲击、压缩和研磨作用对脆性物质有效，剪切对纤维状物料有效，粗粒以冲击力和压缩力为主，细碎以剪切力、研磨力为主，实际上粉碎过程是几种力综合作用的结果。

三、粉碎方式和设备

根据物料粉碎时的状态、组成、环境条件、分散方法不同，选择不同的粉碎方法，常见的有干法粉碎、湿法粉碎、单独粉碎、混合粉碎、低温粉碎等。较常见的是干法粉碎和湿法粉碎，干法粉碎是将药物干燥到一定程度后粉碎的方法，药物的干燥根据药物性质选用适宜的干燥方法；湿法粉碎是在药物中加入适量的水或其他液体进行研磨粉碎的方法，通常液体的选择以药物遇湿不膨胀、两者不起反应、不妨碍药效为原则。这种粉碎方法可用于某些刺激性较强的或有毒的药物，以避免粉碎时粉尘飞扬。有些难溶性药物如炉甘石、珍珠等，要求特别细度时，一般是用水飞法粉碎，水飞法是将药物与水共置于研钵或流能磨中一起研磨，使细粉漂浮于液面或混悬于水中，然后将此混悬液倒出，余下的粗料加水反复操作，至全部物料研磨完毕，所得的混悬液合并，沉降，倒出上清液，将湿粉干燥、粉碎得极细粉。

一般药物通常单独粉碎，氧化性药物和还原性药物必须单独粉碎，否则可引起爆炸；贵重药物及刺激性药物为了减少损耗和便于劳动保护，也应该单独粉碎。对于处方中某些药物的性质和硬度相似，可将它们混合粉碎，以避免一些黏性药物单独粉碎困难，又可以使粉碎和混合同时进行。

低温粉碎是利用物料在低温状态下的脆性，借机械拉引力粉碎。适用于：①常温下粉碎困难的物料，如新鲜药材，软化点、熔点低及热可塑性物料；②含水、含油较少的物料；③要求粒度更细，且可保留物料中香气和会发䭎有效成分的物料。

目前常用的粉碎器械如下。

1. 研钵

一般用瓷、玻璃、玛瑙、铁或铜制成，但以瓷研钵和玻璃研钵最为常用，主要用于小剂量药物的粉碎和实验室小剂量制备。

2. 球磨机

在不锈钢或陶瓷的圆筒中装入一定数量的不同大小的钢球或瓷球，使用时将物料装入圆筒中密封，用电机带动。当圆筒转动时，圆球被带动上升到一定高度后呈抛物线落下，产生撞击和研磨，使物料粉碎，球磨机要求有适当的转速［图 8-1(a)］，才能使圆球沿壁运行到最高点落下，产生最大的撞击力和良好的研磨作用；如转速太低，圆球不能达到一定高度落下［图 8-1(b)］，或转速太快，圆球受离心力的作用，沿筒壁旋转而不落下

(a) 转速适当　　　(b) 转速太慢　　　(c) 转速太快

图 8-1　球磨机在不同转速下圆球运转情况

［图 8-1(c)］，都会减弱或失去粉碎作用。

球磨机结构简单，是最普遍的粉碎机械之一。球磨机密闭操作，粉尘少，常用于毒、剧药及贵重药品和吸湿性、刺激性药物的粉碎，还可用于无菌粉碎，但粉碎效率低，粉碎时间较长。

3. 冲击式粉碎机

对物料的作用力以冲击力为主，适用于脆性、韧性物料以及中碎、细碎、超细碎等的应用。典型的粉碎结构有锤击式（图 8-2）和冲击柱式（图 8-3）。

图 8-2　锤击式粉碎机

1—料斗；2—原料；3—固定盘；4—旋转盘；

5—未过筛颗粒；6—过筛颗粒

图 8-3　冲击柱式粉碎机

1—料斗；2—转盘；3—固定盘；

4—冲击柱；5—筛盘；6—出料

锤击式粉碎机有高速旋转的旋转轴，轴上安装有数个锤头，机壳上有衬板，下部有筛板，当物料由加料斗进入粉碎室时，由于高速旋转的锤头的冲击力和剪切作用以及被抛向衬板的撞击力等作用而被粉碎，细粉通过筛板出料，粗料继续粉碎。

冲击柱式粉碎机在高速旋转的转盘上有固定的若干圈冲击柱，与转盘对应的固定盘上也固定有若干圈冲击柱，物料由加料斗沿中心轴方向进入粉碎机，由于离心作用从中心部位被甩向外壁，受到冲击柱的作用而粉碎，细粒由底部筛孔出料，粗粉在粉碎机内重复粉碎。

4. 流能磨

气流粉碎机的工作原理是将经过净化和干燥的压缩空气通过一定形状的特制喷嘴，形成高速气流，以其巨大的动能带动物料在密闭粉碎腔中互相碰撞而产生剧烈的粉碎作用。物料被压缩空气（或惰性气体）引射进入流能磨的下部，压缩空气通过喷嘴进入粉碎室，物料被高速气流带动在粉碎室内上升的过程中相互撞击或与器壁碰撞而粉碎。压缩空气夹带细粉由出料口进入旋风分离器或袋滤器进行分离。较大颗粒的物料由于离心力的作用沿流能磨的外侧而下，重复粉碎过程。流能磨示意如图 8-4 所示。

由于粉碎过程中高压气流膨胀吸热，产生明显的冷却作用，可以抵消粉碎产生的热量，适用于抗生素、酶、低熔点及不耐热物料的粉碎，可获得 $5\mu m$ 以下的微粉，而且在粉碎的同时，对不同级物料进行分级。

图 8-4 流能磨示意图

第二节 筛 分

一、概述

筛分法是借助筛网孔径大小将物料进行分离的方法。筛分法操作简单、经济而且分级精度较高，因此是在医药工业中应用最广泛的分级操作之一。

筛分的目的概括起来就是为了获得较均匀的粒子群。即或筛除粗粉取细粉，或筛除细粉取粗粉，或筛除粗、细粉取中粉等。这对药品质量以及制剂生产的顺利进行都有重要意义。如颗粒剂、散剂等制剂都有药典规定的粒度要求；在混合、制粒、压片等操作中对混合度、粒子的流动性、充填性、片重差异、片剂的硬度、裂片等具有显著影响。

二、筛分设备

筛分用的药筛按其制作方法分为两种：一种为冲眼筛，又称模压筛，系在金属板上冲出圆形的筛孔而成。其筛孔坚固，不易变性，多用于高速旋转粉碎机的筛板及药丸等粗颗粒的筛分；另一种为编织筛，是具有一定机械强度的金属丝（如不锈钢丝、铜丝、铁丝等），或其他非金属丝（如丝、尼龙丝、绢丝等）编织而成。编织筛的优点是单位面积上的筛孔多、筛分效率高，可用于细粉的筛选。用非金属制成的筛网具有一定弹性，耐用。尼龙丝对一般药物较稳定，在制剂生产中应用较多，但编织筛线易于位移，致使筛孔变形，分离效率下降。

筛孔的孔径大小用筛号表示。筛孔的孔径规格各国有自己的标准，我国有药典标准和工业标准，见表 8-1 和表 8-2。药典选用国家标准的 R40/3 系列。

为了便于区别固体粒子的大小，《中国药典》2010 版规定把固体粉末分为六级，还规定了各个剂型所需要的粒度。粉末分等如下：

最粗粉——指能全部通过一号筛，但混有能通过三号筛不超过 20% 的粉末；

粗粉——指能全部通过二号筛，但混有能通过四号筛不超过 40% 的粉末；

中粉——指能全部通过四号筛，但混有能通过五号筛不超过 60% 的粉末；

细粉——指能全部通过五号筛，但混有能通过六号筛不超过 95% 的粉末；

最细粉——指能全部通过六号筛，但混有能通过七号筛不超过 95% 的粉末；

极细粉——指能全部通过八号筛，但混有能通过九号筛不超过 95% 的粉末。

表 8-1 我国药典标准筛规格

筛 号	一号筛	二号筛	三号筛	四号筛	五号筛	六号筛	七号筛	八号筛	九号筛
筛孔平均内径/μm	2000±70	850±29	355±13	250.0±9.9	180.0±7.6	150.0±6.6	125.0±5.8	90.0±4.6	75.0±4.1

表 8-2 工业筛的规格

目数 \ 筛孔内径/μm	锦纶丝	镀金铁丝	铜丝	钢丝
10		1980		
12	1600	1660	1660	
14	1300	1430	1375	
16	1170	1211	1270	
18	1060	1096	1096	
20	920	954	995	960
30	520	613	614	575
40	380	441	462	
60	270		271	300
80	210			210
100	150		172	170
120			140	140
140			110	

我国工业用标准筛常用"目"数表示筛号,即以每英寸(25.4mm)长度上的筛孔数目表示,但还没有统一标准的规格。筛目不能精确反映孔径的大小,常用 μm 表示。

例如每英寸有 100 个孔的筛号标记为 100 目筛,能通过 100 目筛的粉末称 100 目粉,使用钢丝工业筛时,粉末粒径为 170μm;使用锦纶丝工业筛时,粉末粒径为 150μm。

医药工业中常用筛分设备的操作要点是将欲分离的物料放在筛网面上,采用几种方法使粒子运动,并与筛网面接触,小于筛孔的粒子漏到筛下。制剂工程中常采用筛网运动方式使粒子运动,且根据筛面的运动方式分为旋转筛、摇动筛、旋动筛以及振动筛等。旋动使筛面在偏心轴的带动下进行水平旋转运动,振动筛面在电磁或者机械力的作用下进行上下往复运动。为了使物料充分运动常同时采用几种运动方式。

1. 旋动筛

根据药典规定的筛序,按孔径大小从上到下排列,最上为筛盖,最下为接收器,把物料放入最上部的筛上,盖上盖,固定在摇动台进行摇动和振荡数分钟,即可完成对物料的分级。此种筛可用马达带动,水平旋转的同时,定时地在上部锤子的敲打下进行上下振荡运动。处理量少时可用手摇动。常用于测定粒度分布或少量剧毒药、刺激性药物的筛分[图 8-5(a)]。

2. 振荡筛

如图 8-5(b) 所示为机械振荡筛的外形图。在电机的上轴及下轴各装有不平衡重锤,上轴穿过筛网与其相连,筛框以弹簧支撑于底座上,上部重锤使筛网产生水平圆周运动,下部重锤使筛网发生垂直方向运动,故筛网的震荡方向有三维性,物料加在筛网中心部位,筛网上的粗料由上部排出口 2 排出,筛分的细料由下部的排出口 3 排出。振荡筛具有分离效率高、单位筛面处理能力大、维修费用低、占地面积小、重量轻等优

(a) 旋动筛　　　　　　　(b) 振荡筛

图 8-5 振动筛

1—物料进口;2—粗粒出口;3—细粒出口

点，被广泛应用。

还有其他筛分设备，如辊筒筛、多用振动筛等，可参考有关书籍。

第三节 混 合

混合是制备散剂的重要工艺过程，其目的在于使药物各组分在散剂中混合均匀一致，以保证剂量准确、用药安全有效。

一、混合方法

目前常用的混合方法有：搅拌混合、研磨混合及过筛混合；不论采用上述何种方法，均包含一种或多种混合机理（如对流、切变及扩散等）。

二、混合器械

1. 混合筒

混合筒由一定几何形状（如 V 形、立方形等）的筒构成，一般装在水平轴上并有支架，如图 8-6（a）所示。由传动装置带动绕轴旋转，药物在筒内翻动时，主要靠重力。混合效率主要取决于转动速度，一般为临界转速的 $30\%\sim50\%$。转速过大时，由于离心作用而使药物贴附筒壁降低了混合效率，速度过慢不能产生所需的强烈翻转作用，也不会产生高的切变速度。操作时，不对称的形状产生的切变力及混合筒的翻转作用使药物混合。其中以 V 形者效率最高，在旋转时，药物可分成两部分，然后使两部分药物汇合在一起，集中在底部，如此反复循环。

2. 槽形混合机

如图 8-6（b）所示，此机主要部分为混合槽，槽上有盖，一般为不锈钢制。槽内轴上装有与旋转方向成一定角度的搅拌桨以混合槽内的粉末。槽可以绕水平轴转动，以便在需要时从槽内卸出物料。此机除用以混合粉料外，亦常用于片剂的颗粒、丸容器装物料，如图 8-6 所示为混合器械的类型示意图。

3. 双螺旋锥形混合机

双螺旋锥形混合机是一种高效、新型

图 8-6 混合器械的类型示意图

（a）混合筒；（b）槽形混合机；（c）双螺旋锥形混合机

1—V 形；2—立方形；3—圆柱形；4—纺锤形；5—混合槽；
6—搅拌桨；7—固定轴；8—公转；9—自转

的粉体混合设备，用一个固定的锥形容器装物料，通过运动的轴、螺旋进行混合。通常在顶部加料，主轴以 5r/min 的速度带动左右两个螺旋（相当于公转），而这两个螺旋本身又以 100r/min 的速度按相反方向旋转（相当于自传），产生较高的切变力，使物料以双循环方式迅速混合，再从底部卸料。其混合效率高，且适用于混合润湿、黏性的固体药物粉末，如图 8-6（c）所示。

此外，还有气流混合机，其混合室可高速旋转（转速可达 $200\sim3600$r/min），混合效率很高。

三、混合时可能遇到的问题及其相应措施

（1）组分的比例量　两种物理状态和粉末粗细均相似的药物，经过一定时间的混合，就可

混匀。若组分比例量相差悬殊时，应采用等量递增法混合，即将量大的药物先研细，然后取出与量小的药物约相等量的部分，与量小的药物混合研匀，如此倍量增加量大的药物直至全部混匀。

（2）组分的堆密度 一般将堆密度小者先放入研钵内，再加堆密度大者适当研匀。这样可避免堆密度小的组分浮于上部或飞扬，而大的组分沉于底部，则不易混匀。如轻质碳酸镁、轻质氧化镁与其他药物混合时，应先将前者加入容器中。

（3）混合器械的吸附性 将量小的药物先置研钵内时，可被研钵壁吸附造成较大的损耗，故应先取少部分量大的药物或辅料如淀粉等于研钵内先行研磨。

（4）粉末的带电性 一般药物粉末的表面是不带电的，但是在混合摩擦时往往产生表面电荷而阻碍粉末的混匀。通常可加入少量表面活性剂或在较高湿度（＞40％）下混合。有人应用润滑剂作抗静电剂，例如在阿司匹林粉末中加硬脂酸镁 0.25％～0.5％，可表现有效的抗静电活性。

（5）含液体或结晶水的药物 处方中如含有少量的液体成分，如挥发油、酊剂、流浸膏等，可利用处方中其他成分吸收；如含量较多时，可另加适宜的吸收剂吸收至不显潮湿为度。常用的吸收剂有磷酸钙、白陶土、蔗糖或葡萄糖。

如处方中含结晶水药物（硫酸钠或硫酸镁结晶）研磨后可放出水，则可用等摩尔量的无水物代替。如系吸湿性强的药物（如氯化钠）应在干燥环境下迅速操作，并且密封包装防潮。有的药物本身并不吸湿，但互相混合后易于吸湿（如安替比林与水杨酸单独存在于空气中并不能吸湿，两者的混合物却易吸湿），应分别包装。

第四节 捏 合

在固体粉末中加入少量液体，使液体均匀润湿粉末颗粒的内部和表面，以制备均匀的塑性物料的操作称"捏合"（kneeding）。在湿法制粒中的"制软材"，在工程上亦叫做捏合。

制软材作为湿法制粒的前处理具有非常重要的地位，其主要目的使粉末和液体均匀混合靠液体的黏合作用成粒，因此捏合的好坏决定制粒的成败。湿法制粒和干法制粒相比所需工序多，但应用广泛，原因是在制软材的过程中由于液体的作用能进一步改善主料和辅料的均匀混合以及促进辅料的包裹作用，使颗粒的表面性质得到改善，而有利于压缩成型。

一、捏合时固液混合特性

将少量液体加入到固体粉末中进行混合时，所加的液体并没有全部均匀地分散在固体粉末中，有一部分集中在一起形成糊团，即使加入量很少也能引起结团现象。如将全部液体一次性加入，则会在粉末的局部结成大团，对均匀混合很不利，故应分次加入。如图 8-7 所示为各种状态所需能量的变化情况。操作开始先加入少量液体进行搅拌，使一部分粒子形成小糊团，此时湿的糊团与干燥的粒子共同存在，搅拌所需能量随液量的增加而增大（图中 A 区）。当液体量继续增加时，形成的糊团增加，糊团在运动中破碎形成小颗粒，搅拌所需能量有所下降（图中 B 区）。再加入液体时，颗粒间相互黏附形成一个外观均一的大团，此时搅拌阻力上升很快，若对团块缓慢地施以外力可引起变形（图中 C 区）。再继续加入液体，粒子团聚成为糨糊状，搅拌所需能量急剧下降（图中 D 区）。

图 8-7 固液混合能量曲线

在捏合操作过程中掌握所加入的液体的量是该操作的

图 8-8 捏合时液体量与成形情况

关键。如果加入液体的量过少［图 8-8(a)］结合力弱，不易成型；液体的量过多时［图 8-8(c)］形成膏状物，黏性过强而制成的颗粒自动粘在一起；液体量适宜时［图 8-8(b)］制成的颗粒保持松散状，有利于下一步的干燥。

二、捏合设备

捏合过程要求把原料粉末与适量黏合剂的溶液有效、均匀地混合在一起，充分满足生产的要求。

捏合操作常用的设备有：搅拌槽式混合机［图 8-6(b)］，双锥形螺旋混合机［图 8-6(c)］等也可适用于捏合操作。目前在我国制药工业中，应用最多的捏合设备是搅拌槽形混合机。改变搅拌桨的形式，改善对物料的作用力，适用于不同物料的不同要求。除此之外，立式搅拌混合机的应用也日益广泛。

立式搅拌混合机（图 8-9）的装料容器呈立式圆筒形，搅拌桨为立式，可上下调整，其运动为行星式，既有自转又有公转，操作时可将容器内的全部物料搅动。

图 8-9 立式搅拌混合机

立式搅拌混合机除可用于捏合操作外，在调整搅拌器转速后也可用于粉末的混合、液体的搅拌、乳化等。

第九章 制　　粒

第一节 概　　述

制粒是把粉末、块状物、溶液、熔融液等状态的物料进行处理、制成具有一定形态和大小的粒状物的操作过程。通过制粒得到的产品称为颗粒。

多数的固体剂型都要经过"制粒"过程。制粒技术不仅应用于片剂、胶囊剂、颗粒剂等的制备过程，而且为了方便粉末的处理也经常需制成颗粒，再如供直接压片用的辅料也常需制成颗粒，以保证药品质量和生产的顺利进行。

一、制粒的目的

① 使粒子具有良好的流动性，在药物的输送、包装、充填等方面容易实现自动化、连续化、定量化；

② 防止由于粒度、密度的差异而引起的分离现象，有利于各种成分的均匀混合；

③ 防止操作过程的粉尘飞扬及在器壁上的黏着，避免环境污染和原料的损失；

④ 调整堆密度，改善溶解性能；

⑤ 使压片过程中压力的传递均匀，改善物料的可压性；

⑥ 配方和操作适当时，可提高药效和药物的稳定性；

⑦ 便于服用等。

颗粒有可能是中间体，如片剂生产过程中的制粒；也有可能是产品，如颗粒剂等。制粒的目的不同，其要求有所不同或有所侧重。如压片用颗粒，以改善流动性和压缩成型性为主要目的；而颗粒剂、胶囊剂的制粒过程以流动性好、防止黏着及飞扬、提高混合均匀性、改善外观等为主要目的。近年来随着制药工业的发展，制粒技术也得到了很大的提高。

二、制粒方法的分类

在医药生产中广泛应用的制粒方法可分为三大类，即湿法制粒、干法制粒、喷雾制粒。

(1) 湿法制粒　在原材料粉末中加入黏合液，靠黏合液的架桥或黏结作用使粉末聚结在一起而制备颗粒的方法。挤压制粒、转动制粒、流化床制粒、搅拌制粒等属于湿法制粒。

(2) 干法制粒　在原料粉末中不加入任何液体，靠压缩力的作用使粒子间距离接近而产生结合力，按一定大小和形状直接压缩成所需颗粒，或先将粉末压缩成片状或板状物后，重新粉碎成所需大小的颗粒。

(3) 喷雾制粒　将药物溶液或混悬液喷成雾状，在热风中迅速干燥而得球形颗粒的操作。

第二节　湿法制粒的方法及设备

湿法制成的粒子经过表面润湿，颗粒表面光滑，外形美观，压缩性能好，在制剂工业生产中应用最为广泛。挤压制粒、转动制粒、流化床制粒、高速混合制粒等均属于湿法制粒。

一、湿法制粒机理

在任何湿法制粒过程中，首先是在粉粒表面均匀润湿的液体产生粉粒间黏着力，因此，在粉粒间存在的液体量与存在的状态对制成的颗粒的强度有影响。

当将液体加入到粉粒层中时，液体首先进入到粉粒层内的部分空隙中，与液体相接触的粉粒（第一粒子）相互黏结、结聚成颗粒（第二粒子）。

多数湿法制粒以液体架桥的黏合作用使分散的粉末结聚在一起形成有一定形状和大小的颗粒，经干燥后最终是以固体桥的形式使固结。在制药生产中常用的从液体架桥到固体桥的过渡有以下三种形式。

（1）部分溶解液的架桥　将水溶性药物制粒时，加入的液体和粉料接触，部分和液体接触的表面溶解使粉粒结聚，并在此后的干燥过程中，溶解部分固化形成固体桥。

（2）黏合剂的架桥　将水不溶性药物制粒时，加入黏合剂溶液作架桥液，使粉料结聚成颗料，在干燥过程中，黏合剂溶液中的溶剂大部分除去，剩下的黏合剂成为固体桥。

（3）溶液中药物溶质的架桥　为混合均匀，把某些药物溶解在液体架桥剂中进行制粒，在干燥过程中粉粒间有溶质析出成固体桥。

二、湿法制粒的方法及设备

1. 挤压制粒

在制剂过程中，挤压制粒的设备可分为摇摆式颗粒机、旋转式制粒机和螺旋挤压式制粒机。

（1）摇摆式颗粒机　摇摆式颗粒机如图 9-1 所示。加料斗的底部与一个半圆形的筛网相连，筛网内有一个辊筒，做往复摆动，辊筒为六角形，其上固定有梯形刮粉轴，对物料的挤压与剪切作用，使物料通过筛网而成粒。制粒时，筛网目数可根据片重和片剂的大小来进行选择。

图 9-1　摇摆式颗粒机结构示意图

摇摆式制粒机生产能力低，对筛网的摩擦力较大，筛网易破损，常应用于整粒中，但该设备结构简单、操作容易，目前国内药厂中应用仍很广泛。

（2）螺旋挤压式制粒机　螺旋挤压制粒机的结构如图 9-2 所示。把捏合好的物料加于混合室内双螺杆上部的加料口，两个螺杆分别由齿轮带动做相向旋转，借助于螺杆上螺旋的推力将物料挤压到右端的制粒室，在制粒室内被挤压辊筒挤压，通过筛筒的筛孔而形成颗粒。该机施加压力大，生产能力大。

2. 搅拌切割制粒

　　搅拌切割制粒是将原辅料和黏合剂加入容器中，靠高速旋转的搅拌器和切割刀的作用迅速完成混合、切割、滚圆并制成颗粒的方法，其工作原理如图9-3所示。

图9-2　螺旋挤压制粒机
1—外壳；2—螺杆；3—挤压辊筒；4—筛网

　　搅拌切割制粒机如图9-4所示，又称快速混合制粒机，其工作原理是将粉体物料与黏合剂置于圆桶容器中，由底部混合浆充分混合成湿润软材，再由侧置的高速粉碎浆（切割刀）将其切割成均匀的湿颗粒。操作时先将主辅料按处方比例加入容器内，开动搅拌桨先将干粉混合1～2min，待均匀后加入黏合剂。在物料变湿的情况下再搅拌4～5min，此时物料已成软材状态，再打开快速制粒刀，将软材切割成颗粒状，由于容器内的物料快速翻转，使得每部分物料在短时间内都能经过制粒刀部位，也都能被切成大小均匀的颗粒。该制粒过程如图9-5所示。

| 大颗粒 | 打碎 | 压实 | 黏着在一起 | 整粒化与压实 |

图9-3　搅拌切割制粒工作原理示意图

　　搅拌切割制粒机结构合理，具有混合与制粒的功能，混合部分密闭、转轴缝隙处有气密封，符合GMP要求；制粒时消耗的黏合剂比传统工艺减少25%，干燥时间缩短；制成的颗粒近似球形、质地结实、细粉少、压片时流动性好，压成的片剂硬度较高、崩解度和溶出性能较好，烘干后可直接用于压片。

　　影响搅拌切割制粒的主要因素有：黏合剂的种类、加入量、加入方式；原辅料的粒度（粒度小有利于制粒）；搅拌速度；搅拌器的形状和角度、切割刀的位置等。

　　搅拌切割制粒和传统的挤压制粒

图9-4　搅拌切割制粒机结构示意图

相比，具有省工序、操作简单、快速的优点。改变搅拌桨的结构，调节黏合剂的用量及操作时间，制得颗粒的密度、强度不同。强度高的颗粒适合于装填胶囊剂，松软的颗粒适合于压片。该设备的缺点是湿颗粒不能进行干燥。为了克服这个弱点，最近研制了带有干燥功能的搅拌制粒机，即在搅拌制粒机的底部开孔，物料在完成制粒后，通热风进行干燥。

　　3. 流化床制粒

(a) 1—物料；2—搅拌桨；3—切割刀　　　(b) 1—物料运转方向；2—搅拌桨运转方向；
　　　　　　　　　　　　　　　　　　　　　　3—切割刀运转方向

图 9-5　搅拌切割制粒过程示意图

此方法可将混合、制粒、干燥等工序合并在一台设备中完成，故又称一步制粒。流化床制粒采用流化技术，用热气流将固体粉末保持流态化状态，再喷入黏合剂溶液，使粉末结聚成颗粒的方法。由于粉粒成流态化在筛板上翻滚，如同沸腾状，所以又称流化制粒或沸腾制粒。流化床制粒机结构如图 9-6 所示，主要结构有容器、气体分布装置（如筛板等）、喷嘴、气固分离装置（如图中袋滤器）、空气进口和出口、物料排出口等。

图 9-6　流化床制粒机结构示意图

流化床的制粒机理是首先喷雾开始，液滴使接触到的粉末润湿并聚结在自己周围形成粒子核；再由继续喷入的液滴落在粒子核表面上产生黏合架桥作用，使粒子核与粒子核之间、粒子核与粒子之间相互结合，逐渐长大成较大的颗粒。干燥后，粉末间的液体桥逐步形成固体桥，再形成多孔性、表面积较大的柔软颗粒，该过程如图 9-7 所示。

粒子核　　　　　　　　　　结聚

图 9-7　流化床制粒机工作原理示意图

操作时，首先将药物粉末与各种辅料于容器中混合，从床层下部吹入适宜温度的气流，使物料在流化状态下混合均匀，黏合剂溶液由喷嘴均匀喷入，此时粉末被润湿，发生凝聚而形成颗粒；然后提高空气进口的温度进行颗粒的干燥，再加入润滑剂，继续喷雾混合，当颗粒的大小符合要求时停止喷雾，形成的颗粒继续在床层内送热风干燥，出料，即得成品。

流化制粒与挤压法制粒相比，具有简化工艺、设备简单、减少原料消耗、节约人力、减轻劳动强度，避免环境和药物污染，并可实现自动化等特点。制得的颗粒粒度均匀、松实适宜，故压出的片子含量均匀、片重差异稳定、崩解迅速、释放度好，故可提高产品质量。流化制粒法能量消耗较大，此外，对密度相差悬殊的物料的制粒不太理想。

第三节 干法制粒及设备

将固体辅料及药物的混合粉末用较大压力压制成较大的粒状或片状物后再破碎成大小适宜的颗粒的操作叫干法制粒。该法不加入任何液体，靠压缩力的作用使粒子间产生结合力，方法简单、省工省时。

干法制粒常用于热敏性物料、遇水易分解的药物以及容易压缩成型的药物的制粒，干法制粒有滚压法和重压法两种。

1. 滚压法

滚压法是利用转速相同的两个滚动轮之间的缝隙，将粉末滚压成一定形状的块状物，其形状与大小决定于滚筒表面情况，如滚筒表面具有各种形状的凹槽，可压制成各种形状的块状物，如滚筒表面光滑或有瓦楞状沟槽，则可压制成大片状，片状物的形状根据压轮表面的凹槽花纹来决定，如光滑表面或瓦楞状沟槽等，然后通过颗粒机破碎成一定大小的颗粒。

2. 重压法

重压法又称大片法，系将固体粉末首先在重型压片机压实，成为直径为 $20\sim25mm$ 的片坯，然后再破碎成所需粒度的颗粒。

图 9-8 干法制粒机的结构示意图
1—料斗；2—加料器；3—压轮；
4—粗碎轮；5—中碎轮；6—细碎轮

干法制粒机结构如图 9-8 所示，其工作原理是加入料斗中的粉料被送料螺杆推送到两挤压轮上，被挤压成硬条片，再落入粉碎机中打碎、筛分，然后压片。操作时先将原料粉末投入料斗中，用加料器将粉末送至滚筒进行压缩，由滚筒压出的固体片坯落入料斗，被粗粉碎机破碎成块状物，然后进入具有较小凹槽的滚碎机进一步粉碎制成粒度适宜的颗粒，最后进入整粒机加工而成颗粒。

由于干法制粒过程省工序、方法简单，目前很受重视。随着各种辅料和先进设备的开发应用，直接压片技术已成为各国制剂工业研究的热点之一。

第四节 喷雾制粒及设备

喷雾制粒是将药物溶液或悬浮液、浆状液用雾化器喷成液滴，并散布于热气流中，使水分迅速蒸发以直接获得球状干品的制粒方法。该制粒法直接把液态原料在数秒钟内干燥成粉状颗粒，因此也叫喷雾干燥制粒法。如以干燥为目的时，就叫喷雾干燥。该技术近年来在制药工业中也得到了广泛的应用与发展，如抗生素粉针的生产、微型胶囊的制备、固体分散体的研究等都利用了喷雾干燥技术。

1. 喷雾制粒的流程与操作

喷雾制粒分为四个过程：药液（混悬液）雾化成微小粒子（液滴）；热风与液滴接触；水分蒸发；干晶与热风的分离与干晶的回收。喷雾制粒的流程如图 9-9 所示。

液滴＋粉末→润湿＋聚结→粒子核＋液滴→架桥作用→粒子相互结合→长大成颗粒→干燥→液桥变固桥→多孔颗粒

操作时料液由贮槽进入雾化器喷成液滴分散于热气流中，空气经蒸汽加热器及电加热器加热后沿切线方向进入干燥室与液滴接触，液滴中的水分蒸发，液滴经干燥后成固体细粉落于器底，可连续出料或间歇出料，废气由干燥器下方的出口流入旋风分离器，进一步分离固体粉粒，然后经风机过滤放空。

图 9-9　喷雾制粒流程示意图
1—雾化器；2—干燥室；3—旋风分离器；
4—风机；5—加热器；6—电加热器；
7—料液贮槽；8—压缩空气

2. 雾化器

把原料液在干燥室内喷雾成微小的液滴是靠雾化器（喷嘴）来完成的，干燥颗粒的大小决定于雾滴直径的大小，雾滴直径与雾化器类型和操作条件有关，喷雾器是喷雾干燥器的关键组成部分，它将影响到产品质量和能量消耗。因此选择喷雾制粒法时，首先要选择适宜的雾化器及雾化条件。常用的喷雾器类型有三种形式。

（1）离心式喷雾器　离心式喷雾器是一个高速旋转的圆盘（4000～20000r/min），圆周速度为 100～160m/s，圆盘中有放射形叶片；操作时把原料液送入高速旋转的圆盘中央，液体靠圆盘的离心力作用沿放射形叶片被甩向圆盘的边缘并分散成雾滴而甩出。适用于黏度较高的原料液。

常用于细颗粒的生产，对原料液的种类、处理量、黏度变化的适应性较强。

（2）压力式喷雾器　压力式喷雾器常用的是旋转喷射雾化器，由雾化室、切向小孔、漩涡室及喷嘴组成，工作时利用高压泵将料液在高压下（20～200atm，1atm＝101325Pa）送入雾化室，经切线方向小孔进入旋转室，液体在旋转室内旋转运动，料液的静压能转变为动能而高速旋转，经旋转分散成雾状自喷嘴喷出。

常用于需要制成的颗粒相对较大及黏度低的药液。

（3）气流式喷雾器　具有液体和压缩空气两个通道，利用压缩空气 [2～5kgf/cm² （表压），1kgf/cm²≈0.1MPa]，以 200～300m/s 的高速经喷嘴内部的斜形通道喷出，具有旋转运动，料液由喷嘴的中间通道流出，在出口处与压缩空气混合而雾化。雾滴的大小取决于气液两相的相对速度和料液的黏度，相对速度越大，料液黏度越小，则雾滴越细，黏度较高的料液也可获得细粉。由于动力消耗最大，并受高压空气的影响，在制药工业中的应用受到限制。

我国制剂工业中较普遍应用的是压力式喷雾器，它适用于黏性料液，动力消耗最小，但需附有高压液泵。气流式喷雾器结构简单，适用于任何黏度或稍带固体的料液，但动力消耗最大。离心式喷雾器的动力消耗介于上述两者之间，但造价较高，适用于高黏度或带固体颗粒的料液干燥。

喷雾干燥制粒有以下特征：由液体直接得到粉状固体颗粒；热风温度高，且雾滴比表面积大，干燥速率非常快（数秒至数十秒），物料受热时间极短，干燥物料的温度相对低，适合于处理热敏性物料；粒度范围约在 30μm 至数百微米，堆密度约在 200～600kg/m³ 的中空球状粒子较多，具有良好的溶解性、分散性和流动性。

由于设备高大、气化大量液体，因此设备费用高，能量消耗大、操作费用高；黏性较大的料液易粘壁而使使用受到限制，需用特殊喷雾干燥设备。

第五节 液相中晶析制粒法

液相中晶析制粒法是使药物在液相中析出结晶的同时进行制粒的全新的制粒方法。制备的颗粒是由微细的结晶结聚而成的球形粒子，因此也叫球形晶析制粒法。该制粒方法可同时控制结晶（第一粒子）的性质及颗粒（第二粒子）的性质，从而大大改善粉体的加工过程。结晶颗粒的控制与传统的第一粒子的加工过程——粉碎相对应，结晶的结聚成粒过程与传统的第二粒子的加工过程——加入黏合剂的制粒相对应。

液相中晶析制粒常用的方法是将液体架桥剂与药物同时加于良溶剂中溶解，然后在搅拌下再注于不良溶剂中，良溶剂立即扩散于不良溶剂中而使药物析出微细结晶，同时在液体架桥剂的作用下使药物结晶润湿、聚结成粒，并在搅拌的剪切作用下使颗粒变成球状。液体架桥剂的加入方法也可根据需要或加至不良溶剂中或析出结晶后再加入。

液相中晶析制粒方法归纳起来有：①溶剂置换法；②中和法；③降温法；④盐析法等。当药物按以上方式析出结晶时，在液体架桥剂的作用下结聚，并在机械搅拌的剪切力作用下形成球形粒子。液体架桥剂在干燥过程中除去，因此，该颗粒中可以不含任何添加剂。对第一粒子（结晶）的控制可通过改变结晶条件（溶剂、温度、搅拌等）进行，对第二粒子的控制可通过改变结聚的条件（架桥剂用量、搅拌条件等）来进行。

用液相中晶析制粒法进行制粒的第一个尝试的药品是水杨酸，所用的液体架桥剂是氯仿，良溶剂是乙醇，不良溶剂是水。先把水杨酸溶解于乙醇中备用，把水和氯仿加于圆筒烧杯中进行搅拌混合，同时加入药物的乙醇溶液。由于乙醇迅速扩散到水中使药物的溶解度下降而析出结晶；析出的结晶与液相中的氯仿有亲和力而使结晶被氯仿所润湿；并靠润湿表面的黏结架桥作用使结晶结聚在一起，在搅拌的作用下形成球形粒子。水杨酸的液相中晶析制粒法的成功实验与制粒机理的研究，为液相中晶析制粒技术打下了良好基础。

第十章 干 燥

干燥系指利用热能将湿物料中的水分汽化除去，从而获得干燥物品的过程。干燥的目的一方面是为了使物料便于加工、运输、贮藏和使用；另一方面是为了提高药物的稳定性，保证药品的质量，或者使成品或半成品有一定的规格标准。在制剂工业生产中，被干燥物料的性质以及药物的理化性质各不相同，对干燥产品的要求也各不相同，选用的干燥方法和设备也不同。

第一节 干燥的原理

一、干燥原理

湿物料进行干燥时，同时进行着两个过程：①热量由热空气传递给湿物料，使物料表面上的水分立即汽化，并通过物料表面处的气膜，向气流主体中扩散；②由于湿物料表面处水分汽化的结果，使物料内部与表面之间产生水分浓度差，于是水分即由内部向表面扩散。因此，在干燥过程中同时进行着传热和传质两个相反的过程。干燥过程的重要条件是必须具有传热和传质的推动力。物料表面蒸气压一定要大于干燥介质（空气）中的蒸气分压，压差越大，干燥过程进行得越快。

二、影响干燥的因素

根据干燥原理可知影响干燥的因素主要有以下几个方面。

1. 干燥面积

由于水分的蒸发主要在被干燥物料的表面进行，因此，干燥物料的干燥面积大小对干燥起着重要作用。干燥效率与干燥面积大小成正比。被干燥物料堆积越厚，干燥面积越小，干燥越慢，反之则快。

2. 干燥速率

干燥应控制在一定速率下进行。在干燥过程中，表面水分很快蒸发除去，然后内部的水分扩散到表面继续蒸发。若干燥速率过快，温度过高，则物料表面水分蒸发过快，内部水分来不及扩散到表面，致使表面粉粒彼此黏结甚至熔化结膜，从而阻止内部水分扩散与蒸发，使干燥不完全，造成外干内湿的假干现象，使物料久贮变质。

3. 干燥方法

在干燥过程中被干燥的物料可以处于静态或动态。在烘箱或烘房中，干燥物料处于静态，物料干燥面积小，因而干燥效率差。若干燥物料处于翻腾或悬浮状态，如流化干燥法在干燥中粉粒彼此分开，增大了干燥的面积，故干燥效率高。

4. 温度

温度升高，可加快蒸发速率，加大蒸发量，有利于干燥进行。但应视干燥物料的性质适当选择干燥温度，以防某些成分被破坏。

5. 湿度

物料本身湿度大，蒸发量也大，则干燥空间的相对湿度也大，物料干燥时间延长，干燥效率就低。为此烘房、烘箱常采用鼓风装置使干燥空间气流更新，以免干燥过程烘房内相对湿度饱和而停止蒸发。

6. 压力

压力与蒸发量成反比，因而减压是改善蒸发条件、促使干燥加快的有效手段。采用真空干燥制备干浸膏时能减低干燥温度，加快蒸发速度，使产品疏松易碎；有效成分不易破坏，也可同时回收溶剂。

7. 物料的特性

物料的形状不同，性质及水分存在状态不同，干燥效率也不同。物料大致分为两大类：①颗粒或结晶型固体，如硫酸钙、氧化镁等；②无定形固体，如淀粉、酵素、胰岛素等。结晶型固体物料中水分往往吸附在物料的外表面上或浅开口的孔内以及物料内部粒子间隙中，这些空隙与表面相通，水分较易除去；无定形固体（包括纤维状、胶状结构）的物料中水分往往存在于分子结构中或被截留在许多细小的毛细管或内孔中，水分从物料内部到表面移动比较缓慢，这类物料不易干燥。

8. 物料中水分的性质

（1）按物料中水分能否干燥除去分为平衡水分与自由水分　平衡水分是指物料与一定状态的空气相接触，物料将排除或吸附水分，直至物料表面所产生的水蒸气压与空气的水蒸气分压相等，此时物料中所含的水分。平衡水分是物料干燥的极限，只要空气状态不变，物料中的水分永远保持定值，不因与空气的接触时间的延长而变化，因此，平衡水分是在干燥过程中除不去的水分。自由水分是指物料中所含的大于平衡水分的那部分水分，即在干燥过程中能除去的水分。

（2）按物料中水分除去的难易度分为结合水分与非结合水分　结合水分主要以物理化学方式结合的水分，包括物料细胞壁内的水分、物料内可溶固体溶液中的水分及物料内毛细管中的水分等，这类水分与物料有较强的结合力，因此较难去除，干燥速率慢。非结合水分主要以机械方式结合的水分，如物料表面的水分，这类水分与物料的结合力弱，易去除，干燥速率快。

第二节　干燥方法与设备

一、干燥方法

1. 常压干燥

即在一个大气压（1atm＝10325Pa）条件下的干燥称常压干燥，本法设备简单，常用箱式干燥器（烘箱或烘房），缺点是干燥时间长，可能因过热而使不耐热成分破坏，而且产品易结块。

2. 减压干燥

减压干燥是在密闭容器中抽真空后进行干燥的方法。此法优点是温度较低，产品质松易粉碎。此外，减少了空气对产品的不良影响，对保证产品质量有一定意义。特别适合于含热敏感成分的物料。常用设备为减压干燥器。干燥效果取决于真空度的高低与被干燥物堆积的厚度。

3. 喷雾干燥

喷雾干燥系指用雾化器将液态物料分散成雾滴，并利用热空气来干燥雾滴而获得干品的一种方法。此法能直接将溶液、混悬液、乳状液干燥成颗粒或粉末，省去进一步蒸发、粉碎操作。其原理是将被干燥的液体物料经雾化器分散成许多细小的液滴，进入流动的热空气流中，由于其总表面积极大，故干燥速率极快，在数秒钟内完成水分蒸发，具有瞬间干燥的特点。干燥后的成品多为松脆的空心颗粒，溶解性能好。本法适用于热敏性药液干燥，大部分药材提取液浓缩至尚能流动的程度，均可采用本法干燥；但含黏性成分较多的提取液，干燥较困难。喷雾干燥器由干燥室、喷雾器、预热空气和输送热空气设备以及细粉与废气分离装置四部分组成。喷雾器由喷头与高压空气装置构成，喷头越小，喷速越高，喷出雾滴越小，干燥越快。

喷雾器是喷雾干燥器的关键部件。目前我国普遍应用压力式喷雾器，它适用于黏性药液，动力消耗最小；气流式喷雾器适用于任何黏度或稍带固体的料液，但动力消耗最大；离心式喷雾器适用于高黏度或带固体颗粒的药液干燥，但造价较高。

4. 沸腾干燥

又名流化干燥，是流化技术在药物干燥中的新发展。主要用于湿粒状物料的干燥，如片剂、颗粒剂等颗粒的干燥。具有干燥效率高，干燥均匀，产量高，适用于同一品种的连续生产，而且温度较低、操作方便、占地面积小等优点。但干燥室内不易清洗，尤其不宜用于有色颗粒的干燥，同时干燥后细粉比例较大。

沸腾干燥的原理是利用从流化床底部吹入的热气流使颗粒吹起悬浮，流化翻滚如"沸腾状"，物料的跳动大大增加了蒸发面，热气流在悬浮的颗粒间通过，在动态下进行热交换，带走水分，达到干燥目的。若采用减压沸腾干燥，干燥效率更高。

5. 冷冻干燥

冷冻干燥指使被干燥液体冷冻成固体，在低温低压条件下利用水分升华性能，使冰直接变成气体而除去，从而达到干燥目的的一种干燥方法。冷冻干燥要求高度的真空和低温，所得制品具有多孔性，疏松易溶，特别适用于一些不耐热药品、低熔点药品的干燥。如酶类、抗生素、疫苗等，也可避免易氧化药物的分解（冷冻干燥的原理、设备及工艺详见第十三章注射剂）。

6. 红外线干燥

红外线干燥是指利用红外线辐射使干燥物料中的水分汽化的干燥方法。由于湿物料及水分等在远红外区有很宽的吸收带，对此区域某些频率的远红外线有很强的吸收作用，故本法具有干燥速率快、干燥质量好、能量利用率高等优点，但红外线易被空气中水蒸气等吸收而受到损失。目前常用于测定片剂颗粒水分。

7. 微波干燥

微波干燥是一种新型高效的干燥方法，微波是一种高频（300MHz～300GHz）的电磁波。湿物料中的水分子可强烈吸收微波使极性分子迅速转动并产生剧烈的碰撞和摩擦，部分微波能转化为热能，使温度升高，从而达到干燥目的。它具有干燥速率快、加热均匀、产品质量好、控制灵敏、操作方便等优点。采用2540MHz的微波还兼有灭菌作用。

8. 吸湿干燥

吸湿干燥是指将干燥剂置于干燥柜（或室）的架盘下层，而将湿物料置于加盘上层进行干燥的方法。某些药品不能用较高温度干燥。采用真空低温干燥也会使挥发性成分挥发损失，故含湿量较少及某些含芳香成分的药材应用此法干燥，如糖衣片剂的干燥。常用干燥剂有无水氯化钙、无水氧化钙、硅胶等。

二、干燥设备

1. 厢式干燥器

小型的厢式干燥器称为烘箱，大型的称烘房。如图10-1所示为常压厢式干燥器。四壁用绝热材料制成，以减少热损失，在干燥室内置于固定多层支架或小车式支架，把物料盘放入支架上。空气经预热器加热后进入干燥室内，以水平方向通过物料表面进行干燥。

2. 流化床干燥器

把热空气自下而上通过松散的粒状或粉状物料层形成"沸腾床"而进行干燥的操作。生产上也叫做沸腾床干燥器。

图10-1　厢式干燥器

1—风扇；2—预热器；3—料盘

如图 10-2 所示为单层圆筒流化床干燥器。湿物料由加料器送入干燥器内多孔分布板（筛板）之上，经加热后的空气进入流化床底部的分布板与物料接触，使物料呈悬浮状态并在作上下翻动的过程中得到干燥。干燥后的产品由卸料口溢流而排出，废气由干燥器的顶部排出，后经旋风分离器回收其中夹带的粉尘后由排风机排空。

图 10-2　单层圆筒流化床干燥器

图 10-3　卧式多室流化床干燥器
1—颗粒机；2—支管；3—挡板；4—筛板

如图 10-3 所示为卧式多室流化床干燥器，干燥器为以长方形箱式流化床，底部为多孔筛板，筛板上方有上下可调的竖向挡板 3，将流化床分为 4~8 个小室，每个小室的筛板下部均有一个进气支管，支管上有可调节气体流量的阀门。

湿物料由颗粒机 1 向第一室内连续加料，物料由第一室逐渐向第八室移动，空气经加热后分别由各室支管 2 经筛板 4 吹入各室，使物料呈沸腾状上下翻动，干燥后的物料由第八室卸料口出料，废气则由干燥器顶部排出后经旋风分离器及袋滤器分离出废气中所夹带的细分后，再经风机排出放空。

3. 喷雾干燥器

设备结构与操作见第九章的喷雾制粒，采用直接把药物溶液喷入干燥室中进行干燥。喷雾的液滴蒸发面积大，液滴的温度大约在 $50℃$ 左右，因此，干燥的时间非常短（数秒至数十秒），适于热敏物料及无菌的干燥，如抗生素的制备、奶粉的制备等。近年来，喷雾干燥法在微型胶囊的制备、固体分散体的研究以及中药提取液的干燥中得到了广泛的应用。

4. 红外干燥器

红外干燥器是利用红外辐射元件所发出来的红外线对物料进行直接加热的一种干燥方式。由于红外干燥中能量是通过辐射而传递的，所以也称辐射加热干燥。

红外线辐射器所产生的电磁波以光的速度辐射至被干燥的

图 10-4　红外线干燥装置示意图
1—传送装置；2—红外线辐射器；
3—反射集光装置

物料，当红外线的发射频率与物料中分子运动的固有频率相匹配时，引起物料中分子的强烈振动和转动，在物料内部发生激烈的碰撞与摩擦产生热而达到干燥的目的。

红外线干燥器示意图如图 10-4 所示。

第三部分

药物制剂各论

第十一章 液体药剂

第一节 概 述

液体药剂是指药物分散在适宜的分散介质中制成的液体形态的药剂。可供内服或外用。液体药剂中的药物可以以分子状态或微粒、微滴状态分散在介质中，从而形成均相的液体药剂或非均相的液体药剂。液体药剂中药物粒子分散的程度与药剂的药效、稳定性和毒副作用密切相关。不同分散状态的液体药剂，要用到不同的制备方法。

一、液体药剂的特点

（1）液体药剂的优点

① 药物在介质中的分散度大，与人体的接触面积大，故吸收快，起效迅速，生物利用度较高。

② 可避免局部药物浓度过高，从而减少某些药物对人体的刺激性。

③ 给药途径多，既可用于内服，亦可外用于皮肤、黏膜和人体腔道。

④ 便于分取剂量。

⑤ 用药方便，特别适用于婴幼儿和老年患者。

（2）液体药剂的缺点

① 药物分散度大，同时受分散介质的影响，化学稳定性较差，易引起药物的分解失效。

② 水性液体药剂易霉败，需加入防腐剂。

③ 非均相液体药剂存在不稳定的倾向。

④ 体积较大，携带、运输、贮存不方便。

（3）液体药剂的质量要求

① 均相液体药剂应是澄明溶液，非均相液体药剂应使分散相粒子细小而均匀，混悬剂振摇后可均匀分散。

② 药物稳定，药剂无刺激性。

③ 剂量准确。

④ 贮存与使用期间不得发生霉变。

⑤ 口服液体药剂应外观良好，口感适宜。

⑥ 药剂包装应方便患者携带和应用，包装材料应符合有关规定。

二、液体药剂分类

液体药剂常按以下两种方法分类。

（一）按分散系统分类

1. 均相液体药剂

药物以离子或分子形式分散的澄明液体药剂。根据药物离子或分子大小不同，又可分为以下几类。

（1）低分子溶液剂　是由离子或小分子药物分散在分散介质中形成的液体药剂。药物粒子<1nm，为均相澄明溶液。物理稳定性好。多以溶解法制备。

（2）高分子溶液剂　是由高分子化合物分散在分散介质中形成的液体药剂。药物粒子大小 $1\sim100nm$，为均相溶液。用溶解法制备。

2. 非均相液体药剂

药剂中的固体或液体药物以微粒或微滴形式分散于分散介质中，为多相分散系统。根据其分散相粒子的不同，又可分以下几类。

（1）溶胶剂　是由多分子聚合形成的胶体微粒分散于介质中形成的液体药剂。药物粒子大小 $1\sim100nm$，为多相分散系统。可聚结而具有不稳定性。用胶溶法制备。

（2）混悬剂　是由难溶性固体药物以微粒的形式分散于液体介质中形成的液体药剂。药物粒子$>500nm$，为多相分散系统。由于聚结或沉降而具有不稳定性。用分散法和凝聚法制备。

（3）乳剂　是一种液体以微滴形式分散在另一种互不相溶的液体中形成的液体药剂。药物粒子$>100nm$，为多相分散系统。由于聚结或沉降而具有不稳定性。用分散法制备。

（二）按给药途径与应用方法分类

（1）内服液体药剂　如合剂、糖浆剂、混悬剂、乳剂、滴剂等。

（2）外用液体药剂

① 皮肤用液体药剂　如洗剂、搽剂。

② 腔道用液体药剂　包括耳道、鼻腔、口腔、直肠、阴道、尿道用液体药剂。如洗耳剂、滴耳剂、洗鼻剂、滴鼻剂、含漱剂、涂剂、滴牙剂、灌肠剂、灌洗剂等。

三、液体药剂的包装与贮藏

液体药剂的包装关系到成品的质量、运输和贮藏。包装容器的材料选择、容器的种类、形状以及封闭的严密性等都极为重要。液体药剂的包装材料应符合下列要求：应符合药用要求，对人体安全、无害、无毒；不与药物发生作用，不改变药物的理化性质和疗效；能防止和杜绝外界不利因素的影响；坚固耐用、体轻、形状适宜、美观，便于运输、携带和使用；不吸收、不沾留药物。

液体药剂的包装材料包括：容器（玻璃瓶、塑料瓶等）、瓶塞（橡胶塞、塑料塞、软木塞等）、瓶盖（塑料盖、金属盖等）、标签、说明书、塑料盒、纸盒、纸箱、木箱等。

液体药剂瓶上必须按照规定印有或者贴有标签并附说明书。标签或者说明书上必须注明药品的通用名称、成分、规格、生产企业、批准文号、生产批号、生产日期、有效期、适应证或者功能主治、用法、用量、禁忌、不良反应和注意事项。特殊管理的药品、外用药品和非处方药的标签，必须印有规定的标志。

一般应密闭，贮藏于阴凉、干燥处。贮藏期不宜过长。

第二节　液体药剂的溶剂和附加剂

液体药剂的溶剂，对于低分子溶液剂和高分子溶液剂而言可称为溶剂，对于溶胶、混悬剂、乳剂而言则药物不是溶解而是分散，故可称为分散介质或分散媒。溶剂对药物的溶解和分散起重要作用，对液体制剂的性质和质量影响很大。此外制备液体制剂，根据需要还需加入某些附加剂。

一、液体药剂常用溶剂

液体药剂的溶剂对药物作用的发挥、药剂的稳定性以及制备方法起重要作用。故制备液体药剂时应选择优良的溶剂。优良溶剂的条件是：①对药物具有良好的溶解性和分散性；②无毒性、无刺激性，无不适的臭味；③化学性质稳定，不与药物和附加剂发生反应；④不影响药物的疗效和含量测定；⑤具有防腐性；⑥便于安全生产，且成本低。选择溶剂时应综合考虑以上因素，尤其应注意混合溶剂的应用。

常用的溶剂按其极性大小分为极性溶剂、半极性溶剂和非极性溶剂。

1. 极性溶剂

（1）水　水是最常用的溶剂。能与其他极性和半极性溶剂混溶。能溶解绝大多数的无机盐类和极性大的有机药物，能溶解生物碱盐、苷类、糖类、树胶、鞣质、黏液质、蛋白质、酸类及色素等化学成分。但许多药物在水中不稳定，尤其是易水解的药物；水性药剂有霉变的问题。药物制剂应使用药典规定的纯化水。

（2）甘油　甘油为无色黏稠性澄明液体，有甜味，毒性小，能与水、乙醇、丙二醇等任意比例混溶。可用于内服药剂，更多的则是应用于外用药剂。可单独作溶剂，也可与水、乙醇等溶剂以一定的比例混合应用。甘油对苯酚、鞣酸、硼酸的溶解比水大，常作为这些药物的溶剂。在水溶液中加入一定比例的甘油，可起到保湿、增稠和润滑的作用。

（3）二甲基亚砜　二甲基亚砜为无色澄明液体，具有大蒜臭味，能与水、乙醇、丙二醇、甘油等溶剂以任意比例混溶，且溶解范围广。本品能促进药物在皮肤和黏膜上的渗透，但有轻度刺激性。产品对孕妇禁用。

2. 半极性溶剂

（1）乙醇　乙醇为常用溶剂，可与水、甘油、丙二醇等溶剂任意比例混溶，能溶解多种有机药物和药材中的有效成分，如生物碱及其盐类、苷类、挥发油、树脂、鞣质、有机酸和色素等。含乙醇20％以上具有防腐作用。但有易挥发、易燃烧等缺点。

（2）丙二醇　药用丙二醇一般为1,2-丙二醇，毒性小，无刺激性。性质与甘油相似，但黏度较甘油小，可作为内服及肌内注射用药的溶剂。可与水、乙醇、甘油等溶剂任意比例混溶，能溶解多种药物，如磺胺类药物、局麻药、维生素A、维生素D及性激素等。丙二醇的水溶液能促进药物在皮肤和黏膜上的渗透。但丙二醇有辛辣味，口服应用受到限制。

（3）聚乙二醇（PEG）　液体药剂中常用的聚乙二醇分子量为300～600，为无色澄明黏性液体。有轻微的特殊臭味。能与水、乙醇、丙二醇、甘油等溶剂混溶。聚乙二醇的不同浓度水溶液是一种良好的溶剂，能溶解许多水溶性无机盐和水不溶性的有机药物。对易水解的药物有一定的稳定作用。在外用液体药剂中对皮肤无刺激性而具柔润性。

3. 非极性溶剂

（1）脂肪油　为多种精制植物油。能溶解油溶性药物如激素、挥发油、游离生物碱和许多芳香族药物。脂肪油可用作内服药剂的溶剂，如维生素A和维生素D溶液剂，也作外用药剂的溶剂，如洗剂、搽剂、滴鼻剂等。脂肪油易酸败，也易受碱性药物的影响而发生皂化反应。

（2）液体石蜡　为饱和烃类化合物的混合物，是无色透明的油状液体，有轻质和重质两种，轻质密度为0.828～0.860g/mL，重质密度为0.860～0.890g/mL。能与非极性溶剂混合。能溶解生物碱、挥发油及一些非极性药物等。液状石蜡在肠道中不分解也不吸收，有润肠通便作用，但多作外用药剂，如搽剂的溶剂。

（3）乙酸乙酯　无色液体，有气味。可溶解甾体药物、挥发油及其他油溶性药物。可作外用液体药剂的溶剂。具有挥发性和可燃性，在空气中易被氧化，需加入抗氧剂。

（4）肉豆蔻酸异丙酯　本品为无色澄明、几乎无气味的流动性油状液体，不易氧化和水解，不易酸败，不溶于水、甘油、丙二醇，但溶于乙醇、丙酮、乙酸乙酯和矿物油中。能溶解甾体药物和挥发油。本品无刺激性和过敏性。可透过皮肤吸收，并能促进药物经皮吸收。常用作外用药剂的溶剂。

二、液体药剂的防腐剂

（一）防腐的重要性

液体药剂尤其是以水为溶剂的液体药剂，容易被微生物污染而变质。特别是含有营养成分如糖类、蛋白质等的液体药剂，更易引起微生物的滋长与繁殖。微生物的污染会导致药物理化性质发生变化而严重影响药剂的质量。《中国药典》2010 年版规定了微生物限度标准：口服溶液剂、糖浆剂、混悬剂、乳剂、滴鼻剂、滴耳剂均为每毫升含细菌数不得超过 100 个，而洗剂、搽剂则不得超过 10 个；口服溶液剂、糖浆剂、混悬剂、乳剂、洗剂、搽剂等霉菌、酵母菌数不得超过 100 个，而滴鼻剂、滴耳剂则不得超过 10 个；口服溶液剂、糖浆剂、混悬剂、乳剂、滴鼻剂等不得检出大肠杆菌；滴鼻剂、滴耳剂、洗剂、搽剂不得检出金黄色葡萄球菌、铜绿假单胞菌。药剂制备时必须严格控制微生物的污染和增长，并严格执行微生物限度标准，以确保药物的安全性。

（二）防腐措施

1. 防止污染

防止微生物污染是药剂防腐的首要措施。防腐的措施包括加强生产环境的管理，清除周围环境的污染源，保持优良生产环境，以利于防止污染；加强操作室的卫生管理，保持操作室空气净化的效果，注意经常检查净化设备，使洁净度符合要求；用具和设备必须按规定要求进行卫生管理和清洁处理；加强生产过程的规范化管理，尽量缩短生产周期；使操作人员树立牢固的卫生防腐意识，并定期检查操作人员的健康和个人卫生状况，工作服应标准化，操作人员要严格执行操作室的规章制度等。

2. 添加防腐剂

（1）优良防腐剂的条件

① 在抑菌浓度范围内无毒性和刺激性，用于内服的防腐剂应无异味。

② 抑菌范围广，抑菌力强。

③ 在水中的溶解度可达到所需的抑菌浓度。

④ 不影响药剂中药物的理化性质和药效的发挥。

⑤ 防腐剂也不受药剂中药物及其他附加剂的影响。

⑥ 性质稳定，不易受热和药剂 pH 值的变化而影响其防腐效果，长期贮存不分解失效。

（2）防腐剂的作用　能抑制微生物生长繁殖的物质称防腐剂。而杀菌剂则是能破坏和杀灭微生物的物质。防腐剂对微生物繁殖体有杀灭作用，对芽孢则使其不能发育为繁殖体而逐渐死亡。不同的防腐剂其作用机理不完全相同。如醇类能使病原微生物蛋白质变性；苯甲酸、尼泊金类能与病原微生物酶系统结合，影响和阻断其新陈代谢过程；阳离子型表面活性剂类有降低表面张力作用，增加菌体细胞膜的通透性，使细胞膜破裂、溶解。

（3）防腐剂的分类　防腐剂通常可分为四类。

① 有机酸及其盐类　苯酚、甲酚、氯甲酚、麝香草酚、羟苯酯类、苯甲酸及其盐类、山梨酸及其盐、硼酸及其盐类、丙酸、脱氢醋酸、甲醛、戊二醛等。

② 中性化合物类　苯甲醇、苯乙醇、三氯叔丁醇、氯仿、氯己定、氯己定碘、聚维酮碘、挥发油等。

③ 有机汞类　硫柳汞、醋酸苯汞、硝酸苯汞、硝甲酚汞等。

④ 季铵化合物类　氯化苯甲烃铵、氯化十六烷基吡啶、溴化十六烷铵、度米芬等。

（4）常用的防腐剂（preservative）　防腐剂品种较多，以下主要介绍药剂中常用的防腐剂。

① 羟苯酯类　也称尼泊金类，是用对羟基苯甲酸与醇经酯化而得。此类系一类优良的防

腐剂，无毒、无味、无臭，化学性质稳定，在 pH＝3～8 的范围内能耐 100℃/2h 灭菌。常用的有尼泊金甲酯、尼泊金乙酯、尼泊金丙酯、尼泊金丁酯等。在酸性溶液中作用较强。本类防腐剂配伍使用有协同作用。表面活性剂对本类防腐剂有增溶作用，能增大其在水中的溶解度，但不增加其抑菌效能，甚至会减弱其抗微生物活性。本类防腐剂用量一般不超过 0.05%。

② 苯甲酸及其盐　为白色结晶或粉末，无气味或微有气味。苯甲酸未解离的分子抑菌作用强，故在酸性溶液中抑菌效果较好，最适 pH 值为 4，用量一般为 0.1%～0.25%。苯甲酸钠和苯甲酸钾必须转变成苯甲酸后才有抑菌作用，用量按酸计。苯甲酸和苯甲酸盐适用于微酸性和中性的内服与外用药剂。苯甲酸防霉作用较尼泊金类弱，而防发酵能力则较尼泊金类强，可与尼泊金类联合应用。

③ 山梨酸及其盐　为白色至黄白色结晶性粉末，无味，有微弱特殊气味。山梨酸的防腐作用是未解离的分子，故在 pH 值为 4 的水溶液中抑菌效果较好。常用浓度为 0.05%～0.2%。山梨酸与其他防腐剂合用产生协同作用。本品稳定性差，易被氧化，在水溶液中尤其敏感，遇光时更甚，可加入适宜稳定剂。可被塑料吸附使抑菌活性降低。山梨酸钾、山梨酸钙作用与山梨酸相同，水中溶解度较大，需在酸性溶液中使用，用量按酸计。

④ 苯扎溴铵　又称新洁尔灭，系阳离子型表面活性剂。为淡黄色黏稠液体，低温时成蜡状固体。味极苦，有特臭，无刺激性，溶于水和乙醇，水溶液呈碱性。本品在酸性、碱性溶液中稳定，耐热压。对金属、橡胶、塑料无腐蚀作用。只用于外用药剂中，使用浓度为 0.02%～0.2%。

⑤ 其他防腐剂　醋酸氯己定又称醋酸洗必泰，为广谱杀菌剂，用量为 0.02%～0.05%。邻苯基苯酚微溶于水，具杀菌和杀霉菌作用，用量为 0.005%～0.2%。桉叶油用量为 0.01%～0.05%，桂皮油为 0.01%，薄荷油 0.05%。

三、液体药剂的矫味剂与着色剂

(一) 矫味剂

为掩盖和矫正药剂的不良臭味而加入药剂中的物质称为矫味、矫臭剂。味觉器官是舌上的味蕾，嗅觉器官是鼻腔中的嗅觉细胞，矫味、矫臭与人的味觉和嗅觉有密切关系，从生理学角度看，矫味也应能矫臭。

1. 甜味剂 (sweeting agents)

甜味剂能掩盖药物的咸、涩和苦味。甜味剂包括天然和合成两大类。

(1) 天然甜味剂中以蔗糖、单糖浆及芳香糖浆应用较广泛。芳香糖浆如橙皮糖浆、枸橼糖浆、樱桃糖浆、甘草糖浆及桂皮糖浆等不但能矫味，也具有矫臭的作用。

天然甜味剂甜菊苷，为微黄白色粉末，无臭、具有清凉甜味。其甜度约为蔗糖的 300 倍，甜味持久且不被吸收，为无热量甜味剂。pH 值为 4～10 时加热稳定。稍带苦味，故常与蔗糖或糖精钠合用。常用量为 0.025%～0.05%。

甘油、山梨醇、甘露醇亦可作甜味剂。

(2) 合成甜味剂糖精钠，甜度为蔗糖的 200～700 倍，易溶于水中，常用量为 0.03%，常与其他甜味剂合用。

阿司帕坦亦称蛋白糖，化学名为天门冬酰胺苯丙氨酸甲酯，系二肽类甜味剂，甜度为蔗糖的 150～200 倍，并具有清凉感。可用于低糖量、低热量的保健食品和药品中。

2. 芳香剂 (spices flavers)

在药剂中用以改善药剂的气味的香料和香精称为芳香剂。香料由于来源不同，分为天然香料和人造香料两类。天然香料有从植物中提取的芳香挥发性物质，如柠檬、茴香、薄荷油等，以及由此类挥发性物质制成的芳香水剂、酊剂、醑剂等。人造香料亦称香精，是在人工香料中添加适量溶剂调配而成，如苹果香精、橘子香精、香蕉香精等。

3. 胶浆剂

胶浆剂具有黏稠缓和的性质，可干扰味蕾的味觉而具有矫味的作用。常用的有海藻酸钠、阿拉伯胶、明胶、甲基纤维素、羧甲基纤维素钠等的胶浆。常于胶浆中加入甜味剂，增加其矫味作用。

4. 泡腾剂

利用有机酸（如枸橼酸、酒石酸）与碳酸氢钠混合，遇水后产生大量二氧化碳，由于二氧化碳能麻痹味蕾而起矫味作用。

（二）着色剂

着色剂又称色素，可分为天然色素和人工合成色素两大类。应用着色剂可以改变药剂的外观颜色，用以识别药剂的浓度或区分应用方法，同时可改善药剂的外观。特别是选用的颜色与所加的矫味剂配合协调，更容易被患者所接受，如薄荷味用绿色，橙皮味用橙黄色。可供食用的色素称为食用色素，只有食用色素才可用作内服药剂的着色剂。

（1）天然色素　天然色素有植物性的与矿物性的。常用的无毒天然植物性色素有焦糖、叶绿素、胡萝卜素和甜菜红等；矿物性的有氧化铁（外用使药剂呈肤色）。

（2）合成色素　人工合成色素的特点是色泽鲜艳，价格低廉，但大多数毒性较大，用量不宜过多。我国准予使用的食用色素主要有以下几种：苋菜红、柠檬黄、胭脂红、胭脂蓝和日落黄，其用量不得超过万分之一。外用色素有伊红、品红、美兰等。

使用着色剂时应注意溶剂和溶液的 pH 值对色调产生影响。大多数色素会受到光照、氧化剂和还原剂的影响而褪色。

四、为增加药物溶解度而加的附加剂

1. 增溶剂（solubilizer）

增溶剂是指能增加难溶性药物在溶剂中的溶解度的表面活性剂。对于以水为溶剂的药物，增溶剂的最适 HLB 为 15～18。常用的增溶剂为聚山梨酯类和聚氧乙烯脂肪酸酯类等（见第二章表面活性剂）。

2. 助溶剂（hydrotropy agent）

某些难溶性药物可在药剂中加入第三种物质，形成分子间的络合物、复盐或缔合物，增加药物的溶解度。这第三种物质称为助溶剂。助溶剂多为低分子化合物，不是表面活性剂。

（1）形成分子间的络合物　碘在水中的溶解度为 1：2950，加适量的碘化钾后，碘与碘化钾形成分子间的络合物 KI_3，明显增加碘在水中的溶解度，能配成含碘 5% 的水溶液。$I_2 + KI \longrightarrow KI_3 \Longrightarrow K^+ + I_3^-$

（2）形成复盐　茶碱在水中溶解度为 1：120，用乙二胺为助溶剂形成氨茶碱，其溶解度为 1：5。

（3）形成分子缔合物　咖啡因的溶解度为 1：50，用苯甲酸钠作助溶剂，形成苯甲酸钠咖啡因，溶解度为 1：1.2。

常用的助溶剂可分为两大类：一类是一些有机酸及其钠盐，如苯甲酸钠、水杨酸钠、对氨基苯甲酸等；另一类为酰胺类化合物，如乌拉坦、尿素、菸酰胺、乙酰胺等。

3. 潜溶剂（cosolvent）

使用两种和多种混合溶剂，可以提高某些难溶药物的溶解度。在混合溶剂中各溶剂达到某一比例时，药物的溶解度出现极大值，这种现象称为潜溶（cosolvency），这种溶剂称潜溶剂。与水形成潜溶剂的有：乙醇、丙二醇、甘油、聚乙二醇等。例如，甲硝唑在水中的溶解度为 10%（质量浓度），如果使用水-乙醇混合溶剂，则溶解度提高 5 倍。

五、其他附加剂

在液体制剂中为了增加药物的稳定性，有时需要加入抗氧剂如焦亚硫酸钠、亚硫酸氢钠等，pH 调节剂如枸橼酸、氢氧化钠等，金属离子络合剂如依地酸二钠等。

第三节　低分子溶液剂

溶液型液体药剂系指药物以离子或小分子状态分散在溶剂中形成的均匀分散的液体药剂。可供口服，也可外用。

一、芳香水剂

1. 概述

芳香水剂（aromatic water）系指芳香挥发性药物（多为挥发油）的饱和或近饱和澄明水溶液。

芳香水剂应澄明，具有与原药物相同的气味，不得有异臭、沉淀或杂质。芳香水剂一般作矫味、矫臭和分散剂使用，有的也有治疗作用。因挥发油或挥发性物质在水中的溶解度很小（约为 0.05%），故芳香水剂浓度低，服用量较大。芳香水剂不稳定，易发生氧化、分解、挥发、霉变，故不宜久贮。

2. 制法

（1）溶解法　纯挥发油和化学药物采用此法。采用溶解法制备芳香水剂时，应使挥发性药物与水的接触面积增大，以促进其溶解。

（2）稀释法　浓芳香水剂加溶剂稀释成规定浓度的芳香水剂。

（3）水蒸气蒸馏法　含挥发性成分的药材常用水蒸气蒸馏法。植物药材置蒸馏器中，通入蒸汽蒸馏，至馏液达到规定量。一般约为药材重的 6～10 倍。

3. 举例

【例】　薄荷水

处方：

薄荷油	0.5mL	聚山梨酯 80	2mL
蒸馏水	加至 1000mL		

制法：取薄荷油与聚山梨酯 80 混匀后，加蒸馏水适量使成 1000mL，搅匀，即得。

注：①薄荷油为无色或淡黄色澄明的液体，味辛凉，有薄荷香气，极微溶于水，本处方中加入聚山梨酯以增加薄荷油在水中的溶解度，相对密度为 0.890～0.908，久贮易氧化变质，色泽加深，产生异臭则不能供药用。②本品亦可采用稀释法，用浓薄荷水 1 份，加蒸馏水 39 份稀释制得。③本品为芳香矫味药与祛风药，用于胃肠胀气，或作溶剂。常用量口服一次 10～15mL。

二、溶液剂

1. 概述

溶液剂（solutions）系指药物溶解于适宜溶剂中制成的澄清液体制剂。溶液剂的溶质一般为非挥发性的低分子化学药物。溶剂多为水，也可为乙醇或油。供内服或外用。如果是用滴管以小体积计量或以滴计量的口服溶液剂、混悬剂、乳剂则称为滴剂。溶液剂应澄清，不得有沉淀、浑浊、异物等。根据需要溶液剂中可加入助溶剂、抗氧剂、矫味剂、着色剂等附加剂。药物制成溶液剂后，以量取替代了称取，使取量更方便，更准确，特别是对小剂量药物或毒性较大的药物更适宜；服用方便；某些药物只能以溶液形式发出，如过氧化氢溶液、氨溶液等。

2. 制法

溶液剂的制备方法主要有溶解法和稀释法。溶液剂多采用溶解法制备。必要时可将固体药物先行粉碎或加热促进溶解；溶解度小的药物及附加剂应先溶；不耐热的药物宜待溶液冷却后加入。高浓度溶液或易溶性药物浓贮备液用稀释法制备成溶液剂。

3. 举例

【例】 复方碘口服溶液

处方：

碘	50g	纯化水		q. s.
碘化钾	100g	共制		1000mL

制法：取碘化钾加纯化水溶解后，加入碘搅拌溶解，再加适量纯化水使成 1000mL，搅匀，即得。

注：①本品具有调节甲状腺功能，主要用于甲状腺功能亢进的辅助治疗。外用作黏膜消毒。②碘在水中溶解度为 1:2950，加碘化钾作助溶剂，生成络合物易溶于水中，并能使溶液稳定。其反式式为：$KI + I_2 \Longrightarrow KI \cdot I_2$。先将碘化钾加适量蒸馏水配成浓溶液，有助于加快碘的溶解速率。③本品具有刺激性，口服时宜用冷开水稀释后服用。

三、糖浆剂

（一）概述

糖浆剂（syrups）是指含有药物、药材提取物和芳香物质的浓蔗糖水溶液，供口服应用。化学药物糖浆剂含蔗糖量应不低于 45%（g/mL）。药材提取物和芳香物质的糖浆剂，含蔗糖量应不低于 60%（g/mL）。单糖浆浓度为 85%（g/mL）或 64.7%（g/g），用作矫味剂和助悬剂。

1. 糖浆剂的特点

蔗糖和芳香剂能掩盖某些药物的不良味道，易于服用，尤其受儿童欢迎；糖浆剂中少部分蔗糖转化为葡萄糖和果糖，具有还原性，能防止糖浆剂中药物的氧化变质；如单糖浆等含蔗糖浓度高的糖浆剂，由于渗透压大，微生物的生长繁殖受抑制；低浓度的糖浆剂易因真菌、酵母菌和其他微生物的污染而变质，故应添加防腐剂。

2. 糖浆剂的质量要求

糖浆剂含糖量应符合规定，药剂应澄清，含药材提取物的糖浆剂，允许有少量轻摇即易散的沉淀；如有必要时加入适量的乙醇、甘油或其他多元醇作稳定剂，以防止沉淀的产生。如需添加其他附加剂，其品种和用量应符合国家有关部门的相关规定，且不得影响产品的稳定性，并注意避免对检验产生干扰。糖浆剂在贮存期间不得有酸败、异臭、产生气体或其他变质现象。

3. 糖浆剂的分类

按用途不同糖浆剂可分以下几类。

① 单糖浆 不含药物，可供制备含药糖浆及作为矫味剂、助悬剂应用。

② 芳香糖浆剂 含芳香挥发性物质，如橙皮糖浆、姜糖浆等，主要用作矫味剂。

③ 含药糖浆剂 含有药物，用于疾病的预防和治疗。

（二）制法

1. 热溶法

蔗糖在水中的溶解度随温度的升高而增加。将蔗糖加入沸纯化水中，加热溶解后，再加可溶性药物，混合，溶解，滤过，从滤器上加适量纯化水至规定容量，即得。此法适用于制备对热稳定的药物的糖浆剂。对热不稳定的药物，则在加热后，适当降温方可加入药物。此法的优点是蔗糖容易溶解，趁热容易滤过，所含高分子杂质如蛋白质加热凝固被滤除，制得的糖浆剂易于滤清，同时在加热过程中杀灭微生物，使糖浆易于保存。但加热过久或超过 100℃ 时，使转化糖含量增加，糖浆剂颜色容易变深。

2. 冷溶法

冷溶法是在室温下将蔗糖溶于纯化水中制成糖浆剂。冷溶法的优点是制成的糖浆剂颜色较浅，较适宜用于对热不稳定的药物和挥发性药物，但制备过程易被微生物污染。

3. 混合法

混合法系将药物与单糖浆均匀混合而制成。

糖浆剂中药物的加入方法。

① 水溶性固体药物或药材提取物，可先用少量纯化水溶解，再加入到糖浆中混合；水中溶解度较小的药物可先用少量其他适宜的溶剂使之溶解。

② 可溶性液体药物和药物的液体药剂可直接加入糖浆中搅匀，必要时过滤。

③ 药物如为含醇制剂，当与单糖浆混合时易发生浑浊，可加入适量甘油助溶或加滑石粉助滤，滤至澄清。

④ 药物如为药材的水性浸出药剂，应将其纯化除去杂质后再加入单糖浆中，以免糖浆剂产生浑浊或沉淀。

制备糖浆剂的注意事项如下。

① 制备应在清洁避菌环境中进行，及时灌装于灭菌的洁净干燥容器中。

② 应选择质优的白糖。

③ 严格控制加热的温度、时间，并注意调节 pH 值，以防止蔗糖水解后生成转化糖。

④ 糖浆剂应在 30℃ 以下密闭贮存。

(三) 糖浆剂易出现的问题

糖浆剂在制备与贮藏过程中，容易出现下述质量问题。

1. 霉败问题

糖浆剂容易被微生物污染，使糖浆长霉和发酵导致酸败、药物变质，特别是低浓度的糖浆剂更易发生霉败。其原因往往是由于所用的蔗糖和药物不洁净，用具、容器处理不当，生产环境不符合要求。解决办法应严格控制原料的质量，在规定的洁净环境中制备，及采用适当方法对用具、容器进行处理，并及时灌装。对于低浓度的糖浆剂应添加适宜防腐剂。常用的防腐剂为：羟苯酯类，其用量不应超过 0.05%；苯甲酸和苯甲酸钠，其用量不应超过 0.3%，应用这些防腐剂时，应将糖浆剂 pH 值调至酸性（pH≤4）。此外，八羟基喹啉硫酸盐 0.001%、桂皮醛 0.01%～0.1%、挥发油及焦糖等也用于糖浆的防腐。防腐剂联合使用能增强防腐效果。

2. 沉淀问题

糖浆剂在贮藏期间产生沉淀，多是因蔗糖质量差，含有大量高分子杂质，由于这些杂质的逐渐聚集而出现浑浊或沉淀。可在单糖浆过滤前加入蛋清、滑石粉等，吸附高分子和其他杂质。含有浸出药剂的糖浆剂，亦可因浸出药剂中含有不同程度高分子杂质而产生沉淀，制备时可将其滤除。另外，高浓度的糖浆剂在贮藏中可因温度下降而析出蔗糖的结晶，加入适量甘油、山梨醇等多元醇可改善。

3. 变色问题

糖浆剂制备时加热温度高，时间长，特别是在酸性条件下加热，可促使生成转化糖而使颜色变深。含着色剂的糖浆剂，在还原性物质和光线的作用下可逐渐褪色。

(四) 举例

【例】 磷酸可待因糖浆

处方：

磷酸可待因	5g	单糖浆	q. s.
纯化水	15mL	共制	1000mL

制法：取磷酸可待因溶于热纯化水中，加单糖浆至全量，即得。

注：①本品为镇咳药，用于激烈咳嗽。口服，一次 2～10mL，1 日 10～15mL。极量一次 20mL，一日 50mL。②本品是麻醉药，应按麻醉药品规定供应使用。③本品可致依赖性，不宜持续服用。小儿和老年人对磷酸可待因异常敏感，可产生呼吸抑制，应减量慎用。④本品在水中溶解度为 1：3，在热水中 1：0.5，故用热水溶解。

四、甘油剂

甘油剂（glycerite）系指药物溶于甘油中制成的专供外用的溶液剂。甘油具有黏稠性、吸湿性和防腐性，对皮肤、黏膜有滋润和保护作用，黏附于皮肤、黏膜能使药物滞留患处而延长药物局部疗效。因而甘油剂常用于口腔、耳鼻、喉科用药。对刺激性药物有一定的缓和作用，制成的甘油剂也较稳定。甘油吸湿性大，应密闭保存。常用的有硼酸甘油、苯酚甘油、碘甘油等。

甘油剂的制备可用溶解法，如苯酚甘油的制备；化学反应法，如硼酸甘油的制备。

五、醑剂

醑剂（spririts）系指挥发性药物制成的乙醇溶液。可供内服或外用。醑剂浓度一般为 5%～10%，亦有 20% 者。乙醇的浓度一般为 60%～90%。醑剂可用于治疗，也可用作芳香矫味剂。醑剂中的药物容易挥发和氧化，应贮于密闭容器中，置冷暗处保存，但贮存时间不宜过长。醑剂可用溶解法和蒸馏法制备。

第四节　高分子溶液剂

高分子溶液剂是指高分子化合物溶解于溶剂中形成的均匀分散的液体药剂。以水为溶剂时，称为亲水性高分子溶液，又称为亲水胶体溶液或称胶浆剂。以非水溶剂制成的称为非水性高分子溶液剂。亲水性分子溶液在药剂中应用较多，如混悬剂中的助悬剂、乳剂中的乳化剂、片剂的包衣材料、血浆代用品、微囊、缓释制剂等都涉及高分子溶液。故这里主要介绍亲水性高分子溶液的性质与制备。

一、高分子溶液的性质

1. 高分子化合物的带电性

很多高分子化合物在溶液中带有电荷，其原因主要是由于高分子化合物结构中的某些基团电离所致。带正电的高分子水溶液有：琼脂、血红蛋白、碱性染料（亚甲蓝、甲基紫）、血浆蛋白等。带负电的有：淀粉、阿拉伯胶、西黄蓍胶、鞣酸、树脂、磷脂、酸性染料（伊红、靛蓝）、海藻酸钠、纤维素及其衍生物等。一些高分子化合物如蛋白质分子含有羧基和氨基，在水溶液中随 pH 值不同而带正电或负电。当溶液的 pH 值等于等电点时，高分子化合物不带电，此时溶液的黏度、渗透压、电导性、溶解度都变得最小。当溶液的 pH 值小于等电点时，则—NH_3^+ 的数目多于—COO^- 的数目，蛋白质带正电荷；pH 值大于等电点，则—COO^- 的数目多于—NH_3^+ 的数目，蛋白质带负电荷。由于高分子化合物在溶液中带有荷电，所以具有电泳现象。通过电泳法可测定高分子溶液所带电荷的种类。

2. 高分子化合物的水化作用

亲水性高分子化合物结构中有大量的亲水基团，能与水形成牢固的水化膜，水化膜能阻止高分子化合物分子之间的相互凝聚，而使之稳定。水化膜愈厚，稳定性愈大。凡能破坏高分子化合物水化作用的因素，均能使高分子溶液不稳定。当向溶液中加入大量电解质时，由于电解质具有比高分子化合物更强的水化作用，结合了大量的水分子而使高分子化合物的水化膜被破坏，使高分子化合物凝结而沉淀，此过程称为盐析。起盐析作用的主要是电解质的阴离子。盐析法可用于制备生化制剂和中药制剂。

破坏水化膜的另一种方法是加入大量脱水剂（如乙醇、丙酮）。通过控制所加入脱水剂的浓度，可分离出不同分子量的高分子化合物，如羧甲基淀粉钠、右旋糖酐代血浆等的制备。

带相反电荷的两种高分子溶液混合时，由于相反电荷中和作用会产生凝结沉淀。高分子溶液久置也会自发地凝结而沉淀，称为陈化现象。在其他如光、热、pH 值、射线、絮凝剂等因素的影响下，高分子化合物可凝结沉淀，称为絮凝现象。

3. 高分子溶液的其他性质

亲水性高分子溶液具有较高的渗透压，渗透压的大小与高分子溶液的浓度有关。高分子溶液是黏稠性流动液体，常用作助悬剂。一些亲水性高分子溶液如明胶水溶液、琼脂水溶液，在温热条件下为黏稠性流动液体，当温度降低至一定时，形成不流动的半固体的凝胶，其过程称为胶凝。

二、高分子溶液的制备

高分子溶液的制备要经过一个溶胀过程。首先水分子渗入到高分子化合物的分子间的空隙中，与高分子中的亲水基团发生水化作用而使其体积膨胀，这一过程称为有限溶胀。由于高分子空隙间存在水分子，降低了高分子分子间的作用力（范德华力），溶胀过程继续进行，最后高分子化合物完全分散在水中形成高分子溶液，这一过程称为无限溶胀。无限溶胀的过程也就是高分子化合物逐渐溶解的过程。无限溶胀常需加以搅拌或加热才能完成。形成高分子溶液的这一过程称为胶溶。

高分子化合物的种类甚多，有的溶于水，而有的则溶于有机溶剂，且其溶解的速率快慢不同。根据实验和经验，总结出了一些高分子化合物的制备方法。

如明胶、琼脂溶液的制备，是先将明胶或琼脂碎成小块或粉末，加水放置。使其充分吸水膨胀，然后加足量的水并加热使其溶解。

胃蛋白酶、汞红溴、蛋白银等溶液的制备，需将高分子药物撒于水面，待其自然溶胀后再搅拌形成溶液。如果撒于水面后立即搅拌则形成团块，这时在团块周围形成了水化层，使溶胀过程变得相当缓慢。

淀粉遇水立即膨胀，但无限溶胀过程必须加热至 60～70℃才能完成。

甲基纤维素的有限溶胀和无限溶胀过程需在冷水中完成。

第五节　溶　胶　剂

溶胶剂（sols）系指固体药物以胶粒状态分散于分散介质中形成的非均匀分散的液体药剂，又称为疏水胶体溶液。溶胶剂中的胶粒为多分子聚集体，胶粒大小一般在 1～100nm 之间。其分散度极大，但水化作用弱，属于热力学不稳定系统。外观与溶液剂相似，透明无沉淀。

将药物制成溶胶分散体系，可改善药物的吸收，使药效增大或异常，对药物的刺激性也会产生影响。如粉末状的硫不被肠道吸收，但制成胶体则极易吸收，可产生毒性反应甚至中毒死亡。具有特殊刺激性的银盐制成具有杀菌的胶体蛋白银、氧化银、碘化银则刺激性降低。目前溶胶剂应用很少，但其性质对药剂学却有着重要意义。

一、溶胶的性质

1. 可滤过性

溶胶剂的胶粒（分散相）大小在 1～100nm 之间，能透过滤纸、棉花，而不能透过半透膜。这一特性与溶液不同，与粗分散相也不同。因此，可用透析法或电渗析法除去胶体溶液中的盐类杂质。

2. 粒子具有布朗运动

溶胶的质点小，分散度大，在分散介质中存在不规则的运动，这种运动称为布朗运动。布朗运动是由于胶粒受分散介质水分子的不规则撞击产生的。胶粒愈小，布朗运动愈强烈，其动力学稳定性就愈大。

3. 光学效应

由于胶粒对光线的散射作用，当一束强光通过溶胶剂时，从侧面可见到圆锥形光束，称为丁达尔效应。这种光学性质在高分子溶液中表现不明显，因而可用于与溶胶剂的鉴别。

溶胶剂的颜色与胶粒对光线的吸收和散射有关，不同溶胶剂对不同波长的光线有特定的吸收作用，使溶胶剂产生不同的颜色。如碘化银溶胶呈黄色，蛋白银溶胶呈棕色，氧化金溶胶则呈深红色。

4. 胶粒带电

溶胶剂中的固体微粒可由于自身解离或吸附溶液中的某种离子而有电荷。带电的固体微粒由于电性的作用，必然吸引带相反电荷的离子，称为反离子，部分反离子密布于固体粒子的表面，并随之运动，形成所谓的胶粒。胶粒上的吸附离子与反离子构成吸附层。另一部分反离子散布于胶粒的周围，离胶粒愈近，反离子愈密集，形成了与吸附层电荷相反的扩散层。带相反电荷的吸附层与扩散层构成了胶粒的双电层结构。双电层之间的电位差称为 ζ 电位。由于胶粒可带正电或带负电，在电场作用下产生电泳现象。ζ 电位愈高，电泳速度就愈快。

5. 稳定性

由于胶粒表面所带相反电荷的排斥作用，胶粒双电层中离子的水化作用，以及胶粒具有的布朗运动，增加了溶胶剂的稳定性。

溶胶剂的稳定性受很多因素的影响，主要如下。

（1）电解质的作用　加入电解质中和胶粒的电荷，使 ζ-电位降低，同时也因电荷的减弱而使水化层变薄，使溶胶剂产生凝聚而沉淀。

（2）溶胶的相互作用　将带相反电荷的溶胶剂混合，也会产生沉淀。但只有当两种溶胶的用量，刚好使电荷相反的胶粒所带的电荷量相等时，才会完全沉淀，否则可能部分沉淀，甚至不会沉淀。

（3）保护胶的作用　向溶胶剂加入亲水性高分子溶液，使溶胶剂具有亲水胶体的性质而增加稳定性。如制备氧化银胶体时，加入血浆蛋白作为保护胶而制成稳定的蛋白银溶液。

二、溶胶剂的制备

1. 分散法

分散法是将药物的粗粒子分散达到溶胶粒子大小范围的制备过程。

（1）机械分散法　多采用胶体磨进行制备。

（2）胶溶法　将新生的粗粒子重新分散成溶胶粒子的方法。

（3）超声波分散法　采用 20000Hz 以上超声波所产生的能量，使粗粒分散成溶胶剂的方法。

2. 凝聚法

（1）物理凝聚法　通过改变分散介质，使溶解的药物凝聚成溶胶剂的方法。如将硫黄溶于乙醇中制成饱和溶液，过滤，滤液细流在搅拌下流入水中。由于硫黄在水中的溶解度小，迅速析出形成胶粒而分散于水中。

（2）化学凝聚法　借助氧化、还原、水解及复分解等化学反应制备溶胶剂的方法。如硫代硫酸钠溶液与稀盐酸作用，生成新生态硫分散于水中，形成溶胶。

第六节 混 悬 剂

一、概述

1. 混悬剂的定义

混悬剂（suspensions）系指难溶性固体药物以微粒状态分散于分散介质中形成的非均匀分散的液体药剂。分散相微粒的大小一般在 $0.5\sim10\mu m$ 之间，小的微粒可为 $0.1\mu m$，大的微粒可达 $50\mu m$ 或更大。混悬剂的分散介质多为水，也有用植物油。混悬剂属于热力学不稳定的粗分散体系。

2. 可考虑制成混悬剂的药物

① 不溶性药物需制成液体药剂应用。

② 药物的剂量超过了溶解度而不能制成溶液剂。

③ 两种溶液混合由于药物的溶解度降低而析出固体药物或产生难溶性化合物。

④ 与溶液剂比较，为了使药物缓释长效。

⑤ 与固体剂型比较，为了加快药物的吸收速率，提高药物的生物利用度。

⑥ 固体剂型胃局部刺激性大的情况，可考虑用混悬剂。但对于毒剧药物或剂量太小的药物，为了保证用药的安全性，则不宜制成混悬剂应用。

3. 混悬剂的质量要求

药物本身化学性质应稳定，有效期内药物含量符合要求；混悬微粒细微均匀，微粒大小应符合该剂型的要求；微粒沉降缓慢，口服混悬剂沉降体积比应不低于 0.90，沉降后不结块，轻摇后应能迅速分散；混悬剂的黏度应适宜，倾倒时不沾瓶壁；外用混悬剂应易于涂布，不易流散；不得有发霉、酸败、变色、异臭、异物、产生气体或其他变质现象；标签上应注明"用前摇匀"。

混悬剂一般为液体药剂，也包括一种干混悬剂。它是将难溶性药物与适宜辅料制成粉末状或颗粒状药剂，临用前加水振摇即可分散成混悬液。其主要是有利于解决混悬剂在保存过程中的稳定性问题，并可简化包装，便于贮藏和携带。

混悬剂是临床上常用剂型之一，如合剂、搽剂、洗剂、注射剂、滴眼剂、软膏剂、栓剂和气雾剂等都有以混悬剂形式存在的。

二、混悬剂的稳定性

混悬剂中药物微粒与分散介质之间存在着固液界面，微粒的分散度较大，使混悬微粒具有较高的表面自由能，故处于不稳定状态。尤其是疏水性药物的混悬剂，存在更大的稳定性问题。这里主要讨论混悬剂的物理稳定性问题，以及提高稳定性的措施。

1. 混悬微粒的沉降

混悬剂中的微粒由于受重力作用，静置后会自然沉降，其沉降速率服从 Stokes 定律：

$$v = \frac{2r^2(\rho_1 - \rho_2)g}{9\eta} \tag{11-1}$$

式中 v——沉降速率，cm/s；

r——微粒半径，cm；

ρ_1，ρ_2——微粒和介质的密度，g/mL；

g——重力加速度，cm/s²；

η——分散介质的黏度，Pa·s。

按 Stokes 定律要求，混悬剂中微粒浓度应在 2% 以下。但实际上常用的混悬剂浓度均在

2%以上。此外，在沉降过程中微粒电荷的相互排斥作用，阻碍了微粒沉降，故实际沉降速率要比计算得出的速率小得多。由 Stokes 定律可见，混悬微粒沉降速率与微粒半径平方、微粒与分散介质密度差成正比，与分散介质的黏度成反比。混悬微粒沉降速率愈大，混悬剂的动力学稳定性就愈小。

为了使微粒沉降速率减小，增加混悬剂的稳定性，可采用以下措施。

① 尽可能减小微粒半径，以减小沉淀速度这是最有效的一种方法。

② 加入高分子助悬剂，既增加了分散介质的黏度，又减少微粒与分散介质之间的密度差，同时助悬剂被吸附于微粒的表面，形成保护膜，增加微粒的亲水性。

③ 混悬剂中加入低分子助悬剂如糖浆、甘油等，减少微粒与分散介质之间的密度差，同时也增加混悬剂的黏度。

这些措施可使混悬微粒沉降速率大为降低，有效地增加了混悬剂的稳定性。但混悬剂中的微粒最终总是要沉降的，只是大的微粒沉降速率稍快，细小微粒沉降速率较慢，更细小的微粒由于布朗运动，可长时间混悬在介质中。

2. 混悬微粒的荷电与水化

混悬微粒也可因某些基团的解离或吸附分散介质中的离子而荷电，具有双电层结构，产生 ζ-电位。又因微粒表面荷电，水分子在微粒周围定向排列形成水化膜，这种水化作用随着双电层的厚薄而改变。由于微粒带相同电荷的排斥作用和水化膜的存在，阻碍了微粒的合并，增加混悬剂的稳定性。当向混悬剂中加入少量电解质，则可改变双电层的结构和厚度，使混悬粒子聚结而产生絮凝。亲水性药物微粒除带电外，本身具有较强的水化作用，受电解质的影响较小，而疏水性药物混悬剂则不同，微粒的水化作用很弱，对电解质更为敏感。

3. 混悬微粒的润湿

固体药物的亲水性强弱，能否被水润湿，与混悬剂制备的难易、质量高低及稳定性大小关系很大。若为亲水性药物，制备时则易被水润湿，易于分散，并且制成的混悬剂较稳定。若为疏水性药物，不能为水润湿，较难分散，可加入润湿剂改善疏水性药物的润湿性，从而使混悬剂易于制备并增加其稳定性。如加入甘油研磨制得微粒，不仅能使微粒充分润湿，而且还易于均匀混悬于分散媒中。

4. 絮凝与反絮凝

由于混悬剂中的微粒分散度较大，具有较大的界面自由能，因而微粒易于聚集。为了使混悬剂处于稳定状态，可以使混悬微粒在介质中形成疏松的絮状聚集体，方法是加入适量的电解质，使 ζ-电位降低至一定数值（一般应控制 ζ-电位在 20～25mV 范围内），混悬微粒形成絮状聚集体。此过程称为絮凝，为此目的而加入的电解质称为絮凝剂。絮凝状态下的混悬微粒沉降虽快，但沉降体积大，沉降物不易结块，振摇后又能迅速恢复均匀的混悬状态。

向絮凝状态的混悬剂中加入电解质，使絮凝状态变为非絮凝状态的过程称为反絮凝。为此目的而加入的电解质称为反絮凝剂，反絮凝剂可增加混悬剂流动性，使之易于倾倒，方便应用。

5. 结晶增大与转型

混悬剂中存在溶质不断溶解与结晶的动态过程。混悬剂中固体药物微粒大小不可能完全一致，小微粒由于表面积大，在溶液中的溶解速率快而不断溶解，而大微粒则不断结晶而增大，结果是小微粒数目不断减少，大微粒不断增多，使混悬微粒沉降速率加快，从而影响混悬剂的稳定性。此时必须加入抑制剂，以阻止结晶的溶解与增大，以保持混悬剂的稳定性。

具有同质多晶性质的药物，若制备时使用了亚稳定型结晶药物，在制备和贮存过程中亚稳定型可转化为稳定型，可能改变药物微粒沉降速率或结块。

6. 分散相的浓度和温度

　　在相同的分散介质中分散相浓度增大，微粒碰撞聚集机会增加，混悬剂的稳定性降低。温度变化不仅能改变药物的溶解度和化学稳定性，还能改变微粒的沉降速率、絮凝速率、沉降容积，从而改变混悬剂的稳定性。冷冻会破坏混悬剂的网状结构，使稳定性降低。

三、混悬剂中的稳定剂

　　为了增加混悬剂的稳定性，可加入适当的稳定剂。常用的稳定剂有助悬剂、润湿剂、絮凝剂与反絮凝剂。

　　1. 助悬剂

　　助悬剂（suspending agents）能增加分散介质的黏度以降低微粒的沉降速率；能被吸附在微粒表面，增加微粒的亲水性，形成保护膜，阻碍微粒合并和絮凝，并能防止结晶转型，使混悬剂稳定。助悬剂的种类有以下几类。

　　（1）低分子助悬剂　常用的低分子助悬剂有甘油、糖浆等。

　　（2）高分子助悬剂　高分子助悬剂包括以下几类。

　　① 天然的高分子助悬剂　主要有阿拉伯胶、西黄蓍胶、桃胶、海藻酸钠、琼脂、脱乙酰甲壳素、预胶化淀粉、β-环糊精等。阿拉伯胶可用其粉末或胶浆，用量为 5%～15%。西黄蓍胶用其粉末或胶浆，用量可为 0.5%～1%。

　　② 合成或半合成高分子助悬剂　主要有甲基纤维素、羧甲基纤维素钠、羟丙基纤维素、羟丙甲纤维素、羟乙基纤维素、卡波普、聚维酮、葡聚糖、丙烯酸钠等。

　　③ 触变胶　某些胶体溶液在一定温度下静置时，逐渐变为凝胶，当搅拌或振摇时，又复变为溶胶。胶体溶液的这种可逆的变化性质称为触变性。具有触变性的胶体称为触变胶。如黄原胶、海藻酸钠等。利用触变胶作助悬剂，使静置时形成凝胶，防止微粒沉降。

　　2. 润湿剂

　　常用的润湿剂是 HLB 值在 7～11 之间的表面活性剂，如聚山梨酯类、聚氧乙烯脂肪醇醚类、聚氧乙烯蓖麻油类、磷脂类、泊洛沙姆等。此外，乙醇、甘油等也可作润湿剂。

　　3. 絮凝剂与反絮凝剂

　　絮凝剂与反絮凝剂可以是不同的电解质，也可以是同一电解质由于用量不同而起絮凝或反絮凝作用。常用的絮凝剂和反絮凝剂有：枸橼酸盐（酸式盐或正盐）、酒石酸盐（酸式盐或正盐）、磷酸盐及一些氯化物等。

四、混悬剂的制备

（一）混悬剂的制备

　　混悬剂的制备应使固体药物有适当的分散度，微粒分散均匀，混悬剂稳定，再悬性好。混悬剂的制备方法有分散法和凝聚法。

　　1. 分散法

　　将固体药物粉碎、研磨成符合混悬剂要求的微粒，再分散于分散介质中制成混悬剂。小量制备可用研钵，大量生产时可用乳匀机、胶体磨等机械。

　　分散法制备混悬剂要考虑药物的亲水性。对于亲水性药物如氧化锌、炉甘石、碱式碳酸铋、碳酸钙、碳酸镁、磺胺类等，一般可先将药物粉碎至一定细度，再采用加液研磨法制备，即 1 份药物加入 0.4～0.6 份的溶液，研磨至适宜的分散度，最后加入处方中的剩余液体使其成全量。加液研磨可用处方中的液体，如水、芳香水、糖浆、甘油等。此法可使药物更容易粉碎，得到的混悬微粒可达到 0.1～0.5μm。对于质重、硬度大的药物，可采用"水飞法"制备。"水飞法"可使药物粉碎成极细的程度而有助于混悬剂的稳定。

　　疏水性药物制备混悬剂时，若药物与水的接触角＞90°，不易被水润湿，很难制成混悬剂。可加入润湿剂与药物共研，改善疏水性药物的润湿性。

助悬剂、防腐剂、矫味剂等附加剂可先用溶剂制成溶液，制备混悬剂时作液体使用。

现代固体分散技术，如药物微粉化技术，应用于混悬剂的制备，可使混悬微粒更细小，更均匀，混悬剂的稳定性更好，生物利用度更高。如应用气流粉碎机，粉碎的药物可同时进行分级，可得到 $5\mu m$ 以下均匀的微粉；胶体磨能将药物粉碎至小于 $1\mu m$ 的微粉。

2. 凝聚法

凝聚法是借助物理方法或化学方法将离子或分子状态的药物在分散介质中聚集制成混悬剂。

（1）物理凝聚法 此法一般是选择适当溶剂将药物制成过饱和溶液，在急速搅拌下加至另一种不同性质的液体中，使药物快速结晶，可得到 $10\mu m$ 以下（占$80\%\sim90\%$）微粒，再将微粒分散于适宜介质中制成混悬剂。如醋酸可的松滴眼剂就是采用凝聚法制成的。

酊剂、流浸膏剂、醑剂等醇性制剂与水混合时，由于乙醇浓度降低，使原来醇溶性成分析出而形成混悬剂。配制时必须将醇性制剂缓缓注入或滴加至水中，并边加边搅拌，不可将水加至醇性药液中。

（2）化学凝聚法 将两种药物的稀溶液，在低温下相互混合，使之发生化学反应生成不溶性药物微粒混悬于分散介质中制成混悬剂。用于胃肠道透视的 $BaSO_4$ 就是用此法制成的。化学凝聚法现已少用。

（二）举例

【例1】 炉甘石洗剂

处方：

炉甘石	150g	羧甲基纤维素钠	2.5g
氧化锌	50g	纯化水	适量
甘油	50mL	共制	1000mL

制法：取炉甘石、氧化锌研细过筛后，加甘油及适量纯化水研磨成糊状，另取羧甲基纤维素钠加纯化水溶解后，分次加入上述糊状液中，随加随研磨，再加纯化水使其成 1000mL，搅匀，即得。

注：①具有保护皮肤、收敛、消炎作用。可用于皮肤炎症、湿疹、荨麻疹等。用前摇匀，涂抹于皮肤患处。②氧化锌有重质和轻质两种，以选用轻质为好。③炉甘石与氧化锌均为不溶于水的亲水性药物，能被水润湿，故先加入甘油和少量水研磨成糊状，再与羧甲基纤维素钠水溶液混合，使粉末周围形成水化膜，以阻碍微粒的聚合，振摇时易再分散。

【例2】 复方硫洗剂

处方：

硫酸锌	30g	羧甲基纤维素钠	5g
沉降硫	30g	纯化水	适量
樟脑醑	250mL	共制	1000mL
甘油	100mL		

制法：取羧甲基纤维素钠，加适量的纯化水，根据高分子化合物的特性，使其溶解；另取沉降硫分次加甘油研至细腻后，与前者混合。另取硫酸锌溶于 200mL 纯化水中，过滤，将滤液缓缓加入上述混合液中，然后再缓缓加入樟脑醑，随加随研磨，最后加纯化水至 1000mL，搅匀，即得。

注：①具有保护皮肤，抑制皮脂分泌，轻度杀菌与收敛的作用。用于干性皮肤溢出症、痤疮等。用前摇匀，涂抹于患处。②药用硫由于加工生产方法不同，而分为精制硫、沉降硫、升华硫。沉降硫的颗粒最细，易制得细腻混悬液，故本品采用沉降硫。③硫为强疏水性药物，颗粒表面易吸附空气而形成气膜，故易聚集

浮于液面，所以先以甘油润湿研磨。④樟脑醑应以细流加入混合液中，并急速搅拌使樟脑不致析出较大颗粒。⑤羧甲基纤维素钠作助悬剂，可增加分散介质的黏度，并能吸附在微粒周围。

五、混悬剂的质量评定

混悬剂的质量优劣，应按质量要求进行评定。评定的方法有：

1. 微粒大小的测定

混悬剂中微粒大小与混悬剂的稳定性、生物利用度和药效有密切关系。因此测定混悬剂中微粒的大小、均匀状况，是对混悬剂进行质量评定的重要指标。可采用显微镜法、库尔特计数法进行测定。

（1）显微镜法　显微镜法是用光学显微镜观测混悬剂中微粒大小及其粒度分布。如用显微镜照相法拍摄微粒照片，方法更简单、更可靠且具有保存性。通过对不同时间所拍摄照片的观察对比，可考察混悬剂贮存过程中的微粒变化情况。

（2）库尔特计数法　本法可测定混悬剂微粒的大小及其粒度分布。此法方便快速。

2. 沉降体积比的测定

沉降体积比是指沉降物的体积与沉降前混悬剂的体积之比。检查方法是：用具塞量筒盛供试品 50mL，密塞，用力振摇 1min，记下混悬物开始高度 H_0，静置 3h，记下混悬的最终高度 H，沉降体积比按式（11-2）计算。

$$F = \frac{H}{H_0} \tag{11-2}$$

F 值在 0～1 之间，F 值愈大混悬剂愈稳定。《中国药典》2005 年版规定，口服混悬剂（包括干混悬剂）的沉降体积比应不低于 0.90。

沉降体积比的测定，可考察混悬剂的稳定性，也可用于比较两种混悬液的质量优劣，评价稳定剂的效果，设计优良处方。

3. 絮凝度的测定

絮凝度是考察混悬剂絮凝程度的重要参数，用以评价絮凝剂的效果，预测混悬剂的稳定性。絮凝度用式（11-3）表示：

$$\beta = \frac{F}{F_\infty} = \frac{\dfrac{H}{H_0}}{\dfrac{H_\infty}{H_0}} = \frac{H}{H_\infty} \tag{11-3}$$

式中　　F——絮凝混悬剂的沉降体积比；

F_∞——去絮凝混悬剂的沉降体积比；

β——由絮凝作用所引起的沉降容积增加的倍数，β 值愈大，絮凝效果愈好，则混悬剂稳定性好。

4. 重新分散试验

优良的混悬剂在贮存后再经振摇，沉降微粒能很快重新分散，如此才能保证服用时混悬剂的均匀性和药物剂量的准确性。重新分散试验方法是：将混悬剂置于带塞的 100mL 量筒中，密塞，放置沉降，然后以 360°、20r/min 的转速转动，经一定时间旋转，量筒底部的沉降物应重新均匀分散。重新分散所需旋转次数愈少，表明混悬剂再分散性能愈好。

5. 流变学测定

采用旋转黏度计测定混悬液的流动曲线，根据流动曲线的形态确定混悬液的流动类型，用以评价混悬液的流变学性质。如测定结果为触变流动、塑性触变流动和假塑性触变流动，就能有效地减慢混悬剂微粒的沉降速率。

第七节 乳 剂

一、概述

1. 乳剂的定义

乳剂（emulsions）系指互不相溶的两相液体混合，其中一相液体以液滴状态分散于另一相液体中形成的非均匀分散的液体药剂。分散成液滴的一相液体称为分散相、内相或不连续相。包在液滴外面的一相液体则称为分散介质、外相或连续相。乳剂中水或水性溶液称为水相，用 W 表示；与水不混溶的相则称为油相，用 O 表示。普通乳剂为乳白色不透明的液体，其液滴大小在 $0.1 \sim 100 \mu m$ 之间。当液滴在 $0.1 \sim 0.5 \mu m$ 范围称为亚微乳，液滴小于 $0.1 \mu m$ 的乳剂称微乳（或称胶团乳剂、纳米乳），微乳为透明液体。静脉注射用的乳剂应为亚微乳，液滴应控制在 $0.25 \sim 0.4 \mu m$ 范围内。普通乳剂和亚微乳属于热力学不稳定体系，而微乳属于热力学稳定体系。

2. 乳剂的特点

① 药物制成乳剂后分散度大，吸收快，显效迅速，有利于提高生物利用度。

② 水与油可以各种比例混合，分剂量准确。

③ 脂溶性药物可溶于油相中，可减少药物的水解，增加稳定性。

④ 水包油型乳剂可掩盖油类药物的不良臭味，并可加入矫味剂，使其易于服用。

⑤ 可改善药物对皮肤、黏膜的渗透性，并能减少对组织的刺激性。

⑥ 静脉注射乳剂注射后分布快、药效高，有靶向性。

3. 乳剂的类型与鉴别

根据分散相不同，乳剂分为水包油型（O/W 型）和油包水型（W/O 型），此外还有复合乳剂或称多重乳剂，可用 W/O/W 型或 O/W/O 型表示。乳剂类型的鉴别方法见表 11-1。

表 11-1 乳剂类型的鉴别

鉴别方法	O/W 型	W/O 型	鉴别方法	O/W 型	W/O 型
外观	乳白色	与油颜色近似	导电法	导电	几乎不导电
CoCl₂ 试纸	粉红色	不变色	加入水性染料	外相染色	内相染色
稀释法	被水稀释	被油稀释	加入油性染料	内相染色	外相染色

乳剂应用广泛，不仅液体药剂中有乳剂类型，注射剂、滴眼剂、软膏剂、栓剂、气雾剂等都有乳剂型药剂的存在。故乳剂的理论和制备方法对其他剂型具有指导意义。

二、乳剂稳定的学说

乳剂是由水相、油相、乳化剂组成的液体药剂，要制成质量符合要求的乳剂必须提供乳剂形成和保持稳定的主要条件。

（一）提供乳化所需的能量

乳化包括两个过程，即分散过程和稳定过程。分散过程即液体分散相形成液滴均匀分散于分散介质中。此过程是借助乳化机械所做的功，使液体被切分成小液滴而增大表面积和界面自由能，其实质是将机械能部分地转化成液滴的界面自由能，故必须提供足够的能量，使分散相能够分散成微细的乳滴。乳滴愈细需要的能量愈多。

（二）加入适宜的乳化剂

乳化剂是乳剂的重要组成部分，是乳剂形成与稳定的必要条件，其作用如下。

1. 降低两相的界面张力

油水两相形成乳剂的过程，也是不相溶的两液相界面增大的过程。乳滴愈细，新增加的表面积就愈大，界面自由能也愈大。加入适宜的乳化剂，使其吸附在乳滴的周围，使乳滴在形成过程中有效地降低界面张力，使界面自由能降低，有利于形成和扩大新的界面，使乳剂保持一定分散度和稳定性。同时在乳剂的制备过程中也不必消耗较大的能量，以致用简单的振摇或搅拌的方法就能制成稳定的乳剂。

2. 形成牢固的乳化膜

乳化剂被吸附在油、水界面上，能在液滴的周围有规律地定向排列，乳化剂的亲水基团转向水，亲油基团转向油，形成乳化膜。乳化剂在液滴表面上排列越整齐，乳化膜就越牢固，乳剂也越稳定。乳化膜有四种类型。

(1) 单层膜 表面活性剂类乳化剂被吸附在液滴表面，有规律地定向排列成单分子乳化剂层，形成阻碍液滴合并的屏障。如果乳化剂为离子型表面活性剂，则形成的单分子乳化膜由于离子化而带电，电荷的互相排斥作用，阻止液滴的合并，使乳剂更稳定。

(2) 高分子膜 亲水性高分子化合物类乳化剂被吸附在液滴的表面，形成高分子乳化剂层。高分子乳化膜不但能阻止液滴合并，而且能增加分散介质的黏度，使乳剂更稳定。如阿拉伯胶作乳化剂时，就是形成高分子膜。

(3) 固体微粒乳化膜 固体微粒乳化剂被吸附在液滴表面排列成固体微粒乳化膜，起阻止液滴合并而增加乳剂稳定性的作用。

(4) 复合凝聚膜 由两种或两种以上的乳化剂组成的密集的界面膜，这两种乳化剂可以分别处于界面的两边，也可混合排列组成界面膜。

3. 确定形成乳剂的类型

决定乳剂类型的因素有多种，最主要的是乳化剂的性质和乳化剂的 HLB 值。乳化剂分子结构中有亲水基团和亲油基团，形成乳剂时，亲水基团伸向水相，亲油基团则伸向油相，如亲水基团大于亲油基团，乳化剂伸向水相的部分较大而使水的界面张力降低很大，可形成 O/W 型乳剂。如亲油基团大于亲水基团则恰好相反，形成 W/O 型乳剂。高分子乳化剂亲水基团特别大，降低水的界面张力故形成 O/W 型乳剂。固体微粒乳化剂若亲水性大，形成 O/W 型乳剂，若亲油性大，则形成 W/O 型乳剂。

(三) 具有适当的相比

乳剂中油、水两相的容积比简称为相比。制备乳剂时分散相浓度一般在 10%～50% 之间，如分散相浓度超过 50%，由于乳滴之间的距离很近，乳滴易发生碰撞而合并或引起转相，使乳剂不稳定。故制备乳剂时，应考虑油、水两相的相比，以利于乳剂的形成和稳定。

三、乳化剂

乳化剂是为了使乳剂易于形成和稳定而加入的物质。乳化剂是乳剂的重要组成部分。

(一) 乳化剂的基本要求

优良的乳化剂应具备以下基本条件。

① 乳化能力强。乳化能力是指能显著降低油水两相之间的界面张力，并能在液滴周围形成牢固的乳化膜。

② 乳化剂本身应稳定，对不同的 pH 值、电解质、温度的变化等应具有一定的耐受性。对微生物的稳定性也是考虑的因素。

③ 对人体无害，不应对机体产生近期和远期的毒副作用，无刺激性。

④ 来源广、价廉。

(二) 乳化剂的种类

1. 天然乳化剂

天然乳化剂多为高分子化合物,它们来源于植物和动物。具有较强亲水性,能形成 O/W 型乳剂,由于黏性较大,能增加乳剂的稳定性。天然乳化剂容易被微生物污染,故宜新鲜配制或加入适宜防腐剂。

(1)阿拉伯胶 主要含阿拉伯胶酸的钾、钙、镁盐,可形成 O/W 型乳剂。适用于乳化植物油、挥发油,多用于制备内服乳剂。阿拉伯胶的常用浓度为 10%～15%。阿拉伯胶乳剂在 pH 值为 2～10 都是稳定的,而且不易被电解质破坏。因内含氧化酶,使用前应在 80℃加热 30min 使之破坏。阿拉伯胶乳化能力较弱且黏度较低,常与其他乳化剂合用。

(2)西黄蓍胶 为 O/W 型乳化剂,其水溶液黏度大,pH 值 5 时黏度最大。由于西黄蓍胶乳化能力较差,一般不单独作乳化剂,而是与阿拉伯胶合并使用。

(3)明胶 为两性蛋白质,作 O/W 型乳化剂,用量为油量的 1%～2%,常与阿拉伯胶合并使用。

(4)杏树胶 乳化能力和黏度都超过阿拉伯胶,可作为阿拉伯胶的代用品,其用量为 2%～4%。

(5)磷脂 由卵黄提取的卵磷脂或由大豆提取的大豆磷脂,能显著降低油水界面张力,乳化能力强,为 O/W 型乳化剂。可供内服或外用,精制品可供静脉注射用。常用量为 1%～3%。

其他天然乳化剂还有:白及胶、果胶、桃胶、海藻酸钠、琼脂、酪蛋白、胆酸钠等。

2. 表面活性剂

此类乳化剂具有较强的亲水性亲油性,容易在乳滴周围形成单分子乳化膜,乳化能力强,性质较稳定。

常用表面活性剂类乳化剂见表 11-2。其中非离子型表面活性剂类乳化剂,如聚山梨酯和脂肪酸山梨坦类毒性、刺激性均较小,性质稳定,应用广泛。常用 HLB 值 3～8 者为 W/O 型乳化剂,而 HLB 值 8～16 者为 O/W 型乳化剂。表面活性剂类乳化剂混合使用效果更好。

表 11-2 表面活性剂类乳化剂的种类及应用

种 类	乳剂类型	应 用
一价肥皂	O/W 型	外用制剂
三乙醇胺皂	O/W 型	外用制剂
二价肥皂	W/O 型	外用制剂
十二烷基硫酸钠	O/W 型	外用制剂(常与鲸醋醇合用)
十六烷基硫酸钠	O/W 型	外用制剂(常与鲸醋醇合用)
溴化十六烷基三甲胺	O/W 型	外用、内服、肌内注射
聚山梨酯类	O/W 型	外用、内服
脂肪酸山梨坦类	W/O 型	外用制剂
泊洛沙姆(poloxamer)	O/W 型	poloxamer188 可用于静脉注射

3. **固体微粒乳化剂**

这类乳化剂为不溶性固体微粉,可聚集于油水界面上形成固体微粒膜而起乳化作用。可分为两种类型,一类如氢氧化镁、氢氧化铝、二氧化硅、皂土等易被水润湿,可促进水滴的聚集成为连续相,故是 O/W 型的固体乳化剂;另一类如氢氧化钙、氢氧化锌、硬脂酸镁等易被油润湿,可促进油滴的聚集成为连续相,故是 W/O 型的固体乳化剂。固体微粒乳化剂不受电解质影响。与非离子表面活性剂或与增加黏度的高分子化合物合用效果更好。

4. **辅助乳化剂**

辅助乳化剂一般乳化能力很弱或无乳化能力,但能提高乳剂黏度,并能使乳化膜强度增大,防止乳剂合并,提高稳定性。

（1）增加水相黏度的辅助乳化剂 甲基纤维素、羧甲基纤维素钠、羟丙基纤维素、海藻酸钠、琼脂、西黄蓍胶、阿拉伯胶、果胶、黄原胶等。

（2）增加油相黏度的辅助乳化剂 鲸蜡醇、蜂蜡、单硬脂酸甘油酯、硬脂酸、硬脂醇等。

（三）乳化剂的选择

乳化剂的种类很多，制备乳剂时应综合考虑乳剂的给药途径、药物的性质、处方的组成、欲制备乳剂的类型、乳化方法等因素，并通过科学实验，做出最佳的选择。

1. 根据乳剂的类型选择

要制备 O/W 型乳剂应选择 O/W 型乳化剂，W/O 型乳剂则选择 W/O 型乳化剂。乳化剂的 HLB 值为选择乳化剂提供了依据。

2. 根据乳剂的给药途径选择

主要考虑乳化剂的毒性、刺激性，如为口服乳剂应选择无毒性的天然乳化剂或某些亲水性非离子型乳化剂。外用乳剂应选择无刺激性乳化剂，并要求长期应用无毒性。注射用乳剂则应选择磷脂、泊洛沙姆等乳化剂为宜。

3. 根据乳化剂性能选择

各种乳化剂的性能不同，应选择乳化能力强、性质稳定、受外界各种因素影响小、无毒、无刺激性的乳化剂。

4. 混合乳化剂的选择

将乳化剂混合使用可改变 HLB 值，使乳化剂的适应性增大，形成更为牢固的乳化膜，并增加乳剂的黏度，从而增加乳剂的稳定性。各种油的介电常数不同，形成稳定乳剂所需要的 HLB 值也不同。

四、乳剂的稳定性

乳剂属于热力学不稳定的非均相分散体系，其不稳定现象主要表现在以下几方面。

1. 分层

乳剂分层又称乳析，系指乳剂放置过程中出现分散相液滴上浮或下沉的现象。分层的主要原因是由于分散相和分散介质之间的密度差造成的。尽量减小液滴半径，减少分散相与分散介质之间的密度差，增加分散介质的黏度，均是减少乳剂分层有效途径。乳剂分层也与分散相的相容积大小有关，当分散相容积低于 25% 时乳剂容易分层，达 50% 时分层速率明显减慢。分层现象是可逆的，此时乳剂并未完全破坏，经振摇后仍能恢复成均匀的乳剂。但分层后的乳剂外观较粗糙，也容易引起絮凝甚至破坏。优良的乳剂分层过程应十分缓慢。口服乳剂，以 4000r/min 的转速离心 15min，不应观察到分层现象。

2. 絮凝

乳剂中分散相液滴集中在一起成疏松团块的现象称为絮凝。分散相液滴电荷减少，ζ-电位降低，液滴产生聚集而絮凝。乳剂中的电解质和离子型乳化剂的存在是产生絮凝的主要原因，同时絮凝与乳剂的黏度等因素有关。絮凝状态仍保持液滴及其乳化膜的完整性，与液滴的合并是不同的，是可逆的聚集。但絮凝的出现表明乳剂稳定性降低，通常是乳剂破坏的前奏。

3. 转相

乳剂由于某些条件的变化而引起乳剂类型的改变称为转相。如由 O/W 型转变为 W/O 型或由 W/O 型转变为 O/W 型。转相主要是由于乳化剂的性质改变而引起，如以 O/W 型乳化剂油酸钠制成的乳剂，遇到氯化钙后生成油酸钙，变为 W/O 型乳化剂，乳剂可由 O/W 型变为 W/O 型。向乳剂中添加反类型的乳化剂也可引起乳剂转相。乳剂的转相还受相容积比的影响。

4. 合并与破坏

乳剂中液滴周围的乳化膜破坏导致液滴变大，称为合并。合并的液滴进一步分成油水两层称为乳剂破坏。破坏后液滴界面消失，虽经振摇也不可能恢复到原来的分散状态，故破坏是不可逆的变化。影响乳剂稳定性的因素中，最重要的是乳化剂的理化性质，乳化剂形成的乳化膜愈牢固，就愈能有效地防止液滴的合并和破坏。乳剂的稳定性也与液滴大小有较大关系，液滴愈小乳剂愈稳定。乳剂中液滴大小是不一致的，小液滴常填充于大液滴之间，使液滴合并的可能性增大。故为了保证乳剂的稳定，制备时尽可能使液滴大小均匀一致。另外，增加分散介质的黏度，也可使液滴合并速率减慢。

乳剂的合并和破坏还受多种外界因素的影响，如温度的过高过低、加入相反类型乳化剂、添加电解质、离心力的作用、微生物的增殖、油的酸败等均可导致乳剂的合并和破坏。

五、乳剂的制备

1. 乳剂的制备方法

（1）干胶法　先将油与胶粉同置于干燥乳钵中研匀，然后一次加入比例量的水迅速沿同一方向旋转研磨，至稠厚的乳白色初乳形成为止，再逐渐加水稀释至全量，研匀，即得。

本法的特点是先制备初乳。在初乳中油、水、胶三者要有一定比例，若用植物油其比例为 4：2：1；若用挥发油其比例为 2：2：1；液状石蜡比例为 3：2：1。所用胶粉通常为阿拉伯胶或阿拉伯胶与西黄蓍胶的混合胶。

（2）湿胶法　本法是将油相加到含乳化剂的水相中。制备时先将胶（乳化剂）溶于水中，制成胶浆作为水相，再将油相缓缓加于水相中，边加边研磨，直到初乳生成，再加水至全量研匀，即得。湿胶法制备初乳时油、水、胶的比例与干胶法相同。

（3）新生皂法　本法是利用植物油所含的硬脂酸、油酸等有机酸与加入的氢氧化钠、氢氧化钙、三乙醇胺等，在加热（70℃以上）条件下生成新生皂作为乳化剂，经搅拌或振摇即制成乳剂。若生成钠皂、有机胺皂则为 O/W 型乳化剂，生成钙皂则为 W/O 型乳化剂。本法多用于乳膏剂的制备。

（4）两相交替加入法　向乳化剂中每次少量交替地加入水或油，边加边搅拌或研磨，即可形成乳剂。天然胶类、固体微粒乳化剂等可用本法制备乳剂。当乳化剂用量较多时本法是一个很好的方法。

（5）机械法　本法是将油相、水相、乳化剂混合后用乳化机械制备乳剂。机械法制备乳剂可不考虑混合顺序而是借助机械提供的强大能量制成乳剂。乳化机械主要有电动搅拌器、乳匀机、胶体磨、超声波乳化器、高速搅拌机、高压乳匀机等。

（6）微乳的制备　微乳除含油、水两相和乳化剂外，还含有助乳化剂。乳化剂和助乳化剂应占乳剂的 12%～25%。乳化剂主要是界面活性剂，不同的油对乳化剂的 HLB 值有不同的要求。制备 W/O 型微乳时，大体要求其 HLB 值应在 3～6 范围内；制备 O/W 型微乳时，则其 HLB 值应在 15～18 范围内。助乳化剂一般选择链长为乳化剂的 1/2 的烷烃或醇等，如正丁烷、正戊烷、正己烷、5～8 个碳原子的直链醇。

（7）复合乳剂的制备　用二步乳化法制备。即先将油、水、乳化剂制成一级乳，以一级乳为分散相与含有乳化剂的分散介质（水或油）再乳化制成二级乳剂。

2. 乳剂中药物的加入方法

乳剂是药物良好的载体，加入各种药物使其具有治疗作用。药物的加入方法如下。

① 水溶性药物先制成水溶液，可在初乳制成后加入。

② 油溶性药物先溶于油，再制成乳剂。

③ 在油、水两相中均不溶的药物，可用亲和性大的液相研磨药物，再制成乳剂。或制成细粉后加入乳剂中。

④ 大量生产时，药物能溶于油的先溶于油，可溶于水的先溶于水，然后将乳化剂以及油

水两相混合进行乳化。

3. 影响乳化的因素

（1）温度　温度与乳剂的形成、制备的难易有关，升高温度不仅降低黏度，而且能降低界面张力，有利于乳剂的形成。但温度升高同时也增加液滴的动能，可使液滴聚集甚至破裂，故乳化温度一般不宜超过 70℃。

（2）乳化时间　乳化时间对乳化过程的影响较为复杂。在乳化的开始阶段，外加的机械力作用可促使液滴的形成。但液滴形成后继续长时间地施加机械力，又会使液滴之间的碰撞机会增加，导致液滴合并增大，稳定性降低。因此，乳化时间长短应适当。

4. 举例

【例 1】　鱼肝油乳

处方：

鱼肝油	36.8mL	糖精	0.03g
吐温-80	1.25g	杏仁油香精	0.28g
西黄蓍胶	0.9g	香蕉油香精	0.09g
甘油	19g	纯化水	适量
苯甲酸	0.15g	共制	100mL

制法：将纯化水、西黄蓍胶、糖精、甘油、吐温-80、苯甲酸、鱼肝油放置容器中，用乳匀机乳匀 1 分钟，再将杏仁油香精、香蕉油香精加入，继续乳匀 1 分钟，既得。

注：①本品用作治疗维生素 A 与维生素 D 缺乏的辅助剂。口服，一次 3～8mL，一日 3 次。②本品采用吐温-80 为乳化剂，西黄蓍胶是辅助乳化剂，苯甲酸为防腐剂，糖精为甜味剂，杏仁油香精、香蕉油香精为矫臭剂。③本品是 O/W 型乳剂，可用阿拉伯胶为乳化剂，采用干胶法或湿胶法制成。④本品采用机械法制备。

【例 2】　石灰搽剂

处方：

氢氧化钙溶液	50mL	植物油	50mL

制法：取氢氧化钙溶液与花生油混合，用力振摇，使其成乳浊液，即得。

注：①本品外用于烫伤。②本品为 W/O 型乳剂，乳化剂是氢氧化钙与油中游离脂肪酸反应生成的钙皂。

六、复合型乳剂

（一）概述

复合型乳剂（简称复乳）系具有两种乳剂类型（O/W 及 W/O）的复合非均相液体制剂。复乳是以 O/W 或 W/O 的简单乳剂（亦称一级乳）为分散相，再进一步分散在油或水的连续相中而形成的乳剂（亦称二级乳），用 O/W/O 或 W/O/W 型表示。目前复乳研究较多的是 W/O/W 型二级乳。各相依次叫内水相、油相和外水相。当内、外水相成分相同时称二组分二级乳，不同时称三组分二级乳。

复乳乳滴直径通常在 $10\mu m$ 以下。由于具有液体乳膜的结构以及控制药物的渗透和扩散速率，因此，复乳可以作为药物的"控制释放体系"；在体内复乳具有对淋巴系统的定向性，可选择分布于肝、肾、脾等脏器组织中，因而，可用于癌症化学治疗的良好载体；也可用作因药物超剂量服用或误服而引起中毒时的解毒体系；还可避免在胃肠道中失活，增加药物稳定性、提高药效等作用。因此，复乳在药剂学上是有发展前途的新剂型。

（二）复乳的制备

通常采用二步乳化法：第一步先将水、油、乳化剂制成一级乳，然后，将一级乳作为分散相，加入乳化剂、水（或油）再经乳化制得二级乳。复乳的制备中应注意以下两点。

1. 乳化剂的选用

与乳剂相同，复乳中乳化剂选择亦应由复乳的类型决定。对于 O/W/O 型复乳，由于一级乳的分散相为油，连续相为水，故应选择亲水性乳化剂形成 O/W 型一级乳。第二步分散相为 O/W 型一级乳、连续相为油，则应选择亲油性乳化剂形成复乳。反之，若需制成 W/O/W 型复乳，一级乳应选亲油性乳化剂，而二级乳应选亲水性乳化剂。

2. 药物的加入

一般将药物加入内水相。但根据释药要求也可在内、外水相加入同一药物或不同的药物，脂溶性药物加入到油相中。

（三）复乳的稳定性

复乳比一级乳更复杂、更不稳定。对于 W/O/W 型复乳，其主要不稳定表现在油膜破裂及内水相外溢。具体地讲，其稳定性受下列因素的影响。

1. 内水相液滴的大小

大的内水相液滴比小的内水相液滴更易穿透油膜而外溢。一般内水相液滴小，形成的一级乳的乳滴较小时，该复乳较稳定。如用同一种乳化剂 5% 的油酸山梨坦作一级乳，用三种不同的二级乳化剂，即：A. 聚氧乙烯十二烷基醚；B. 聚氧乙烯辛基酚；C. 油酸山梨坦：聚山梨酯 80（3:1），用相同方法制备，可以形成三种状态的复乳。用乳化剂 A 形成的复乳乳滴中大部分含有一个较大的内水相微滴；乳化剂 B 形成的复乳乳滴中含有若干个小的内水相微滴；乳化剂 C 形成的复乳乳滴中各有大小不等的内水相微滴。实验证明用乳化剂 B 形成的复乳比用乳化剂 A、C 形成的复乳稳定。

2. 内、外水相之间的渗透性

W/O/W 型复乳中存在着分隔内、外水相的半透性油膜。由于内、外水相溶质含量可能不同，其间存在着渗透压，使水分子可以透过油膜，造成复乳中一级乳滴的膨胀或皱缩。因此，渗透性对复乳的稳定性影响很大。如葡萄糖或氯化钠等溶质溶于内水相时，内水相渗透压可高于外水相，在 W/O/W 型复乳放置过程中，水分子从外水相穿过油膜渗入内水相，引起内水相的膨胀，W/O 型乳滴逐渐变大，同时，内水相的溶质也被稀释，其渗透压降低。若此时内、外水相成为等渗溶液，则 W/O 型乳滴会停止变化。但其外层的油膜已较前为薄，破裂的可能性增大；如内水相仍有较大的渗透压，则 W/O 型乳滴会进一步膨胀而引起油膜破裂，内水相外溢，乳剂即破坏。

3. 油膜的性质与厚度

油膜的性质是决定复乳稳定性的主要因素之一。而油膜黏度尤为重要。膜的黏度愈低，膜愈不稳定。在复乳中需要考虑水-油与油-水两种不同的界面膜的黏度。每种膜的黏度取决于制备一级乳和二级乳时所选用的乳化剂，以及内相和连续相中药物的性质。此外，膜的厚度也很重要。一般膜愈厚则愈稳定。内水相在 W/O 型一级乳中体积比（中）的大小，直接影响二级乳中油膜的厚度，其（W/O）愈小则油膜愈厚。因此，油膜的厚度应在形成一级乳的乳化过程中加以控制。

4. 内、外水相中加入高分子稳定剂

一方面在复乳内水相中加入适量 0.5% 明胶溶液，这种高分子可吸附在油水界面形成具有一定机械强度的连续性界面膜，避免乳滴破坏；另一方面，在复乳外水相中加入 1% 的 PVP 溶液作增稠剂，由于外水相黏度增加，乳滴的流动性降低，从而使复乳的稳定性提高。

（四）举例

【例】　丝裂霉素 C 复合乳剂

处方：

丝裂霉素 C	50g	斯盘-80	10g
单硬脂酸铝	10g	吐温-80	适量
精制麻油	80mL		

制法：将单硬脂酸铝加热溶于精制麻油中，加斯盘-80 混匀，然后加丝裂霉素 C 水溶液（丝裂霉素 C 溶于 100mL 纯化水制得），搅拌乳化，使其成 W/O 型乳剂。另取 2％的吐温-80 水溶液加入上述 W/O 型乳剂中，边加边搅拌，最后通过乳匀机匀化得 W/O/W 型复合乳剂。

七、乳剂的质量评定

乳剂属于热力学不稳定体系。由于乳剂种类不同，其作用与给药途径不同，因此难于制定统一的质量标准。目前，主要针对影响乳剂稳定性的指标进行测试，以便对各种乳剂质量作定量地比较。

1. 乳滴大小的测定

乳剂中乳滴大小的测定可以用显微镜测微仪或库尔特粒度测定仪。由乳滴平均直径随时间的改变就可以表示或比较乳剂的稳定性。

2. 测定乳滴合并的速率

升温或离心观察乳滴合并速率：可以用升温或离心加速试验考查乳剂中乳滴合并速率。如乳剂用高速离心机离心 5min 或低速离心 20min 比较观察乳滴大小变化。

3. 分层的观察

比较乳剂的分层速率是测定乳剂稳定性的简略方法。采用离心法即以 4000r/min 速度离心 15min，如不分层则认为质量较好；或将乳剂染色，置于刻度管中于室温、低温、高温等条件下旋转一定时间后，由于乳析的作用使分散相上浮或下沉，因分散相浓度不均致使乳剂出现颜色深浅不一的色层变化，未出现该现象的为稳定性好。但应注意，乳剂的分层速率并不能完全反映乳剂稳定程度，因为有些乳剂虽可长时间出现分层，但经振摇仍可恢复原来的均匀状态。

第八节　按给药途径与应用方法分类的液体药剂

在本章前几节中介绍的液体药剂是按分散系统分类的。但属同一分散系统的液体药剂，往往由于在医疗上的作用和用途不同而有其特殊的要求，因此在临床工作中，常常又按给药途径和应用方法将液体药剂进行分类。其中不少剂型已收载于《中国药典》2005 年版制剂通则中，如合剂、滴耳剂、滴鼻剂、洗剂、搽剂等。

一、合剂

合剂（mixtures）系指以水为溶剂，含有一种或一种以上药物成分的内服液体药剂（滴剂除外）。包括溶液型、胶体型、混悬型及乳剂型。合剂中的药物可以是化学药物，也可以是中药材的提取物。合剂多以水为溶剂。为了增加药物的溶解度，亦可加入少量的乙醇。合剂中常加入甜味剂（蔗糖量不高于 20％）、着色剂、香精等。以水为溶剂的合剂需加入防腐剂，若药物成分易氧化，应加入抗氧剂等稳定剂。单剂量灌装的合剂也可称口服液。口服液应是澄明溶液，或含有极少量的沉淀，一经振摇即分散。

如硫酸锌合剂、复方甘草合剂、葡萄糖酸钙口服溶液等。

二、洗剂

洗剂（lotions）系指专供涂敷皮肤或冲洗用的外用液体药剂。有溶液型、混悬型、乳剂型以及它们的混合液，其中以混悬液为多。洗剂的分散介质多为水和乙醇。应用时一般轻涂或用纱布蘸取湿敷于皮肤上。亦可用于冲洗皮肤伤患处或腔道等。洗剂一般具有清洁、消毒、消炎、止痒、收敛和保护等局部作用。

洗剂中所含水分或乙醇在皮肤上蒸发时，有冷却和收缩血管作用，能减轻急性炎症。留下的干燥粉末有保护皮肤免受刺激的作用。有的处方中加有甘油和助悬剂，目的是待水分蒸发后，能使药物粉末不易脱落，形成保护膜。如炉甘石薄荷脑洗剂、水杨酸复合洗剂、苯甲酸苄酯洗剂等。

三、搽剂

搽剂（liniments）系指专供揉搽皮肤表面用的液体药剂。搽剂常用的分散剂有水、乙醇、液状石蜡、植物油和甘油等。搽剂具有镇痛、收敛、保护、消炎、防腐、发红（或引赤）及抗刺激作用。凡起镇痛、发赤、抗刺激作用的搽剂多用乙醇或二甲基亚砜稀释液为分散介质，使用时用力搓搽，可增加药物的穿透性。凡起保护作用的搽剂多用油或液状石蜡为分散介质，搽用时润滑、无刺激性，并有清除鳞屑痂皮的作用。搽剂必要时可加入适量的防腐剂或抗氧剂。使用时涂于皮肤后搓搽或涂于敷料上贴于患处，一般不用于破损的皮肤。

搽剂有溶液型、乳浊液型及混悬液型。乳浊液中的乳化剂，还可乳化皮脂而有利于药物的穿透。搽剂有酞丁安搽剂、吲哚美辛搽剂、复方鞣酸搽剂（止痒搽剂）等。

四、滴耳剂

滴耳剂（ear drops）系指专供滴入耳腔内的外用液体药剂。亦可以固态药物形式包装，另备溶剂临用前配成溶液、混悬液应用。滴耳剂一般以水、乙醇、甘油为溶剂；也有以丙二醇、聚乙二醇为溶剂的。以乙醇为溶剂，穿透性及杀菌作用较强，但有刺激性，常能引起疼痛。以甘油为溶剂，作用和缓，药效持久，并有吸湿性，但其穿透性较差，且易使患处堵塞。以水为溶剂，作用和缓，但穿透性差。因此往往使用混合溶剂。

滴耳剂有消毒、止痒、收敛、消炎、润滑作用。患慢性中耳炎，由于黏稠分泌物存在，使药物很难达到中耳部。故常加入溶菌酶、透明质酸酶等，能液化分泌物、促进药物的分散、加速肉芽组织再生。外耳道有炎症时，其 pH 值多在 7.1~7.8 之间，故外耳道所用滴耳剂最好为弱酸性。滴耳剂如为混悬液，其最大颗粒不得超过 $50\mu m$。用于耳部伤口，尤其耳膜穿孔或手术前的滴耳剂，应灭菌，并不得添加抑菌剂，且密封于单剂量包装容器中。多剂量包装的滴耳剂，除另有规定外，应不超过 10mL。滴耳剂有复方诺氟沙星滴耳剂、氯霉素滴耳剂、复方硼酸滴耳剂等。

五、滴鼻剂

滴鼻剂（nasal drops）系指专供滴入鼻腔内的液体药剂。一般制成溶液型，也有乳剂或混悬剂。亦可以固体药物形式包装，另备溶剂，在临用前配成溶液或混悬液应用。多以水、丙二醇、液状石蜡、植物油为溶剂。滴鼻用水溶液容易与鼻腔内分泌物混合，容易分布于鼻腔黏膜表面但维持药效短。油溶液刺激性小，作用持久，但不易与鼻腔黏液混合。正常人鼻腔液 pH 值一般为 5.5~6.5，炎症病变时，则呈碱性，有时可高达 pH 值为 9，易使细菌繁殖，影响鼻腔内分泌物的溶菌作用以及纤毛的正常运动。所以滴鼻剂 pH 值一般为 5.5~7.5。滴鼻剂应无刺激，对鼻黏膜及其纤毛的功能不应产生副作用。滴鼻剂如为水性溶液通常应为等渗。制备滴鼻剂时可按药材提取物或药物的性质加入适宜的抗氧剂、增溶剂、防腐剂或其他附加剂。滴鼻剂有复方呋喃西林滴鼻剂、盐酸麻黄碱滴鼻剂、银翘解毒滴鼻剂等。

六、含漱剂

含漱剂（gargarisms）系指专用于咽喉、口腔清洗的液体药剂，用于口腔的清洗、去臭、防腐、收敛和消炎。多为药物的水溶液，也可含少量甘油和乙醇。溶液中常加适量着色剂，以示外用漱口，不可咽下。含漱剂要求微碱性，以利于除去口腔的微酸性的分泌物与溶解黏液蛋白。

如葡萄糖酸氯己定含漱剂、甲硝唑漱口液。

七、滴牙剂

滴牙剂（dropdentifrices）系指专用于局部牙孔的液体药剂。其特点是：药物浓度往往不用溶剂或仅用很少量溶剂稀释。因其刺激性和毒性很大，应用时不能接触黏膜。滴牙剂一般不发给病人，由医护人员施于病人。如牙痛水、硝酸铵银溶液等。

八、涂剂

涂膜剂系指用有机溶剂溶解成膜材料并与药物混溶而制成的一种外用涂剂。用时涂于患处，溶剂挥发后形成薄膜以保护创面，同时逐渐释放所含药物而起治疗作用。涂膜剂的一般制法：涂膜剂中所含药物，如能溶于溶剂中，可直接加入溶解。

如为中草药，则应先制成提取液或提取物的乙醇丙酮溶液，再加入到基质溶液中去。

九、灌肠剂

灌肠剂（clysma）系指从肛门将药液灌注于直肠的一类液体药剂。根据其应用目的可分为下列三类。

1. 泻下灌肠剂

泻下灌肠剂是以排便或灌洗为目的，又称清除灌肠剂。主要为清除粪便，减低肠压，使肠恢复正常功能，这类药剂施用后必须排出。常用的有：生理盐水、5％软肥皂溶液、1％碳酸氢钠溶液等。一次用量为 250～1000mL，施用时必须温热并缓缓灌入。甘油对肠黏膜有刺激性，故有用 50％～60％的甘油水溶液灌肠，用量为 40～150mL。

2. 含药灌肠剂

含药灌肠剂是指在直肠起局部作用或吸收发挥全身作用的液体药剂。很多药物为了避免在胃中破坏或因对胃黏膜有刺激不宜服用；或避免药物的肝首过作用；也有的是因为病人处于不能口服给药状态时采用灌肠给药。此类灌肠剂需较长时间保留在肠中，故又称保留灌肠剂。可加入适量附加剂以增加其黏度。例如：0.1％醋酸、0.1％～0.5％鞣酸、10％水合氯醛溶液（一次 10～20mL，加水稀释 1～2 倍后灌入）等。微型灌肠剂是一种直肠给药的新剂型，用量通常在 5mL 以下。一般制成溶液或使用凝胶辅料制成凝胶状制剂。药物以分子或微小粒子状态分散，没有栓剂的熔融、释放于体液的过程，有利于药物的吸收。

3. 营养灌肠剂

营养灌肠剂是患者不能经口摄取营养而应用的含有营养成分的液体药剂。也属于保留灌肠剂。常用的有葡萄糖、鱼肝油及蛋白质等液体药剂。

十、灌洗剂

灌洗剂（irrigating solutions）主要系指灌洗阴道、尿道的液体药剂。洗胃用的液体药剂亦属灌洗剂。灌洗剂多为具有防腐、收敛、清洁等作用药物的水溶液。用量一般在 1000～2000mL，通常为临用前新鲜配制或用浓溶液稀释，施用时应热至体温。其主要目的是清洗或洗除黏膜部位某些病理异物。

第十二章　浸出药剂

第一节　概　　述

一、浸出制剂的定义

浸出制剂系指用适当的浸出溶剂和方法，从动植物药材中浸出有效成分，经适当精制与浓缩得到的供内服或外用的一类制剂。

浸出制剂在我国有着悠久的历史。最早的记载是在公元前 1766 年商汤的"伊尹创制汤液"，继汤剂后又有酒剂、酊剂、流浸膏剂、浸膏剂及煎膏剂等。近年来，运用现代科学技术和设备进行浸出制剂实验研究，研制出许多浸出制剂新品种，应用新技术、新工艺提取药材中有效部位或多种有效成分，改革和发展了新剂型，如中药颗粒剂、片剂、注射剂、膜剂、气雾剂、滴丸剂等。另外在中西医理论指导下，将中医药联合组方，现已制成不少有效中西药组方的新剂型，提高了疗效，降低了毒副作用，为发展我国医药学开创了新的途径。

二、浸出制剂的类型和特点

1. 浸出制剂的类型

浸出制剂按浸出溶剂及制备特点分为四类。

(1) 水浸出制剂　指在一定的加热条件下，用水浸出的制剂。如汤剂、中药合剂等。

(2) 含醇浸出制剂　指在一定条件下用适当浓度的乙醇或酒浸出的制剂。如酊剂、酒剂、流浸膏剂等。有些流浸膏剂虽然是用水浸出有效成分，但其成品中一般加有适量乙醇。

(3) 含糖浸出制剂　指在水浸出制剂基础上，经精制、浓缩等处理后，加入适量糖（蜂蜜）或其他赋形剂制成。如煎膏剂、冲剂、糖浆剂等。

(4) 精制浸出制剂　指选用适当溶剂浸出有效成分后，浸出液经过适当精制处理而制成的药剂。如口服液、注射剂、片剂、滴丸等。

2. 浸出制剂的特点

浸出制剂的成品中除含有有效成分外，还含有一定量无效成分，因此，浸出制剂具有以下特点。

(1) 综合作用　浸出制剂具有原药材各浸出成分的综合疗效，与同一药材提取的单体化合物相比，有些浸出制剂不仅疗效较好，有时还能发挥单一成分起不到的作用。如阿片酊不仅具有镇痛作用，还有止泻功能，但从阿片粉中提取的纯吗啡只有镇痛作用。

(2) 作用缓和、持久且毒性也较低　浸出制剂中共存的辅助成分，常能缓和有效成分的作用或抑制有效成分的分解。如鞣质可缓解生物碱的作用并使药效延长。

(3) 便于服用　浸出制剂与原药材相比，去除了组织物质和无效成分，相应提高了有效成分浓度，从而减少了用量，便于服用。同时在浸出过程中处理或去除了酶、脂肪等无效成分，不但增加了某些有效成分的稳定性，也提高了制剂有效性和安全性。

(4) 无效成分　浸出制剂中均有不同程度的无效成分，如高分子物质、黏液质、多糖等，在贮存时易发生沉淀、变质，影响浸出制剂的质量和药效，特别是水性浸出制剂。

　　鉴于浸出制剂的上述特点，对于成分尚未明确或有效成分不易分离的药材，制成浸出制剂是最适宜的选择。

三、浸出溶剂及浸出辅助剂

　　最常用浸出溶剂为水、乙醇，其溶解性能和特点见第十一章液体药剂。

　　通常选用乙醇与水不同比例的混合溶剂，有利于选择性浸出有效成分。90％以上乙醇用于浸出挥发油、有机酸、内酯、树脂等；50％～70％的乙醇适用于浸出生物碱、苷类等；50％以下的乙醇适用于浸出蒽醌类等化合物。

　　为了增加浸出效果，或提高浸出成分的溶解度及浸出制剂的稳定性，有时也应用一些浸出辅助剂。常用有以下几种。

　　① 酸或碱　有利于碱性成分或酸性成分的浸出。

　　② 甘油　稳定鞣质的作用，常与水、醇混合使用。

　　③ 表面活性剂　利于溶剂对药材的湿润，能提高浸出效率，但用量不宜过多。

第二节　浸出原理和浸出方法

一、浸出原理

（一）浸出过程

　　浸出过程系指溶剂进入细胞组织，溶解其有效成分后变成浸出液的全部过程，该过程包括以下几个相互联系着的阶段。

　　1. 浸润

　　浸润过程系指药材粉粒与浸出溶剂接触后，浸出溶剂首先附着于粉粒表面使之湿润，然后通过毛细管和细胞间隙进入细胞组织中的过程。不能附着于粉粒表面的溶剂无法浸出药材中有效成分。浸出溶剂能否湿润粉粒表面取决于两者的界面情况。所以，一般非水溶剂不易从含水量多的药材中浸出有效成分，必须先行干燥；而极性溶剂则不易从富含油脂的药材中浸出有效成分，对于这些药材应先用溶剂脱脂，或榨取油脂，再用水、醇浸出。

　　2. 溶解

　　溶剂进入细胞后溶解其可溶性成分，形成溶液。药材中各成分被溶出的程度决定于选择的溶剂和被溶出成分的性质。

　　溶剂进入细胞内溶解可溶性成分的速率取决于药材的特性和溶剂的特性。一般疏松药材溶解得快；用乙醇为溶剂比用水溶解的速率快，因前者穿透能力强。

　　3. 扩散

　　进入细胞的溶剂溶解了大量可溶性成分后，便造成了细胞内外的浓度差。此时，细胞内具有较高的渗透压，从而形成扩散点，不断向细胞外扩散其溶解的成分，以平衡其渗透压，而溶剂又不断地进入细胞内，如此反复，直至达到动态平衡。在此过程中的浓度差是浸出的动力。浸出成分的扩散速率可用 Ficks 第一扩散定律来说明：

$$ds/dt = -DF(dc/dx) \qquad (12-1)$$

式中　　ds——dt 时间内物质的扩散量；

　　　　dt——扩散时间；

　　ds/dt——扩散速率；

　　dc/dx——浓度梯度；

　　　　D——扩散系数；

　　　　F——扩散面积。

因为扩散是逆着浓度增加方向发生，即 $\mathrm{d}c/\mathrm{d}x$ 是负值，故前方加负号。扩散系数 D 与温度和浸出成分的关系：

$$D = \frac{RT}{N} \times \frac{1}{6\pi r\eta} \tag{12-2}$$

式中　R——气体常数；

　　　T——绝对温度；

　　　N——Avogadro 常数；

　　　r——扩散分子半径；

　　　η——黏度。

由式(12-1) 和式(12-2) 可见，扩散速率与药材表面积、浓度梯度、浸出温度成正比，而与浸出物的分子半径、浸出液的黏度成反比。

4. 置换

浸出的关键在于保持最大的浓度差，否则 D、F 及 t 均失去作用。搅拌或不断更换新溶剂，以及利用浸出液的相对密度造成内部对流等都是置换作用，即将粉粒周围的溶液变稀，增加浓度梯度以利于浸出。

（二）影响浸出的因素

影响浸出的因素主要有：

1. 药材结构特性与粉碎度

药材结构疏松利于溶剂浸润，易于浸出，反之则难以浸出。从扩散公式可知，扩散面积大，扩散速率快。药材粉碎后，表面积增大，加快浸出。但是，粉碎过细并不适于浸出，原因如下。

① 过细粉末在浸出时虽然浸出效果提高，但吸附作用也增加，从而使扩散速率减小。因此，药材的粉碎度应视药材特性和溶剂而定。若用水作溶剂时，药材易膨胀，药材可粉碎得粗些，如切成薄片或小段；若用乙醇作溶剂时，因乙醇对药材膨胀作用小，可粉碎成粗粉（5～20 目）。药材结构特征不同，粉碎度要求也不同。通常叶、花、草等疏松药材，宜用最粗粉甚至不粉碎；坚硬的根、茎、皮宜粉碎较细粉。

② 粉碎过细，药材组织中大量细胞破裂，致使大量不溶物及较多树脂、黏液质混入浸出液，体系黏度增大，扩散减慢，过滤也困难。

③ 过细粉给操作带来困难，如渗漉时易造成堵塞；煎煮时易发生糊化。

2. 浸出溶剂

溶剂的质量、溶解性能以及理化性质对浸出的影响较大。水是最常用的浸出溶剂之一。一般应用蒸馏水或去离子水，避免用硬水。它对极性物质如生物碱盐、苷类、水溶性有机酸、鞣质、糖类、氨基酸等有较好的溶解性能。

乙醇也是常用溶剂，溶解性能介于极性与非极性之间，不同浓度的乙醇可以溶解不同性质的成分；乙醇浓度在 40% 以上，能延缓药物的水解，增加制剂的稳定性；乙醇浓度在 20% 以上时，具有防腐作用。

另外，溶剂的 pH 和溶剂的黏度也影响药材成分的浸出。

3. 温度

温度升高，扩散加快，同时温度升高，使蛋白质凝固，酶破坏，利于浸出和制剂的稳定性。

但浸出温度高能使某些药材中不耐热以及挥发性的成分分解或挥散。因此，在浸出过程中应控制浸出温度。

4. 浓度梯度

浓度梯度是细胞内外的浓度差，是浸出的动力，浓度梯度大，浸出快，效率高。浓度梯度大小主要取决于选择的浸出工艺和设备。如渗漉法较浸渍法浓度梯度大，在浸渍法中采用不断搅拌、强制浸出液循环或分次加入溶剂均可提高浓度梯度，达到提高浸出效果的目的。

5. 压力

提高浸出压力有利于增加浸润过程的速率。同时，有压力下的渗透尚可能将药材组织内某些细胞壁破裂，也有利于浸出成分的扩散过程。当然，对药材组织内充满溶剂后，加大压力对扩散速率并没有什么影响，另外，对组织疏松、易浸润的药材浸出影响也不显著。

6. 浸出时间

一般时间越长，浸出量越大。但当浸出过程中扩散达到平衡后，浸出时间即不起作用。此外，长时间的浸出往往会增加大量杂质的溶出，苷类水解。以水为溶剂时还会发霉，影响浸出液质量。

7. 新技术的应用

新技术的应用有利于改善浸出效率。如超声波浸提颠茄叶中生物碱，使原来由渗漉法48小时缩短到3小时；利用胶体磨浸提曼陀罗以制备酊剂，可使浸出在几分钟内完全。其他强化浸出方法如流化提取、在磁场下浸取、脉冲浸取等也有较好的效果。

二、浸出方法

1. 浸渍法

浸渍法是简便而常用的一种浸出方法。用一定量的溶剂，在一定温度下，将药材浸泡一定时间，提取有效成分。本法的操作如下。

取药材粗粉或碎块，置有盖容器中，加入定量的溶剂、密盖，间歇振摇，在常温暗处浸渍3～5日或规定时间，使有效成分充分浸出；也可在适当温度下浸渍以缩短时间。倾取上清液，过滤，压榨残渣，收集压榨液和滤液合并，静置24小时，过滤，即得。

浸渍法的特点是浸出溶剂用量多，方法简便。适用于黏性无组织的药材，如安息香、没药等；新鲜易膨胀的药材，如大蒜、鲜橙皮等，以及价格便宜药材的浸出。本法缺点是浸出效率低，不适用于贵重或有效成分含量低的药材的浸出。

另外，药渣对浸出液的吸附引起的成分损失也是本法的一个缺点，但压榨药渣又容易使药材组织细胞破裂，大量不溶性成分进入浸出液中，给后续工序带来不便，因此，在实际生产中常采用多次浸渍法，也称重浸渍法，即将定量的浸出溶剂分次加入，既有利于提高浸出时浓度梯度，也可减少药渣对浸出液的吸附，而且不压榨，可避免大量杂质混入浸出液使浸出液不易澄清。

现代浸渍容器多选用不锈钢缸、搪瓷缸等，在浸渍器上装搅拌器以加速浸出；为防止药渣堵塞，浸渍器下端出口的假底（多孔的滤板）上放滤布。

2. 煎煮法

煎煮法是古老的的浸出方法，但至今仍是制备浸出制剂有效的方法之一。浸出溶剂多为水，也有用乙醇。其一般的操作过程如下。

取药材，切碎或粉碎成粗粉，置适宜容器中，加水浸没药材，浸泡适宜时间后加热至沸，保持微沸一定时间，分离浸出液，药渣依法浸出1～2次至浸出液味淡薄为止，合并浸出液，分离异物或沉淀物即得。以乙醇为溶剂时，应采用回流法，以免挥发损失，同时也有利于安全生产。

煎煮法适用于有效成分溶于水，且对热稳定的药材。本法的特点是方法简便易行，能煎出大部分有效成分，但是，煎出液中杂质较多，易霉变，某些不耐热或易挥发成分易被破坏，挥发损失。

　　传统的煎煮器有砂锅、陶瓷罐等。目前生产中通常采用的设备是多能提取罐，如图 12-1
所示。

图 12-1　多能提取罐示意图

　　多能提取罐是一种可调节温度、压力的密闭间歇式提取器，可以进行常温常压提取，也
可以在高温高压或低温减压条件下提取，如常压、微压水煎，温浸，加热回流，强制循环渗
漉，挥发油提取及有机溶剂回收等多种操作。

　　多能提取罐是由主体罐、热交换器、冷凝器、油水分离器、过滤器、除沫器六个部件组
成。提取时一般可用蒸汽直接加热，也可间接（夹层）加热。在进行水提或醇提时，通向油水
分离器的阀门是关闭的。当进行提取挥发油时，才打开油水分离器阀门。

　　3. 渗漉法

　　渗漉法是在药粉上不断添加浸出溶剂使其渗过药粉，从下端出口流出浸出液的一种浸出方
法。渗漉时，溶剂渗入药材细胞中溶解其可溶性成分扩散至渗漉液中，使渗漉液浓度增高，密
度增大而向下移动，上层溶剂或稀浸出液置换其位置，产生浓度差，利于扩散进行。故浸出效
果优于浸渍法，提取比较完全，且省去了浸出液与药渣分离的操作。特别适用于剧、毒药材、
有效成分含量低的药材及贵重药材的浸出。但对新鲜易膨胀的药材、无组织结构的药材不宜应
用渗漉法。

　　渗漉器有圆柱形或圆锥形。以水为溶剂，药材吸水膨胀性大，宜用圆锥形渗漉器，而膨胀
性不大的药材可用圆柱形。

　　渗漉法的操作要点如下。

　　① 根据药材性质，选用适宜形状的渗漉器。

　　② 药材适当粉碎（中粉或粗粉）后，加规定量溶剂使其湿润，密闭放置一定时间（15 分

钟～6小时），使其充分膨胀，再装入渗漉器内。

③ 药材装入渗漉器内应均匀，松紧一致，加入溶剂时，应先打开出口活塞，以排除药材间隙的空气，待溶液自出口流出时，关闭活塞，将流出液倒回器内，器内加的溶剂应高出药材面2～3cm，浸渍适当时间（24～48小时）后渗漉。

④ 控制适当漉速，除另有规定外，一般以1000g药材计算，每分钟流出量1～3mL（慢漉）或3～5mL（快漉）。

⑤ 在渗漉过程中，应不断添加溶剂，防止渗漉器内药面干涸，并使药材中有效成分充分浸出。

⑥ 渗漉法制备酊剂时，收集渗漉液至规定量即可；制备流浸膏时，先收集相当于药材量85％的初漉液另器保存，继续渗漉，待有效成分浸尽后停止渗漉，收集续漉液低温浓缩后与初漉液合并，调整浓度至规定标准。

⑦ 在大量产生中，特别是对同一产品连续生产时，稀的渗漉液可作为另一批药材的浸出溶剂，以减少浓缩操作和成分受热破坏。

为提高渗漉效率，可以采用重渗漉法，即将浸出液重复用作新药粉的浸出溶剂，具体方法如图12-2所示。

重渗漉法中，一份溶剂能多次使用，溶剂用量少，同时，浸出液中有效成分浓度高，可不必浓缩，避免了有效成分受热分解或挥发损失，成品质量好，但操作麻烦、费时。

4. 新技术浸出法

近年来，国外开发有临界提取、强化浸出新技术，尤其前者，在浸出流程、装置、载体等方面都对传统的浸出方法有很大突破，引人关注。

（1）超临界提取法　可作为超临界提取的流体种类很多，最常用的是CO_2，在一定温度下，高压的超临界CO_2气体密度大致和液体相等，溶解能力显著增加，能将各种天然物质的某些组分溶解浸出，溶解可溶性成分后，通过膨胀阀导入分离器，减压后超临界CO_2气体溶解能力又极大地降低，使超临界CO_2气体与提取物分离，利用超临界CO_2气体这种特性，开辟了浸出新工艺。

本法设备和动力费用高，适用于低含量、高价值成分提取。

（2）强化浸出法　强化浸出法系指附加外力以加速浸出过程的方法。主要有强化渗漉浸出、流化强化浸出、电磁场强化浸出、电磁振动强化浸出、超声波浸出法等。这些方法可缩短浸出时间，提高浸出效率。但都要附加设备和增加动力消耗，实际应用价值有待全面评价。

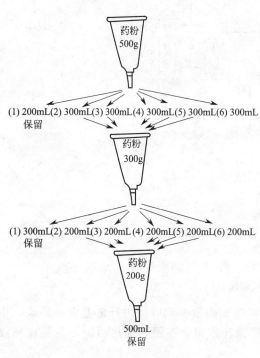

图 12-2　重渗漉法示意图

第三节　常用浸出制剂

一、汤剂与中药合剂

1. 概述

汤剂是指中药材加水煎煮，去渣取汁得到的液体剂型，亦称为"煎剂"。汤剂的主要优点是适应中医辨证论治的需要；其处方组成及用量可以根据病情变化适当加减，灵活运用；汤剂多为复方，药物之间相互促进，相互抑制，达到增强药效，缓和药性，有利于发挥药物成分的综合疗效；汤剂易于吸收，发挥药效迅速；制备简单易行。但汤剂需临用另煎，不利于抢救危重病人；以水为溶剂使成分的煎出有限制，有效物质利用率低；服用量大，味苦；易霉变。

中药合剂是将药材用水或其他溶剂，采用适宜的方法提取，经浓缩制成的内服液体制剂。它是在汤剂基础上改进发展的，是汤剂的浓缩品，因此，浓度较高，服用量小，便于大量制备及贮存，省去临时煎服的麻烦，服用方便。

2. 制备方法

汤剂按煎煮法制备，包括药材的加工、煎器的选择、浸泡时间、煎煮次数和时间、入药次序等几个方面。为提高汤剂的煎出量，减少挥发性物质损失和有效成分的破坏，应视各种药物不同性质，入药时分别对待。如对质地坚硬，有效成分不易煎出的矿石类、贝壳类、角甲类药材以及天竺黄、藏青果、火麻仁等有毒的药物（乌头、附子）应先煎；含挥发油的药材如薄荷、砂仁等以及不易久煎的如杏仁、大黄等应后下；药粉类药材如松花粉、蒲黄，含淀粉较多的浮小麦、车前子，细小种子类如苏子、菟丝子等以及附有绒毛药材如旋复花均应采取包煎；对于胶类或糖类，宜加适量水溶化后，冲入汤液中服用，即烊化。

中药合剂与汤剂制法相似，一般将药材加溶剂煎煮2次，每次1～2小时，过滤合并煎液，加热浓缩至每剂20～50mL，必要时加矫味剂与防腐剂，分装于灭菌的容器内，加盖，贴签即得。

3. 举例

【例1】 麻黄汤

处方：

| 麻黄 | 3～9g | 炙甘草 | 3g |
| 桂枝 | 3～9g | 杏仁 | 9g |

制法：将麻黄先煎约15分钟，再加入甘草、杏仁合煎，桂枝最后于煎毕前15分钟加入，第二煎25分钟，滤取煎液，将两次煎液合并即得。

功能与主治：本品用于辛温发表、治风寒感冒、恶寒发热、无汗、咳嗽、气喘等症。

用法与用量：口服，分两次温服。

【例2】 小青龙合剂

处方：

麻黄	125g	细辛	62g
桂枝	125g	甘草(蜜炙)	125g
白芍	125g	法半夏	188g
干姜	125g	五味子	125g

制法：以上八味，细辛、桂枝提取挥发油，蒸馏后的水溶液另器收集，药渣与白芍、麻黄、五味子、甘草加水煎煮至味尽，合并煎液，滤过，滤液和蒸馏后的水溶液合并，浓缩至约1000mL。法半夏、干姜按渗漉法用70％乙醇作溶剂，浸渍24小时进行渗漉，渗漉浓缩，与上述药液合并、静置、过滤，滤液浓缩至1000mL，加入苯甲酸钠3g与细辛、桂枝挥发油搅匀，即得。

功能与主治：解表化饮，止咳平喘。用于风寒水饮，恶寒发热、无汗、喘咳痰稀。

用法与用量：口服，一次10～20mL，一日3次，用时摇匀。

二、酒剂与酊剂

1. 概述

酒剂又名药酒，系用蒸馏酒浸提药材而制得的澄明液体制剂。药酒多供内服，少数作外用，也有兼供内服和外用。酒有行血活络的功效，易于吸收和发散，因此，酒剂通常用于风寒湿痹，具有祛风活血、止痛散瘀的功能。但小儿、孕妇、心脏病及高血压病人不宜用。酒剂有时为了矫味或着色，可酌情加入适量糖或蜂蜜。

酊剂是指用不同浓度的乙醇浸出或溶解药物而制得的澄清液体制剂。酊剂的浓度一般随药材性质而异。除另有规定外，含毒剧药品酊剂，每 100mL 应相当于原药材 10g，其他药物酊剂每 100mL 相当于原药材 20g，但也有依习惯或医疗需要按成方配制者，如碘酊等。多数酊剂供内服，少数供外用。

2. 制法

酒剂常用浸渍法制备，按浸渍条件不同有冷浸和温浸两种。冷浸法用于定量溶剂的浸出。浸渍时间长。温浸法则将药材装于布袋中，悬于酒上部，密闭，置于水浴上低温浸取一定时间，或者用回流法浸取。酒剂也可用渗漉法制备。至于白酒浓度、用量、浸润温度和时间，均按各酒剂项下规定为准。

酊剂制备方法可按原料不同用溶解法、稀释法、浸渍法或渗漉法。溶解法系指将药物直接溶解于乙醇中即得。适用于化学药物或提纯品酊剂，如复方樟脑酊。稀释法系指原料加规定浓度的乙醇稀至需要量，适用于以流浸膏或浸膏为原料的酊剂制备。浸渍法与渗漉法适用于用药材为原料的酊剂制备。对于无组织的药材，或含淀粉、胶质较多的药材，或不含毒、剧成分的药材，可用浸渍法；对于毒、剧药材或贵重药材宜用渗漉法。

3. 举例

【例 1】 复方土槿皮酊

处方：

土槿皮酊	50mL	苯甲酸	6g
水杨酸	3g	乙醇加至	100mL

制法：将水杨酸、苯甲酸溶解在土槿皮酊中，加适量乙醇使其成 100mL，搅拌均匀，过滤即得。

功能与主治：具软化角质，抗表皮霉菌作用。用于汗疱型、糜烂型手足癣等。

用法与用量：本品外用，涂于患处，一日 1～2 次。

禁忌：湿疹起泡或糜烂的急炎症。

【例 2】 颠茄酊

处方：

颠茄草（粗粉）	1000g	乙醇 85%	适量

制法：取颠茄草（粗粉）1000g，按渗漉法制备，用 85% 的乙醇作溶剂浸渍 48 小时，以 1～3mL/min 速率渗漉，收集渗漉液 3000mL，另器保存。继续渗漉，待生物碱完全漉出，漉液作下一次渗漉用的溶剂，将初漉液在 60℃减压蒸馏，回收乙醇，放冷至室温，分离叶绿素等杂质，过滤，滤液在 60～70℃蒸发至稠膏状备用。稠膏经测定生物碱含量后，按稀释法制备酊剂。

颠茄酊含生物碱以莨菪碱计算应为 0.028%～0.032%（质量浓度）。含醇量为 60%～70%。

功能与主治：本品为抗胆碱药。解除平滑肌痉挛，抑制腺体分泌。用于十二指肠溃疡及胃、胆道、胆、肾绞痛等。

用法与用量：常用量，口服一次 0.3～1.0mL；极量，口服一次 1.5mL，一日 4.5mL。青光眼患者忌用。

三、流浸膏剂与浸膏剂

1. 概述

流浸膏剂是指药材用适宜的溶剂浸出有效成分，蒸去部分溶剂调整浓度至规定标准而制成的制剂。流浸膏剂除另有规定，每毫升与原药材 1g 相当。流浸膏剂与酊剂中均含醇，但流浸膏剂有效成分较酊剂高。因此，剂量及溶剂的副作用都较小，流浸膏剂一般多用作配制酊剂、合剂、糖浆剂或其他制剂的原料，很少直接作为制剂服用。

浸膏剂系指药材用适宜溶剂浸出有效成分，蒸去部分或全部溶剂，调整浓度至规定标准而制成的制剂。除另有规定外，浸膏剂的浓度每克相当于 2～5g 药材。

浸膏剂按干湿程度不同分为稠浸膏剂和干浸膏剂两种。稠浸膏剂为半固体，具有黏性，含水量为 15%～20%，干浸膏含水量约为 5%。浸膏剂除少数直接用于临床外，一般用于配制其他制剂如散剂、丸剂、片剂等。

浸膏剂不含或含少量溶剂，故有效成分较稳定。缺点是易吸湿或失水硬化。

浸膏剂中常加入稀释剂如淀粉、乳糖、蔗糖、磷酸钙、药渣等。由于浸膏剂的吸湿性，使用稀释剂时应注意水分。干浸膏剂往往因稀释剂选用不当造成回潮，结块，而使浸膏不易粉碎和混合。

2. 制法

流浸膏剂系浓缩制剂，制备方法遵循充分浸出有效成分、浓缩稀浸液的原则进行。常采用渗漉法，多级浸出、连续逆流提取等工艺。

浸膏剂的制法与流浸膏剂相似，可用煎煮法或渗漉法制备。得到的煎液或漉液，低温浓缩至稠膏状，加入适宜稀释剂或继续浓缩至规定标准。

含油脂的药材制备浸膏时，往往不能干燥和磨成细粉，需除去油脂。可用下法脱脂；将制得的软浸膏，按 100g 加石油醚 300mL，摇匀，浸渍 2 小时，经常振摇，该浸膏下沉后，倾去石油醚，再加石油醚，依法处理三次，最后倾去石油醚，残留液在 70℃以下干燥即得。

3. 举例

【例 1】 桔梗流浸膏

处方：

桔梗(5 号粉)	1000g	55%乙醇	适量

制法：按渗漉法制备。先收集 850mL 初漉液，继续渗漉至完全，收集漉液，在 60℃以下浓缩至稠膏状，加入初漉液，混合，再加入适量乙醇（70%）稀释至每毫升流浸膏相当 1g 桔梗，静置 12h，过滤即得。

功能与主治：本品为祛痰镇咳剂，常用于咳嗽糖浆等制剂原料。

用法与用量：口服，常用量一次 1～2mL，一日 3～6mL。

【例 2】 甘草浸膏

处方：

甘草	1000g	蒸馏水	适量

制法：取甘草，用 60℃以下的温水泡至易切为度，切成 0.5cm 以下的薄片，加 8 倍量的水，逆流循环煮沸提取 8 次后，将浸液自然沉降 3h，取上清液浓缩至稠膏状，测定并调节使其符合标准，即得。

本品含甘草酸不少于 21.0%，干燥失重不超过 13.5%，水中不溶物含量不得超过 5%，灰分不得超过 12%。

功能与主治：缓和药，常与化痰止咳药配伍应用，能减轻对咽喉部黏膜的刺激，并有缓解胃肠平滑肌痉挛与去氧皮质酮样的作用。用于支气管炎，咽喉炎，支气管哮喘，慢性肾上腺皮质功能减退症。

用法与用量：口服，一次 1g，一日 3 次。

四、煎膏剂

1. 概述

煎膏剂系指药材加水煎煮，去渣浓缩后，加炼糖或炼蜜制成的稠厚半流体状的浸出制剂。煎膏剂的效用以滋补为主，兼有缓和的治疗作用，习称"膏滋"。

由于药材煎煮时间长，有效成分浸出量多，其利用率一般比汤剂高；且因含大量蜂蜜、蔗糖，因而味美可口，便于患者应用。

2. 制法

煎膏剂的制法一般按煎煮法进行。即将药材加工成片或段，加水煎煮，浓缩成清膏后，另取与清膏等重量或倍量（一般不超过 3 倍量）的炼糖或炼蜜，加入清膏中，搅匀，微炼，除沫，装于无菌大口瓶中，密封即得。

3. 举例

【例】 益母草膏

处方：

益母草	2500g	红糖	150g

制法：取益母草，切碎，加水煎煮两次，每次 2h，合并煎液，过滤，滤液浓缩至相对密度为 1.21～1.25（80～85℃）的清膏。每 100g 清膏加红糖 200g，加热熔化，混匀，即得。

功能与主治：活血调经。用于经闭、痛经及产后瘀血腹痛。孕妇忌用。

用法与用量：口服，一次 10g，一日 1～2 次。

五、口服液

1. 概述

中药口服液是指中药材经过适当方法提取、纯化，加入适宜的添加剂制成的一种口服液体制剂。中药口服液是在中药汤剂、合剂的基础上发展起来的一种新型液体制剂（单剂量灌装的合剂称为"口服液"），口服液用量小，吸收快；质量稳定，携带、贮存、服用方便安全；适合于大规模生产。

2. 制法

① 原料药材预处理　中药口服液的原料药材应按处方要求进行加工炮制，如净制、切制或粉碎、烘干灭菌，以保证药效。

② 提取与精制　常采用水提醇沉法或醇提水沉法。也可采用石硫法或萃取法等。

③ 浓缩与回收溶剂　中药口服液制剂在提取浓缩时，一般不制成浸膏或流浸膏，也不必提出单体再进行配制。常常是浓缩至所需体积，或低于规定体积再加入其他有效成分（或蒸馏所得挥发油及挥发性成分）。

④ 配液　精制浓缩液加溶剂稀释，调整 pH，若有效成分已知者，用溶剂调整至规定浓度；未知者用药材比重法调整至规定要求，必要时加入防腐剂、矫味剂、抗氧剂等附加剂。

⑤ 过滤　大量生产采用加压滤过或加压滤过与减压滤过相结合的方式。

⑥ 灌装　中药口服液多以 10mL 单剂量分装。灌装瓶多为棕色口服液瓶，主要为避免光线对药物稳定性影响。玻璃瓶先用常水清洗，纯化水清洗，干燥灭菌后备用。口服液灌装应在 C 级环境下操作，注意控制装量准确性与瓶外壁的清洁度，并迅速封口。

⑦ 灭菌与检漏　口服液多采用流通蒸汽灭菌法灭菌，采用负压检漏。

⑧ 检查、贴签、包装　经过灭菌后的口服液成品，应进行装量、澄明度检查，检查方法

与注射剂基本相同，只是澄明度要求略宽些，不得有明显的杂质。玻瓶应贴标签，注明产品名称、内装支数、规格、批号、有效期、适用范围、用法与用量等内容。

3.举例

【例】　藿香正气口服液

处方：

苍术	160g	大腹皮	240g
陈皮	160g	生半夏	160g
厚朴(姜制)	160g	甘草浸膏	20g
白芷	240g	广藿香油	1.6mL
茯苓	240g	紫苏叶油	0.8mL

制法：以上十味药，厚朴加60%乙醇加热回流1小时，取乙醇液备用；苍术、陈皮(姜制)、白芷加水蒸馏，收集蒸馏液，蒸馏后的水溶液过滤，备用；大腹皮加水煎煮两次，过滤。合并上述各滤液，浓缩至适量，加入甘草浸膏，混匀，加乙醇使其沉淀，过滤，滤液与厚朴乙醇提取液合并，回收乙醇，加入广藿香、紫苏叶油及上述蒸馏液，混匀，加水使全量成2050mL，用氢氧化钠溶液调节pH至5.8～6.2，静置，过滤，灌装，灭菌，即得。

功能与主治：本品用于外感风寒，内伤湿滞，头痛昏重，脘腹攻痛，呕吐泄泻；胃肠型感冒。

用法与用量：口服一次5～10mL一日2次，用时摇匀。

第四节　浸出制剂的质量控制

浸出制剂的质量如何，不仅关系到浸出制剂本身的质量，同时，还影响到以浸出制剂为原料制备的片剂、胶囊剂等剂型的质量。但由于中药含有的成分复杂，故控制浸出制剂的质量也是一个复杂问题，主要从以下几个方面进行控制。

一、药材来源、品种及规格

药材的来源、品种与规格是浸出制剂质量的基础，中国地域辽阔，药材品种繁多，药典中记载的药材加上各地民间药、地方习惯用药，供药用的品种达5000多种。由于地区和习惯的不同，存在药材品种混乱的问题，而品种又直接影响到有效成分的含量。加之产地、土壤与生态环境、采集季节的不同亦造成有效成分含量不同。如大黄虽有很多品种，但只有掌叶大黄、唐古特大黄及药用大黄三种为药典所规定的品种。因此，制备浸出制剂必须控制药材质量，按药典及地方标准收载的品种及规格要求选用药材。

二、制备工艺

在药材品种确定后，制备方法则对成品的质量起着至关重要的作用，如解表药方剂采用传统的煎煮法提取有效成分时，则易造成有效成分挥发损失，若先用蒸馏法提取挥发性成分，再采用煎煮法则能提高疗效；又如人参精用相同原料，分别用浸渍、渗漉、煎煮、回流等方法制得的制剂，其色泽、有效成分和总皂苷含量均有差别。总之，制备方法和工艺上的改革必然给制剂带来影响。因此，浸出制剂的制备方法须规范化。

三、控制浸出制剂的理化指标

1.含量测定

(1)药材比重法　指浸出制剂若干容量或重量相当于药材多少重量的测定方法。在药材成分还不明确，且无其他适宜方法测定时，可以作为参考指标。酊剂、流浸膏剂、酒剂等现仍用此法控制质量。

（2）化学测定法　本法用于有效成分明确且能通过化学方法加以定量测定的药材。如含生物碱的颠茄、阿片等浸出制剂都用此法。

（3）生物测定法　本法利用药材成分对动物机体或离体组织所发生的反应，来确定其含量的方法。此法适用于尚无适当化学测定法的毒剧药材的制剂。如洋地黄生物检定法系比较洋地黄标准品与供试品对鸽的最小致死量，以测定供试品的效价。生物测定法复杂且结果差异大，常需多次试验才能得到结果。

2. 含醇量测定

多数浸出制剂是用乙醇制备的，而乙醇含量的高低影响有效成分的溶解度，故此，药典对这类浸出制剂规定含醇量的检查。

3. 鉴别试验

包括制剂的鉴别和检查、澄明度检查、水分检查、不挥发性残渣检查等。

4. 微生物限度检查

按《中国药典》2010 版一部（附录 XIII C）检查，应符合规定。

第五节　浸出制剂的工艺设计

目前浸出制剂正处于改革、提高和发展阶段，为保证浸出制剂的有效性、稳定性和安全性，必须优选剂型，优选处方及制备工艺，需要进行工艺设计与试制。

一、工艺设计的一般程序

1. 调查研究

在工艺设计前首先对其品种的有关内容进行必要的文献调研。

① 药物的名称（别名、商品名）、来源、产地、采制时间及部位、鉴别、成分（有效成分、无效成分、辅助成分）等。

② 药材成分的理化性质、成分的结构特性、溶解度、挥发性、酸碱度、分离提取方法及分析方法等。

③ 药理特征与医疗用药要求，如药材性能、成分的药理作用、毒副作用、药材中复合成分的多效性、复方药材及辅料的协同、拮抗作用等。如有效成分已知的，了解其相关的药动学参数，其在体内的吸收、分布、代谢过程。

④ 药材有效成分的稳定性，如有效成分对热、光、湿及生产过程的稳定性，稳定的 pH 范围，对包装材料及贮存的要求等。

2. 拟定浸出制剂的类型、设计处方、试制及确定浸出工艺

① 根据主药的性质，结合医疗要求及各类浸出剂型的特点，初步选定剂型类型。

② 拟定剂型的规格、精选药物、酌定用量、组方，一般同时设计几个处方，选用适宜的溶剂和浸出工艺，进行小量试制。

③ 对小量试样进行质量检查，并进行有效性、稳定性及安全性试验。

④ 比较分析各个处方的试样，优选较好的处方和工艺，选择包装材料，必要时进行临床疗效考察。

⑤ 中试放大试验，制定制剂质量标准，提供生产依据或向药政部门报批审查。

二、工艺设计和试制中应注意的问题

（1）浸出制剂类型的选择和组方确定　浸出制剂类型的选择及组方选药时，应在中西医药理论指导下，根据"病、症"需要而定，立足于改革剂型、简化药味数量，提高药效，降低成

本，充分发挥药材中复合成分的多效性和复方制剂的综合作用。

（2）溶剂和浸出工艺的选择　溶剂的选择主要考虑有效成分的性质及浸出制剂的应用；浸出工艺的确定既要考虑原有生产设备的充分利用，也要力争采用新技术，新工艺，充分浸出有效成分，提高产品质量。

（3）质量标准的制定　除对原有药材品种鉴定外，主要是选择适宜的定性、定量方法，严格质量标准，复方浸出制剂的质量检查，应采用先进的微量、快速、准确的分析技术，如气相色谱法、高效液相色谱法、薄层色谱扫描法等。

总之，对于一个浸出制剂的处方或浸出工艺的确定，应坚持科学实验，重视分析研究。

第十三章 注射剂与滴眼剂

第一节 概 述

一、定义与特点

注射剂（inject）系指药物与适宜的溶剂或分散介质制成的供注入体内的溶液、乳状液、混悬液及供临用前配制成溶液或混悬液的粉末或浓溶液的无菌制剂。它具有如下特点。

（1）药效迅速，剂量准确，作用可靠。因为药物不经过消化系统和肝脏直接吸收入血，不受消化液的破坏和肝脏的代谢，尤其是静脉注射，无吸收过程，故适于抢救危重病人。

（2）适用于不宜口服的药物。如青霉素、胰岛素口服易被消化液破坏，链霉素、庆大霉素口服不易吸收等均可制成注射剂而发挥作用。

（3）适用于不宜口服给药的患者。如不能吞咽、昏迷或严重呕吐不能进食患者均可注射给药和补充营养。

（4）产生局部的定位作用。如局麻药产生局部定位作用，用于牙科和麻醉科；某些药物通过注射给药延长作用时间，如激素关节内注射等。

（5）长效作用。长效注射剂，可在注射部位形成药物储存，缓慢释放药物可达数日之久。

（6）使用不便，注射疼痛。注射剂一般不能自己使用，应由经专门训练的护士注射；注射时有局部刺激，某些药物本身也可引起刺激。

（7）生产过程复杂，需要较高的设备条件，所以生产费用大，价格贵；另外特殊注射剂常产生水解、氧化、固体粒子聚结变大或油滴合并破裂等稳定性问题。

二、分类

1. 按分散系统分类

（1）溶液型注射剂 对易溶于水且在水溶液中比较稳定的药物可制成水溶液型注射剂，如维生素 C 注射液、葡萄糖注射液。不溶于水而溶于油的药物可制成油溶液型注射剂，如黄体酮注射液。

（2）混悬液型注射剂 水难溶性药物或需要延长药效或在水溶液中不稳定的药物可制成混悬液型注射剂，如醋酸可的松注射液。这类注射剂一般供肌内注射。

（3）乳状液型注射剂 对水不溶性或油性液体药物，根据临床需要可制成乳状液型注射剂，如静脉脂肪乳剂、维丁胶性钙乳剂。

（4）注射用灭菌粉末（即粉针） 系将供注射用的灭菌粉状药物装入安瓿或其他适宜容器（如模制瓶、管制瓶）中，临用前用适宜的溶剂（常为灭菌注射用水）溶解或混悬后使用的制剂，如青霉素 G 钠盐粉针。

2. 按给药途径分类

（1）肌肉注射剂 注射于肌肉组织中。一次剂量一般在 5mL 以下，除水溶液外，还可注射油溶液、混悬液、乳状液。药物吸收比皮下注射更快。

（2）静脉注射剂 药液直接注入血管，起效最快。分静脉推注和静脉滴注，前者一次注射量在 50mL 以下，后者用量可达数千毫升。静脉注射剂主要是水溶液，少数乳状液也可以（宜为 O/W 型），油溶液、混悬液一般不能静脉注射。除另有规定外，静脉注射剂不得加抑菌剂。

（3）皮内注射剂　注射于表皮与真皮之间，一次注射量在 0.2mL 以下。用于过敏试验或疾病诊断，如青霉素皮试液、白喉诊断毒素等。

（4）皮下注射剂　注射于真皮与肌肉之间的松软组织内，药物吸收较慢，一般用量为 1～2mL。皮下注射剂主要是水溶液，刺激性药物不宜皮下注射。

（5）脊椎注射剂　药液注入脊椎四周蛛网膜下腔内。由于此处神经组织比较敏感，且脊髓液循环慢，所以脊椎注射剂的一次剂量不得超过 10mL，且 pH 值应呈中性，渗透压须与脊髓液相等，不得加抑菌剂。

此外，还有穴位注射、关节腔注射、腹腔注射等；某些抗肿瘤药物还可动脉内注射，产生靶向作用，如抗肿瘤药氨甲蝶呤采用动脉内给药。

三、注射剂的质量要求

为确保注射剂的用药安全有效，注射剂应符合下列要求。

（1）无菌　注射剂成品中不应有任何活的微生物，必须达到药典无菌检查的要求。

（2）无热原　无热原是注射剂的重要质量指标，特别是供静脉及脊椎注射的注射剂必须通过热原检查。

（3）可见异物合格　在规定的条件下检查，不得有肉眼可见的混浊或异物。

（4）pH 值　注射剂 pH 要求与血液相等或接近，一般应控制在 pH＝4～9 范围内。

（5）渗透压　注射剂的渗透压要求与血液的渗透压相等或接近，低渗一般是不适宜的，特别是输液剂；脊椎注射的药液必须等渗，大量输入体内的应等渗或稍偏高渗。

（6）安全性　注射剂不能对人体细胞、组织、器官等引起刺激或产生毒副反应，必须经过动物实验，确保使用安全。

（7）稳定性　注射剂多为水溶液，而且从制造到使用需经较长时间，所以必须具备必要的物理和化学的稳定性。

（8）降压物质　有些注射剂如复方氨基酸注射剂，其中的降压物质必须符合规定，以保证用药安全。

（9）不溶性微粒　输液（装量≥100mL）还必须检查不溶性微粒，规定每毫升中含 $10\mu m$ 以上的不溶性微粒不得超过 20 粒，含 $25\mu m$ 以上的不溶性微粒不得超过 2 粒。

（10）其他　含量、色泽、装量等均是衡量注射剂质量的重要指标，均应符合药典及有关质量标准的规定。

第二节　热　　原

一、热原的组成与性质

1. 组成

热原是微生物的尸体及其代谢产物。大多数微生物均能产生热原，但致热能力最强的是革兰阴性杆菌所产生的热原。

热原是微生物产生的一种内毒素，由磷脂、脂多糖和蛋白质等所组成，其中脂多糖具有特别强的致热性和耐热性。热原的分子量一般为 10×10^5 左右，分子量越大，致热作用越强。注入体内的输液中含热原量达 $1\mu g/kg$ 时就可引起热原反应。

含有热原的输液进入体内后，有约 30 分钟的潜伏期，就使人体体温迅速上升，伴有寒战、头痛、出汗、恶心呕吐；严重者体温达 40℃，出现昏迷、虚脱，甚至有生命危险。

2. 性质

热原除具有很强的致热性外，还具有下列性质。

（1）耐热性　热原在 100℃ 加热 1h 不被分解破坏，180℃/3～4h、200℃/60min、250℃/30～45min 或 650℃/1min 可使热原彻底破坏。因此，玻璃制品如生产过程中所用的容器和注射时使用的注射器等，均可用高温破坏热原。

（2）水溶性　热原能溶于水，似真溶液。但其浓缩液带有乳光，故带有乳光的水和药液，热原不合格。生产时所用的各种管道可用大量注射用水冲洗以除去热原。

（3）不挥发性　热原本身不挥发，但可随水蒸气雾滴带入蒸馏水中，故用蒸馏法制备注射用水时，蒸馏水器应有隔沫装置。

（4）滤过性　热原体积小，约在 1～5nm 之间，故一般滤器即使是微孔滤膜也很难截留。但活性炭能吸附热原，从而将热原滤过除去；超滤装置也可除去热原。

（5）不耐强酸、强碱、强氧化剂　热原能被盐酸、硫酸、氢氧化钠、高锰酸钾、重铬酸钾等所破坏。

（6）其他　超声波或阴离子交换树脂也能在一定程度上破坏或吸附热原。

二、热原污染的途径

1. 从溶剂中带入

这是注射剂出现热原的主要原因，冷凝的水蒸气中带有非常小的水滴（称飞沫）即可将热原带入。制备注射用水时不严格或贮存过久均会污染热原。因此，生产的注射用水应定时进行内毒素检查，药典规定供配制用的注射用水必须在制备后 12 小时内使用。GMP 规定注射用水宜用优质低碳不锈钢罐贮存，并在 80℃ 以上保温或 65℃ 以上保持循环或 4℃ 冷藏，并至少每周全面检查一次。

2. 从原料中带入

原料质量及包装不好均会产生热原，尤其是营养性药物如葡萄糖、中药材提取物或存放过久的药材，污染后微生物增殖也会产生热原。另外，用生物方法生产的药品很易带入致热物质，如抗生素、水解蛋白、右旋糖酐等。

3. 从容器、用具和管道中带入

配制注射液用的器具等工作前没有洗净或没有灭菌，均易产生热原。所以操作前均应按规定严格处理、合格后方能使用。

4. 生产过程中污染

室内卫生条件不好、操作时间过长、装置不密闭、灭菌不完全或操作不符合要求、包装封口不严、输液瓶口不圆整或薄膜及胶塞质量不好等，均会在注射剂生产中带入细菌而产生热原。

5. 从输液器中带入

临床所用的器具如注射器、输液瓶、胶皮管及针头等均应洗净，及时消毒，否则可能被细菌污染而带入热原。

三、除去热原的方法

1. 除去药液中热原的方法

（1）活性炭吸附法　即在配液时加入 0.1%～0.5%（溶液体积）的针用一级活性炭，煮沸并搅拌 15 分钟，即能除去大部分热原，而且活性炭还有脱色、助滤、除臭作用。但活性炭也会吸附部分药液，故使用时应过量投料，但小剂量药物不宜使用。

（2）离子交换法　热原在水溶液中带负电，可被阴树脂所交换，但树脂易饱和，须经常再生。

（3）凝胶过滤法 凝胶为一个分子筛，利用热原与药物分子量的差异，将两者分开。但当两者分子量相差不大时，不宜使用。

（4）超滤法 超滤膜的膜孔仅为 3.0～15nm，故可有效去除药液中的细菌与热原。

2. 除去器具上热原的方法

（1）酸碱法 因热原能被强酸、强碱或强氧化剂等破坏，所以玻璃容器、用具及输液瓶等均可使用重铬酸钾硫酸清洁液浸泡以破坏热原。

（2）高温法 注射用针头、针筒及玻璃器皿等，先洗涤洁净烘干后，再在 180℃加热 2 小时或 250℃加热 30 分钟以上处理破坏热原。

3. 除去溶剂中热原的方法

（1）蒸馏法 利用热原的不挥发性来制备注射用水，但热原又具有水溶性，所以蒸馏器要有隔沫装置，挡住雾滴的通过，避免热原进入蒸馏水中。

（2）反渗透法 用醋酸纤维素膜和聚酰胺膜制备注射用水可除去热原，与蒸馏法相比，具有节约热能和冷却水的优点。

四、热原检查法

1. 家兔发热试验法

热原检查目前各国药典法定的方法仍为家兔发热试验法，属限度试验。它是将一定量的供试品，由静脉注入家兔体内，在规定时间内观察体温的变化情况，如家兔体温升高的度数超过规定限度即认为有热原反应。具体试验方法和结果判断标准见 2010 年版《中国药典》二部附录。

本法结果准确，但费时较长、操作烦琐，不利于连续生产。

2. 鲎试验法

本法操作简单、结果迅速可得、灵敏度高。但本法对革兰阴性以外的内毒素不敏感，故还不能完全代替家兔发热试验法。常用于某些不能用家兔进行热原检测的品种，如放射性药剂等；也适用于生产注射药品时，检测中间产品是否污染热原。原理是利用动物鲎的变形细胞溶解物与引起热原反应的细菌内毒素之间可产生的凝胶反应，从而定性或定量地测定此内毒素。

测定方法：取 4 支无菌、无热原带塞玻璃试管放于 37℃水浴中，向每支试管中加入 0.2mL 鲎试剂。向第 1 支试管内加入 0.9％的 NaCl 液 0.2mL，作阴性对照管，此管应无凝胶生成（因无热原不应有凝胶生成）；向第 2 支试管内加入 0.9％的 NaCl 与 $0.05\mu g/mL$ 标准内毒素混合液 0.2mL，作阳性对照管，30 分钟应出现稳定的凝胶（试管倒转 180°，凝胶固定不变），说明鲎试剂有效；向第 3 支试管内加样品溶液与 $0.05\mu g/mL$ 标准内毒素混合液 0.2mL 作假阳性对照管，30 分钟应出现稳固的凝胶，说明供试品内不致有干扰物质存在；向第 4 支试管内加入检品溶液 0.2mL，30 分钟后若无凝胶生成，证明检品中无热原存在。操作时一般可将试管倾斜 45°观察，如含有热原，多在 20 分钟就出现阳性反应，同时还须注意如温度、pH 值及沉淀剂等对鲎试剂的干扰作用。

第三节 纯化水的制备

纯化水系指用蒸馏法、离子交换法、反渗透法或其他适宜的方法制得供药用的水。纯化水化学纯度较高，但在除热原上不如重蒸馏水可靠，故一般供洗涤（粗洗）或作制备注射用水的水源。

一、离子交换法

1. 离子交换树脂的类型

我国医药生产中，常用的树脂有两种：一种是 732 型苯乙烯强酸性阳离子交换树脂；另一种是 717 型苯乙烯强碱性阴离子交换树脂。

2. 交换的基本原理

阳、阴离子交换树脂在水中是解离的，当原水通过阳离子交换树脂时，水中阳离子被树脂所吸附，树脂上的阳离子 H^+ 被置换到水中，并和水中的阴离子组成相应的无机酸；含无机酸的水再通过阴树脂时，水中阴离子被树脂所吸附，树脂上的阴离子 OH^- 被置换到水中，并和水中的 H^+ 结合成水。如此原水不断地通过阳、阴离子交换树脂进行交换，得到去离子水。

3. 新树脂的处理和转型

新树脂往往混有可溶的低聚物及其他杂质，影响树脂的交换反应及出水质量，为此，新树脂在使用前必须进行处理和转型。市售的阳离子交换树脂多为钠型，阴离子交换树脂多为氯型，故须转换成有活性的氢型和氢氧型。

新的阳离子交换树脂用常水浸泡 1～2 天使其充分吸水膨胀，反复用常水冲洗，去除水中可溶物至洗出水澄明为止，并将余水尽量除去。加入等量 7%（g/mL，质量浓度）盐酸溶液浸泡约 1 小时并随时搅拌，去除酸液，再用常水洗至洗出水 pH 为 3.0～4.0 为止，倾除余水。接着加入等量 8% 的氢氧化钠溶液浸泡 1 小时，并随时搅拌，去除碱液，用通过阳离子交换树脂交换的水或去离子水洗至洗出液 pH=9.0，倾去余水。最后加入 3 倍体积的 7% 的盐酸溶液浸泡 2 小时并搅拌，使阳离子交换树脂转为氢型，倾去酸液，用去离子水洗至 pH 为 3.0～4.0 即可装柱。

新的阴离子交换树脂用常水浸泡，再用水反复洗涤以除去浓厚的气味，如气味洗除不尽，可用 95% 的乙醇浸泡除去气味，倒去乙醇，再用常水洗至澄明无臭。加入等量 8% 的氢氧化钠溶液浸泡 1 小时并搅拌，去除碱液，再用通过阳离子交换树脂的水或去离子水洗至洗出液 pH=9.0（不宜用常水洗，因常水中的 Ca^{2+}、Mg^{2+} 遇碱液生成不溶性的氢氧化物沉淀），倾去余水。加入等量 7% 的盐酸溶液浸泡 1 小时，去除酸液，再用常水洗至洗出液 pH=3.0，倾去余水。最后加入 3 倍量的 8% 的氢氧化钠溶液浸泡 2 小时并搅拌，使阴离子交换树脂转为氢氧型，倾去碱液，用去离子水洗至 pH 为 8.0～9.0 即可应用。

4. 树脂柱的组合

一般有四种形式：①单床；②复合床；③联合床；④混合床。在各种组合中（除混合床外）阳离子交换树脂床须排在首位，不可颠倒。因为水中含有碱土金属离子（Ca^{2+}、Mg^{2+}）如不首先经过阳离子交换树脂床而进入阴离子交换树脂后，阴离子交换树脂与水中阴离子进行交换，交换下来的 OH^- 就与碱土金属离子生成沉淀包在阴离子交换树脂外面，而影响交换能力。

5. 树脂的再生

当离子交换树脂交换一定量的水后，树脂分子上可交换的 H^+、OH^- 逐渐减少，交换能力下降，出现交换水质量不合格，此时通称为树脂失效或老化，此时就要再生。树脂的再生，即利用酸、碱溶液中的 H^+、OH^- 分别与失活了的树脂相作用，将所吸附的阴、阳离子置换下来。具体操作如下：将树脂置于容器中，用水洗涤后，加入树脂体积 3～5 倍量的再生剂浸泡 2 小时，并随时搅拌，倾出再生剂，最后用水洗除再生剂即可（阳离子交换树脂常水洗至出水 pH 为 3.0～4.0，阴离子交换树脂用经过阳离子交换树脂交换的水洗至 pH 为 8.0～9.0）。混合床树脂的再生，先用水反冲，利用两种树脂的湿真相对密度不同（阳离子交换树脂重下沉，阴离子交换树脂轻而上浮）加以分离，再按阳、阴离子交换树脂再生法再生。

6. 去离子水的质量检查

（1）Ca^{2+}、Mg^{2+} 的检查　当交换水中出现 Ca^{2+}、Mg^{2+} 时，可能是阳离子交换树脂老化或操作不当等所引起。

检查方法：取交换水 10mL，加氨-氯化铵缓冲液 10 滴，铬黑 T 指示液 2～3 滴，应呈纯蓝色，不得呈紫红。

（2）Cl⁻ 的检查　当其在交换水中出现时，可能是阴离子交换树脂老化或操作不当。

检查方法：取交换水 10mL，加硝酸银试液 4 滴，不得发生浑浊。

（3）pH 值的检查　如果原水中阳离子不能完全吸附，而阴离子均完全吸附，这时出水的 pH 值将偏碱性，反之，出水将偏酸性。

检查方法：取交换水 10mL，加甲基红指示液 2 滴不得显红色；另取交换水 10mL，加溴麝香草酚蓝指示液 5 滴，不得显蓝色。

（4）比电阻的测定　水中各种离子总量的变化，可以通过水的比电阻的大小来反映。水中总离子量愈小，比电阻愈大。

二、反渗透法

用一个半透膜将 U 形管内的纯水与盐水隔开，则纯水就透过半透膜扩散到盐溶液一侧，这就是渗透过程。两侧液柱产生的高度差，即表示此盐溶液所具有的渗透压。但若在渗透开始时就在盐溶液一侧施加一个大于此盐溶液渗透压的力，则盐溶液中的水将向纯水一侧渗透，结果水就从盐溶液中分离出来，这一过程就称作反渗透。

实践证明，一级反渗透装置除去氯离子的能力达不到药典的要求，只有二级反渗透装置才能较彻底地除去氯离子。分子量大于 300 的有机物几乎全部除去。热原的分子量在 1000 以上，故可除去。

反渗透法制备注射用水的流程：

进水→ 膜过滤（5μm）→一级泵→一级渗透器→二级泵→二级渗透器→纯水

进入渗透器的原水可用离子交换、过滤等方法处理。只要原水质量较好，此种装置可较长期地使用，必要时可定期消毒。

三、电渗析法

当原水含盐量高达 3000mg/L 时，离子交换法不宜制纯化水，但可采用电渗析法处理。本法原理为：将阳离子交换膜装在阴极端，显示负电场；阴离子交换膜装在阳极端，显示正电场。在电场作用下，负离子向阳极迁移，正离子向阴极迁移，从而去除水中的电解质而得纯化水。

第四节　注射剂的溶剂

一、注射用水

注射用水是指不含热原，专供注射的重蒸馏水和高纯水。注射用水与纯化水的区别就在于无热原。注射用水再经灭菌得灭菌注射用水，作为粉针的溶剂或注射剂的稀释剂。

（一）注射用水的质量要求

注射用水的质量要求较为严格，除一般蒸馏水的检查应符合药典规定外，还必须通过热原试验，尤其在制备静脉注射剂时注射用水的质量要求更应严格控制，对氯化物、重金属、pH、铵盐、热原等应定期检查。具体检查方法，参见《中国药典》2010 年版注射用水项下规定。

（二）制备方法

1. 蒸馏法

本法是我国药典法定的制备注射用水的方法，供制备注射用水的原水必须是纯化水。

制备注射用水的蒸馏水器，其原理是利用热交换管中的高压蒸汽在热交换中，作为蒸发进料原水的能源，而本身同时冷凝成为一次蒸馏水，将此一次蒸馏水导入蒸发锅中作为进料原水，然后又被热交换管中的高压蒸汽加热汽化再冷凝成二次蒸馏水。因此，看似蒸馏水器只有一次蒸馏，实际所出的水已是二次蒸馏水。

生产上制备注射用水的设备常用塔式蒸馏水器与多效蒸馏水器。

图 13-1　塔式蒸馏水器结构示意图
1—蒸气进口；2—蒸气选择器；3—加热蛇管；
4—废气排出；5—溢流管；6—水位玻管；
7—隔沫装置；8—挡水罩；9—第一冷凝器；
10—第二冷凝器；11—排气孔

（1）塔式蒸馏水器　小量生产一般用塔式蒸馏水器制备，基本结构如图 13-1 所示，主要包括蒸发锅、隔沫装置和冷凝器三部分。

使用时蒸发锅内放入大半锅纯化水，开蒸汽阀输入蒸汽，蒸汽从进口处经蒸汽选择器，除去夹带的水珠后进入加热蛇管，放出热量后变成回汽水喷入废气排出器中（装有中性硬质短玻璃）用来增加回汽水与空气的接触面积，有利于挥发性气体如二氧化碳及氨气逸出，回汽水又流入蒸发锅蒸发，产生二次蒸汽。二次蒸汽经过隔沫装置上升到第一冷凝器，冷凝成蒸馏水滴于挡板上，然后流入第二冷凝器，进一步冷却后流出，即重蒸馏水。

该器利用回汽水作为水源，并有放废气隔沫装置，可保证氨含量、pH 值和热原的合格，所以重蒸馏水质量好、产量高。但拆洗和维修困难。

（2）多效蒸馏水器　大量生产时，常用多效蒸馏水器（图 13-2），可视为将多个单效蒸馏水器（一组蒸发锅与冷凝器）相互串联，目的是提高生产能力，充分利用热能。通常前一蒸馏塔经热交换后所得的蒸汽，在本身冷凝成注射用水的同时，作为后一塔的进料原水的加热能量。另外，进入第一塔的进料原水作为冷却水，依次通过冷凝器及塔 5、4、3、2 的冷却水，最后进入塔 1，因此，进入塔 1 的原水温度可达 130℃以上。

2. 反渗透法

GMP 规定：注射用水 70℃以上保温循环使用。

《美国药典》已收载本法为制备注射用水的法定方法，但《中国药典》仍没收载。

二、注射用油

注射用油系指精制的植物油。

注射用油应无异臭、无酸败味、色泽不得深于黄色 6 号标准比色液；在 10℃时应保持澄明，皂化值应为 185~200，碘值应为 79~128，酸值不大于 0.56，并不得检出矿物油，含水量及杂质均不得超过 0.2%。

皂化值表示油中游离脂肪酸和结合成酯的脂肪酸总量，过低表明油中脂肪酸分子量较大或含不皂化的杂质较多；过高表明脂肪酸分子量较小，亲水性较强。

碘值反映油中不饱和键的多少，过高表示含不饱和键多，油易氧化酸败；过低表示含有较多的蜡类杂质。

酸值表示游离脂肪酸的多少，过高表示油脂酸败严重，可影响某些药物的稳定性，且有刺激性。

一般的植物油含有少量游离脂肪酸，在贮存过程中受光线、空气和微生物影响，引起酸败变

图 13-2 多效蒸馏水器示意图

1—蒸气；2—第一节蒸发器；3—第二节蒸发器；4—第三节蒸发器；5—冷凝器；
6—冷却水进口；7—预滤无盐水；8—蒸馏水出口；9—冷却水出口

质，不能供注射用，必须经过下列精制过程：①中和皂化；②去皂；③脱色除臭；④脱水灭菌。精制后的油用 150℃/1～2h 干热灭菌后冷至 60～80℃ 配料。

三、注射用非水溶剂

常用的水溶性非水溶剂有乙醇、甘油、丙二醇、聚乙二醇等，使用浓度均在 50％ 以下，以免产生疼痛；油溶性非水溶剂有油酸乙酯、乳酸乙酯、二甲基乙酰胺和苯甲酸苄酯等。

以上各种非水溶剂均应符合注射用或药用规格，不能用化学试剂代替。

第五节 注射剂附加剂

为使注射剂符合前述要求，注射剂中除主药外还必须加入各种附加剂。

一、增加主药溶解度的附加剂

1. 增溶剂

常用的有吐温-80（常用于肌肉注射剂中）、胆汁、甘油（常用于以鞣质为主要成分的注射剂）。如莪术油用吐温-80 增溶。

2. 助溶剂

助溶剂的用量一般都比较大，故须选用无生理作用的物质，并要求无毒、无刺激性，凡对人体有害的物质均不能应用。如苯甲酸钠增加咖啡因的溶解度。

此外，改变溶剂、制成盐类、改变部分分子结构等也可增加药物的溶解度。

二、防止主药氧化的附加剂

1. 抗氧剂

抗氧剂是一些比药物更易氧化的还原性物质，当抗氧剂与易氧化药物共存时，空气中的氧气先与抗氧剂发生作用，消耗氧气，从而使主药保持稳定。常用的水溶性抗氧剂有亚硫酸氢钠、焦亚硫酸钠、亚硫酸钠、硫代硫酸钠等，其中前两种适用于偏酸性药液，后两种适用于偏碱性药液。油溶性抗氧剂有二丁甲苯酚、丁羟大茴香醚等。

2. 惰性气体

通入惰性气体可驱除安瓿与药液中的氧气，生产上常用的高纯度的惰性气体有氮气和二氧化碳。

供通入注射剂所用的惰性气体，必须是高纯度和经严格处理的，否则会污染药液而影响注射剂的质量。如二氧化碳用前应先后通过浓硫酸、硫酸铜及高锰酸钾等洗气瓶处理，以除去含有的硫化物、水分、氧及细菌、热原等杂质；氮气用前应先后通过浓硫酸、碱式焦性没食子酸酯、高锰酸钾等以除去水分、氧气、有机物。

惰性气体可在配液时通入药液、灌封时通入安瓿。

从除氧的效果看，二氧化碳优于氮气；但二氧化碳在水中呈酸性，故不宜用于磺胺嘧啶钠等强碱弱酸盐或钙盐等注射剂，否则析出沉淀。

3. 金属离子络合剂

微量金属离子（主要是 Cu^{2+}、Fe^{2+}、Pb^{2+}、Mn^{2+}）可催化氧化反应的进行。这些金属离子可能来自原料、辅料、溶剂或制药器械等，因此除严格控制上述诸因素外，常用一些金属离子络合剂，来消除金属离子对药液的影响。常用的有 EDTA-Na$_2$、EDTA-CaNa。

三、抑制微生物增殖的附加剂

大多数注射剂均经过灭菌，且每一安瓿均一次用完，无需使用抑菌剂。但某些采用低温间歇灭菌、滤过除菌、无菌操作法制备和多剂量装的注射剂均必须加入抑菌剂。供静脉注射、脊椎注射的注射剂则不许加抑菌剂，一次用量超过 5mL 的注射液应慎加。

常用的抑菌剂为苯甲醇、三氯叔丁醇。加有抑菌剂的注射剂仍需灭菌。

四、调整 pH 值的附加剂

常用的有盐酸、硫酸、枸橼酸及其盐类和氢氧化钠、氢氧化钾、碳酸氢钠等。缓冲剂有磷酸二氢钠和磷酸氢二钠等。在选择 pH 值调整剂时一般采用与主药同离子的酸或作用后能产生水的碱，避免反调。

五、调节渗透压的附加剂

1. 等渗溶液

等渗溶液（isoosmotic solution）系指与血浆渗透压相等的溶液，属于物理化学概念。注射剂的渗透压一般均应调节成等渗或偏高渗。常用的等渗调整剂有氯化钠、葡萄糖、硼砂、甘油、三梨醇、氯化钙、氯化钾、碳酸钠等，其中氯化钠、葡萄糖最常用。

常用的渗透压调整方法有冰点降低数据法和氯化钠等渗当量法。

（1）冰点降低数据法　冰点相同的稀溶液都具有相等的渗透压。实验测定：血浆和泪液的冰点为 $-0.52℃$，所以任何溶液只要调节其冰点为 $-0.52℃$ 时，即与血浆等渗。低渗溶液可加附加剂调节为等渗，需要加入的量可按式(13-1) 计算：

$$W=\frac{0.52-a}{b} \tag{13-1}$$

式中　W——每 100mL 低渗溶液中需添加等渗调节剂的质量，g；

　　　a——未经调整的低渗溶液的冰点降低度数；

　　　b——用以调整等渗的等渗调节剂 1% 水溶液的冰点降低度数，也可从表 13-1 查出 1% 药物的冰点降低数，然后再用比例法求出该药物浓度（x%），才能使冰点降低数为 $-0.52℃$。

【例1】　用氯化钠配成 100mL 等渗溶液，问需多少克氯化钠？

解： 查得 1% 氯化钠溶液的冰点降低为 0.58，设氯化钠在等渗溶液中的浓度为 x%，则：

$$1\% : x\% = 0.58 : 0.52$$
$$x = 0.9g$$

表 13-1　一些药物水溶液的冰点降低值与氯化钠等渗当量

药物名称	1%（g/ml）水溶液冰点降低值/℃	1g 药物的氯化钠等渗当量（E）	等渗溶液的溶血情况		
			浓度/%	溶血/%	pH 值
硼酸	0.28	0.47	1.9	100	4.6
盐酸乙基吗啡	0.19	0.16	6.18	38	4.7
硫酸阿托品	0.08	0.1	8.85	0	5
盐酸可卡因	0.09	0.14	6.33	47	4.4
氯霉素	0.06				
依地酸钙钠	0.12	0.21	4.5	0	6.1
盐酸麻黄碱	0.16	0.28	3.2	96	5.9
无水葡萄糖	0.1	0.18	5.05	0	6
葡萄糖（H_2O）	0.091	0.16	5.51	0	5.9
氢溴酸后马托品	0.097	0.17	5.67	92	5
盐酸吗啡	0.086	0.15			
碳酸氢钠	0.381	0.65	1.39	0	8.3
氯化钠	0.578		0.9	0	6.7
青霉素钾		0.16	5.48	0	6.2
硝酸毛果芸香碱	0.133	0.22			
聚山梨酯-80	0.01	0.02			
盐酸普鲁卡因	0.122	0.18	5.05	91	5.6
盐酸丁卡因	0.109	0.18			
尿素	0.341	0.55	1.63	100	6.6
维生素 C	0.105	0.18	5.05	100	2.2
枸橼酸钠	0.185	0.3	3.02	0	7.8
苯甲酸钠咖啡因	0.15	0.27	3.92		
甘露醇	0.1	0.18	5.07		
硫酸锌（$7H_2O$）	0.085	0.12	7.65		

答：100mL 的等渗氯化钠溶液需要氯化钠 0.9g。

【例 2】 配制 2%盐酸普鲁卡因注射液 100mL，问需多少克氯化钠，使其成为等渗溶液？

解：查得 1%盐酸普鲁卡因溶液的冰点降低为 0.12℃，所以 2%盐酸普鲁卡因溶液的冰点降低应是 0.12℃×2＝0.24℃，又查得 1%氯化钠的冰点降低为 0.58℃。代入公式，则：

$$W=\frac{0.52-0.24}{0.58}=0.48g$$

答：需加入 0.48g 的氯化钠，可使 2%盐酸普鲁卡因溶液成为等渗溶液。

对于含有两种或两种以上药物的等渗溶液，或有其他附加剂时，可按式(13-2)计算：

$$W=\frac{0.52-(a_1+a_2+a_3+\cdots)}{b} \tag{13-2}$$

式中　a_1，a_2，a_3——未经调节的所含各该药物溶液的冰点降低度数。

（2）氯化钠等渗当量法　氯化钠等渗当量系指与 1g 药物在溶液中产生相等渗透压的氯化钠的量。其计算公式如下：

$$X=0.9\%V-EW \tag{13-3}$$

式中　X——配制 V 毫升等渗溶液需加氯化钠的质量，g；

　　　V——配制溶液的体积，mL；

　　　E——药物的氯化钠等渗当量；

　　　W——V 毫升内所含药物的质量，g。

【例 3】 配制 2%盐酸麻黄碱溶液 200mL，问需加多少克氯化钠，使其成为等渗溶液？

解：查得 1g 盐酸麻黄碱的氯化钠等渗当量为 0.28，代入公式，则：

$$X=0.9\%×200-0.28×2\%×200=0.68g$$

答：需加 0.68g 氯化钠，可使 2%盐酸麻黄碱溶液成为等渗溶液。

2. 等张溶液

由于细胞膜不是典型的半透膜，有些药物的等渗溶液如盐酸普鲁卡因、烟酰胺等，使用时仍可发生不同程度的溶血，因而有人提出了等张的概念。

等张溶液（isotonic solution）系指渗透压与经细胞膜张力相等的溶液，属于生物学概念。

因此，由于等渗与等张溶液定义不同，等渗溶液不一定等张，等张溶液也不一定等渗。在新产品的试制中，即使所配制的溶液为等渗溶液，为安全用药，也应进行溶血试验，必要时加入葡萄糖、氯化钠等调节成等张溶液。

六、减轻疼痛与刺激的附加剂

有的注射剂由于药物本身的刺激性或其他原因，如 K^+、鞣质，对组织产生刺激或疼痛，故应加局部止痛剂。

常用的有：苯甲醇、三氯叔丁醇、普鲁卡因、利多卡因等。

七、帮助主药混悬与乳化的附加剂

供注射剂使用的助悬剂或乳化剂，除应具有注射剂所要求的高度分散性和稳定性外，还要求无热原、无毒、不溶血、无刺激、使用量小，且有一定耐热性能等特点。

帮助主药混悬的附加剂有：羧甲基纤维素钠（为助悬剂）、吐温-80（为润湿剂）等。

注射用乳化剂有：豆磷脂、卵磷脂、普罗流尼 F-68 等。

以上所用附加剂均应符合药用规格，最好是注射用规格；用量较大，必须是注射用规格。

第六节　注射剂的容器及其处理方法

注射剂用的容器，根据分装剂量不同分为单剂量、多剂量与大剂量装容器三种。单剂量装的容器是供灌装液体或粉末用的，一般由中性硬质玻璃制成，俗称安瓿。式样有直颈与曲颈两种，其容积通常有 1mL、2mL、5mL、10mL 等几种规格，一般采用无色安瓿。

（一）安瓿的质量要求

① 应无色透明，便于澄明度及药液变质情况检查。

② 应具有优良的耐热性能和低膨胀系数。在洗涤、灭菌或冷藏中不易爆裂。

③ 要有一定的物理强度，避免操作过程中破损。

④ 化学稳定性好，不易被药液所侵蚀，不改变药液的 pH 值。熔点低，易于熔封，并不得产生失透现象。

⑤ 不得有气泡、麻点、砂粒、粗细不匀及条纹等。

根据安瓿的化学组成不同，目前制造空安瓿的玻璃有中性硬质玻璃、含钡玻璃和含锆玻璃。中性硬质玻璃用于中性、弱酸性药液的灌装，如各种输液、注射用水等；含钡玻璃用于强碱性药液的灌装，如磺胺嘧啶钠（pH＝10～10.5）；含锆玻璃用于强酸、强碱性药液的灌装，如维生素 B_1（pH＝1～2）。

（二）安瓿的检查

1. 物理方面

（1）包括长度、粗细等，需用卡尺抽样测量，同时还要注意外观上的缺陷，如色泽、麻点、砂粒、气泡以及铁锈等。

（2）玻璃管质量不好，则不能供制安瓿用。检查时可抽样 0.5%，将洗涤好的安瓿灌封已滤清的注射用水，经热压灭菌后进行玻屑、黑点等检查。

（3）耐热性能，检查安瓿受热会不会破损，检查时取洗净的安瓿，灌入注射用水，熔封、热压灭菌 30 分钟后，破损率不应超过规定。

2. 化学方面

（1）耐酸性能　检查安瓿抵抗酸腐蚀的性能，检查时取洗净的安瓿，烘干、灌封 0.01mol/L 盐酸至正常装量，热压灭菌后，放冷检查，不得有易见到的脱片。

（2）耐碱性能　检查安瓿抵抗碱腐蚀的性能，检查时取洗净的安瓿，灌封 0.004% 的氢氧化钠到正常装量、热压灭菌后，放冷检查，不得有易见到的脱片。

（3）中性检查　取洗净的安瓿，灌封甲基红酸性溶液到正常装量，热压灭菌后，内容物 pH 值上升不得使甲基红变色。

（三）安瓿的洗涤

质量好的安瓿可直接洗涤，质量差的安瓿需先蒸瓶再清洗。向安瓿内灌入纯化水，经 100℃/30min 蒸煮，甩水后进入控制区进行洗涤。先用纯化水粗洗，再用注射用水精洗。目前常用的洗涤方法有甩水洗涤法和加压气水喷射洗涤法，洗涤设备有喷淋式安瓿洗瓶机、气水喷射式洗瓶机、超声波安瓿洗瓶机三种。

1. 甩水洗涤法

将安瓿灌满经滤过澄明度符合要求的纯化水，再将水甩出，反复 3 次，最后一次用澄明度合格的注射用水。此法适用于 5mL 以下安瓿。

2. 加压气水喷射洗涤法

本洗涤方法是将经过加压的去离子水或蒸馏水与洁净的压缩空气，由针头交替喷入倒置的安瓿内进行洗涤，反复 4～8 次，最后一次应是滤过空气。本法的关键是气：一是应有足够的压力；二是一定要将气滤纯净。洗涤用水应是新鲜注射用水。

（四）安瓿的干燥或灭菌

一般采用 120～140℃烘箱干燥，目的是为了防止残留的水稀释注射液并杀死细菌及热原。大量生产多用隧道式红外线烘箱，隧道内平均温度约 200℃。

用于盛装无菌操作的药液或低温灭菌制品的安瓿，须用 180℃/1.5 小时干热灭菌或 160～170℃/2～4 小时，或在隧道内 350℃/5min。

灭菌的安瓿应在 24 小时内使用，存放柜应有净化空气保护。

第七节　注射剂的制备

一、注射剂的生产流程

注射剂处方拟定后，按下述生产工艺流程进行：

二、注射剂车间的控制

注射剂突出的问题：一是要求无菌无热源；二是澄明度。为此必须考虑：①注射剂车间应设在空气洁净处；②车间内应划分不同洁净度要求的区域，并分别控制，如图 13-3 所示；③洁净室（区）与非洁净室（区）之间必须设置缓冲设施，人流、物流的走向应合理；④洁净区内的室内装修应易清洗、消毒。

图 13-3 可灭菌小容量注射剂工艺流程示意图及环境区域划分

① 洁净区 安瓿的干燥灭菌、冷却，药液的精滤，灌封。
② 控制区 安瓿的洗涤，配液，粗滤，注射用水的制备。
③ 一般生产区 灭菌，灯检，印包。

三、注射剂的配制

(一) 配液

1. 原辅料的质量要求与投料量计算

供注射用的原辅料，应符合"注射用"规格，并经化验合格方能投料；辅料应符合药用标准，若有注射用规格，应选用注射用规格。

配液时应按处方规定和原辅料化验测定的含量结果计算出每种原辅料的投料量，并应两人核对。药物含结晶水应注意处方是否要求换算成无水药物的用量。生产中改换原辅料的生产厂家时，甚至对于同一厂的不同批号的产品，在生产前均应做小样试验。

在投料之前，应根据处方规定用量、原料实际含量、成品含量及损耗等计算所有成分的实际投料量。

$$原料实际用量 = \frac{原料理论用量 \times 成品标示量}{原料实际含量}$$

$$原料理论用量 = 实际配液数 \times 成品含量\%$$

实际配液数 = 实际灌装数 + 实际灌装时损耗量

【例】 今欲制备 2mL 装的 2% 盐酸普鲁卡因注射液 10000 支，原料实际含量为 99%，问需该原料多少？

解：(1) 实际灌装数 = (2mL + 0.15mL) × 10000 = 21500mL

0.15mL 系应增加的装量。

（2）实际配液数＝21500mL＋（21500×5％）mL＝22575mL

其中 5％为实际灌装时损耗量。

（3）原料理论用量＝22575×2％＝451.5g

（4）原料实际含量为 99％，药典规定盐酸普鲁卡因注射液的含量应为标示量的 95％～105％，故按平均值，即 100％代入公式，即得原料实际用量：

$$原料实际用量＝451.5×100％/99％＝456.0g$$

答：该原料的实际投料量为 456.0g。

2. 配制用具的选择与处理

配液用的器具均应用化学稳定性好的材料制成，常用的有玻璃、不锈钢、耐酸碱搪瓷或无毒聚氯乙烯桶等。铝制品不宜选用。大量生产可选用夹层的不锈钢锅，并装有搅拌器。

供配制用的所有器具使用前须用新鲜注射用水烫洗或灭菌后备用，胶管、胶塞先用肥皂水浸泡并充分搓揉以除去管内的附着物，用饮用水揉搓冲洗，洗去碱液，再用注射用水加热煮沸15 分钟，然后冲洗干净备用。广口容器可用擦有肥皂并搓成泡沫的纱布擦洗，不要直接用肥皂擦器壁，以免肥皂进入孔隙，难以洗净，再依次用饮用水、注射用水洗净备用。

3. 药液配制方法

（1）稀配法　凡原料质量好，药液浓度不高或配液量不大时，常用稀配法，即一次配成所需的浓度。

（2）浓配法　当原料质量较差，则常采用浓配法，即将全部原辅料加入部分溶剂中配成水溶液，经加热或冷藏、过滤等处理后，根据含量测定结果稀释至所需浓度。溶解度小的杂质在浓配时可以滤过除去；原料药质量差或药液不易滤清时，可加入配液量 0.02％～1％的针用一级活性炭，煮沸片刻，放冷至 50℃再脱炭过滤。另外，活性炭在微酸性条件下吸附作用强，在碱性溶液中有时出现脱吸附，反而使药液中杂质增加。

若为油溶液，注射用油应在用前经 150～160℃/1～2 小时干热灭菌后冷却待用。

有时配出的含量超出半成品的控制范围，应按下式补水或补料。

① 药液实际含量高于标示量的百分含量时，应按下式计算补水量：

补水量＝（实测标示量的百分数－拟补到标示量的百分数）×配制药液的体积

【例】　配制 5％维生素 B_1 溶液 500000mL，测得含量为标示量的 102％，拟补水到标示量的 100％，问需补水多少毫升？

解：补水量＝（102％－100％）×500000＝10000mL

答：需补水 10000mL。

一般补水量超过 3％时应相应补加其他辅料。

② 药液实际含量低于标示量的百分含量时，应按下式计算补料量：

补料量＝（拟补到标示量的百分数－实测标示量的百分数）×配制药液的体积×药液的百分含量

【例】　配制 5％维生素 C 溶液 500000mL，测得含量为标示量的 98％，拟补料到标示量的102％，问需补料多少克？

解：补料量＝（102％－98％）×500000×5％＝1000g

答：需补料 1000g。

配制应在洁净的环境中进行，一般不要求无菌；配好后，应进行半成品质量检查，包括pH、含量等，合格后才能过滤。

（二）药液的过滤

过滤是保证注射液澄明的关键操作。药液的过滤宜先用砂滤棒粗滤，再用微孔滤膜精滤。

1. 滤器的种类及使用

(1) 垂熔玻璃滤器　化学性质稳定，吸附性低，不影响药液的 pH，无微粒脱落，易于清洗。根据滤板孔径大小分为 1#～6# 六种规格，其号数越大，孔径越小。常用的是 3# 和 4#，3# 用于常压滤过，4# 用于减压或加压滤过。厂家不同，代号也有差异。

使用前，应先用自来水冲去滤器中的灰尘和药液（忌用毛刷久洗，不然易导致滤板表面粗糙，影响滤过质量），再用新鲜的铬酸清洁液或硝酸钠清洁液浸泡，然后用自来水冲去酸液，再以热注射用水洗至中性，水液澄明。

垂熔玻璃器常用于膜滤器前的预滤。

(2) 砂滤棒（滤柱）　多用于粗滤。常用的有硅藻土滤棒、多孔素磁滤棒和玻璃砂滤棒三种。硅藻土滤棒分粗、中、细三种规格，粗号用于溶液的过滤，中号用于注射液的过滤，细号用于过滤细菌。多孔素磁滤棒根据滤孔大小分成八级，号数越大，孔径越小。玻璃砂滤棒（也称垂熔玻璃砂芯）根据滤孔大小分为四级。

砂滤棒易脱砂、吸附，使用前要先用与药液 pH 值相同的酸或碱液冲洗，不然可能影响药液的 pH 值；使用后，应反复冲洗。另外，滤棒中常含有微量金属离子，对金属离子敏感的药液则不宜使用，否则会引起药液氧化变质。

(3) 微孔滤膜滤器　是一种高分子的薄膜过滤材料，能截留一般常用滤器所不能截留的微粒。孔径 0.65～0.8μm 的滤膜，作一般注射液的精滤使用；平均孔径 0.3μm 或 0.22μm 的产品，可作除菌过滤用。

此薄膜滤速较快，吸附性小，但滤留粒子容易聚集在微孔滤膜表面，所以在用薄膜过滤前，最好先用其他滤材进行预过滤，使用前还应在滤膜的上下两侧，衬（盖）网状的保护材料（2～3 层滤纸），以防止过滤液冲压，滤膜破裂。

目前，美国 Pall 公司已用聚砜、聚丙烯腈为膜材，制成可截留分子量为 3000、5000、6000、10000 及 13000 物质的超滤装置，为已经认证的美国独家除热原超滤器。

(4) 其他滤器　钛滤器是新发展的滤器，耐热耐腐蚀，滤速快，不易破碎，用来代替砂滤棒或垂熔玻璃滤器，可用于粗滤。板框式压滤机一般用于中药注射剂的预滤。

2. 过滤装置

(1) 高位静压过滤装置　此种装置适用于缺乏加压或减压设备的情况下采用。依靠药液本身的液位差来进行过滤，推动力的大小由药液的高度决定。适用于药液在楼上配制，通过管道过滤到楼下灌封。

(2) 减压过滤装置　此装置可以连续进行过滤操作，药液处于密闭状况，不易污染。但压力不够稳定，如操作不当，易使滤层松动，影响滤过液质量，而且进入过滤系统中的空气也必须经过洗涤等处理。

(3) 加压过滤装置　此装置采用离心泵送药液通过滤器进行过滤。适合于配液、过滤及灌封等工段在同一平面的情况下使用。具有压力稳定、滤速快、药液澄明度好、产量高等特点，而且全部装置保持正压，外界空气不易漏入造成污染，一旦中途停顿，对滤层影响也较小。

(4) 微孔滤膜过滤装置　此装置必须先将药液进行预滤，预滤装置可采用上述任何一种常规过滤系统。开车前，应检查过滤系统的完整性。使用时首先让一定量药液通过膜滤器，使滤膜全部湿润，关闭进液阀，停止药液进入。打开阀门通入氮气或压缩空气，使其压力在该滤膜起泡点以下（约 0.33kg/cm², 1kg/cm²≈9.8×10⁴Pa），关闭右侧的阀，保持 15 分钟，如压力表指示的压力不变时，则表示膜滤器不漏气或膜没有破裂；若压力下降，则表示膜滤器装置不严或膜破裂。

四、注射液的灌封

灌封是将滤净的药液，定量地灌装到安瓿中并加以封闭的过程。包括灌注药液和封口两步，是注射剂生产中保证无菌的最关键操作。

药液灌封要求做到剂量准确，药液不沾瓶口，以防熔封时发生焦头或爆裂，注入容器的量要比标示量稍多，以抵偿在给药时由于瓶壁黏附和注射器及针头的吸留而造成的损失，一般易流动液体可增加少些，黏稠性液体宜增加多些。

1. 灌装

灌装时要求容量准确，每次灌装前必须先试灌若干支，按照药典规定的注射液的装量测定进行检查，符合规定后再进行灌注。灌注时还应注意不使灌装针头与安瓿颈内壁碰撞，以防玻璃屑落入安瓿中，如灌装针头外面沾湿时，可用处理过的洁净绸布拭干后再用。

大量生产时可改装为双针或多针灌装器，也可采用安瓿自动灌封机。

易氧化药物溶液灌装后，需向安瓿中通入惰性气体，驱逐药液上面的空气以防药物氧化。安瓿通入惰性气体的方法很多，一般认为两次通气较一次通气效果好。1～2mL 的安瓿常在灌装药液后通入惰性气体，而 5mL 以上的安瓿则在药液灌装前后各通一次，以尽可能驱尽安瓿内的残余空气。

2. 熔封

已灌装好的安瓿应立即熔封。安瓿熔封应严密、不漏气，安瓿封口后长短整齐一致，颈端应圆整光滑，无尖头和小泡。封口方法有拉封和顶封两种，由于拉封封口严密，不会像顶封那样易出现毛细孔，故目前主张拉封，特别是装粉末或具有广口的其他类型安瓿，都必须拉封。目前国内药厂常用的是拉丝灌封机。

灌封时常发生的问题有剂量不准、焦头、鼓泡、封口不严等，但最易出现的问题是产生焦头。产生焦头的主要原因是灌液太猛，药液溅到安瓿内壁；针头回药慢，针尖挂有液滴且针头不正；针头碰安瓿内壁；安瓿口粗细不均，碰到针头；灌注与针头行程未配合好；针头升降不灵等。封口时火焰烧灼过度引起鼓泡，烧灼不足导致封口不严。

我国现已有洗、灌、封联动机和割、洗、灌、封联动机，不仅提高生产效率，而且提高成品质量。

五、注射剂的灭菌与检漏

1. 灭菌

灌封后应立即灭菌，从配液到灭菌要求在 12 小时内完成。除无菌操作生产的注射剂外，所有的注射剂灌封后都应及时灭菌。灭菌方法有多种，主要根据药液中原辅料的性质来选择不同的灭菌方法和时间。但流通蒸汽灭菌法是最常用的方法。必要时，采取几种灭菌方法联合使用。在避菌条件较好的环境中生产的注射剂，一般 1～5mL 安瓿多用流通蒸汽 100℃/30min 灭菌；10～20mL 安瓿采用 100℃/45min 灭菌；对热不稳定的产品，可适当缩短灭菌时间；对热稳定的品种、输液，均应采用热压灭菌。

以油为溶剂的注射剂，选用干热灭菌。

2. 检漏

检漏一般应用一种能灭菌检漏两用的灭菌器，一般于灭菌后待温度稍降，抽气至真空度 85.3～90.6kPa，再放入有色溶液及空气，由于漏气安瓿中的空气被抽出，当空气放入时，有色溶液即借大气压力压入漏气安瓿内而被检出。

采用铝盖压封的输液瓶，未压紧的铝盖经灭菌可顶起或松动，应逐瓶检查。

六、注射剂的质量检查

1. 可见异物检查

检查可见异物不但可以保证用药安全，而且可以发现生产中的问题。如注射剂中的白点多来源于原料或安瓿；纤维多因环境污染所致；玻屑常是由于灌封不当所造成的。

注射剂必须完全澄明，不得有任何肉眼能见的不溶性微粒异物。

检查灯可采用全长 57cm、直径 3.8cm、20W 的青光日光灯作光源。灯座采用伞棚式装置，可两面使用。背景为不反光的黑色，底部为不反光的白色，以便检查有色异物。

检查时取供试品置检查灯下，距光源约 20cm 处，先与黑色背景对照，再与白色背景对照，用手持安瓿颈部，轻轻翻动药液，在与供试品同高的位置，相距约 15～20cm 处，用目检视，应符合药典可见异物检查判断标准的规定。

2. 热原检查

按药典方法进行检查，注射剂量一般按家兔体重 1～2mL/kg 计算。

3. 无菌检查

一般检查的微生物为需气细菌、厌气细菌及霉菌三种，具体检查法按药典附录"无菌检查法"项下的规定进行。

4. 降压物质的检查

以猫为实验动物。参照药典规定的方法进行。

5. 其他

包括注射剂的装量检查、鉴别、含量测定、pH 值测定、毒性试验和刺激性试验等。

七、注射剂的印字、包装

印字内容包括品名、规格、批号、厂名及批准文号。经印字后的安瓿，即可装入纸盒内，盒外应贴标签，标明注射剂名称、内装支数、每支装量及主药含量、附加剂名称、批号、制造日期与失效期、商标、卫生主管部门批准文号及应用范围、用量、禁忌、贮藏方法等。产品还应附有详细说明书。

八、注射剂的举例

【例1】 维生素 C 注射剂

处方：

维生素 C	104g	EDTA-Na$_2$	0.05g
碳酸氢钠	49g	亚硫酸氢钠	2g
注射用水	加到 1000mL		

制法：在配制容器中，加配制量 80％的注射用水，通二氧化碳饱和，加维生素 C 溶解，分次缓缓加入碳酸氢钠，搅拌使其完全溶解，至无二氧化碳产生时，加入预先配好的 EDTA-Na$_2$ 溶液和亚硫酸氢钠溶液，搅拌均匀，调节药液 pH 至 6.0～6.2，加二氧化碳饱和的注射用水至足量，用砂滤棒和微孔滤膜过滤至澄明，在二氧化碳气流下灌封，用流通蒸汽 100℃/15min 灭菌。

注：(1) 维生素 C 分子中有烯二醇式结构，显强酸性，注射时刺激性大，故加入碳酸氢钠部分中和维生素 C；同时碳酸氢钠调节药液 pH 至 6.0～6.2，增强维生素 C 的稳定性。(2) 维生素 C 的水溶液极易氧化，自动氧化成脱氢抗坏血酸，后者再经水解生成 2,3-二古罗糖即失去治疗作用；若维生素 C 氧化水解成 5-羟甲基糠醛（或原料中带入），则在空气中氧化聚合成黄色聚合物。(3) 本品的质量好坏与原辅料的质量密切相关，如碳酸氢钠的质量；影响本品稳定性的因素还有空气中的氧、溶液的 pH 和金属离子，尤其是铜离子，故应避免接触金属容器。(4) 温度影响本品的稳定性，实验证明 100℃/30min 灭菌，含量减少 3％；100℃/15min 灭菌，含量减少 2％；同时灭菌结束，用冷却水冲淋成品以降低温度。

【例2】 醋酸可的松混悬型注射剂

处方：

醋酸可的松微晶	25g	硫柳汞	0.01g
氯化钠	3g	吐温-80	1.5g
CMC-Na	5g	注射用水加到	1000mL

制法：

（1）取总量 30% 的注射用水，加硫柳汞、CMC-Na 溶液，用布氏漏斗垫 200 目尼龙布过滤，密闭备用；

（2）氯化钠溶于适量注射用水中，经 G_4 号垂熔玻璃漏斗过滤；

（3）将（1）置水浴中加热，加（2）及吐温-80 搅匀，使水浴沸腾，加醋酸可的松，搅匀，继续加热 30 分钟；

（4）取出冷至室温，加注射用水至足量，用 200 目尼龙布过滤两次，于搅拌下分装于瓶内，盖塞轧口密封。在 100℃/30min 振摇下灭菌。

注：（1）混悬液型注射剂除无菌、pH、安全性、稳定性等与溶液型注射剂相同外，还应有良好的"适针性"和"通针性"。"适针性"是指产品从容器抽入针筒时不易堵塞与发泡，保证剂量正确的特性；"通针性"是指注射时能顺利进入体内。此外，药物的细度应控制在 $15\mu m$ 以下，含 $15\sim20\mu m$ 者不超过 10%；混悬粒子在运输、贮存后不应增大，粒子沉降不能太快，沉降物易分散；在振摇和抽取时，药液无持久的泡沫。（2）将固体药物分散成粒度大小适宜、分散性良好的颗粒是制备混悬型注射剂的关键；为防止微粒沉淀、凝固、结块，常加入助悬剂、润湿剂，如 CMC-Na、吐温-80 等。（3）本处方中 CMC-Na 作为助悬剂，吐温-80 作为润湿剂。

第八节　注射用无菌粉末

一、概述

粉针系用无菌操作法将经过无菌精制的药物分（灌）装于无菌容器中，临用前再用灭菌的注射用溶剂溶解或混悬而制成的剂型。凡遇热或遇水不稳定的药物如青霉素 G、辅酶 A、胰蛋白酶等均需制成粉针。根据制备方法不同，粉针分为注射用无菌粉末和注射用冻干制品两类。

二、注射用无菌粉末的质量要求

粉针的质量要求除应符合《中国药典》的有关规定外，还应符合下列要求：注射用无菌粉末应纯洁不含任何异物，配成溶液后应澄清；细度或结晶应适宜，便于分装。注射用冻干制品应为完整的块状物或海绵状物，外形饱满不萎缩，色泽均一，干燥，多孔性好，加水能迅速恢复冻干前状态。

三、注射用无菌粉末的生产工艺及实例

（一）无菌粉末直接分装法

本法是将精制的无菌药物粉末在无菌条件下直接分装于灭菌的玻璃小瓶或安瓿中密封而成。工艺流程如下：

1. 原料无菌粉末的制备

（1）重结晶法　本法利用药物和杂质在不同溶剂中和不同温度下溶解度的差异，选用适当的溶剂、溶解条件和结晶条件进行重结晶精制。

（2）喷雾干燥法　本法系将被干燥的液体药物浓缩到一定浓度，经喷嘴喷成细小雾滴，当小雾滴与干燥热空气相遇时进行交换，在数秒钟内完成水分的蒸发，使液体药物被干燥成粉状

或颗粒状。

（3）混合与过筛　某些原料药物，经重结晶精制后，还需进行混合与过筛，以使粒度均匀，便于分装。

2．包装容器及材料的处理

安瓿或玻璃瓶以及胶塞的处理按注射剂的要求均需进行灭菌处理。安瓿或玻璃瓶可与180℃干热灭菌 1.5 小时，胶塞洗净后用硅油处理，再 125℃干热灭菌 2.5 小时，灭菌后空瓶应在净化空气下存放不超过 24 小时。

3．存在问题

（1）装量差异　分装车间内的相对湿度过高、粉末含水量高、粉末流动性差，影响粉末的流动性，从而造成装量差异。

（2）可见异物问题　由于药物粉末经过一系列处理，污染机会增加，应严格控制原料质量及其处理方法和环境，防止污染。

（3）无菌问题　产品既不能用最可靠的热压灭菌法灭菌，也不能用标准的干热灭菌法灭菌，为解决无菌问题，一般都在 A 级净化条件下分装。

（4）吸潮现象　无菌室的相对湿度较高、铝盖封口不严引起产品吸潮变质。

为减少以上问题，应严格控制无菌操作的条件，无菌室的相对湿度控制在药物的临界相对湿度以下，在原有的净化条件下，再应用层流净化技术。

（二）冷冻干燥法

冷冻干燥法是将药液先在低温下冻结成固体，再在一定的真空与低温下将水分从冻结状态升华除去，达到低温脱水的干燥方法。

图 13-4　水的三相图

1．冷冻干燥原理

冷冻干燥原理可用水的三相图说明（图13-4）。图中可分为三个区域：水（液态）、冰（固态）、水蒸气（气态）。OA、OB、OC 分别为水的两种状态相互转化的平衡曲线。0 点是冰、水、气的平衡点，在这个温度和压力时冰、水、气共存，这个温度为 0.01℃，压力为 613.3Pa（4.6mmHg）。从图可以看出当压力低于 613.3Pa 时，不管温度如何变化，只有水的固态（冰）和气态（水蒸气）存在，液态（水）不存在。固态受热时不经过液态直接变为气态；而气态遇冷时放热直接变为固态。根据平衡曲线 OC，对于固态，升高温度或降低压力都可以打破气固平衡，使整个系统朝着固态转变为气态的方向进行。

冷冻干燥的优点是：①处理条件温和，在低压低温下干燥，可避免药物因高温高压条件而分解变质，从而保证产品中的药物不会变性；②所得产品外观优良，冻干品质地疏松，干燥后能保持原形，形成多孔结构而且颜色基本不变，加水后，冻干品迅速溶解，恢复药液原有的特性；③含水量低，冻干品含水量一般在 1%～3%范围内，同时由于在真空中进行干燥，产品不易氧化，有利于长途运输和长期储存；④减少产品污染，因为污染机会相对减少，冻干品中的微粒物质比用其他干燥方法生产的量要少，同时因为缺氧而起到灭菌或抑制某些细菌活力的作用；⑤产品剂量准确，药液在冻结前分装，剂量准确。不足之处在于溶剂不能随意选择，某些冻干品重新配制溶液出现浑浊，且生产需特殊设备，成本高昂。

2．冻干设备

冻干设备按其冷热板面积可分为大、中、小三种类型，通常冻干面积小于 $1.5m^2$ 为小型，介于 $1.5\sim50m^2$ 之间为中型，大于 $50m^2$ 为大型；按其目的和用途可分为实验型冻干机、中型冻干机和工业生产型冻干机。

冻干机一般由制冷系统、真空系统、加热系统和控制系统 4 个主要部分所组成。结构元件有冻干箱（或称干燥箱）、冷凝器（或称水汽凝集器）、冷冻机、真空泵和阀门、电气控制元件等。

3. 冻干工艺

无菌配制药液经过滤、灌装、分装（安瓿或小瓶）等前处理，然后再经预冻、减压、升华、干燥等过程，最终制得冻干粉末。

（1）预冻 预冻是恒压降温过程。药液随温度的下降冻结成固体，通常预冻的温度应降低至共熔点以下 $10\sim20℃$，预冻时间一般 $2\sim3h$。冻干制品必须进行预冻后才能升华干燥，不经预冻而直接减压真空，会造成药品损失或产品外形萎缩，影响质量。若预冻不完全，在减压过程中可能产生沸腾冲瓶的现象，使制品表面不平整。

（2）升华干燥 升华干燥首先是恒温减压过程，然后是在抽气条件下，恒压升温，使固态的水（即冰）升华逸去。

生产上升华干燥程序有两种：一次升华法和反复冷冻升华法。一次升华法适用于共熔点为 $-10\sim-20℃$ 的制品，且溶液的浓度与黏度不大的情况。它首先将预冻后的制品减压，待真空度达一定数值后，启动加热系统缓缓加热，使制品中的冰升华，升华温度约为 $-20℃$，药液中的水分可基本除尽。反复冷冻升华法的减压和加热升华过程与一次升华法相同，只是预冻过程须在共熔点及以下 $20℃$ 之间反复升降预冻，而不是一次降温完成。通过反复升温处理，制品晶体的结构被改变。由致密变为疏松，有利于水分的升华。如某制品的共熔点为 $-25℃$，可以先预冻至 $-45℃$ 左右，然后将制品升温至共熔点附近，维持 $30\sim40min$，再降至 $-40℃$ 左右。如此反复处理，有利于冰晶的升华，可缩短冻干周期。因此，本法常用于结构较复杂、稠度大及熔点较低的制品，如多糖和某些蛋白质类药物。

（3）再干燥 产品升华干燥后，温度继续升高至 $0℃$ 或室温，并保持一段时间，可使已升华的水蒸气或残留的水分被抽尽。产品在保温干燥一段时间后，整个冻干过程即结束。在这个阶段干燥过程中，温度可迅速上升至设定的最高温度，不致产生沸腾现象，有利于降低产品残余水分，并缩短再干燥时间。再干燥可保证冻干制品含水量<1%，并有防止回潮的作用。

4. 冷冻干燥中存在的问题及处理方法

（1）含水量偏高 通常冻干制剂的水分含量要求控制在 1%～3%，以保持稳定。但装液量过多、干燥时热量供应不足、真空度不够、冷冻温度偏高、冷冻后放入干燥箱的空气潮湿、出箱时制品温度低于室温等，均可造成含水量偏高。采用旋转冻干机提高冻干效率或用其他相应措施解决。

（2）喷瓶 预冻温度偏高，产品冷冻不结实；升华时供热过快，局部过热，部分熔化成液体，在高真空时少量液体喷出而形成"喷瓶"。因此，必须控制预冻温度在共熔点以下 $10\sim20℃$，加热升华时，升温应缓慢，且温度最高不超过共熔点。

（3）产品外观不饱满或萎缩成团粒 药液浓度太高，内部升华的水蒸气不能及时抽去，与表面已干层接触时间较长使其逐渐潮解，体积萎缩，致外形不饱满。可在处方中加入填充剂如氯化钠、甘露醇，或生产工艺上采用反复冷冻升华法，改善结晶状态与制品的通气性，使水蒸气顺利逸出，改善产品外观。

5. 冻干制剂的举例

【例】 注射用辅酶 A 的无菌冻干制剂

处方：

辅酶 A	56.1 单位	水解明胶（填充剂）	5mg
甘露醇（填充剂）	10mg	葡萄糖酸钙（填充剂）	1mg
半胱氨酸（稳定剂）	0.5mg		

制法：按处方量将上述各成分用适量注射用水溶解后，无菌过滤，分装于安瓿中，每支 0.5ml，冷冻干燥后封口，漏气检查即得。

注：辅酶 A 易被空气、过氧化氢等氧化成无活性二硫化物，故在制剂中加入半胱氨酸，用甘露醇、水解明胶等作为赋形剂。

第九节　输　　液

一、概述

输液剂是指由静脉滴注输入体内的大剂量注射液一次给药在 100ml 以上。由于其用量大且直接进入血液，故质量要求较高，生产工艺与小容量注射剂也不同。

1. 输液的种类

（1）电解质输液　用以补充体内水分和电解质，调节酸碱平衡等。常用的有等渗氯化钠、复方氯化钠注射液、碳酸氢钠注射液等。

（2）营养输液　有糖类及多元醇类输液（如葡萄糖注射液、甘露醇注射液等）、氨基酸类输液（如复方氨基酸注射液等）、脂肪类输液（如静脉脂肪乳注射液等）。

（3）胶体输液（俗称血浆代用液）　这类输液是一种与血浆等渗的胶体溶液，可较长时间地保持在循环系统中，增加血容量和维持血压，但不能代替全血应用。如右旋糖酐、聚乙烯吡咯烷酮等。

2. 输液的质量要求

输液的质量要求与注射剂基本上是一致的，但由于输液一次注射量较大，故对无菌、无热原及可见异物的要求更为严格，pH 值尽量与血浆接近，渗透压应等渗或稍偏高渗，含量、色泽也应合乎要求，不引起血象的异常变化，不得有产生过敏反应的异性蛋白及降压物质，不得添加任何抑菌剂。

注射用乳状液还必须符合下列要求：液滴直径 $80\% \leqslant 1\mu m$，不得有大于 $5\mu m$ 的液滴，且大小均匀；成品耐受热压灭菌；无副作用，无抗原性，无降压作用与溶血作用。

血浆代用液还应符合下列要求：不妨碍血型试验，不妨碍红细胞的携氧功能，在血液中能保留较长时间，易被机体吸收，不在脏器组织中蓄积中毒。

二、输液剂的生产工艺及设备

（一）输液的生产工艺流程及注意事项

1. 输液的生产工艺流程

2. 注意事项

① 所用注射用水必须新鲜无热原。

② 容器可能带来热原与澄明度问题，应十分重视。

③ 配制时为除去热原和保证澄明度合格，采用浓配法，并加针用一级活性炭。

④ 配制用容器、过滤装置及输送管道，必须认真清洗；使用后立即清洗，滤器用自来水反冲，再用纯水冲洗，垂熔滤器洗净后置于1％～2％硝酸钠的硫酸液中浸泡，砂滤棒应洗净后灭菌存放。

（二）容器及包装材料的质量要求和处理方法

输液的包装材料包括输液瓶、隔离膜、橡胶塞及铝盖等。容器以中性硬质玻璃瓶为主，也有聚丙烯塑料瓶和软体聚氯乙烯塑料袋。

1. 输液瓶的质量要求和清洁处理

输液瓶应无色透明，瓶口圆滑均匀，端正，无条纹、气泡，耐酸、耐碱、耐水，经灭菌及贮存期不会脱片。

输液瓶的清洗有酸洗法和碱洗法两种。前者是将输液瓶先用浓硫酸重铬酸钾清洁液荡涤整个瓶的内壁及瓶口，再用纯化水、注射用水冲洗。后者是用2％的氢氧化钠溶液冲洗，也可用1％～3％的碳酸氢钠溶液冲洗，由于碱性对玻璃有腐蚀作用，故接触时间不宜过长，再用纯化水、注射用水冲洗。

2. 胶塞的质量要求和清洁处理

胶塞应具有弹性和柔曲性，性质稳定，不与药液起反应，能耐高温、高压，具有一定耐溶性，吸附作用小，无毒，当针头刺入和拔出后应立即闭合，而且能耐受多次穿刺而无碎屑脱落。

新橡胶塞先用饮用水洗净，再用0.5％～1.0％的NaOH煮沸30分钟，用水洗去表面的硫黄、氧化锌等杂质；再用1％的HCl煮沸30分钟，用水洗去表面附着的填料如碳酸钙等杂质，再反复用饮用水洗至洗液pH值呈中性，在纯化水中煮沸约30分钟，最后用过滤的注射用水冲洗数次，合格后备用。

采用丁基橡胶时，用注射用水漂洗、硅化、灭菌即可。橡胶塞已停止使用。

3. 隔离膜的质量要求和清洁处理

常用的有涤纶薄膜。质量上要求无通透性、理化性质稳定、抗水、弹性好、无异臭、不皱折、不脆裂，并有一定的耐热性和机械强度。清洁处理时，将直径38mm的白色透明圆片薄膜，用手捻松，抖去碎屑，剔除皱折或残缺者，平摊在有盖不锈钢杯中，用热注射用水浸渍过夜（质量差时可用70％的乙醇浸渍过夜），次日用注射用水漂洗至薄膜逐张分离，并检查漂洗水澄明度，合格后方可使用。使用时再用微孔滤膜过滤的注射用水动态漂洗，边灌药液边用镊子逐张取出，盖在瓶口上，立刻塞上胶塞。但涤纶薄膜具有静电引力，易吸附灰尘和纤维，所以漂洗操作应在清洁的环境中进行。

采用丁腈橡胶时，可不使用涤纶薄膜。

（三）输液的配制与灌封

1. 配制

输液配制的基本操作、环境要求及原辅料等质量要求与安瓿注射剂基本相同，配液必须用新鲜的注射用水，原料应是优质供注射用的。配制时，根据处方按品种进行，必须严格核对原辅料的名称、重量、规格。先经加入0.5％的针用一级活性炭浓配，然后稀释至适量混匀后，测中间体含量和pH值。

2. 过滤

输液的过滤与安瓿注射剂相同，先用砂滤棒过滤，后经微孔滤膜过滤至药液澄明。为提高产品质量，目前生产多采加压三级（砂棒-垂熔玻璃滤球-微孔滤膜）过滤。

3. 灌封

输液的灌封分为灌注药液、衬垫薄膜、塞胶塞、轧铝盖四步。采用局部层流，严格控制洁净度（局部 A 级）。隔离膜的位置要放端正，再将洗净的胶塞甩去余水，对准瓶口塞下，不得扭转，翻下塞帽。大量生产多采用自动转盘式灌装机、自动翻塞机和自动落盖轧口机等完成整个灌封过程。

（四）输液的灭菌

灌封后的输液应及时灭菌，从配液到灭菌以不超过 4 小时为宜。根据药液中原辅料的性质，选择不同的灭菌方法和时间，一般采用 115℃/30min 热压灭菌。塑料袋装的输液用 109℃/45 分钟灭菌，生产过程更应注意防止污染。

（五）质量检查与包装

1. 质量检查

输液的检查，包括装量、可见异物、热原、无菌、pH 值以及含量测定等项，均应符合药典规定。还必须进行不溶性微粒检查：药典规定检查 100mL 以上的静脉滴注的注射液，除另有规定外，每毫升中含 $10\mu m$ 以上的微粒不得超过 20 粒，含 $25\mu m$ 以上的微粒不得超过 2 粒。检查方法为用孔径 $0.45\mu m$ 的微孔滤膜滤过后，经显微镜观察评定。

2. 包装

检查合格的产品，贴上印有品名、规格、批号的标签进行包装，装箱时应装严装紧，便于运输。

三、输液剂生产中易发生的问题及解决方法

输液生产中存在的主要问题是可见异物问题、热原反应和染菌。

（一）可见异物与微粒的问题

主要由微粒引起，微粒包括炭黑、碳酸钙、氧化锌、纤维素、纸屑、黏土、玻璃屑、细菌、真菌等。微粒产生的原因及解决方法如下。

1. 工艺操作中的问题

① 原因　车间空气洁净度差，输液瓶、胶塞、隔离膜洗涤不干净，滤器选择不当，过滤方法不好，灌封操作不合要求，工序安排不合理等。

② 解决方法　加强工艺过程管理；采用层流洁净技术来净化空气；微孔滤膜过滤。

2. 橡胶塞与输液瓶质量不好

钙、锌、硅酸盐及铁等物质可从橡胶塞和玻璃容器中析出，成为输液中的"小白点"，在贮存期间可污染药液，故对胶塞与容器的质量须进一步提高。国内现使用丁腈橡胶有利于提高输液的质量。

3. 原辅料质量

如注射用葡萄糖可能含有少量蛋白质及因水解不完全而产生的糊精、钙盐等杂质，这些杂质可使输液产生乳光、小白点、发浑。目前国内已制订"输液用"的原辅料质量标准。

4. 医院输液操作对输液的污染

静脉滴注装置不净、无菌操作不严、不适当的输液配伍加药等。可考虑安置终端过滤器（$0.8\mu m$ 的微孔滤膜），使微粒大幅度减少。

（二）热原反应

详见前述。据统计，在 25 例热原反应中有 84% 属于输液器和输液管引起的。因此，要加强生产过程控制的同时，重视使用过程中的污染。

（三）染菌

原因在于生产过程中严重污染、灭菌不彻底、瓶塞不严、漏气等。为此生产时要尽量减少

制备过程中的污染、严格灭菌、严格包装。

四、输液的举例

【例1】　氯化钠注射液

处方：

氯化钠	8.5g	氯化钙(2份结晶水)	0.33g
氯化钾	0.3g	注射用水	加至1000mL

制法：按处方量将氯化钠、氯化钾、氯化钙加入注射用水中，使其成 20%～22% 的浓溶液，加 0.1%（g/mL，质量浓度）的活性炭，加热处理、粗滤除炭，滤液用注射用水稀释至全量，用 1% 的盐酸调 pH 值至 4.5～7.5，经含量测定合格后，用 G₄ 垂熔玻璃漏斗滤至澄明，再经微孔薄膜过滤，灌装并密塞，用 115℃ 热压灭菌 30 分钟，即得。

注：本品中钠、钾、钙三种离子的比值接近体液，用于补充各种原因引起的脱水症，并促进肾脏排毒。

【例2】　葡萄糖注射液

处方：

注射用葡萄糖	50g	1%盐酸	适量
注射用水	加至1000mL		

制法：取注射用水适量，加热煮沸，将葡萄糖加入，不断搅拌，配成约 50%～60% 的浓溶液，加 1% 的盐酸调节 pH 值至 3.8～4.0，加活性炭，搅拌煮沸 15～20 分钟，趁热过滤脱炭，滤液加注射用水稀释至所需浓度，测定 pH 值及含量合格后，滤至澄明即可灌封，用 115℃ 热压灭菌 30 分钟即得。

注：①葡萄糖注射液有时产生云雾状沉淀，一般是由于原料不纯或滤过时漏炭造成的。故原料需使用注射用葡萄糖，采用浓配法制备，加活性炭用以吸附杂质与热原。若原料较纯，活性炭可少加，用量约0.1%～0.8%；如原料杂质多，需提高用量至 1%～2%。②盐酸的加入除用以调节 pH 值以外，同时可中和蛋白质等胶体杂质电荷使其凝聚，易被活性炭吸附而滤除。③葡萄糖加热过长时间或加热温度过高均会脱水产生 5-羟甲基糠醛，该物质继续分解或聚合，会导致溶液变黄。因此应严格控制灭菌时间与温度，并调节溶液的 pH 值，降低葡萄糖的分解。pH 值为 4 时，反应速率最慢。药典规定葡萄糖注射液必须进行 5-羟甲基糠醛的检查，其含量不得超过限度。

【例3】　静脉注射脂肪乳剂

处方：

精制大豆油	150g	精制大豆磷脂	15g
甘油	25g	注射用水	加至1000mL

制法：称取精制大豆磷脂，置高速分散设备中，加甘油和水在氮气下搅拌成均匀的磷脂分散液，将其倒入二步乳匀机的贮液瓶内，不断通氮气。开动乳匀机，先将油和磷脂等溶液形成初乳，再使乳化液在氮气气流下的两个贮液瓶之间环流匀化，期间应补足注射用水，经多次循环后，至乳滴直径达 1μm 以下。调节 pH 值至 5.0～7.0，通过 G₄ 垂熔玻璃漏斗，减压滤过。在氮气气流下分装加盖密封。预热后，在 121℃ 热压灭菌 15 分钟，或用旋转灭菌器灭菌。灭菌后，冲热水缓慢冷却，在 4～10℃ 贮存。

注：脂肪是热能值最高的营养要素，1L 20% 的脂肪乳相当于 10L 葡萄糖溶液的热量。当创伤和疾病导致不能口服进食而失去摄取脂肪的功能时，需经静脉输入此类营养。静脉营养乳状液以植物油脂为主要成分，加乳化剂与注射用水制成水包油乳状液。它具有体积小、能量高、对机体无刺激性等优点。

①脂肪乳要选择优良的原辅料。所用油必须精制，其碘值、皂化值、酸值、过氧化值、折射率、黏度等均有严格规定。②所用乳化剂有大豆磷脂、蛋黄磷脂、普朗尼克-68 等，需经生物学、化学测定符合要求方能使用。③静脉营养乳状液需用高效乳化机制备，油滴粒径均匀，直径小于 1μm，只允许少量微粒达 5μm。④乳滴必须稳定，能耐受高压灭菌，贮存期间仍保持稳定。乳剂不能在 0℃ 下存放，以免破乳或使油滴增大。⑤为防止脂肪油的酸败与乳化剂的氧化，制备过程应始终在氮气下进行。⑥为维持

等渗，本类产品中常添加甘油、葡萄糖、山梨醇等作为等渗调节剂，但产品不可加氯化钠调节等渗，以防电解质作用使乳滴破坏。

第十节　滴　眼　剂

一、概述

滴眼剂是指由药物与适宜辅料制成的无菌水性或油性溶液、混悬液或乳状液，供滴入的眼用液体制剂，也可将药物以粉末、颗粒、块状或片状形式包装，另备溶剂，在临用前配成澄明溶液或混悬液。滴眼剂起局部的杀菌、消炎、散瞳、麻醉等作用。有的发挥局部治疗作用，有的发挥全身治疗作用。

二、滴眼剂的质量要求

眼睛是娇嫩的器官，滴眼剂虽是外用制剂，但质量要求类似注射剂。《中国药典》规定，滴眼剂应符合下列要求。

（1）无菌　供角膜创伤或手术用的滴眼剂，必须无菌，以无菌操作法制成单剂量制剂，且不得加抑菌剂；其他用的滴眼剂，为多剂量滴眼剂，必须加抑菌剂，不得检出绿脓杆菌和金黄色葡萄球菌。

（2）可见异物　应为澄明的溶液，要求比注射剂稍低；肉眼观察无玻璃屑、较大纤维和其他不溶性异物。混悬液型滴眼剂不得有超过 $50\mu m$ 直径的粒子，$15\mu m$ 以下的颗粒不得少于 90%。

（3）pH 值　应为 5.0~9.0 之间，pH 值不当可引起刺激性，增加泪液的分泌，导致药物流失，甚至损伤角膜。

（4）渗透压　应尽量与泪液相近，但一般能适应相当于浓度为 0.6%~1.5% 的氯化钠溶液。

（5）稳定性　应具有一定的稳定性，可加入适宜的稳定剂以保证在使用期限内的稳定。

（6）黏度　以 0.004~0.005Pa·s 为宜，适当大的黏度使滴眼液在眼内停留时间延长，并减少刺激性。

三、滴眼剂的处方设计和附加剂

1. pH 值调整剂

为避免过强的刺激性和使药物稳定，常用缓冲溶液来稳定药液的 pH 值。常用的缓冲溶液有三种。

（1）硼酸缓冲液　以 1.9g 硼酸溶于 100mL 纯化水中制成，pH 值为 5，可直接用作眼用溶剂，适用于盐酸可卡因、盐酸普鲁卡因、硫酸锌等。

（2）磷酸盐缓冲液　以无水磷酸二氢钠 8g 配成 1000mL 溶液，无水磷酸氢二钠 9.437g 配成 1000mL 溶液，pH=5.9~8.0，适用的药物有阿托品、毛果芸香碱等。

（3）硼酸盐缓冲液　pH=6.7~9.1，可用于磺胺类药物。

2. 等渗调节剂

眼球对渗透压有一定的耐受范围，渗透压的调节不必很精密，但低渗溶液宜调至等渗。常用的调节剂有氯化钠、硼酸、硼砂等。计算方法见前述。

3. 抑菌剂

滴眼剂是多剂量剂型，故必须加入抑菌剂。作为滴眼剂的抑菌剂，不仅要求有效，还要求迅速，在 2 小时内发挥作用，即在病人两次用药的间隔时间内达到抑菌。能符合这些要求的抑菌剂不多，常用的有硝酸苯汞、醋酸苯汞、硫柳汞等，但要注意配伍禁忌。

单一的抑菌剂常因处方的 pH 值不适合，或与其他成分有配伍禁忌，不能达到速效目的，故采用复合抑菌剂发挥协同作用，提高杀菌效能。

4. 黏度调节剂

常用 MC、PEG、PVA、PVP 等，CMC-Na 不常用，因其与生物碱盐及洗必泰有配伍禁忌。

四、滴眼剂的生产工艺及制备

滴眼剂的制备与注射剂基本相同，共有三种情况。

（1）药物性质稳定者　按滴眼剂的一般生产工艺生产，在无菌环境中配制、分装，可加抑菌剂。包装容器为直接滴药的滴眼瓶。若药物稳定，可在分装前大瓶装后灭菌，再在无菌条件下分装。

（2）主药不耐热的品种　全部无菌操作法制备。

（3）用于眼部手术或眼外伤的滴眼剂　按安瓿剂生产工艺进行，制成单剂量剂型，保证完全无菌，不加抑菌剂或缓冲剂。

洗眼液按输液生产工艺制备，用输液瓶包装。

玻璃制滴眼瓶、橡胶塞的处理与输液用橡胶塞处理相似，玻璃瓶可在重铬酸钾清洁液中浸泡 4～8 小时后清洗，最后用过滤澄明的纯化水冲洗灭菌备用。

第十四章 散剂、颗粒剂、胶囊剂

第一节 散 剂

一、概述

散剂（powders）系指药物与适宜辅料经粉碎、均匀混合而制成的粉末状制剂，可供内服或外用。

散剂具有以下特点：散剂粉末颗粒的粒径小，比表面积大、容易分散、起效快；外用散剂的覆盖面积大，可同时发挥保护和收敛作用；贮存、运输、携带比较方便；制备工艺简单，剂量易于控制，便于婴幼儿服用。但也应注意散剂由于分散度大而造成的吸湿性、化学活性、气味、刺激性等方面的影响。散剂通常可按以下三种方法分类。

（1）按用途分类 分为内服散剂、外用散剂和煮散剂（用布包上散剂煎服）。外用散剂又包括用于皮肤或黏膜的撒布散剂，吹入鼻、耳等体内腔道适用的吹入散剂，用于清洁牙齿或治疗牙疾的牙用散剂（也称牙粉）以及用于杀灭跳蚤、虱子、臭虫等的杀虫散剂。

（2）按组成分类 分为单散剂（由一种药物组成）和复方散剂（由两种或两种以上药物组成）。

（3）按剂量分类 分为分剂量散剂和不分剂量散剂。分剂量散剂按一次剂量分装，不分剂量散剂以多次使用的总剂量分装。

古人曰"散者散也，去急病用之"，指出了散剂容易分散和奏效快的特点。散剂是古老而传统的固体剂型，广泛应用于临床。在中药制剂中的应用比西药更为广泛。

二、散剂的生产工艺

散剂的制备工艺一般按如下流程为：

物料→粉碎→过筛→混合→分剂量→质检→包装

1. 粉碎与过筛

制备散剂所用的固体原料，如细度未达到要求，均需进行粉碎与过筛。粉碎过筛的目的是减小药物的粒径，增大药物的比表面积，从而提高生物利用度，调节药物粉末的流动性，改善不同药物粉末混合的均匀性，降低药物粉末对创面的机械刺激性。

粉碎时，可根据物料的性质、状态、组成、粉碎度要求及设备条件等，合理选择不同的粉碎方法。常用的方法有干法粉碎与湿法粉碎、单独粉碎与混合粉碎，以及需要特殊设备的低温粉碎、流能粉碎等，详见第八章粉碎、筛分、混合及捏合。

粉碎后的药粉经过筛处理，可按其粗细进行分级。

药物粉碎的细度应视药物性质、作用及给药途径而定。在内服散剂中，对于易溶于水的药物不必粉碎得太细，在胃中不稳定的药物、有不良臭味的药物及刺激性较强的药物也不宜粉碎得太细；对于难溶性药物，为加速其溶解和吸收，应粉碎得细一些；对于用于治疗胃溃疡的不溶性药物，必须粉碎成最细粉，以利于发挥其保护作用及药效。外用散剂主要用于皮肤或伤口，其中多为不溶性药物，一般要求粉碎成细粉，以减轻对组织或黏膜的机械刺激。

根据散剂的用途不同其粒径要求有所不同，一般散剂能通过 6 号筛（100 目，125 μm）的细粉含量不少于 95%；难溶性药物、收敛剂、吸附剂、儿科或外用散剂能通过 7 号筛（120 目，150μm）的细粉含量不少于 95%；眼用散剂应全部通过 9 号筛（200 目，75μm）等。

2. 称量与混合

根据处方配比称取合适量药物和辅料后，要进行混合。混合是散剂制备的重要工艺过程之一，混合的目的是使散剂，特别是复方散剂中各组分分散均匀，色泽一致，以保证剂量准确，用药安全有效。

常用的混合方法有搅拌混合、研磨混合及过筛混合等。详见第八章粉碎、筛分、混合及捏合。当混合比例量相差悬殊的组分时，应合理而灵活地应用等量递加法，以保证混合的均匀性。

3. 分剂量

将混合均匀的散剂按需要分成等重份数的过程叫做分剂量。常用的方法如下。

（1）目测法（又称估分法） 系称取总量的散剂，以目测分成若干等分的方法。此法操作简便，但准确性差。药房临时调配少量普通药物散剂时可用此方法。

（2）容量法 系用固定容量的容器进行分剂量的方法。此法效率高，但准确性不如重量法。目前药房大量配制普通药物散剂时所用的散剂分量器、药厂使用的自动分包机、分量机等都采用的是容量法的原理分剂量的。

（3）重量法 系用衡器（主要是天平）逐份称重的方法。此法分剂量准确，但操作麻烦，效率低。主要用于含毒剧药物、贵重药物散剂的分剂量。

三、散剂质量检查

《中国药典》2010 年版收载了散剂的质量检查项目，主要如下。

（1）外观均匀度 散剂应色泽一致，混合均匀。检查方法：取供试品适量置光滑纸上平铺约 5cm²，将其表面压平，在亮处观察，应呈现色泽均匀，无花纹、色斑。

（2）干燥失重 取供试品按照干燥失重测定法测定，在 105℃ 干燥至恒重，除另有规定外，减失重量不得超过 2.0%。

（3）装量差异 单剂量、一日剂量包装的散剂，装量差异限度应符合表 14-1 的规定。

表 14-1 散剂装量差异限度要求

平均装量或标示装量	装量差异限度	平均装量或标示装量	装量差异限度
0.1g 及 0.1g 以下	±15%	1.5g 以上至 6.0g	±7%
0.1g 以上至 0.5g	±10%	6.0g 以上	±5%
0.5g 以上至 1.5g	±8%		

取散剂 10 包（瓶），除去包装，分别精密称定每包（瓶）内容物的重量，求出内容物的装量与平均装量。每包装量与平均装量（凡无含量测定要求的散剂，每包装量应与表示装量比较）相比应符合规定，超出装量差异限度的散剂不得多于 2 包（瓶），并不得有 1 包（瓶）超出差异限度的 1 倍。

多剂量包装的散剂，照最低装量检查法检查。

此外，还应根据需要进行粒度检查，并按《中国药典》附录中的"微生物限度检查法"作卫生学检查。用于烧伤或创伤用的局部用散剂，按照无菌检查法检查，应符合规定。

四、散剂的包装与贮存

散剂包装与贮存重点在于防潮，因为散剂的比表面积较大，其吸湿性与风化性都比较显著，若由于包装与贮存不当而吸湿，则极易出现潮解、结块、变色、分解、霉变等一系列不稳定现象，严重影响散剂的质量以及用药的安全性。因此，散剂的吸湿特性及防止吸湿措施成为控制散剂质量的重要内容。在包装和贮存中应解决好防潮问题。包装时应注意选择包装材料和包装方法，贮存中应注意选择适宜的贮存条件。

1. 散剂的吸湿

固体表面吸附水汽分子的现象称为吸湿，药物的吸湿性决定其在恒温下的吸湿平衡。当空气中的水蒸气分压大于药物粉末本身（结晶水或吸附水）所产生的饱和水蒸气压时，则发生吸

图 14-1 水溶性药物吸湿平衡曲线（37℃）

湿或潮解；而含结晶水药物本身的饱和水蒸气压较大时，则发生风化（失去或部分失去结晶水）。具有水溶性的药物粉末在较低相对湿度环境时一般不吸湿，但当提高相对湿度到某一定值时，能迅速增加吸湿量，此时的相对湿度称为临界相对湿度（critical relative humidity，简写 CRH）。如图 14-1 所示吸湿平衡曲线下端弯曲处表示吸湿量甚微，当相对湿度增至一定程度后，由于药物粉末表面形成了饱和水溶液层，其蒸气压较外界的蒸气压为低，水蒸气凝聚，此药物也随之溶解以保持其饱和，如此继续，吸湿重量骤增，吸湿平衡曲线的后部几乎与纵坐标平行。在吸湿平衡曲线上开始急剧吸湿的那一点所对应的相对湿度，就是该药物的 CRH。

水溶性药物均有特定的 CRH 值，因此可用 CRH 值作为散剂吸湿性大小的指标。CRH 值越大则越不易吸。

CRH 值的测定通常采用粉末吸湿法或饱和溶液法。在生产散剂时，分装室的相对湿度应控制在药物混合物的 CRH 值以下，以免吸湿降低药物的流动性，影响分剂量与产品质量。

2. 散剂的包装

（1）包装材料 常用的包装材料有包药纸（包括有光纸、玻璃纸、蜡纸等）、塑料袋、玻璃管等。各种材料的性能不同，决定了它们的适用范围也不相同。包药纸中的有光纸适用于性质较稳定的普通药物，不适用于吸湿性的散剂；玻璃纸适用于含挥发性成分和油脂类的散剂，不适用于引湿性、易风化或易被二氧化碳等气体分解的散剂；蜡纸适用于包装易引湿、风化及二氧化碳作用下易变质的散剂，不适用于包装含冰片、樟脑、薄荷脑、麝香草酚等挥发性成分的散剂。塑料袋的透气、透湿问题未完全克服，应用上受到限制。玻璃管或玻璃瓶密闭性好，本身性质稳定，适用于包装各种散剂。

（2）包装方法 分剂量的散剂可用包药纸包成五角包、四角包及长方包等，也可用纸袋或塑料袋包装。不分剂量的散剂可用塑料袋、纸盒、玻璃管或瓶包装。玻璃管或瓶装时可加盖软木塞用蜡封固，或加盖塑料内盖。用塑料袋包装，应热封严密。有时在大包装装入硅胶等干燥剂。复方散剂用盒或瓶装时，应将药物填满、压紧，否则在运输过程中往往由于组分密度不同而分层，以致破坏了散剂的均匀性。

3. 散剂的贮存

散剂应密闭贮存，含挥发性或易吸湿性药物的散剂，应密封贮存。除防潮、防挥发外，温度、微生物及光照等对散剂的质量均有一定影响，应予以重视。

五、散剂举例

1. 一般散剂

此类散剂配制时，通常不需要特殊处理，按散剂的一般制法进行调配，即能获得质量合格的散剂。

【例】 口服补液盐散

处方：

氯化钠	1750g	葡萄糖	11000g
氯化钾	750g	共制成	1000 包
碳酸氢钠	1250g		

制法：取以上四种药物分别粉碎，过 80 目筛，按一般制法研合混匀，分装，即得。

注：①本处方又称"口服营养补液散"，为世界卫生组织（WHO）推荐的一种补充体液的口服补液盐。它是将几种盐类电解质配成散剂，服用时加入规定量的饮水（不得用沸水）溶解成溶液，可以补充机体的水分与调节电解质紊乱，并能部分代替脱水时静脉补液之用。应用简便、安全、经济、有效，尤其适用于基层和广大农村。②一般限用于轻度或中度脱水的病人，休克、心肾等功能不全或有其他严重并发症者不宜应用。③本品易吸湿，可用塑料袋或玻璃瓶密封包装。处方中氯化钾可用枸橼酸钾代替，但用量需作调整。

2. 含小剂量药物的散剂

一些毒药和药理活性很强的药物往往剂量很小，除称取费时外，服用也容易损耗。因此，常在药物中添加一定比例量的辅料制成稀释散或称倍散，以利临时配方，故又称"贮备散"。常用的有五倍散、十倍散，亦有百倍、千倍散。

倍散的比例可按药物剂量而定，如剂量在 0.01～0.1g 者，可配制十倍散；如剂量在 0.01g 以下，则可配成百倍散或千倍散，配制倍散时，应采用等量递增法稀释，为了保证倍散的均匀性，有时可加着色剂如胭脂红、亚甲蓝等，将一定倍数的倍散染成一定的颜色，亦可借颜色的深浅以鉴别主药的浓度。

倍散的辅料应为无显著药理作用，且其本身性质较稳定的惰性物质。常用的有乳糖、淀粉、糊精、蔗糖、葡萄糖，以及其他无机物如沉降碳酸钙、沉降磷酸钙、碳酸镁或白陶土等。其中以乳糖较为适宜，因其味微甜，为白色无臭的粉末，可溶于水，密度与常用生物碱等近似而使成品不易分层。

【例】 硫酸阿托品千倍散

处方：

硫酸阿托品	1.0g	乳糖	998.5g
1％胭脂红乳糖	0.5g		

制法：先研磨乳糖使乳钵内壁饱和后倾出，将硫酸阿托品与胭脂红乳糖置乳钵中研合均匀，再少量渐次加入所需要的乳糖，充分研合待全部色泽均匀即可。

注：1％胭脂红乳糖的制备方法为，取胭脂红于乳钵中，加 90％的乙醇 10～20mL，搅拌，再加入少量的乳糖研磨均匀，至全部加入混合均匀，并于 50～60℃干燥，过筛即得。

3. 含液体组分的散剂

【例】 复方十一烯酸锌散

处方：

十一烯酸锌	20.0g	桂皮油	0.2mL
十一烯酸	2.0g	丁香油	0.2mL
硼酸	10.0g	滑石粉	100.0g

制法：取十一烯酸、桂皮油、丁香油混合，用滑石粉逐步吸收后，混匀，再加研细的硼酸与十一烯酸锌，混合均匀后，过筛即得。

4. 含共熔组分的散剂

当两种或两种以上药物经混合后出现湿润或液化的现象称为共熔现象。这是由于某些药物以不同比例混合时，所形成的混合物的熔点低于其各自的熔点，在某一比例，混合物有最低的熔点称为共熔点，此混合物称为共熔混合物；若室温高于共熔点，则共熔混合物呈液化状态。

　　药剂工作中常见发生共熔现象的药物如樟脑与苯酚、薄荷脑、麝香草酚等。含共熔组分的散剂是否采取共熔方法制备，应根据共熔后对药理作用的影响及处方中所含其他固体成分的数量而定，一般有以下几种情况。

　　(1) 若药物共熔后，药理作用较单独混合者有利，则宜采用共熔法。例如氯霉素与尿素等，形成共熔混合物均比其单独成分吸收快、疗效高。

　　(2) 某些药物共熔后，药理作用几乎无变化，但处方中固体组分较多时，可将共熔组分先共熔，再以其他组分吸收混合，使分散均匀。

　　(3) 处方中如含有挥发油或其他足以溶解共熔组分的液体时，可先将共熔组分溶解，然后再借喷雾法或一般混合法与其他固体成分混匀，过筛，分装。

　　【例】　痱子粉

处方：

水杨酸	14.0g	薄荷脑	6.0g
硼酸	85.0g	薄荷油	6.0g
氧化锌	60.0g	樟脑	6.0g
升华硫	40.0g	淀粉	100.0g
麝香草酚	6.0g	滑石粉	加至1000g

　　制法：取麝香草酚、薄荷脑、樟脑研磨共熔，并与薄荷油相混合。另将升华硫、水杨酸、硼酸、氧化锌、淀粉、滑石粉共置磨粉机内磨成细粉，过100～120目筛。将混合的细粉置于带有挥发油喷雾设备的混合机中混合，并将共熔的混合物喷入，混合均匀，过筛，分装。

第二节　颗　粒　剂

一、概述

　　颗粒剂 (granules) 是指将药物与适宜的辅料制成具有一定粒度的干燥颗粒状制剂；粉末状或细粒状称细粒剂。颗粒剂系口服剂型，既可吞服，又可分散于水中服用。

　　根据颗粒剂在水中的分散情况，可将其分为可溶性颗粒剂、混悬性颗粒剂及泡腾性颗粒剂。2005年版药典还引入了采用缓控释技术制成的肠溶颗粒、缓释颗粒和控释颗粒。

　　颗粒剂与散剂相比，具有以下特点：

　　① 飞散性、附着性、团聚性、吸湿性等均较少；

　　② 服用方便，根据需要可制成色、香、味俱全的颗粒剂；

　　③ 必要时对颗粒进行包衣，根据包衣材料的性质可使颗粒具有防潮性、缓释性或肠溶性等，但包衣时需要注意颗粒大小的均匀性以及表面光洁度，以保证包衣的均匀性；

　　④ 注意多种颗粒的混合物，如各种颗粒的大小或粒密度差异较大时易产生离析现象，从而导致剂量不准确。

二、颗粒剂的制备

　　颗粒剂的制备工艺如下：

　　　　物料→粉碎→过筛→混合→制软材→制粒→干燥→整粒→质检→分剂量→包装

　　(1) 制软材　将药物与稀释剂（如淀粉、乳糖、蔗糖等）、必要时还加入崩解剂（如淀粉、纤维素衍生物等）充分混匀，加入适量的水或其他黏合剂混合制软材。混合可用各种类型的混合机进行。由于制粒后不能再添加崩解剂，所以选用黏合剂时要注意的是，黏合剂不应影响颗粒的崩解。可根据经验"手握成团，轻压即散"为准。

　　(2) 制湿颗粒　颗粒的制备常采用挤出制粒法。将软材用机械挤压通过筛网，即可制得湿颗粒。除了这种传统的过筛制粒方法外，近年来开发许多新的制粒方法和设备应用于生产实践，其中最典型的就是流化（沸腾）制粒，流化制粒可在一台机器内完成混合、制粒、干燥，因此称为"一步制粒法"。详见第九章制粒。

（3）颗粒的干燥　除了流化或喷雾制粒法制得的颗粒已被干燥以外，其他方法制得的颗粒必须在用适宜的方法加以干燥，以除去水分、防止结块或受压变形。常用的方法有：箱式干燥法、流化床干燥法等。详见第十章干燥。

（4）整粒与分级　在干燥过程中，某些颗粒可能发生粘连、甚至结块。所以必须通过整粒以制成一定粒度的均匀颗粒。一般采用过筛的方法整粒和分级。具体操作时，一般按粒度规格的上限，过一号筛，把不能通过的部分进行适当粉碎，然后再按照粒度规格的下限，过五号筛，以进行分级，除去粉末部分。

（5）包衣　为达到矫味、矫嗅、稳定、缓释、控释或肠溶等目的，可对颗粒剂进行包衣，一般采用薄膜衣。对于有不良嗅味的颗粒剂，可将芳香剂溶于有机溶剂后，均匀喷入干颗粒中并密闭一定时间，以免挥发损失。

除以上所采用的湿法制粒外，颗粒剂也可采用干法制粒、包衣机转动制粒等方法制备。

（6）质量检查与分剂量　将制得的颗粒进行含量检查与粒度测定等，按剂量装入适宜袋中。颗粒剂的贮存基本与散剂相同，但应注意均匀性，防止多组分颗粒的分层，防止吸潮。

三、颗粒剂的质量检查

颗粒剂的质量检查，除主药含量外，《中国药典》2010年版还规定了粒度、干燥失重、溶化性以及装量差异等检查项目。

（1）外观　颗粒应干燥、均匀、色泽一致，无吸潮、软化、结块、潮解等现象。

（2）粒度　除另有规定外，照粒度和粒度分布测定法检查，不能通过一号筛（2000μm）与能通过五号筛（180μm）的总和不得超过供试量的15%。

（3）干燥失重　取供试品按照药典方法测定，除另有规定外，不得超过2.0%。

（4）溶化性　除另有规定外，可溶颗粒和泡腾颗粒照下述方法检查，溶化性应符合规定。

① 可溶颗粒检查法　取供试品10g，加热水200mL，搅拌5min，可溶颗粒应全部溶化或可允许有轻微浑浊，但不得有异物。

② 泡腾颗粒检查法　取单计量包装的泡腾颗粒6袋，分别置盛有200mL水的烧杯中，水温15~25℃，应立即产生二氧化碳气体，并呈泡腾状。5分钟内，6袋颗粒均应完全分散或溶解在水中。

混悬型颗粒或已检查溶出度或释放度的颗粒剂，可不进行溶化性检查。

（5）装量差异　单剂量包装的颗粒剂，其装量差异限度应符合表14-2的规定。检查方法参考药典有关规定。多剂量包装的颗粒剂，照最低装量检查法检查，应符合规定。

表14-2　颗粒剂的装量差异限度要求

平均装量或标示装量	装量差异限度	平均装量或标示装量	装量差异限度
1.0g及1.0g以下	±10.0%	1.5g以上至6.0g	±7.0%
1.0g以上至1.5g	±8.0%	6.0g以上	±5.0%

（6）卫生学检查　符合要求。

四、颗粒剂的包装和贮存

颗粒剂的包装和贮存基本与散剂相同，但应注意保持其均匀性。宜密封包装，并保存于干燥处，防止受潮变质。

五、颗粒剂实例

【例1】 复合维生素 B 颗粒剂

处方：

盐酸硫胺	1.20g	苯甲酸钠	4.0g
核黄素	0.24g	枸橼酸	2.0g
盐酸吡多辛	0.36g	橙皮酊	20mL
烟酰胺	1.20g	蔗糖粉	986g
混旋泛酸钙	0.24g		

制法：将核黄素、加蔗糖混合粉碎 3 次，过 80 目筛，将盐酸吡多辛、混旋泛酸钙、橙皮酊、枸橼酸溶于蒸馏水中作润湿剂，另将盐酸硫胺、烟酰胺等与上述稀释的核黄素拌和均匀后制粒，60~65℃干燥，整粒，即得。

注：核黄素带有显著黄色，故必须与辅料充分混匀；加入枸橼酸使颗粒 pH 呈弱酸性，以增加主药的稳定性；本品核黄素等对光敏感，操作时，应尽量避免光线直射。

另外处方中混旋泛酸钙改用消旋泛酸钙时应减量。

【例2】 复方葛根颗粒剂

处方：

葛根	400g	芍药	200g
麻黄	300g	甘草	200g
大枣	300g	生姜	200g
桂皮	200g		

制法：取上述 7 味，加水 20L，于 100℃水煎煮 1h，离心，得上清液 16L。用 0.45μm 的微孔滤膜过滤，40℃减压浓缩至 5L，喷雾干燥得干燥物 210g，加乳糖 90g，硬脂酸镁 1.5g，混匀后，压大片（直径 20mm，片重 2g），在摇摆式颗粒机中解碎，整粒，得 20~50 目颗粒 250g，铝塑复合膜包装，每包重 1g。

第三节 胶 囊 剂

一、概述

胶囊剂（capsules）是指将药物（或加有辅料）充填于空心硬质胶囊或弹性软质胶囊中而制成的固体制剂。一般供口服，也有用于其他部位的，如直肠、阴道、植入等。上述硬质或软质胶囊壳多以明胶为原料制成，现也用甲基纤维素、海藻酸钙（或钠盐）、聚乙烯醇、变性明胶及其他高分子材料，以改变胶囊剂的溶解性能。

胶囊剂具有如下特点。

① 能掩盖药物的不良嗅味、提高药物的稳定性　因药物装在胶囊壳中与外界隔离，避开了水分、空气、光线的影响，对具有不良嗅味、不稳定的药物有一定程度的遮蔽、保护与稳定作用。

② 药物在体内的起效快　胶囊剂中的药物是以粉末或颗粒状态直接填装于囊壳中，不受压力等因素的影响，所以在胃肠道中迅速分散、溶出和吸收，一般情况下其起效将高于丸剂、片剂等剂型。

③ 液态药物的固体剂型化　含油量高的药物或液态药物难以制成丸剂、片剂等，但可制成软胶囊，将液态药物以个数计量，服药方便。

④ 可延缓药物的释放和定位释药　可将药物按需要制成缓释颗粒装入胶囊中，以达到缓释延效作用，康泰克胶囊即属此类；制成肠溶胶囊剂即可将药物定位释放于小肠；亦可制成直

肠给药或阴道给药的胶囊剂，使定位在这些腔道释药；对在结肠段吸收较好的蛋白质、多肽类药物，可制成结肠靶向胶囊剂。

　　胶囊剂虽有较多优点，但下列情况不适宜制成胶囊剂：①能使胶囊壁溶解的液体药剂，如药物的水溶液或乙醇溶液；②易溶性及小剂量的刺激性药物，因其在胃中溶解后局部浓度过高会刺激胃黏膜；③容易风化的药物，可使胶囊壁变软；④吸湿性强的药物，可使胶囊壁变脆。

　　通常将胶囊剂分为硬胶囊和软胶囊（胶丸）两大类。

　　① 硬胶囊剂（hard capsules）　将一定量的药物及适当的辅料（也可不加）制成均匀的粉末或颗粒，填装于空心硬胶囊中而制成。

　　② 软胶囊剂（soft capsules）　将一定量的药物（或药材提取物）溶于适当液体辅料中，再用压制法（或滴制法）使之密封于球形或橄榄形的软质胶囊中。

　　其他还有缓释胶囊剂、控释胶囊剂，根据特殊用途命名的肠溶胶囊剂。肠溶胶囊剂是将内容物用 pH 依赖性（肠溶或结肠溶）高分子处理后装入普通胶囊壳中，使内容物在适宜的 pH 条件肠液中溶解释放药物，或将胶囊壳用适当高分子处理，使胶囊剂整体进入适当肠部位后溶化并释放药物，以达到一种靶向给药的效果。目前采用前者的方法更为普遍。

二、胶囊剂的制备

（一）硬胶囊剂的制备

1. 硬胶囊剂的空胶囊制备

　　明胶是空胶囊的主要成囊材料，是由骨、皮水解而制得（由酸水解制得的明胶称为 A 型明胶，由碱水解制得的明胶称为 B 型明胶，两者等电点不同）。以骨骼为原料制得的骨明胶，质地坚硬，性脆且透明度差；以猪皮为原料制得的猪皮明胶，富有可塑性，透明度好。为兼顾囊壳的强度和塑性，采用骨、皮混合胶较为理想。还有其他胶囊，如淀粉胶囊、甲基纤维素胶囊、羟丙甲纤维素胶囊等，但均未广泛使用。明胶的性质并不完全符合要求，既易吸湿又易脱水，故一般需向制备空胶囊的胶液中加入下列一些物质：为增加韧性和可塑性，一般加入增塑剂，如甘油、山梨醇、CMC-Na、HPC、油酸酰胺磺酸钠等；为减小流动性、增加胶冻力，可加入增稠剂，如琼脂等；对光敏感的药物，可加遮光剂二氧化钛（2%～3%）；为美观和便于识别，加食用色素等着色剂；为防止霉变，可加防腐剂尼泊金等。以上组分并不是任一空胶囊都必备，而应根据具体情况加以选择。

　　空胶囊制备工艺：空胶囊系由囊体和囊帽组成，其主要制备流程：

溶胶→蘸胶（制坯）→干燥→拔壳→切割→整理

　　一般由自动化生产线完成，生产环境洁净度应达 1 万级，温度 10～25℃，相对湿度 35%～45%。为便于识别，空胶囊壳上还可用食用油墨印字。

　　空胶囊的规格与质量：空胶囊的规格与质量均有明确规定，空胶囊共有 8 种规格，但常用的为 0～5 号，随着号数由小到大，容积由大到小（见表 14-3）。

表 14-3　空胶囊号数和容积的关系

空胶囊号数	0	1	2	3	4	5
容积/mL	0.75	0.55	0.40	0.30	0.25	0.15

2. 填充物料的制备、填充与封口

　　若纯药物粉碎至适宜粒度就能满足硬胶囊剂的填充要求，即可直接填充，但多数药物由于流动性差等方面的原因，需加入一定的稀释剂、润滑剂等辅料才能满足填充（或临床用药）的

要求。一般可加入蔗糖、乳糖、微晶纤维素、改性淀粉、二氧化硅、硬脂酸镁、滑石粉、HPC 等改善物料的流动性或避免分层。也可加入辅料制成颗粒后进行填充。

填充方式可归为四种类型，如图 14-2 所示：（a）型是由螺旋钻压进物料；（b）型是用柱塞上下往复压进物料；（c）型是自由流入物料；（d）型是在填充管内，先将药物压成单位量药物再填充于胶囊中。从填充原理看，（a）、（b）型填充机对物料要求不高，只要物料不易分层即可；（c）型填充机要求物料具有良好流动性，常需制粒才可达到；（d）型适于流动性差但混合均匀的物料，如针状结晶药物、易吸湿药物等。

图 14-2　硬胶囊剂填充机的类型

胶囊规格的选择与套合、封口：应根据药物的填充量选择空胶囊的规格，首先按药物的规定剂量所占容积来选择最小空胶囊，可根据经验试装后决定，但常用的方法是先测定待填充物料的堆密度，然后根据应装剂量计算该物料的容积，以决定应选胶囊的号数。将药物填充于囊体后，即可套合胶囊帽。目前多使用锁口式胶囊，密闭性良好，不必封口；使用非锁口式胶囊（平口套合）时需封口，封口材料常用不同浓度的明胶液，如明胶 20％、水 40％、乙醇 40％的混合液等。

（二）软胶囊剂的制备

1. 影响软胶囊成形的因素

软胶囊是软质囊材包裹液态物料而成，因此有必要了解囊壁和囊芯液对软胶囊成形的影响。

（1）软胶囊的囊壁组成的影响　可塑性和弹性式软胶囊剂的囊壁特点，也是软胶囊剂形成的基础，它由明胶、增塑剂、水三者构成，其质量比例通常是，干明胶：干增塑剂：水＝1:（0.4～0.6）:1。若增塑剂用量过低（或过高），则囊壁会过硬（或过软）；由于在软胶囊的制备中以及放置过程中仅仅是水分的损失，因此明胶与增塑剂的比例对软胶囊剂的制备及质量有着十分重要的影响。常用的增塑剂有甘油、山梨醇或两者的混合物。

（2）药物性质与液体介质的影响　由于软质囊材以明胶为主，因此对蛋白质性质无影响的药物和附加剂才能填充，而且填充物多为液体，如各种油类和液体药物、药物溶液、混悬液，少数为固体物。值得注意的是：液体药物若含 5％的水或为水溶性、挥发性、小分子有机物，如乙醇、酮、酸、酯等，能使囊材软化或溶解；醛可使明胶变性等，这些均不宜制成软胶囊。液态药物 pH 以 2.5～7.5 为宜，否则易使明胶水解或变性，导致泄漏或影响崩解和溶出，可选用磷酸盐、乳酸盐等缓冲液调整。

（3）药物为混悬液时对胶囊大小的影响　软胶囊剂常用固体药物粉末混悬在油性或非油性（PEG 400 等）液体介质中包制而成，圆形和卵形者可包制 5.5～7.8mL。为便于成型，一般要求尽可能小一些。为求得适宜软胶囊大小，可用"基质吸附率"（base adsorption）来计算，即 1g 固体药物制成混悬液时所需液体基质的质量（g），可按下式计算：

$$基质吸附率 = \frac{基质重量}{固体药物重量}$$

根据基质吸附率，称取基质与固体药物，混合匀化，测定其堆密度，便可决定制备一定剂量的混悬液所需模具的大小。显然固体药物粉末的形态、大小、密度、含水量等，均会对基质吸附率有影响，从而影响软胶囊的大小。

2. 软胶囊剂的制备方法

常用方法为滴制法和压制法两种。

（1）滴制法　由具双层滴头的滴丸机（图 14-3）完成。明胶液与油状药液分别盛装于贮液槽中，两液通过同心管状的双层喷头以不同速率喷出，使一定量的胶液将一定量的药液包裹后，滴入另一种不相互溶的冷却液（常用液体石蜡）中，胶液接触冷却液后因表面张力作用变为球形，并逐渐凝固而成软胶囊。此法制备软胶囊时，胶液、药液的温度、滴头的大小、滴制速率、冷却液的温度等因素均会影响软胶囊的质量，应通过实验考察筛选适宜的工艺条件。

图 14-3　软胶囊（胶丸）滴制法生产过程示意图

（2）压制法　压制法是将胶液制成厚薄均匀的胶片，再将药液置于两个胶片之间，用钢板模或旋转模压制软胶囊的一种方法。目前生产上主要采用旋转模压法，其制囊机及模压过程如图 14-4 所示（模具的形状可为椭圆形、球形或其他形状）。

(a)   (b)

图 14-4　自动旋转轧囊机旋转模压示意图

（三）肠溶胶囊剂的制备

肠溶胶囊剂的肠溶效果可由两种途径来实现：其一是使囊壳具有肠溶性；其二是经肠溶包衣的颗粒或小丸填充胶囊制成。肠溶胶囊壳的制备有两种方法：一种是明胶与甲醛作用生成甲醛明胶，使明胶无游离氨基存在，失去与酸结合能力，只能在肠液中溶解，但此种处理法受甲醛浓度、处理时间、成品贮存时间等因素的影响较大，使其肠溶性极不稳定；另一类方法是在明胶表面包被肠溶衣料，如用 PVP 作底衣层，然后用蜂蜡等作外层包衣，也可用丙烯酸Ⅱ号、CAP 等包衣，其肠溶性较为稳定。目前囊心物的肠溶较为常见。

三、胶囊剂的质量检查与包装贮存

1. 质量检查

胶囊剂的质量应符合《中国药典》2010 年版制剂通则项下对胶囊剂的要求。

（1）外观　胶囊外观应整洁，不得有黏结、变形或破裂等现象，并应无异臭。硬胶囊剂的内容物应干燥、松紧适度、混合均匀。

（2）水分　硬胶囊剂内容物的水分，除另有规定外，不得超过 9.0%。

（3）装量差异　取供试品 20 粒，分别精密称定重量，倾出内容物（不得损失囊壳），硬胶囊剂囊壳用小刷或其他适宜的用具拭净（软胶囊剂囊壳用乙醚等溶剂洗净，置通风干燥处使溶剂挥散尽），再分别精密称定囊壳重量，求出每粒胶囊内容物的装量与 20 粒的平均装量。每粒装量与平均装量相比较，超出装量差异限度的不得多于 2 粒，并不得有一粒超出限度一倍。胶囊剂的装量差异限度要求见表 14-4。

表 14-4　胶囊剂的装量差异限度要求

平均装量	装量差异限度
0.30g 以下	±10.0%
0.30g 及 0.30g 以上	±7.5%

（4）崩解度与溶出度　胶囊剂作为一种固体制剂，通常应作崩解度、溶出度或释放度检查，除另有规定外，取供试品 6 粒，按片剂的装置与方法（如胶囊漂浮于液面，

可加挡板）检查。硬胶囊应在 30 分钟内全部崩解，软胶囊应在 1 小时内全部崩解。软胶囊可改在人工胃液中进行检查。如有 1 粒不能完全崩解，应另取 6 粒复试，均应符合规定。

对于肠溶胶囊剂，除另有规定外，取供试品 6 粒，按上述装置与方法，先在盐酸溶液（9→1000）中检查 2 小时，每粒的囊壳均不得有裂缝或崩解现象；继将吊篮取出，用少量水洗涤后，每管加入挡板，再按上述方法，改在人工肠液中进行检查，1 小时内应全部崩解。如有 1 粒不能完全崩解，应另取 6 粒复试，均应符合规定。

凡规定检查溶出度或释放度的胶囊不再检查崩解度。

2. 包装与贮存

由胶囊剂的囊材性质所决定，包装材料与贮存环境如湿度、温度和贮藏时间对胶囊剂的质量都有明显的影响。有实验表明，氯霉素胶囊在相对湿度 49% 的环境中，放置 32 周，溶出度变化不明显，而在相对湿度 80% 的环境中，放置 4 周，溶出度则变得很差。一般来说，高温、高湿（相对湿度>60%）对胶囊剂可产生不良的影响，不仅会使胶囊吸湿、软化、变黏、膨胀、内容物结团，而且会造成微生物滋生。因此，必须选择适当的包装容器与贮藏条件，一般应选用密闭性能良好的玻璃容器、透湿系数小的塑料容器和泡罩式包装，在小于 25℃、相对湿度不超过 45% 的干燥阴凉处，密闭贮藏。

四、胶囊剂的举例

【例 1】　速效感冒胶囊

处方：

对乙酰氨基酚	300g	维生素 C	100g
猪胆汁粉	100g	咖啡因	3g
扑尔敏	3g	10% 淀粉浆	适量
食用色素	适量	共制成硬胶囊剂	1000 粒

制法：①取上述各药物，分别粉碎，过 80 目筛；②将 10% 淀粉浆分为 A、B、C 三份，A 加入少量食用胭脂红制成红糊；B 加入少量食用橘黄（最大用量为万分之一）制成黄糊，C 不加色素为白糊；③将对乙酰氨基酚分为三份，一份与扑尔敏混匀后加入红糊，一份与胆汁粉、维生素 C 混匀后加入黄糊，一份与咖啡因混匀后加入白糊，分别制成软材后，过 14 目尼龙筛制粒，于 70℃ 干燥至水分 3% 以下；④将上述三种颜色的颗粒混合均匀后，填入空胶囊中，即得。

注：本品为一种复方制剂，所含成分的性质、数量各不相同，为防止混合不均匀和填充不均匀，采用适宜的制粒方法使制得颗粒的流动性良好，经混合均匀后再进行填充，这是一种常用方法；另外，加入食用色素可使颗粒呈现不同颜色：一方面可直接观察混合的均匀程度；另一方面若选用透明胶囊壳，将使制剂看上去比较美观。

本品用于感冒引起的鼻塞、头痛、咽喉痛、发热等。

【例 2】　维生素 AD 胶丸（胶囊）

处方：

维生素 A	3000 单位	维生素 D	300 单位
明胶	100 份	甘油	55～66 份
水	120 份	鱼肝油或精炼食用植物油	适量

制法：取维生素 A 与维生素 D，加鱼肝油或精炼食用植物油（在 0℃ 左右脱去固体脂肪），溶解，并调整浓度至每丸含维生素 A 应为标示量的 90.0%～120.0%，含维生素 D 应为标示量的 85.0% 以上，作为药液待用；另取甘油及水加热至 70～80℃，加入明胶，搅拌溶化，保温 1～2h，除去上浮的泡沫，过滤（维持温度），加入滴丸机滴

制，以液体石蜡为冷却液，收集冷凝的胶丸，用纱布拭去黏附的冷却液，在室温下吹冷风4h，放于25～35℃下烘4h，再经石油醚洗涤两次（每次3～5min），除去胶丸外层液体石蜡，再用95%的乙醇洗涤一次，最后在30～35℃烘干约2h，筛选，质检，包装，即得。

　　注：①本品中维生素A、维生素D的处方比例为药典所规定；②本品主要用于防治夜盲、角膜软化、眼干燥、表皮角化及佝偻病和软骨病等，亦用以增长体力，助长发育，但长期大量服用可引起慢性中毒，一般剂量，一次1丸，一日3～4丸；③在制备胶液的"保温1～2h"过程中，可采取适当的抽真空的方法以便尽快除去胶液中的气泡、泡沫。

第十五章　丸剂、滴丸剂与微丸

丸剂系指药物与适宜的辅料均匀混合，以适当方法制成的球状或类球状的制剂，一般供口服用。丸剂的种类较多，主要有中药丸剂、滴丸剂与微丸三类。一般丸剂就指中药丸剂。

第一节　中药丸剂

一、概述

中药丸剂系指中药材细粉或药材提取物加适宜的黏合剂等辅料制成的球形固体制剂。根据所用赋形剂与制法的不同，又可将其分为若干种类，如蜜丸、水蜜丸、水丸、糊丸、浓缩丸和蜡丸等。

（1）蜜丸　蜜丸系指药材细粉以蜂蜜为黏合剂制成的中药丸剂。

（2）水蜜丸　水蜜丸系指药材细粉以蜂蜜和水为黏合剂制成的中药丸剂。

（3）水丸　水丸系指药材细粉以水（或以黄酒、醋、稀药汁、糖液等）为黏合剂制成的中药丸剂。

（4）糊丸　糊丸系指药材细粉以面糊或米糊为黏合剂制成的中药丸剂。

（5）浓缩丸　浓缩丸系指药材或部分药材提取的清膏或浸膏，与适宜的辅料或药物细粉，以水、蜂蜜或水和蜂蜜为黏合剂制成的中药丸剂（根据所用黏合剂不同，又可分为浓缩水丸、浓缩蜜丸和浓缩水蜜丸）。

（6）蜡丸　蜡丸是指药材细粉以蜂蜡为黏合剂制成的中药丸剂。

中药丸剂是一种古老的传统剂型，其特点在于：作用持久、缓和，比散剂服用方便，便于携带；可通过包衣掩盖药物不良气味和防止氧化、变质、受潮；对毒剧、刺激性药物可因延缓吸收而减少毒性和不良反应。但自从片剂、胶囊剂等日益广泛使用以来，丸剂的使用范围渐渐缩小，目前西方国家已很少使用。而我国的丸剂在市售成药中仍占较大比重，可见至今仍广为应用。但中药丸剂一般服用量较大，有待于改进。近年来，随着制丸设备、制丸技术的发展和新辅料的开发，中药丸剂的体积可以大幅度的减小，质量也不断得到提高，尤其是为了制成缓释、控释制剂，许多西药被制成微丸的形式，从而给中药丸剂这一古老剂型注入了新的活力。

二、常用辅料

中药丸剂的主体由药材粉末组成的，因此，所加入的辅料赋形剂主要是一些润湿剂、黏合剂、吸收剂或稀释剂，从而有助于丸剂的成型。

1. 润湿剂

药材粉末本身具有黏性，故仅需加润湿剂诱发其黏性，便于制备成丸，常用的润湿剂有水、酒、醋、水蜜、药汁等。

（1）水　此处的水系指蒸馏水或冷沸水，药物遇水不变质者均可使用。

（2）酒　常用黄酒（含醇量约 12%～15%）和白酒（含醇量约 50%～70%），以水作润湿剂黏性太强时，可用酒代之。酒兼有一定的药理作用，因此，具有舒筋活血功效的丸剂常以酒作润湿剂。

（3）醋　常用药用米醋（含醋酸约 3%～5%），醋能散瘀活血、消肿止痛，故具有散瘀止痛功效的丸剂常以醋作润湿剂。

（4）水蜜 一般以炼蜜1份加水3份稀释而成，兼具润湿与黏合作用（制成的丸剂即称为水蜜丸）。

（5）药汁 系将处方中难于粉碎的药材，用水煎煮取汁，作为润湿剂或黏合剂使用，这样既保留了该药材的有效成分，又不必外加其他的润湿剂或黏合剂。

2. 黏合剂

一些含纤维、油脂较多的药材细粉，需加适当的黏合剂才能成型。常用的黏合剂有：蜂蜜、米糊或面糊、药材清（浸）膏、糖浆等。

（1）**蜂蜜** 所用蜂蜜应符合《中国药典》规定，蜂蜜作黏合剂独具特色，兼有一定的药理作用，是蜜丸的重要组成之一。作黏合剂使用时，一般需经炼制，炼制程度视制丸物料的黏性而定，一般分为三种。

① 嫩蜜 系指蜂蜜加热至105～115℃所得的制品，含水量18％～20％，相对密度1.34左右，用于黏性较强的药物制丸。

② 中蜜 系指蜂蜜加热至116～118℃出现翻腾着的均匀淡黄色细气泡的制品，含水量14％～16％，相对密度1.37左右，用于黏性适中的药物制丸。

③ 老蜜 系指蜂蜜加热至119～122℃，出现较大红棕色气泡的制品，含水量10％以下，相对密度1.4左右，用于黏性较差的药物制丸。

（2）**米糊或面糊** 系以黄米、糯米、小麦及神曲等的细粉制成的糊，用量为药材细粉的40％左右，可用调糊法、煮糊法、冲糊法制备。所制得的丸剂一般较坚硬，胃内崩解较慢，常用于含毒剧药和刺激性药物的制丸。

（3）**药材清（浸）膏** 植物性药材用浸出方法制备得到的清（浸）膏，大多具有较强的黏性。因此，可以同时兼作黏合剂使用，与处方中其他药材细粉混合后制丸。

（4）**糖浆** 常用蔗糖糖浆或液状葡萄糖，既具黏性，又具有还原作用，适用于黏性弱、易氧化药物的制丸。

3. 吸收剂

中药丸剂中，外加其他稀释剂或吸收剂的情况较少，一般是将处方中出粉率高的药材制成细粉，作为浸出物、挥发油的吸收剂，这样可避免或减少其他辅料的用量。

另外，为了中药丸剂进入人体后的崩解和释放，常用适量的崩解剂，如 CMC、CMC-Na、HPMC 等。

三、制备方法

中药丸剂的制备方法主要有塑制法和泛制法。

1. 塑制法

塑制法是将药物细粉与适宜辅料（如润湿剂、黏合剂、吸收剂或稀释剂）混合制成具可塑性的丸块、丸条后，再分剂量制成丸剂的方法。其主要工艺流程如下：

药物与辅料→制塑性团块→制丸条→分割及搓圆→干燥→质检→包装

塑制法主要用于中药的蜜丸、糊丸及蜡丸的制备，大生产时可依次使用捏合机、螺旋式出条机和双滚筒式轧丸机制丸，也可使用具此三种功能的联合制丸机生产。

2. 泛制法

泛指法是指药物细粉与润湿剂或黏合剂，在适宜翻滚的设备内，通过交替撒粉与润湿，使药丸逐层增大的一种制丸方法。其主要工艺流程如下：

药物与辅料→起膜→成丸→盖面→干燥→选丸→包衣→质检→包装

泛制法主要用于水丸、水蜜丸、糊丸、浓缩丸和微丸的制备。手工泛丸可用丸药匾，现已被机械泛丸所替代，常用设备为小丸连续成丸机及包衣锅。现代的包衣，造粒机就是利用了泛制法的基本原理，使物料混合、起膜、成丸、包衣、干燥等过程在同一机器内完成，是制备西药微丸的较佳设备。

四、质量要求（包装贮藏及实例）

1. 质量要求

《中国药典》2005 版（一部）附录中的"制剂通则"项下规定了中药丸剂的质量要求，主要如下。

（1）外观 应圆整均匀、色泽一致，大蜜丸和小蜜丸尤应细腻、软硬适中。蜡丸表面应光滑无裂纹，丸内不得有蜡点和颗粒。

（2）水分 取供试品照水分测定法测定。除另有规定外，大蜜丸、小蜜丸、浓缩蜜丸中所含水分不得超过 15.0%；水蜜丸、浓缩水蜜丸不得超过 12.0%；水丸、糊丸和浓缩水丸不得超过 9.0%；蜡丸不检查水分。

（3）重量差异 按丸服用的丸剂照第一法检查，按重量服用的丸剂照第二法检查。需包糖衣的丸剂应在包衣前检查丸芯的重量差异，符合规定后，方可包糖衣，包糖衣后不再检查重量差异。其他包衣丸剂应在包衣后检查重量差异，并符合规定。凡进行装量差异检查的单剂量包装丸剂，不再进行重量差异检查。

（4）溶散时限 这是对丸剂特有的检查项目，但是使用的检查仪器和方法与检查片剂崩解时限相同。所不同的是判断标准。所谓"溶散"，是指丸剂在试验（水）中溶化、崩散，碎粒全部通过吊篮筛网，或虽未通过筛网但已软化没有硬的"芯"可作合格论。除另有规定外，小蜜丸、水蜜丸和水丸应在 1 小时内全部溶散；浓缩丸和糊丸应在 2 小时内溶散；蜡丸按片剂项下的肠溶片崩解时限检查法检查，应符合规定。大蜜丸不做溶散时限检查。

（5）微生物取度检查 按药典中"微生物限度检查法"作卫生学检查，应符合规定。

2. 包装贮藏及实例

丸剂种类不同，其包装稍有差异，一般均应密封包装贮藏。通常水丸多装于纸袋或塑料袋中密封，含芳香药物或较贵重药物的水丸多装于玻璃质或瓷质小瓶中。大蜜丸的包装多用蜡纸盒、塑料盒或蜡皮包装。

【例】 牛黄解毒丸

处方：

牛黄 5g	雄黄 50g	冰片 25g	甘草 50g
石膏 200g	大黄 200g	黄芩 150g	桔梗 100g

制法：以上八味，雄黄水飞法粉碎成极细粉，其余石膏等五味粉碎成细粉；再将牛黄、冰片研细，与上述粉末配研，过筛，混匀，每 100g 粉末加炼蜜 100～110g，塑制成大蜜丸，即得。

注：①本品是由全药材粉末用塑制法制得的大蜜丸，制丸前，根据各药材性质和用量，分别采取水飞法等相应的粉碎方法获得极细粉或细粉，然后用配研法（等量递加混合法）混合，保证了混合的均匀性。②本品具清热解毒功能，用于火热内盛，咽喉肿痛，牙龈肿痛，根舌生疮，目亦肿痛。口服，一次 1 丸，一日 2～3 次，孕妇禁用。

第二节 滴 丸 剂

一、概述

滴丸剂系指固体或液体药物与适当物质（一般称为基质）加热熔化混匀后，滴入不相混溶的冷凝液中、收缩冷凝而制成的小丸状制剂，主要供口服使用。亦可供外用和局部（如耳鼻、直肠、阴道）使用，还有眼用状滴丸。中国药典一、二部均有收载。滴丸是在中药丸剂的基础上发展起来的，具有传统丸剂所没有的多种优点，所以发展非常迅速。其主要特点如下。

（1）溶出速率快，生物利用度高、不良反应小。如联苯双酯滴丸，其剂量只需片剂的 1/3。

（2）液体药物可制成固体滴丸，便于携带和服用。如芸香油滴丸和牡油滴丸。

（3）增加药物的稳定性。因药物与基质熔融后，与空气接触面积小，从而减少药物氧化挥发，若基质为非水性，则不易水解。

（4）根据药物选用不同的基质，还可制成长效或控释的滴丸剂。如灰黄霉素制成滴丸，其疗效是片剂的 2 倍，用于耳腔内治疗的氯霉素滴丸可起长效作用。

（5）生产设备简单、操作容易，生产车间内无粉尘，有利于劳动保护；而且生产工序少、周期短、自动化程度高，成本低。

（6）但由于目前可使用的基质少，很难以制成大丸，所以只能应用于剂量较小的药物。

二、基质和冷却液

滴丸剂中除主药以外的赋形剂均称为基质，常用的有水溶性和脂溶性两大类。

（1）水溶性基质　常用的有 PEG 类，如 PEG6000、PEG4000，肥皂类如硬脂酸钠和甘油明胶等。

（2）脂溶性基质　常用的有硬脂酸、单硬脂酸甘油酯、十六醇、十八醇、虫蜡、氢化植物油等。

在实际应用中常采用水溶性和脂溶性基质的混合物作滴丸的基质。

用来冷却滴出液使之收缩而制成滴丸的液体称为冷凝液。它通常根据主药和基质的性质来选择，主药与基质均应不溶于冷凝液中；冷凝液的密度应适中，能使滴丸在冷凝液中缓慢上升或下降。脂溶性基质常用的冷凝液有水或不同浓度的乙醇溶液；水溶性基质常用的冷凝液有液体石蜡、二甲基硅油和植物油等。

三、滴丸剂制造工艺及实例

1. 工艺流程与设备

滴制法是指将药物均匀分散在熔融的基质中，再滴入不相混溶的冷凝液里，冷凝收缩成丸的方法。一般工艺流程如下：

药物与基质→混悬或熔融→滴制→冷却→洗丸→干燥→选丸→质检→包装

工业生产滴丸的设备主要是用滴丸机。其主要部件有：滴管系统（滴头和定量控制器）、保温设备（带加热恒温装置的贮液槽）、控制冷凝液温度的设备（冷凝柱）及滴丸收集器等。其型号规格多样，有单、双滴头和多至 20 个滴头的，可根据情况选用。实验室用的设备如图 15-1 所示。

2. 滴制方法

（1）将主药溶解、混悬或乳化在适宜的基质内制成药液。

（2）将药液移入加料漏斗，保温（80～90℃）。

（3）选择合适的冷凝液，加入滴丸机的冷凝柱中。

（4）将保温箱调至适宜温度（80～90℃），依据药液性状和丸重大小而定，开启吹气管（即玻璃旋塞 2）及吸气管（即玻璃旋塞 1）；关闭出口（即玻璃旋塞 3），药液滤入贮液瓶内；待药液滤完后，关闭吸气管，由吹气管吹气，使药液虹吸进入滴瓶中，至液面淹没到虹吸管的出口时即停止吹气，关闭吹气管，由吸气管吸气以提高虹吸管内药液的高度。当滴瓶内液面升至一定高度时，调节滴出口的玻璃旋塞 4、7，使滴出速率为 92～95d/min，滴入已预先冷却的冷凝液中冷凝，收集，即得滴丸。

(a) 由下向上滴　　　　　　　　　　　　　　(b) 由上向下滴

图 15-1 滴丸设备示意图

(5) 取出丸粒，清除附着的冷凝液，剔除废次品。

(6) 干燥、包装即得。根据药物的性质与使用、贮藏的要求，在滴制成丸后亦可包糖衣或薄膜衣。

要保证滴丸圆整成型、丸重差异合格的制备关键是：选择适宜基质，确定合适的滴管内外口径，滴制过程中保持恒温，滴制液静液压恒定，及时冷凝等。

滴丸剂亦规定了重量差异与溶散时限检查，检查方法与上述中药丸剂略有差异，溶散时限的要求是：普通滴丸应在 30 分钟内全部溶散，包衣滴丸应在 1 小时内全部溶散。

3. 举例

【例】 灰黄霉素滴丸

处方：

| 灰黄霉素 | 1 份 | PEG6000 | 9 份 |

制法：取 PEG6000 在油浴上加热至约 135℃，加入灰黄霉素细粉，不断搅拌使其全部熔融，趁热过滤，置贮液瓶中，135℃ 以下保温，用管口内、外径分别为 9.0mm、9.8mm 的滴管滴制，滴速 80d/min，滴入含 43% 煤油的液状石蜡（外层为冰水浴）冷却液中，冷凝成丸，以液状石蜡洗丸，至无煤油味，用毛边纸吸去黏附的液状石蜡，即得。

注：①灰黄霉素极微溶于水，对热稳定；熔点为 218～224℃；PEG6000 的熔点为 60℃，以 1∶9 比例混合，在 135℃时可以成为两者的固态溶液。因此，在 135℃ 以下保温、滴制、骤冷，可形成简单的低共熔混合物，使 95% 灰黄霉素均为粒径 2μm 以下的微晶分散，因而有较高的生物利用度，其剂量仅为微粉的 1/2。②灰黄霉素系口服抗真菌药，对头癣等疗效明显，但不良反应较多，制成滴丸，可以提高其生物利用度，降低剂量，从而减弱其不良反应、提高疗效。

第三节　微　丸

一、概述

微丸特指由药物与辅料构成的直径小于 2.5mm 的球状实体，与通常所述的丸剂相比，其主要特点在于：由于在胃肠道的分布面积较大，吸收较快，生物利用度高，可以制成速释微丸制剂；可以对微丸进行包衣处理或加入适当的阻滞材料，制成缓释微丸；稳定性好，流动性好，不易碎，制备工艺较为简单。

二、制备方法

微丸的制备方法较多，早期采用搓丸法和泛丸法，随着物理机械学的发展，出现了离心抛射法、沸腾制粒法、喷雾制粒法、包衣锅法、挤出滚圆法、液中制粒法等新方法制备微丸。

在《中国药典》（一部）中载有葛根芩连微丸、麝香保心微丸等品种，常见的六神丸亦属中药微丸的范畴。将通常的中药丸剂制成微丸，可以明显的缩小其体积，改善其外观，提高其生物利用度，增加其服用的方便性，因此，是中药丸剂剂型改革的一种有效的途径；除此而外，为了达到缓释、控释的目的，西药微丸的发展亦较为迅速，例如，将苯丙胺制成微丸并进行适当的包衣处理后，装入硬胶囊壳中，口服几分钟即可达到血中高峰浓度，持续药效可达11 小时。

【例】 硝苯地平微丸

处方：

| 硝苯地平 | 10mg | 聚乙烯吡咯烷酮 | 适量 |
| 无水乙醇 | 适量 | | |

制法：硝苯地平（NF）与聚乙烯吡咯烷酮（PVP）同时溶于适量无水乙醇中，用溶剂法制备 NF-PVP 固体分散体，干燥，粉碎过 80 目筛，备用。取空白丸芯（用糖分与淀粉混匀所制制成的 30～40 目的颗粒），置于包衣造粒机中，以 PVP 乙醇液为黏合剂，将 80 目 NF-PVP 固体分散体以一定速率加入，使其均匀的黏附在空白丸芯表面上，制成含 NF5％～6％的微丸，干燥，筛选 20～40 目筛微丸（约 1～0.4mm），即得。

注：①本品采用包衣造粒机制备，空白丸模粒径 30～40 目，控制撒粉速率，逐层包裹，直至符合含量要求。实际应用时，将微丸装入胶囊，每粒约含 NF 10mg。②NF 是目前应用最广的钙通道阻滞剂，临床上主要剂型为片剂，用于防治冠心病、心绞痛和高血压等。本品由于采用了固体分散技术，可显著提高疏水性药物制剂的溶出度，而微丸较之片剂又可增加药物与吸收部位间的接触面积，故本品 0.5 小时的溶出度为 80％左右，比 NP 片剂提高 16 倍左右，两种制剂的人体生物利用度比较试验表明，微丸的相对生物利用度显著提高。

第十六章 片 剂

第一节 概 述

一、片剂的概念

片剂（tablets）是指药物与适宜的辅料通过制剂技术制成的片状或异形片状剂型。它是现代药物制剂中应用最为广泛的重要剂型之一，其外观既有圆形的，也有异形的（如长胶囊形、三角形等）。

片剂是在散剂和丸剂的基础上发展起来的，有悠久的历史，在 10 世纪后叶就有模印片。到 1872 年，由 JohnWyeth 等人创制了压片机，并出现了压制片（compressed tablets）。现代的片剂与早期的片剂已有极大区别，已成为最常用的药物剂型之一，在世界各国的制剂生产中占有重要地位。

近年片剂的生产技术和有关机械设备也有很大发展，例如各种新的制粒技术和设备，粉末直接压片技术及相应的辅料，高速自动化的压片机，全自动的程序控制的包衣设备，新型包装设备及材料如铝塑包装等。在片剂用的辅料方面也有很大发展，例如优质的黏合剂、崩解剂、各种型号的适应多种用途的包衣材料等。在《中国药典》2005 年版二部收载的制剂中，片剂共有 420 余种，而《中国药典》2010 年版二部收载的制剂中，片剂已增加至 900 余种。

二、片剂的分类

按制法，片剂可分为压制片剂（compressed tablets）和模印片剂（molded tablets）两类。现代广泛应用的是压制片剂，本章重点讨论这一类片剂。模印片是在药物（及辅料）中加入润湿黏合剂，混合并制成可塑性团块后，用模具塑制成片并经干燥后制成，模印工艺现已基本不用。

按用途及用法等不同，片剂可以分为以下若干类。

1. 口服片剂

指供口服的片剂。多数此类片剂中的药物是经胃肠道吸收而发挥作用，也有的片剂中的药物是在胃肠道局部发挥作用。口服片剂又分为以下若干种。

（1）普通片（conventional tablets） 指将药物与辅料混合而压制成的片剂，一般应用水吞服。

（2）包衣片（coated tablets） 指在片心（压制片）外包衣膜的片剂。包衣的目的是增加片剂中药物的稳定性，掩盖药物的不良气味，改善片剂的外观等，包衣片又可分以下几类。

① 糖衣片剂（sugar coated tablets） 是指主要用糖为包衣材料包制而成的片剂。

② 薄膜衣片（film coated tablets） 是指外包高分子材料的薄膜的片剂。

③ 肠溶衣片剂（enteric coated tablets） 指外包在胃液中不溶解，但在肠液中可溶的衣层的片剂，目的是防止药物在胃液中破坏及药物对胃的刺激性等。

（3）多层片（multilayer tablets） 指由两层或数层（组分、配方或色泽不同）组成的片剂，其目的是改善外观或调节作用时间或减少两层中药物的接触，减少配伍变化等。此种片剂可以由上到下分为两层或多层，也可以是由片心向外分为多层。

（4）咀嚼片（chewable tablets）　指在口中嚼碎后咽下的片剂。此类片剂较适于幼儿，幼儿不会吞服片剂，幼儿用片中需加入糖类及适宜香料以改善口感。此类片剂还适于可压性好、压成之片崩解困难的药物，如铋酸铝、氢氧化铝等的片剂。

（5）溶液片（solution tablets）　临用前加水溶解而成溶液，此种片剂既有口服者，又有供其他用途者，口服者可达速效目的，如阿司匹林溶液片；其他特殊用途者，例如异汞、季铵类杀菌用药物的片剂，口服有毒，应加鲜明的标识，注明不得入口。

（6）泡腾片（effervescent tablets）　指含有泡腾崩解剂的片剂，泡腾片遇水可产生气体（一般为二氧化碳），使片剂快速崩解，多用于可溶性药物的片剂，例如泡腾维生素 C 片等。

（7）分散片（dispersion tablets）　是指置于温水中可以迅速崩解，药物等分散于水中，形成混悬液的片剂。此种片剂适于婴、幼儿（药味不苦等时）及老年人，并有速释的作用。

（8）长效片（prolonged action tablets）　指药物缓慢释放而延长作用时间的片剂。

（9）纸型片（paper tablets）　指一定剂量的药物吸附于一定大小的可溶性滤纸中而制成的一种新型内服片剂。

2. 口腔用片剂

（1）口含片（buccal tablets）　又称"含片"，指含在颊膜内缓慢溶解而发挥治疗作用的片剂。口含片多用于口腔及咽喉疾患，可在局部产生较久的疗效，例如消炎、消毒等。常用者如含碘喉症片等。这种片剂的硬度应较大，不应在口腔中快速崩解。

（2）舌下片（sublingual tablets）　指置于舌下或颊腔中使用的片剂，其用法与口含片相同，舌下片剂在口液中徐徐溶解，其中药物通过黏膜而快速吸收并发挥治疗作用，例如硝酸甘油舌下片；其另一特点是可以防止胃肠液的 pH 及酶对药物稳定性的影响，并可避免肝脏的首过效应。其要求与口含片相似。

3. 其他途径应用的片剂

（1）阴道用片（vaginal tablets）　指用于阴道的片剂，多用于阴道的局部疾患，例如阴道滴虫或其他局部疾患，也用于计划生育等。此种片剂经常制成泡腾片，以增大铺展面积并可延长滞留时间等。

（2）植入片（implant tablets）　指植入（埋入）体内徐徐溶解并吸收的片剂，早期的植入片一般用纯药制成，目的是延长作用时间。近年随着科学技术的发展，研制成无不良作用并可生物降解的材料，为植入片（或其他植入剂）打下了很好的基础，预期生物技术制药产品增多后，植入剂的研究也将引起人们的重视。本片剂只适用于剂量小并需长期应用的药物。

三、片剂的特点和质量要求

1. 特点

片剂之所以应用极广泛，主要原因是：①能适应医疗预防用药的要求；②是分剂量制剂，剂量准确，应用方便；③是固体制剂，体积小，携带和贮运方便；④生产的机械化和自动化程度高，成本较低等；⑤便于识别，片面上可压出主要名称或具不同颜色，以示区别，避免差错等，因而成为常规口服制剂的主要剂型。片剂也有不足之处，即婴、幼儿及有的老年人服用困难；生物利用度差，因它需要在体内经过一个较长的崩解过程，且需经胃肠道吸收，并受消化酶影响等。

2. 质量要求

除个别品种另有规定外，片剂的重量差异及崩解时限应符合《中国药典》的规定：①外观光洁，色泽均匀；②符合重量差异的要求，药物含量应准确，对主药含量少的片剂还应检查其均匀度；③符合崩解度或溶出度的要求；④片剂应符合卫生学检查的有关规定；⑤在正常条件下贮存，其化学及物理稳定性应符合要求。

四、片剂的包装

片剂一般均应密封包装，以防潮、隔绝空气等以防止变质和保证卫生标准合格；某些对光敏感的药片，应采用遮光容器。

1. 多剂量包装

将若干片包装于一个容器内，常用的容器是玻璃瓶、塑料瓶等。玻璃瓶用软木塞并用蜡封口，是常用包装方法，其密封性较好；为避光，可用棕色瓶。

塑料瓶（盒）近年应用增多，优点是轻巧而不易破碎。常用聚乙烯、聚苯乙烯、聚氯乙烯容器，此等塑料本身稳定，不溶于一般溶剂，不挥发，安全性好；但为塑制成型，一般需加入增塑剂等，有的添加剂可能对药物起不良作用。应注意选用透气性差的优质产品。

2. 单剂量包装

一般均采用铝箔和密封性好的塑料膜黏合包装。包装的成品可有多种形状。常见者如泡罩式包装，是用优质铝箔为背层材料，背面可印上药品名称、用法、用量等；用聚氯乙烯制成泡罩，将片密封于泡罩内。

单剂量包装方式较好，它不因在应用时启开包装而对剩余药片产生不良影响（失去密封性，可防止污染等），并可防止片与片的相互碰撞和摩擦等。

采用上述方法包装的片剂可贮存较长时间，但应注意有些片剂久贮后，其中的黏合剂会发生固化现象，使片剂的硬度变大，以致影响崩解度或溶出度；另外由于受热、光照、受潮、发霉等原因，仍可能使某些片剂发生有效成分的降解，以致影响片剂的实际含量。因此，久贮后的片剂，必须重新检查崩解度、溶出度和含量，以保证用药的安全有效。

第二节 片剂的辅料

片剂辅料（excipient or adjuvant）是指主药以外的一切物料的总称，亦称赋形剂。制备片剂时，一般均需加入适宜的辅料。制片所用的辅料应无生理活性；其性质应稳定而不与药物发生反应；应不影响药物的含量测定。辅料是制成质量优良的片剂不可少的辅助材料，研究和生产实践都证明，片剂的处方（主要指选用辅料）对片剂的质量有重要的影响。例如辅料能影响片剂的压缩成型性，从而影响片剂的硬度；可影响片剂的崩解性及药物的溶出性和生物利用度。制药业先进的国家有品种繁多、型号规格齐全而且性能优良的辅料供选择应用。我国近年对药用辅料，尤其是片剂用辅料的研究和开发也很重视，先后开发并生产多种药用辅料，对促进片剂生产水平和产品质量提高，起了很大作用。

一、湿法制粒压片的辅料

（一）填充剂

填充剂是稀释剂和吸收剂的总称，其主要用途是增加片剂的重量和体积。为了应用和生产方便，片剂的直径一般不小于 5mm，片剂总重一般都大于 50mg，所以当药物的剂量低于 50mg 时，常需加入填充剂方能成型。当片剂的药物含有油性组分时，需加入吸收剂吸收油性物，使其保持，"干燥"状态，以利于制成片剂。填充剂大致可分为以下几类。

1. 水溶性填充剂

（1）蔗糖 指结晶性蔗糖经低温干燥粉碎后而成的白色粉末，黏合力强，可用来增加片剂的硬度，并使片剂的表面光滑美观；但吸湿性较强，长期贮存，会使片剂的硬度过大，崩解或溶出困难。除口含片或可溶性片剂外，也用于口服溶液片等，因本品味甜，故可改善口感，一般不单独使用，常与糊精、淀粉配合使用。

（2）乳糖 在国外应用非常广泛。常用含有一分子水的结晶乳糖（即 α-含水乳糖），无吸湿性、可压性好、性质稳定，与大多数药物不起化学反应，压成的药片光洁美观。但因价格较贵，在国内应用的不多。一般用淀粉、糊精、糖粉（7:1:1）的混合物代替。混合的比例可结合当地的温度、湿度及设备条件而决定。

（3）甘露醇 无臭的白色粉末或可自由流动的细颗粒，其甜度约为蔗糖的一半并与葡萄糖相当，颗粒或粉末状，在口中溶解时吸热，因而有凉爽感，同时兼具一定的甜味，在口中无沙砾感，因此较适于制备咀嚼片，价格稍贵，常与蔗糖配合使用。性质稳定，与多数药物无反应，安全性较好，在肠胃道中不吸收，但服用量太大可能产生轻微致泻的作用。吸潮性差，其临界相对湿度约 85%，低于 85% 时，吸湿量很低。压缩成型性较好，粉末状产品可用为湿法制粒的稀释剂，用于制粒压片时，润滑剂的用量需适当增加。

（4）糊精 糊精是淀粉水解中间产物的总称，水溶物约为 80%，在冷水中溶解较慢，较易溶于热水，不溶于乙醇。用本品为稀释剂时，应注意其对片剂崩解的影响，用量应控制，当片剂需加入较多的稀释剂时，不宜单独使用糊精，而常用糊精、淀粉及蔗糖适宜比例的混合物，单独使用因具有较强的黏结性，使用不当会使片面出现麻点、水印或造成片剂崩解或溶出迟缓。本品对某些药物的含量测定有干扰，在含量测定时如果不充分粉碎提取，将会影响测定结果的准确性和重现性，生产实践证明本品使用不当，常影响药物的溶出度等。

2. 水不溶性填充剂

（1）淀粉 是较常用的片剂辅料。常用玉米淀粉，马铃薯淀粉色泽较差而且吸湿性较强；小麦淀粉、大米淀粉也可应用，但成本较高。玉米淀粉的性质非常稳定，与大多数药物不起作用，价格也比较便宜，吸湿性小、外观色泽好。淀粉的压缩成型性不好，常与可压性较好的糖粉、糊精混合使用，片剂中如加入过多的淀粉，易于"松片"（压成的片剂松散）或不能成型。在冷水中不溶，但在水中加热到 62~72℃ 时可糊化。

（2）微晶纤维素（MCC） 是纤维素部分水解而制得的聚合度较小的结晶性纤维素，为白色，无臭、无味的多孔性颗粒状粉末，分成多种型号，其粒度及粒度分布不同；性质很稳定，安全性好，在体内不吸收，有一定吸湿性，应贮于密闭容器中；压缩成型性很好，对药品有较大的容纳量，即可加入较大比例的药物而不致对其压缩成型性等产生不良影响；有较强的结合力，可作为粉末直接压片的干黏合剂使用；被压缩时，粒子之间借氢键而结合，压成的药片的硬度大，但遇极性溶剂，氢键断开，有利于片剂崩解，兼有崩解作用。

优质微晶纤维素是经喷雾干燥而制成，其流动性较好，不经喷雾干燥，而是用粉碎工艺制成的产品的流动性较差。国产微晶纤维素已在国内得到广泛应用，但其质量有待于进一步提高，产品种类也有待于丰富，片剂中含 20% 的微晶纤维素时崩解较好。

（3）无机盐类 常用一些无机钙盐，如硫酸钙、磷酸氢钙及药用碳酸钙（由沉降法制得，又称为沉降碳酸钙）等。沉降碳酸钙，为白色、无臭的细粉末，自身稳定，有轻微的吸湿性，其压缩成型性很好，但本品对酸性药物有配伍变化。

① 磷酸氢钙 白色无味、无臭的粉末或结晶状粉末，不溶于水。多用其二水化物，加热失水而成无水物；在相对湿度高时，有吸湿性。性质较稳定，可与很多药物配伍应用而不影响药物稳定性，但对四环素等的吸收有不良影响。国外应用为片剂辅料较广泛。

② 磷酸钙 白色无味、无臭的细粉末，较为常用，其性质稳定，稍有吸湿性，微溶于水，与多种药物均可配伍，但本品对维生素 D 的吸收有影响，与激素及四环素等药物有反应，不适合应用于上述药物的制剂；有较好的压缩成型性，制成的片剂外观光洁，硬度、崩解均好，对药物也无吸附作用。

③ 硫酸钙　不溶于水，性质稳定，但易吸湿而结块，应贮于密闭防潮的容器内。在干燥状态时与其他药物无反应，如有水分存在时，可与胺类、氨基酸类、肽类及蛋白质等形成复合物。与上述钙化合物相比，硫酸钙在胃肠道吸收量少，一般不产生不良反应，在片剂辅料中常使用药用的硫酸钙，为二水化物或无水物，用于湿法制粒时，应控制湿颗粒的干燥温度在70℃以下。本品可干扰四环素的吸收。

3. 油类吸收剂

油类吸收剂包括氧化镁、氢氧化铝、硫酸钙、磷酸氢钙等。

填充剂在使用过程中要注意吸湿性对制剂的影响，若填充剂使用量较大且容易吸湿，则既影响剂型的成型，又影响其分剂量，贮存期质量也难得到保证。在实际生产过程中，要根据制剂工艺的需要选择合适的填充剂。

（二）润湿剂和黏合剂

润湿剂是本身无黏性，但可润湿片剂的原辅料并诱发其黏性而制成颗粒的液体。当原料本身无黏性或黏性不足时，需加入黏性物质以便于制粒，这些黏性物质称为黏合剂；黏合剂可以用其溶液，也可以用其细粉，即与片剂中药物及稀释剂等混匀，加入润湿剂诱发黏性。常用的润湿剂和黏合剂有以下若干种。

1. 常用的润湿剂

（1）水　一般应采用蒸馏水，当原、辅料有一定黏性时，例如中药浸膏或已含具黏性物质的配方，加入水即可制成性能符合要求的颗粒。应用时由于物料往往对水的吸收较快，易发生湿润不均匀的现象，最好采用低浓度的淀粉浆或乙醇代替，以克服上述不足。

（2）乙醇　当药物遇水能引起变质，或用水为润湿剂制成的软材太黏以致制粒困难，或制成的干颗粒太硬时，可选用适宜浓度的乙醇为润湿黏合剂。可用于遇水易分解的药物，也可用于遇水黏性太大的药物。随着乙醇浓度的增大，湿润后所产生的黏性降低，因此，醇的浓度要视原、辅料的性质而定，一般为30%～70%。用中药干浸膏制粒压片时，常用适宜浓度的乙醇为润湿剂，醇的浓度根据原、辅料的溶解性质确定，但应注意迅速操作，以免乙醇挥发而产生强黏性团块。

2. 常用的黏合剂

（1）制成水溶液或胶浆才具有黏性的黏合剂

① 淀粉浆　是将淀粉混悬于冷水中，加热使糊化，或用少量冷水混悬后，再加沸水使糊化而制成。常用8%～15%的浓度，并以10%的淀粉浆最为常用；若物料可压性较差，可再适当提高淀粉浆的浓度到20%；也可根据需要适当降低淀粉浆的浓度，如氢氧化铝片即用5%的淀粉浆作黏合剂。淀粉浆的制法主要有煮浆和冲浆两种方法，都是利用了淀粉能够糊化的性质。糊化是指淀粉受热后形成均匀糊状物的现象。糊化后，淀粉的黏度急剧增大，从而可以作为片剂的黏合剂使用。玉米淀粉的糊化温度约70～75℃，制淀粉浆的温度及加热时间等，对其黏度有影响。

淀粉浆具有良好的黏合作用，能均匀地润湿片剂的原料，不易出现局部过湿现象；在很多情况下制成的片剂的崩解性能好；本品对药物溶出的不良影响较少，但在一步制粒中应用较困难。

② 糖浆　是指蔗糖的水溶液，其黏性随浓度不同而改变，常用浓度为50%～70%（质量分数）。本品有时与淀粉浆合用，以增强黏结力，有时也可将蔗糖粉末与原料混合后，再加水润湿制粒。

③ 羧甲基纤维素钠（CMC-Na）　是纤维素的羧甲基醚化物，不溶于乙醇、氯仿等有机溶煤；是常用的黏合剂，本品的取代度和聚合度适宜时，兼有促进片剂崩解的作用，亦可用其水

溶液。本品为钠盐，在酸性条件下，其溶解度降低，黏度也随之降低。溶于水时，最初粒子表面膨化，然后水分慢慢地浸透到内部而成为透明的溶液，但需要的时间较长，最好在初步膨化和溶胀后加热至 60～70℃，可大大加快其溶解过程。用作黏合剂的浓度一般为 1%～2%，其黏性较强，常用于可压性较差的药物，但应注意是否造成片剂硬度过大或崩解超限。

④ 羟丙基甲基纤维素（HPMC） 是一种最为常用的薄膜衣材料，因其溶于冷水成为黏性溶液，故亦常用其 2%～5% 的溶液作为黏合剂使用，压成的片外观、硬度好，特别是药物的溶出度好。其用量一般占配方量的 1%～4%；有时也可与淀粉浆合用。制备 HPMC 水溶液时，最好先将 HPMC 加入到总体积 1/5～1/3 的热水（80～90℃）中，充分分散与水化，然后在冷却条件下，不断搅拌，加冷水至总体积。用本品的水溶液为黏合剂制粒，羟丙基甲基纤维素的取代度，如甲氧基和羟丙氧基含量及其聚合度等，对其理化性质有较大影响，普通片剂制粒，经常选用黏度较低的规格。

⑤ 羟丙基纤维素（HPC） 是纤维素的羟丙基醚化物，含羟丙基 53.4%～77.5%（其羟丙基含量为 7%～19% 的低取代物称为低取代羟丙基纤维素，见崩解剂），其性状为白色粉末，易溶于冷水，加热至 50℃ 发生胶化或溶胀现象；本品既可作为湿法制粒的黏合剂，也可作为粉末直接压片的黏合剂。

（2）干燥状态下也具有黏性的干燥黏合剂 这类黏合剂在水溶液状态下的黏性一般更强（约为干燥状态的两倍），如高纯度糊精、改良淀粉等。

（3）经非水溶剂溶解或润湿后具有黏性的黏合剂 如乙基纤维素、聚乙烯吡咯烷酮等。

① 乙基纤维素 纤维素的乙基醚化物，不溶于水，在乙醇等有机溶剂中的溶解度较大，并根据其浓度的不同产生不同强度的黏性，可用于对水敏感药物的黏合剂。乙基纤维素对片剂的崩解和药物的释放有阻滞作用，利用这一特性，可通过调解乙基纤维素或水溶性黏合剂的用量，改变药物的释放速率，用作缓释制剂的黏合剂。

② 聚乙烯吡咯烷酮（PVP） 根据分子量不同而分为若干种规格，可根据需要选择，可溶于水，常用其适宜浓度水溶液为黏合剂，其用量常占片剂总重的 0.5%～2%；也可溶于乙醇，并可用其醇溶液为润湿黏合剂，因此较适于对水敏感的药物；也较适用于疏水性药物，既有利于润湿药物易于制粒，又因改善了药物的润湿性而有利于药物溶出。本品也是用一步制粒机（流化喷雾制粒机）制粒的良好黏合剂，因为传统的黏合剂如淀粉浆，其浓度高时（例如＞5%）难于雾化。本品也是溶液片、泡腾片、咀嚼片等的优良黏合剂。

多种辅料可用为黏合剂，例如 10%～20% 明胶水溶液，其黏性强，适于不易制粒的原料，但本品用量不当，易使制成的片崩解缓慢；阿拉伯胶、海藻酸钠、聚乙二醇等也可用为黏合剂，但近年由于新的优质黏合剂推广应用，此等辅料已少用。

（三）崩解剂

崩解剂是使片剂在胃肠液中迅速裂碎成细小颗粒的物质，除了缓（控）释片以及某些特殊用途的片剂以外，一般的片剂中都应加入崩解剂。由于它们具有很强的吸水膨胀性，能够瓦解片剂的结合力，使片剂从一个整体的片状物裂碎成许多细小的颗粒，实现片剂的崩解，所以十分有利于片剂中主药的溶解和吸收。

1. 崩解剂的作用机制

崩解剂的主要作用是克服由黏合剂或由压制成片剂时形成的结合力，从而使片剂崩解。其主要作用机制如下。

（1）膨胀作用 崩解剂多为高分子亲水物质，压制成片后，遇水易于被润湿并通过自身的膨胀使片剂崩解。这种膨胀作用还包括润湿热所致的片剂中残留空气的膨胀。

（2）产气作用 在片剂中加入泡腾崩解剂，遇水即产生气体，借助气体的膨胀使片剂崩解。泡腾崩解剂常用枸橼酸、酒石酸的混合物，加碳酸氢钠或碳酸钠组成的酸-碱系统。

（3）毛细管作用 一些崩解剂和填充剂，特别是直接压片的辅料，多为圆球形亲水性聚集体，在加压下形成了无数孔隙和毛细管，具有强烈的吸水性，使水迅速进入片剂中，将整个片剂润湿而崩解。

2. 崩解剂的加入方法

崩解剂的加入方法是否恰当，将影响崩解和药物溶出的效果，应根据具体要求分别对待。加入的方法有三种。

（1）内加法 崩解剂在制粒前加入，与黏合剂共存于颗粒内部，崩解较迟缓。但一经崩解，便成粉粒，有利于药物的溶出。

（2）外加法 崩解剂加到经整粒后的干颗粒中。该崩解剂存在于颗粒之间，因而水易于透过，崩解迅速，但颗粒内无崩解剂，不易崩解成粉粒，所以药物的溶出稍差。

（3）内外加法 将崩解剂分成两份，一份按内加法加入（50%～75%），另一份按外加法加入（25%～50%），其中内加的崩解剂可适当多些。内加法溶出较好，外加法崩解较快，内外加法集中了前两种方法的优点，相同用量时，药物的溶出速率是内外加法＞内加法＞外加法，但崩解速率是外加法＞内外加法＞内加法。

3. 崩解剂的种类

（1）淀粉及其衍生物 此类崩解剂自身遇水具有较大的膨胀特性，如淀粉、羧甲基淀粉等。

① 干淀粉 最常用崩解剂的一种，含水量在8%以下，用量一般为配方总量的5%～20%，其崩解作用较好。本品用量不宜太多，因其压缩成型性不好；对不溶性药物或微溶性药物较适用；有些药物如水杨酸钠、对氨基水杨酸钠可使淀粉胶化，故可影响其崩解作用。用淀粉为崩解剂既可加入颗粒之内，即在制粒前与原料混合均匀，如用湿法制粒，应控制湿颗粒的干燥温度，以免淀粉胶化而影响其崩解作用；也可加入干燥的颗粒中，但用量太多，影响颗粒的粒度分布，因而影响片重差异等。

② 羧甲基淀粉钠（CMS-Na） 由淀粉经醚化而制成，呈钠盐而存在。全取代的羧甲基淀粉钠曾用为代血浆的原料，还用作食品添加剂。用作崩解剂者其取代度较低，一般为0.3～0.4。本品为白色至类白色的粉末，流动性良好，有良好的吸水性，吸水后其容积大幅度增大，具有良好的崩解性能；对改善片剂质量起到很好作用，既适用于不溶性药物，也适用于水溶性药物的片剂；具有较好的压缩成型性，既可用内加法，也可用外加法加入。

（2）纤维素衍生物 此类崩解剂性吸水性强，易于膨胀，如微晶纤维素、低取代羟丙基纤维素等。

① 微晶纤维素 可用作填充剂，当用量较多时，又有较好的崩解作用。

② 低取代羟丙基纤维素（L-HPC） 是由纤维素用环氧丙烷经醚化而制得，高取代度者在水中可溶，低取代度者的羟丙氧基含量为7.0%～12.9%，在水中不溶解，但可以溶胀，其吸水溶胀性较淀粉强。崩解性能良好，远优于淀粉，用法同羧甲基淀粉，为非离子化合物，与药物一般不发生反应。

③ 羧甲基纤维素钙（CMC-Ca） 是由羧甲基纤维素钠与碳酸钙反应而制成，为白色或类白色的粉末，不溶于水、易吸水，吸水后体积膨胀数倍，有良好的崩解作用。

④ 交联羧甲基纤维素钠（CMCC-Na） 虽为钠盐，因为有交联键的存在，不溶于水，但可吸水并有较强的膨胀作用，其崩解作用优良。

（3）其他

① 交联聚维酮（交联 PVP）　又称交联聚乙烯吡咯烷酮，是乙烯基吡咯烷酮的高分子量交联物。白色易流动的粉末，在水中不溶，但在水中可以迅速溶胀，因不溶于水，故不会产生高黏度的凝胶层，其吸水速度快，为性能优良的崩解剂，片剂中用作崩解剂时，崩解时间受压片力的影响较小。国外有一种性能优良的供直接压片的复合辅料"Ludipress"，即由乳糖、聚维酮、交联聚维酮组成。

② 泡腾崩解剂　是专用于泡腾片的特殊崩解剂，最常用的是由碳酸氢钠与枸橼酸组成的混合物。遇水时，上述两种物质连续不断地产生二氧化碳气体，使片剂在几分钟之内迅速崩解。含有这种崩解剂的片剂，应妥善包装，避免受潮造成崩解剂失效。

③ 其他　海藻酸钠及海藻酸的其他盐类都有较强的吸水性，也有崩解作用；可压性淀粉为多功能辅料，处方中含量较多时，制成的片剂可快速崩解；离子交换树脂也用为崩解剂；表面活性剂可以改善疏水性片剂的润湿性，使水易于渗入片剂，因而可以加速某些片剂的崩解作用。常用的表面活性剂有泊洛沙姆、蔗糖脂肪酸酯、十二烷基硫酸钠以及吐温-80 等，其中十二烷基硫酸钠对黏膜有刺激作用；吐温-80 为液态，加入量应控制并应先用固体粉末吸收或与湿润剂混溶后制粒。

（四）润滑剂

在药剂学中，润滑剂是一个广义的概念，是助流剂、抗粘剂和润滑剂（狭义）的总称，润滑剂的作用是能降低颗粒或片剂与冲模壁间摩擦力的辅料，以防止摩擦力大而使压片困难，润滑剂可使压片时压力分布均匀，并使片剂的密度均匀；将片剂由模孔中推出所需的力减小。润滑剂的另一作用是改善片剂的外观，使片剂表面光亮、平整。因此，一种理想的润滑剂应该兼具上述助流、抗粘和润滑三种作用，一般将具有上述任何一种作用的辅料都统称为润滑剂。

1. 润滑剂的分类

（1）助流剂　助流剂是指能降低粒子间的摩擦力而能改善粉末（颗粒）流动性的辅料；在片剂生产中一般均需在颗粒中加入适宜的助流剂以改善其流动性，保证片重差异合格。

① 滑石粉　国内最常用的助流剂，与多数药物不起作用，价廉、助流、抗粘作用好，但附着力差且密度大，易与颗粒分离，其用量一般为 1%～5%。

② 微粉硅胶　又称胶态二氧化硅，是由四氯化硅经气相水解而制得，其粒子极细以致难于测定，往往用比表面积表示，其助流作用好，可用作粉末直接压片的助流剂，为优良的片剂助流剂，一般用量约 0.1%～0.5%。使用本品时，应控制其比表面积，优质品的比表面积很大（＞200m^2/g），而且助流作用及用量与其比表面相关。流动性好，亲水性强，对药物有吸附作用，特别适宜于油类和浸膏类药物，可作助流剂，作助流剂时常用量 0.1%～0.3%。但因其价格较贵，在国内的应用尚不够广泛。

（2）润滑剂（狭义）　是降低药片与冲模孔壁之间摩擦力，改善力的传递与分布的物质，这是真正意义上的润滑剂。

① 疏水性润滑剂　常用的润滑剂多不溶于水，且多数具有较强的疏水性，例如硬脂酸、硬脂酸镁、硬脂酸钙等。国内最常用硬脂酸镁为润滑剂，其润滑作用良好，可显著地降低片剂的推片力，并有防止粘冲作用，可显著改善片剂的外观。本品有较强的疏水性，接触角为 121°，如使用不当，可使片剂的疏水性增强，影响水润湿片剂，影响片剂的崩解和药物的溶出度；还影响片剂的硬度等。本品的用量一般应为 0.1%～0.5%，硬脂酸钙等的性质与硬脂酸镁相似。硬脂酸钙、镁可能与乙酰水杨酸反应形成相应的乙酰水杨酸钙及乙酰水杨酸镁，提高了系统的 pH，使乙酰水杨酸溶解度增加，分解速度加快，不宜用于乙酰水杨酸、某些抗生素药物及多数有机碱盐类药物的片剂。

② 氢化植物油　本品是以喷雾干燥法制得的粉末，是润滑性能良好的润滑剂。应用时，将其溶于热轻质液体石蜡或己烷中，然后将此溶液喷于颗粒上，以利于均匀分布。凡不宜用碱

性润滑剂的品种，都可用本品代替。

其他如液状石蜡、石蜡、单硬脂酸甘油酯、单棕榈酸甘油酯等也可用为润滑剂。要注意烃类化合物的疏水性极强，应慎用。

③ 水溶性润滑剂 聚乙二醇和月桂醇硫酸镁，两者皆为水溶性滑润剂的典型代表。前者主要使用聚乙二醇 4000 和 6000（皆可溶于水），制得的片剂崩解溶出不受影响且得到澄明的溶液；后者为目前正在开发的新型水溶性润滑剂。可供选用的水溶性润滑剂见表 16-1。

表 16-1 水溶性润滑剂

润滑剂	常用量/%	润滑剂	常用量/%
硼酸	1	聚氧乙烯月桂醇醚	5
苯甲酸钠	5	D，L-亮氨酸	1～5
醋酸钠	5	月桂醇硫酸钠	1～5
氯化钠	5	月桂醇硫酸镁	1～3
聚氧乙烯单硬脂酸酯	1～5	聚乙二醇 4000 或 6000	1～5

表 16-1 中所列几种无机盐的润滑作用不甚好，而硼酸不适于内服片。近年研究证明，月桂醇硫酸镁的润滑性能较好，其用量应为硬脂酸镁的三倍并较聚乙二醇和月桂醇硫醇钠润滑作用强；本品对片剂硬度的不良影响小，本身具有表面活性，对某些片剂的崩解和药物溶出有促进作用，但本品细粉末对黏膜有一定刺激性，未经我国卫生部审批，尚不能供药用。

聚氧乙烯单硬脂酸酯（Myrj 53 及 51）和聚氧乙烯月桂醇醚（Byrj 35）等也可用为润滑剂，其用法是溶于丙酮后喷入干颗粒，混匀后挥散丙酮。此类化合物也具有表面活性。蔗糖脂肪酸酯中亲脂性较强的产品以及泊罗沙姆等均可用为润滑剂。

（3）抗粘剂 是防止原辅料粘于冲头表面的物质。其作用是防止压片物料粘于冲模表面，保证冲模表面光洁度。

2. 润滑剂的加入方法

润滑剂的加入方法有三种：①直接加到待压的干颗粒中，此法不能保证分散混合均匀；②用60目筛筛出颗粒中部分细粉，与润滑剂充分混匀后再加到干颗粒中；③将润滑剂溶于适宜的溶剂中或制成混悬液或乳浊液，喷入颗粒中混匀后将溶剂挥发，液体润滑剂常用此法。

3. 润滑剂和助流剂的配合作用

一般来说，润滑作用好的辅料的助流作用差，例如硬脂酸镁；反之助流作用好的辅料自滑作用也差，例如滑石粉几乎不能降低推片力，所以压片时往往既需在颗粒中加入润滑剂，又需加助流剂，国内经常将滑石粉与硬脂酸镁配合应用。应当指出，滑石粉及微粉硅胶对硬脂酸镁的润滑作用有干扰，使其润滑效果降低。

压片时，有时发生粘冲现象，即药片原料黏附在冲面上。粘冲的原因很多，例如冲面不洁、颗粒太湿、原辅料的熔点低等。应针对粘冲的原因采取必要措施解决。上述润滑剂与助流剂都有防止粘冲的作用。

二、干法制粒及粉末直接压片用辅料

干法制粒及粉末直接压片用辅料应有良好的流动性和压缩成型性，即有干燥黏合作用。

（1）微晶纤维素 其喷雾干燥法制成的产品的流动性较好，药品的容纳量较大（即加入较多药品不致对其流动性及压缩成型性产生严重不良影响）。

（2）预胶化淀粉 部分预胶化的淀粉称为可压性淀粉。本品是由淀粉加工制成，其流动性好，休止角＜40°，压缩成型性好，兼有崩解作用，压成的药片崩解快，药物的释放性能好；本品有自身润滑作用，推片力小。用本品压片时，应含有适量的水分，否则片剂的硬度不足；为改善片剂的外观而加入润滑剂时，如选用硬脂酸镁，应尽量减少用量，否则影响片剂的硬度，硬脂酸对片剂的硬度影响较小。

单用本品为稀释剂压成的药片的硬度虽较好，但片剂的脆碎度不太好，如与微晶纤维素配合应用，则效果更好。

（3）乳糖（喷雾干燥品等）、磷酸氢钙、硫酸钙等均可用干法制粒及粉末直接压片。

（4）复合辅料　国外有多种直接压片用的辅料，多数主要由糖类组成，例如由前述的乳糖、PVP、交联 PVP 组成，并成细颗粒状；干法制粒压片的其他辅料，如崩解剂、润滑剂、助流剂等同湿法制粒用辅料。

第三节　片剂的生产工艺

片剂根据生产工艺不同，可分为制粒压片法和直接压片法。制粒压片法又根据不同制粒方法分为湿法制粒压片和干法制粒压片。生产中，以湿法制粒压片最为常见。但无论哪种方法，其生产工艺的物料必须具备流动性、可压性和润滑性。

一、湿法制粒压片

（一）原、辅料的质量控制及处理

1. 原、辅料的质量控制

一切原、辅料均应符合有关标准。片剂的疗效与其中药物的溶出度有关，也与晶型等有关，必要时应检定其晶型等，多数辅料是高分子材料，应选定其型号和规格，例如纤维素衍生物的取代度、黏度等。由于片剂生产过程主要为物理过程，因此应控制某些辅料的助流剂、润滑剂等的物理性质，例如粒度和粒度分布等。

2. 原、辅料的预处理

必要时，原、辅料应经粉碎、过筛，以利于混合均匀，并利于难溶性药物的溶出。对于溶解度很小的，必要时经微粉化处理使粒径减小（如＜5μm）以提高溶出度；有时也可将药物与辅料共同研磨以提高粉碎效率。处方中各组分用量差异大，应采用递增稀释法或溶剂分散法以保证混合均匀。

（二）制粒（见第九章制粒）

压片前一般应将原、辅料混合均匀并制成颗粒，目的是：①保证片剂各组分处于均匀混合状态；②制成密度均一的细颗粒，使有良好的流动性，以保证片剂的重量差异符合要求；③合理组方，使颗粒具有良好的压缩成型性，可以压成有足够强度的片剂等。

传统生产工艺流程为：

制软材→制湿颗粒→干燥→整粒→总混→压片

本法可以较好地解决粉末流动性差、可压性差的问题。

1. 制软材

将处方量的主药和辅料粉碎并混合均匀后，置于混合机内，加入适量的润湿剂或黏合剂，搅拌均匀，制成松、软、黏、湿度适宜的软材。

2. 制湿颗粒

最简单、最直观的办法就是将软材用手工或机械挤压通过筛网，例如：用摇摆式颗粒机，即可制得湿颗粒。

近年发展起来的流化喷雾制粒及高速搅拌制粒工艺，利于保证颗粒批间的均一性，颗粒的密度均一，粒度分布窄。用流化喷雾制粒机制出的颗粒的密度较用高速搅拌制粒机制出的颗粒的密度小，现在已有改进型的流化喷雾制粒设备，制成的颗粒的密度较大。流化喷雾制粒工艺将制粒和干燥等过程在一个设备内完成，操作简便并更符合 GMP 的要求。

3. 湿颗粒的干燥（见第十章固体的干燥）

除了流化或喷雾制粒法制得的颗粒已被干燥外，其他方法制得的颗粒必须再用适宜的方法加以干燥，以除去水分、防止结块或受压变形。

用箱式干燥器干燥时，应定时翻动颗粒，以减少因可溶性成分在颗粒之间迁移而造成片剂含量均匀度的问题；用流化床干燥可减少可溶性成分在颗粒间的迁移，但可能因颗粒在流化过程中的相互碰撞和摩擦而产生细粉，此细粉中可能含有的可溶性成分较高（因干燥过程中可溶性成分迁移到颗粒的表面而致）。

干燥的温度应根据药物的性质而定，一般为 40～60℃，个别对热稳定的药物可达 70～80℃，或 80～100℃。

干燥的程度应根据每一具体品种的不同而保留适当的水分，一般为 3% 左右，但阿司匹林片的干颗粒含水量应低于 0.3%～0.6%，而四环素片则要求水分控制在 10%～14% 之间。颗粒中含水量的大小可用水分快速测定仪进行定量的测定。

颗粒干燥应适宜，颗粒压片时，其中应有适量水分，否则难于压成理想的片剂。最佳的含水量需经实验求得，并与药物及所用辅料有关。

4. 整粒

用流化床干燥的颗粒一般无粘连成块的现象，而一般干燥过的颗粒需经过处理，颗粒在箱式干燥器干燥过程中有相互粘连而结块现象时，需经摇摆式制粒机用适宜的筛网过筛；以使结块、粘连的颗粒散开，得到大小均匀一致的颗粒，这就是整粒的过程。一般采用过筛的办法整粒，所用筛网要比制粒时的筛网稍细一些；但如果干颗粒比较疏松，宜选用稍粗一些的筛网整粒，此时如果选用细筛，则颗粒易被破坏，产生较多的细粉，不利于下一步的压片。

5. 总混

整粒完成后，根据需要，在干燥的颗粒中加入崩解剂（外加的崩解剂亦在此时加入）、润滑剂、助流剂等混合均匀，可置于混合筒内进行"总混"。如果处方中有挥发油类物质，可先从干颗粒内筛出适量细粉，吸收挥发油，然后再与干颗粒混匀；如果处方中主药的剂量很小或对湿、热很不稳定，则可先制成不含药的空白干颗粒，然后加入主药（为了保证混合均匀常将主药溶于乙醇喷洒在干颗粒上，密封贮放数小时后压片），这种方法常称为"空白颗粒法"。

（三）压片

计算片重，即可压片。

按干颗粒总重计算片重　在药厂中，已考虑到原料的损耗，因而增加了投料量，则片重的计算可按式（16-1）计算（成分复杂、没有含量测定方法的中草药片剂只能按此公式计算）：

$$片重 = \frac{干颗粒重 + 压片前加入的辅料量}{预定的应压片数} \tag{16-1}$$

二、干法制粒压片

本法适用于对湿、热不稳定的药物。将药物及辅料等混匀，用第九章第三节介绍的方法和设备制成颗粒，按此法计算片重后，压制成片。

三、粉末直接压片

粉末直接压片是将药物的细粉与适宜的辅料混匀后，不制粒而直接压制成片的方法。本法的基本条件是必须有性能优良的辅料，此辅料应有良好的流动性和压缩成型性。当片剂中药物的剂量不大，药物在片剂中占的比例较小时，混合物的流动性和压缩成型性主要决定于直接压片用辅料的性能。为改善流动性和压缩成型性等，必要时选用优质助流剂（如微粉硅胶）和添加适宜的可改善压缩成型性的辅料（例如硅酸铝镁等）。

直接压片法可简化工艺，节约能源，尤其是因片剂一步崩解成细粉，所以药物溶出度高。研究人员将可压性淀粉为辅料试用于多种药物，证明直接压片法制成的片剂中药物的溶出度均比市售片（湿法制粒压片）高。

（1）结晶压片法　某些流动性和可压性均好的结晶性药物，只需适当粉碎、筛分和干燥，再加入适量的崩解剂、润滑剂即可压成片剂，如氯化钾、氯化钠、硫酸亚铁等。

（2）粉末直接压片　不需制粒过程，将药物粉末直接压成片剂的方法是近二十年来片剂制备工艺中一项引人注目的新工艺，它有许多突出的优点，如：省时节能、工艺简便、工序减少、适用于湿热条件下不稳定的药物等。但是，它对辅料有特殊的需求，因为绝大多数药物粉末不具有良好的可压性和流动性，需加入辅料来弥补这些不足。因而要求所用的辅料具有相当好的可压性和流动性，并且在与一定量的药物混合后，仍能保持这种较好的性能。国外已有许多用于粉末直接压片的药用辅料，如各种型号的微晶纤维素、喷雾干燥乳糖、磷酸氢钙二水合物、可压性淀粉、微粉硅胶（优良的助流剂）等。目前，国外约有40%的片剂品种采用了这种新工艺。国内的发展相对滞后，主要是受到辅料和压片机这两个方面的制约：第一，国内仅有微晶纤维素可作为粉末直接压片的干黏合剂使用，助流剂也只有微粉硅胶一个品种；第二，国内的压片机还不适合干粉末直接压片，如饲料器中的粉体由于密度不同可能分层，也可能发生流动时快时慢或形成空洞的现象，因此压片机的饲粉器应加振荡装置，实施强制饲粉；第三，粉末直接压片时，产生的粉尘较多，因此压片机上应加吸粉捕尘装置。

四、中药片剂的制备

中药片剂的制备方法与化学药物片剂的制备没有本质上的区别，但由于中药成分比较复杂，常常含有大量的无效成分如纤维素、淀粉、糖类、胶质等，所以，制备中药片剂之前：①原料要经过一定的处理；②要根据物料的性状采用不同工艺来制粒压片。

1. 中药片剂的分类

（1）全粉末片　即把中药全部磨成细粉，加入适量的黏合剂混合后，湿法制粒，颗粒干燥后通过整粒，加入润滑剂，压片，即成。它有工艺简单的优点，但亦有服用量大和难以达到《药品卫生标准》要求等缺点。

（2）半浸膏片　取大部分中药材煎汁，经浓缩成稠膏，其主要成分如生物碱盐、苷类等和次要成分糖类、氨基酸、树胶等都在稠膏中，而无效成分如纤维素、木质部等都残留在药渣中被弃去。同时稠膏黏性强，可代替黏合剂用。小部分中药材则磨成细粉，可代替稀释剂和崩解剂用，因此能合理利用中药材，既可降低成本，又可减少用量。但稠膏中含糖类较多，所以吸湿性较强，一般需包薄膜衣层，以解决防潮问题，其次半浸膏片在贮存过程中往往会使片剂变硬，崩解时限亦随之延长，有待研究解决。

（3）浸膏片　将中药材全部煎汁、浓缩成稠膏，再经烘干或减压干燥制成干浸膏，然后再加适量赋形剂混合制粒、压片。浸膏片一般吸湿性很强，需包薄膜衣层或糖衣层防潮。其次浸膏片一般都较硬，且崩解度差，故制备时宜用乙醇沉淀法去杂质，再经减压干燥等处理来克服。

（4）有效成分片　将中药材用适宜的方法分离得到有效成分的混合物或单体，经含量测定后，再加入赋形剂混合制粒，压片，即成。

2. 中药片剂的制备工艺过程

根据原料药材的不同应采用不同的处理方法，原料处理的一般原则如下。

（1）用量极少的贵重药材、毒剧药材（如牛黄、麝香、雄黄等）、含淀粉较多的药材（如淮山药、天花粉等）、含有少量芳香挥发性成分药材（如冰片、木香、砂仁等）及某些矿物药材（如石膏等）均应粉碎成细粉，过 100 目以上筛，备用。

（2）含较多挥发性成分的药材（如荆芥、薄荷、紫苏叶、连翘等），应采用蒸馏等方去提取挥发性成分（多为挥发油），必要时残渣再煎煮，制成稠膏。

（3）有效成分已知者，可根据有效成分特性，采用特定的方法和溶剂提取有效成分，如黄芩苷、小檗碱、异绿原酸等。

（4）含醇溶性成分，如生物碱、黄酮苷等，可用不同浓度的乙醇以渗漉法、浸渍法或回流提取法提取，并制成稠膏（如颠茄浸膏、刺五加浸膏等）。

（5）含纤维较多、黏性较大或质地坚硬的药材以及方剂中可入汤煎药者，均采用水煎煮浓缩成稠膏备用（如大腹皮、丝瓜络、夏枯草、淡竹叶、熟地、桂圆肉、磁石、石昌明等）。也可用水煎浓缩后，再用醇沉淀法除去部分醇不溶性杂质，再浓缩成稠膏或继而干燥成干浸膏备用。

3. 工艺特点

中药材经过处理之后，得到的是：纤维性粉末、浸膏或挥发油等，一般将以它们为原料，采用湿法制粒压片来制备这些中药片剂。

（1）当以纤维性粉末为原料颗粒压片时，因弹性较大而容易发生松片现象，其克服措施是：首先在制粒时加入黏性较大的黏合剂，其次在压片过程中采用较大的压力或采用二次压片的方法。

（2）当以浸膏为原料制粒压片时，因药物本身黏性较强，容易造成硬度过大或崩解迟缓，其克服措施是：在制粒时一般采用较高浓度的乙醇作为润湿剂，从而降低物料软材的黏性，使之易于制粒并使成品颗粒不至于过硬过紧；在压片过程中，也不宜使用太大的压力。又由于浸膏易吸潮，所以压片时应在较低湿度的环境中进行，包装时应注意防潮措施。

（3）当以挥发油为主要原料制粒压片时，一般应采用空白颗粒法进行，即：将挥发油用足够的吸收剂（空白颗粒等）吸收，或制成包合物或微囊，混合均匀后压片。

五、特殊用途片剂的处方设计

1. 咀嚼片

咀嚼片（chewable tablets）应味美可口，常用甘露醇为主要辅料，甘露醇味甜，咀嚼没有硬颗粒的感觉并因在溶解时呈吸热反应，故咀嚼时口中有凉爽感。除甘露醇外，处方中还经常含有适宜的芳香剂及甜味剂，以便掩盖药物的味觉。由于甘露醇的价格较高，可用乳糖、山梨醇、葡萄糖等部分代替或全部取代甘露醇。

咀嚼片一般用湿法制粒压片，黏合剂可用 PVP、甲基纤维素、明胶以及聚乙二醇等的溶液。也用淀粉浆为黏合剂，应注意不宜将颗粒制得太硬。

抗胃酸过多用药经常制成咀嚼片，例如胃必治片（复方铋酸铝片）、抗酸咀嚼片（含氢氧化铝、氢氧化镁）等，此等片剂往往崩解缓慢，而咀嚼可加快崩解。咀嚼片较适用于儿童等吞服片剂困难的患者。咀嚼片还常用于解热药和维生素类药物。

2. 泡腾片

泡腾片（effervescent tablets）是指置于水中，可因产生二氧化碳而快速崩解的片剂，应含遇水发生反应而产生二氧化碳的辅料，常用碱金属的碳酸盐或碳酸氢盐，并与酒石酸或枸橼酸合用，枸橼酸应用较广泛，碱与酸的比例可由化学反应式求出，但枸橼酸应稍过量，使产生的溶液（混悬液）有适宜的酸味，可改善口感。

泡腾片中还可加入适宜的甜味剂，例如甜叶菊苷等。

常用的泡腾片有阿司匹林泡腾片、维生素 C 泡腾片等。

泡腾片一般可将各组分的结晶混匀后直接压片，也可将酸、碱分别用湿法制粒，干燥后，在压片前混合均匀压片。湿法制粒的黏合剂可用 PVP、PEG 等；润滑剂也应选用水溶性材料。

制成的泡腾片应严密包封，以防因吸潮而失去发泡性，较合理的包装材料是铝箔压封。

3. 多层片

将含有不同药物或释放性能不同的颗粒依次分层压成多层片（multiplayer tablets），这类片剂的优点：①两种有配伍禁忌的药物可分别制成颗粒压制两层片，必要时两层之间增加惰性物质层，以利于将两层隔离开；②可将一种药物分别制成速释层和缓释层，制成较好的缓、控释制剂；③多层片的各层色泽可以不同，制成的片美观。

多层片的处方及制粒工艺等与普通片相同，压片时需用专用的压片机，一般是每次饲粉后均经压缩，再饲粉并再压缩，这样各层的界限清晰美观。但最初几次饲粉压缩时，压力不应太大，否则第二次饲粉后再压缩时，因第一层"片"的表面过分光洁，两层结合不牢固。

还曾有过干压包衣片，即将药物依法制粒压成片心，在片心之外压包一层包衣材料。也曾研制过将一种药物压制片心，将另一种药物依包衣状压制在片剂外层的多层片，曾设计和生产专门压片机。这种片剂在市面已很少见到，已被普通多层片所取代。

4. 分散片

分散片（dispersible tablets）是指置于水中可快速崩解而成均匀混悬液的片剂。分散片具有很多优点：①用前分散于水中，对于剂量较大以及儿童或老人不易吞服较大药片或胶囊剂时较适宜；②对于某些对胃肠道有刺激作用的药物，分散于水中可缓解其刺激，但又较液体剂型稳定，且携带、贮运方便；③分散片崩解快，分散好，有利于提高生物利用度。而生产、包装等要求比泡腾片低，因而是较好的剂型。但分散片一般不适于味觉差的药物。

分散片的处方组成应保证片剂能快速崩解，故应选用性能优良的稀释剂和崩解剂，可供选用的稀释剂有微晶纤维素、甘露醇等，崩解剂可选用 CMS-Na、L-HPC、CMC-Ca 交联 CMC-Na、交联 PVP 等。为改进粉末的分散性，防止粒子聚结以及提高药物的溶出度，必要时加入适宜的表面活性剂，如十二烷基硫酸钠、泊罗沙姆等。湿润黏合剂可选用 PVP 及淀粉浆等。有时为了使形成的混悬液有一定黏性，还加入黏性物质，例如水溶性纤维素衍生物、糖类等，但应避免因黏性物质太多而使分散片崩解迟缓。

5. 植入片

早期的植入片（Implant tablets）是由纯药制成，其中不含辅料，近年研制了诸如聚乳酸等无毒副作用并可生物降解的新型辅料，为植入片开发创造了较好条件。

第四节　片剂的压缩过程及压片机

将颗粒用压片机压缩成型而成片剂，压缩是片剂生产的重要过程。颗粒（或原、辅料）受压时的行为，与片剂的成型以及质量有密切关系，因此有必要对压缩过程进行研究。并对压片机有所了解。

一、颗粒压缩成型机理

1. 机械力的作用

又称齿合力。颗粒的形态不规则，表面粗糙或因压缩而变形等，使被压缩的粒子相互嵌合，从而对成型发挥作用。如用结晶直接压片，形态不规则的结晶压成的片剂硬度较大；在压制多层片时，一般用较小压力压制片心或第一层，使其表面不致过分光滑，再加入第二层颗粒并用较大压力压制，这样有利于层与层的结合。

2. 粒间力的作用

压缩时因颗粒破碎或由塑性变形等，使粒子间的距离高度接近而且接触面积增大，使粒子间力如范德华力起作用。表面能在成型中起作用，陈旧的表面因已吸附了空气、水分等，表面能降低，但在压缩过程中因颗粒（结晶）破碎而产生的新表面，未被污染，其结合力更强。

3. 压缩致片剂组分熔融形成固体桥

颗粒压缩可产生热，产生热量的大小与压力大小等有关。由于颗粒的形态不规则，粒间实际接触面积很小，又由于药物及辅料的导热性很差，所以接触点的局部的温度可以升得很高，可以达到一些药物或辅料的熔点，使其熔融并在粒子间形成固体桥而有利于成型。研究证明，阿司匹林的熔点虽高达133℃，但用扫描镜观察阿司匹林片的断面，可见到阿司匹林有熔融再结晶的现象。

4. 可溶性成分重结晶形成固体桥

制片的原料或辅料可溶于水，常用的黏合剂一般为水溶性材料。压片时颗粒中一般均含有适量水分，水溶性成分溶于此少量水中并成饱和溶液，压缩时，水（饱和水溶液）被挤到粒子间，并在粒子间结晶而成固体桥。

因此，片剂成型可能是多种因素作用的结果。

二、压片机

常用压片机有单冲压片机和多冲压片机。

压片机的工作过程主要是：饲料→压片→出片。

1. 单冲压片机

单冲压片机的基本结构如图16-1所示。推片调节器用以调节下冲推片时抬起的高度，使其恰与模圈的上缘相平；片重调节器用于调节下冲下降的深度，从而调节横孔的容积而控制片重；压力调节器是用于调节上冲下降的深度，下降深度大，上、下冲间的距离近，压力大，反之则小。

(a)　　　　(b)

1—加料斗；2—上冲；3—模圈；4—下冲；
5—饲料器；6—出片调节器；7—片重调节器；8—压力调节器；9—转动轮

图 16-1 单冲压片机主要结构示意图
（a）外形；（b）主要构造

　　单冲压片机的压片过程如图 16-2 所示：①上冲抬起，饲粉器移动到模孔之上；②下冲下降到适宜深度，饲粉器在模上摆动，颗粒填满模孔；③饲粉器由模孔上移开，使模孔中的颗粒与模孔的上缘相平；④上冲下降并将颗粒压缩成片；⑤上冲抬起，下冲随之抬起到与模孔上缘相干，将药片由模孔中推出，饲粉器再次移动到模孔之上并将压成之片推开，同时进行第二次饲粉，如此反复进行。单冲压片机的产量约 100 片/min，多用于新产品的试制等；压片时是由单侧加压，所以压力分布不均匀；噪声大。

图 16-2　单冲压片机的压片过程

2. 旋转压片机

　　旋转压片机是目前常用的压片机，如图 16-3 所示，主要由动力部分、传动部分和工作部分组成。旋转压片机的工作部分有绕轴而旋转的机台，机台分为三层，机台的上层装着若干上冲，在中层与上冲对应的位置装着模圈，下层的对应位置装下冲；另有固定位置的上、下压轮、片重调节器、压力调节器、饲粉器、刮粉器、推片调节器以及附属的吸尘器和防护装置。机台装于机器的中轴上并绕轴而转动，机台上层的上冲随机台而转动并沿着固定的上冲轨道有规律地上、下运动；下冲也随机台并沿下冲轨道做上、下运动；在上冲之上及下冲的下面的固定位置分别装着上压轮和下压轮，在机台转动时，上、下冲经过上、下压轮时，被压轮推动使上冲向下、下冲向上运动，并对模孔中的颗粒加压；机台中层有一固定位置的刮粉器，颗粒由固定位置的饲粉器中不断地流入刮粉器中并由此流入模孔；压力调节器用于调节下压轮的高度，从而调节压缩时下冲升起的高度，则两冲间距离近，压力大；片重调节器装于下冲轨道上，用于调节下冲经过刮粉器时的高度以调节模孔的容积。

图 16-3　旋转式多冲压片机

1—加料斗；2—上冲；3—中横盘；4—下冲；5—饲料器；6—刮板；7—皮带轮；8—电机；9—片重调节器；10—安全装置；11—置盘架；12—压力调节器；13—开关；14—下压轮

　　旋转压片机工作部分的基本结构以及压片流程如图 16-4

所示。当下冲转到饲粉器之下时，其位置较低，颗粒装满模孔；下冲转动到刮粉器之下时，上冲上升到适宜的高度，刮粉器将多余的颗粒刮去；当上冲和下冲转到上、下压轮之间时，两个冲之间的距离最近，将颗粒压缩成片；上冲和下冲抬起，下冲抬到恰与模孔上缘相平，药片被刮粉器推开。

（a）

（b）

图 16-4　旋转式压片机压片结构与工作过程示意图

旋转压片机有多种类型，按冲数分，有 16 冲、19 冲、27 冲、33 冲、55 冲等；按流程来说，有单流程和双流程两种。单流程的仅有一套压轮（上、下压轮各一个），双流程的有两套压轮，另外饲粉器、刮粉器、片重调节器和压力调节器等各两套并均装于对称位置，中盘每转动一圈，每副冲压成两个药片。双流程压片机的生产效率高，而且压片时其载荷分布好，电机及传动机构处于更稳定的工作状态。

旋转压片机的饲粉方式合理，片重差异小；由上、下两方加压，压力分布均匀；生产效率较高。

三、压片中经常出现的问题及其原因

1. 松片

松片是指虽用较大压力，但片剂硬度小，松散易碎；有的药片初压成时有一定硬度，但放置不久即变松散。松片的原因如下。

（1）原、辅料的压缩成型性不好　如前所述，如原、辅料有较强的弹性，例如中草药的粉末中有纤维素以及酵母粉等，在大压力下虽可成型，但一经放置即易因膨胀而松片。遇此情况，应在处方中增多具有较强塑性、可压性好的辅料，例如可压性淀粉、微晶纤维素、乳糖等。

（2）含水量的影响　压片的颗粒中一般应有适宜的含水量，过分干燥的颗粒往往不易压制成合格的片剂，原、辅料在完全干燥状态时，其弹性较大，含适量水，可增强其塑性；颗粒有适量的水，压缩时有降低粒间摩擦力的作用，可以改善力的传递和分布，例如当用氯化钠压片时，其含水量大，推片力小；反之则大。另外，含水有利于形成固体桥，有利于增大片剂硬度。

（3）润滑剂的影响　硬脂酸镁为国内最常用的润滑剂，但本品对一些片剂的硬度有不良影响，例如磺胺噻唑片中加入硬脂酸镁等润滑剂，对其硬度的不良影响极为显著。

（4）压缩条件　压力大小与片剂的硬度密切相关，压缩时间也有重要意义。塑性变形的发展需要一定的时间，如压缩速度太快，塑性很强的材料的弹性变形的趋势也将增大，使其易于松片。压片机中加有预压装置对压片有利，有人设计了两次压缩的压片机，再如增大旋转压片机冲头顶部的面积等以增加压缩时间。

（5）其他　如原、辅料的粒度；其他辅料的选用；原、辅料的熔点也有影响。

2. 裂片

裂片又称顶裂，是指片剂由模孔中推出后，易因振动等而使面向上冲的一薄层裂开并脱落的现象；有时甚至由片剂腰部裂为两片，但较少发生。发生裂片的原因，传统的解释是颗粒中细粉多，压缩前颗粒孔隙中有空气，由于压缩速率较快，又因冲和模孔壁间的间隙很小，压缩过程中空气不能顺利排出，被封闭于片内的空隙内；当压力解除后，空气膨胀而发生裂片。

裂片的重要原因是压力分布不均匀，以及由于颗粒有较强弹性，压成的药片的弹性复原率高。因此，可调整处方，增加塑性强的辅料，改善颗粒的压缩成型性；或适当降低压力可以防止裂片；或增加压缩时间可增大塑性变形的趋势而可防止裂片；颗粒中含有适量水分，可增强颗粒的塑性并有润滑作用，因而改善压力分布，可防止裂片。另外，加入优质润滑剂和助流剂以改变压力分布也是克服裂片问题的有效手段。

裂片的其他原因如模孔变形、磨损，压片机的冲头受损伤以及推片时下冲未抬到与模孔上缘相平的高度等。

3. 粘冲

药片表面的物料会黏结在冲头表面，以致片剂的表面有缺损，不能继续压片。产生粘冲的原因：①冲头表面光洁度不够，表面已磨损或冲头表面刻有图案或其他标志易粘冲；②原、辅料的熔点低，易因压缩时产生热发生熔融并粘冲；③颗粒中含水多也易粘冲。应采取针对性措施，例如冲头应抛光，以保持高光洁度；调节处方，必要时可适当增多辅料量；颗粒中的含水量应控制，应研究并确定每一处方的最佳含水量范围，并在生产中控制；使用优质的防止粘冲的辅料。

4. 片重差异超限

片剂的重量超出药典规定的片重差异允许范围，产生的原因及解决办法是：①颗粒流动性不好，流入模孔的颗粒量时多时少，引起片重差异过大，应重新制粒或加入较好的助流剂如微粉硅胶等，改善颗粒流动性；②颗粒中细粉太多或颗粒的大小相差悬殊，致使流入模孔内的物

料时重时轻，应除去过多的细粉或重新制粒；③加料斗内的颗粒时多时少，造成加料的重量波动也会引起片重差异超限，所以应保持加料斗内始终有 1/3 量以上的颗粒；④冲头与模孔吻合性不好，例如下冲外周与模孔壁之间漏下较多药粉，致使下冲发生"涩冲"现象，必然造成物料填充不足，对此应更换冲头、模圈。

5. 崩解迟缓

片剂崩解时限超出药典规定范围。除了缓释、控释等特殊片剂以外，一般的口服片剂都应在胃肠道内迅速崩解。因此，我国药典规定了崩解度检查的具体方法，并根据国内的实际生产状况，对普通口服片剂、包衣片剂以及肠溶衣片剂规定了不同的崩解时限。若某一品种超出了这一限度，即称为崩解超限或崩解迟缓。影响片剂崩解的因素：①黏合剂黏性太强或用量过多，使颗粒的硬度过大、过粗，造成崩解迟缓，可选用适当与适量的黏合剂，粗颗粒可用制粒机碎成适当细度的颗粒解决；②崩解剂选择不当、用量不足或干燥不够，或是疏水性强的润滑剂用量太多，重新选择适当崩解剂并增加用量；或者适当减少润滑剂用量或选用亲水性强的润滑剂；③压片力过大，则片剂过硬，难以崩解，可在不引起松片的情况下减小压力来解决。

6. 溶出度不合格

片剂在规定的时间内未能溶出规定量的药物，即为溶出超限或称为溶出度不合格。因为片剂口服后，必须经过崩解、溶出、吸收等几个过程，其中任何一个环节发生问题都将影响药物的实际疗效。未崩解的片剂，其表面积十分有限，溶出量很小，溶出速率也很慢；崩解后，形成了众多的小颗粒，所以总表面积急剧增加，药物的溶出量和溶出速率一般也会大大加快。但是，对于难溶性药物而言，虽然崩解度合格却并不一定能保证药物快速而完全地溶出，也就不能保证具有可靠的疗效，故而可采取以下一些方法来加以改善药物的溶出速率（能够促使崩解加快的因素，一般也能加快溶出，但是，对于许多难溶性药物来说，这种溶出加快的幅度不会很大）。

（1）增加表面积 可采用药物微粉化的方法来增加表面积 S，从而加快药物的溶出速率。

（2）研磨制备混合物 疏水性药物单独粉碎时，随着粒径的减小，表面自由能增大，粒子易发生重新聚集的现象，粉碎的实际效率不高，与此同时，这种疏水性药物粒径减小、比表面积增大，会使片剂的疏水性增强，不利于片剂的崩解和溶出。如果将这种疏水性的药物与大量的水溶性辅料共同研磨粉碎制成混合物，则药物与辅料的粒径都可以降低到很小，又由于辅料的量多，所以在细小的药物粒子周围吸附着大量水溶性辅料的粒子，这样就可以防止细小药物粒子的相互聚集，使其稳定地存在于混合物中；当水溶性辅料溶解时，细小的药物粒子便直接暴露于溶剂中，所以溶出速率大大加快。例如，将疏水性的地高辛、氢化可的松等药物与数倍的乳糖球磨混合后干法制粒压片，溶出速率大大加快。

（3）制成固体分散物 将难溶性药物制成固体分散物，使药物以分子或离子形式分散在易溶性的高分子载体中是改善溶出速率的有效方法，例如，用吲哚美辛与 PEG6000（1∶9）制成固体分散物后，再加入适宜辅料压片，其溶出度可得到很大的改善。

（4）吸附于"载体"后压片 将难溶性药物溶于能与水混溶的无毒溶剂（如 PEG4000）中，然后用硅胶一类多孔性的载体将其吸附，最后制成片剂。由于药物以分子的状态吸附于硅胶，所以在接触到溶出介质或胃肠液时，很容易溶解，因此大大加快了药物的溶出速率。

7. 片剂含量不均匀

所有造成片重差异过大的因素，皆可造成片剂中药物含量的不均匀，此外，对于小剂量的药物来说，混合不均匀和可溶性成分的迁移是片剂含量均匀度不合格的两个主要原因。

（1）混合不均匀

① 主药量与辅料量相差悬殊时，一般不易混匀，此时应该采用等量递加法进行混合或者

将小量的药物先溶于适宜的溶剂中再均匀地喷洒到大量的辅料或颗粒中（一般称为溶剂分散法），以确保混合均匀。

② 主药粒子大小与辅料相差悬殊，极易造成混合不匀，所以应将主药和辅料进行粉碎，使各成分的粒子都比较小并力求一致，以确保混合均匀。

③ 粒子的形态如果比较复杂或表面粗糙，则粒子间的摩擦力较大，一旦混匀后不易再分离，而粒子的表面光滑，则易在混合后的加工过程中相互分离，难以保持其均匀的状态。

④ 当采用溶剂分散法将小剂量药物分散于空白颗粒时，由于大颗粒的孔隙率较高，小颗粒的孔隙率较低，所以吸收的药物溶液量有较大差异。在随后的加工过程中由于振动等原因，大小颗粒分层，小颗粒沉于底部，造成片重差异过大以及含量均匀度不合格。

（2）可溶性成分在颗粒之间的迁移　这是造成片剂含量不均匀的重要原因之一。在干燥前，水分均匀地分布于湿粒中。在干燥过程中，颗粒表面的水分发生气化，使颗粒内外形成了湿度差，因而，颗粒内部的水分将不断地扩散到外表面；水溶性成分在颗粒内部是以溶液的形式存在，当内部的水分向外表面扩散时，这种水溶性成分也被转移到颗粒的外表面，这就是所谓的迁移过程。在干燥结束时，水溶性成分就遗留在颗粒的外表面，造成颗粒内外含量不均，外表面可溶性成分含量较高，内部可溶性成分含量较低。尤其是采用箱式干燥时，这种颗粒之间的可溶性成分迁移现象最为明显：颗粒在盘中铺成薄层，底部颗粒中的水分将向上扩散到上层颗粒的表面进行气化，这就将底层颗粒中的可溶性成分迁移到上层颗粒之中，使上层颗粒中的可溶性成分含量增大。当使用这种上层含药量大、下层含药量小的颗粒压片时，必然造成片剂的含量不均匀。因此当采用箱式干燥时，应经常翻动颗粒，以减少颗粒间的迁移。采用流化（床）干燥法时，由于湿颗粒各自处于流化运动状态，并不相互紧密接触，所以一般不会发生颗粒间的可溶性成分迁移，有利于提高片剂的含量均匀度。

第五节　片剂的包衣

一、概述

片剂包衣是指在片剂（片心）表面包上用适宜材料构成的衣层。根据衣层材料以及溶解特性不同，常分为糖衣片、薄膜衣片及肠溶衣片。另外还有膜控释片等，将在其他章节介绍。

片剂包衣的目的，概括如下。

（1）改善片剂的外观：包衣层中可着色，最后抛光，可显著改善片剂的外观。

（2）增强片心中药物的稳定性：有的片剂易吸潮，有的药物易氧化变质，有的药物对光敏感，选用适宜的隔湿、遮光等材料包衣后，可显著增强其稳定性。

（3）掩盖片剂中药物的不良的嗅和味。

（4）控制药物的释放部位，例如易在胃液中因酸性或胃酶破坏以及对胃有刺激性并影响食欲，甚至引起呕吐的药物都可包肠溶衣，使其在胃中不溶，而在肠中溶解；近年还用包衣法定位给药，例如结肠给药。

（5）可将两种有化学性配伍禁忌的药物分别置于片心和衣层等，避免发生化学变化。

二、包衣材料

（一）糖衣

糖衣（sugar coating）是指用蔗糖为主要包衣材料的包衣，目前在国内外应用较广泛。其包衣过程及材料介绍如下。

（1）隔离层（sealing）　是指在片心外包的一层起隔离作用的衣层，其作用是防止包衣溶液中的水分透入片心，隔离层对糖衣片的吸潮性有重要作用。包隔离层材料常选用水不溶性材料，其防水性能好。常用者有Ⅳ号丙烯酸树脂和玉米朊等，也有用Ⅱ号和Ⅲ号丙烯酸树脂等，以上材料在薄膜包衣材料中介绍。Ⅱ号和Ⅲ号树脂是肠溶性材料，使用应慎重，以免对崩解和药物溶出等有不良影响。也可用 HPMC、HPC 等有机溶剂溶液包隔离层，还可用明胶等水溶液包隔离层，但其防潮性能不强。

（2）粉衣层（sub-coating） 是将片心边缘的棱角包圆的衣层，即将已包隔离层的片心用适宜的润湿黏合剂润湿后，加入适量撒粉，使其黏附在片剂表面，重复以上操作若干次，直到片心棱角消失。常用的润湿黏合剂为明胶、阿拉伯胶及蔗糖的水溶液，也用上述材料的混合水溶液。撒粉则常用滑石粉、蔗糖粉等，有时还用白陶土、糊精等。

（3）糖衣层（smoothing and rounding） 是在粉衣层外用蔗糖包一层蔗糖衣，使其表面光滑、细腻。常用适宜浓度的蔗糖水溶液。

（4）色糖衣层（colouring） 即在已包完糖衣层，表面已平整光滑的片剂外，用加入适宜色素的蔗糖溶液润湿黏附于表面，干燥而成色糖衣层，应选用食用色素，但可溶性色素易在片面产生色斑，最好选用不溶性色素，例如"色淀"。色淀（lake）又称铝色淀，是由吸附剂吸附色素制成的不溶性着色剂。国外有若干型号（色泽），并可配合调色，并不产生色斑。也可用不溶性有色的化合物，如某些铁的化合物等。

（5）光亮层（polishing） 是指在糖衣外涂上极薄的蜡层，以增加其光泽。国内一般用虫蜡，也可用其他蜡。

（二）薄膜衣

薄膜衣（film coating） 是指在片心之外包一层薄的高分子聚合物衣，形成薄膜，与包糖衣比较，薄膜衣有以下优点：①操作简便，节约材料、劳力等，成本较低；②片重仅增加2%～4%，节约包装材料等；③对崩解及药物溶出的不良影响较包糖衣小；④压在片心上的标志，例如片剂名称、剂量等在包薄膜衣后仍清晰可见。薄膜包衣需用形成薄膜的材料、增塑剂、溶剂及其他材料。成膜材料又分为胃溶性和肠溶性两类，其共同要求是应有良好的成膜性，有良好的机械强度，防潮性好而透气性差等。

1. 胃溶性成膜材料

指在水或胃液中可以溶解的材料，常用者有以下几种。

（1）纤维素衍生物 羟丙基甲基纤维素、羟丙基纤维素、羧甲基纤维素钠等均可用于成膜材料。目前应用最广泛的是羟丙基甲基纤维素，其优点是可溶于某些有机溶剂和水，易在胃液中溶解，对片剂崩解和药物溶出的不良影响小；其成膜性较好，形成的膜的强度适宜，不易脆裂等。本品在国外有三种型号，并根据黏度不同而分为若干规格，其低黏度者可用于薄膜包衣。市场上既有 HPMC 原料出售，也有配成包衣材料的复合物（加入色素、遮光剂二氧化钛及增塑剂等），用前加溶剂溶解（混悬）后包衣。

（2）聚维酮 性质稳定、无毒，能溶于水及多种溶剂。可形成坚固的膜，具有吸湿性，较宜与其他成膜材料合用。

（3）丙烯酸树脂类 丙烯酸树脂是一大类共聚物，常用甲基丙烯酸二甲氨基乙酯-中性甲基丙烯酸酯共聚物，国产产品名称为丙烯酸Ⅳ号树脂。可溶于醇、丙酮、异丙醇、三氯甲烷等有机溶剂，在胃液中可快速溶解，因此是良好的胃溶性包衣材料；本品的成膜性能较好，膜的强度较大；可包无色透明薄膜衣，也可加入二氧化钛、色料及必要的增塑剂后用于包衣。

（4）聚乙烯乙醛二乙胺乙酯（简称 AEA） 无味无嗅，可溶于乙醇、甲醇、丙酮，不溶于水，但可溶于酸性水，其化学性质稳定。用本品包衣，可增加防潮等性能，可在胃中快速溶解，对药物溶出的不良影响较小。

（5）其他 如聚乙二醇等。

2. 肠溶性成膜材料

指在胃液中不溶，但可在 pH 较高的水及肠液中溶解的成膜材料。

（1）虫胶（shellac） 不溶于胃液，但在 pH 为 6.4 以上的溶液中能迅速溶解，可制成 15%～30% 的乙醇溶液包衣，并应加入适宜的增塑剂如蓖麻油等。本品因来源不同，其性能有差异，近年应用已较少。

（2）醋酸纤维素酞酸酯（CAP） 可溶于 pH 为 6.0 以上的缓冲液中，是目前国际上应用较广泛的肠溶性包衣材料。本品为酯类，应注意贮存，否则易水解，水解后产生游离酸及醋酸纤维素，在肠液中也不溶解。

（3）丙烯酸树脂 肠溶性的丙烯酸树脂在国内已生产，是甲基丙烯酸-甲基丙烯酸甲酯的共聚物，因两者比例不同而分为Ⅱ号（Eudragit L100 型）和Ⅲ号（Eudragit S100 型）。此类树脂在胃中均不溶解，但在 pH 为 6 或 7 以上缓冲液中可以溶解，安全无毒。

（4）羟丙基甲基纤维素酞酸酯（HPMCP） 不溶于酸性溶液，但可溶于 pH 为 5～5.8 以上的缓冲液中。成膜性能好，膜的拉伸强度大；安全无毒；其稳定性较 CAP 好；可在小肠上端溶解。

（5）醋酸羟丙基甲基纤维素琥珀酸酯（HPMCAS） 为优良的肠溶性成膜材料，稳定性较 CAP 及 HPMCP 好。

3. 增塑剂

增塑剂是指能增加成膜材料的可塑性的材料。一些成膜材料在温度降低以后，物理性质发生变化，其大分子的可动性（mobility）变小，使衣层硬而脆，缺乏必要的柔韧性，因而容易破碎，例如丙烯酸树脂类。加入增塑剂的目的是降低玻璃化温度，使衣层柔韧性增加。常用的增塑剂多为无定形聚合物，分子量相对较大，并与成膜材料有较强亲和力。不溶于水的增塑剂有利于降低衣层的透水性，从而能增加制剂的稳定性。

常用的水溶性增塑剂有甘油、聚乙二醇、甘油三醋酸酯；常用的水不溶性增塑剂有蓖麻油、乙酰单甘油酸酯、邻苯二甲酸酯类等。

增塑剂的用量根据成膜材料的刚性而定，刚性大，增塑剂用量应多，反之则少。

4. 溶剂

溶剂的作用是将成膜材料均匀分布到片剂的表面，溶剂挥发，在片剂上成膜。溶剂应能溶解成膜材料及增塑剂。

常用的溶剂有乙醇、异丙醇、甲醇、丙酮等；对肠溶性材料可以考虑用蒸馏水为溶剂并用氨水调 pH，使成膜材料溶解；水溶性成膜材料可用水为溶剂。

5. 水分散体

一些成膜材料不溶于水，一般需用有机溶剂溶解。有机溶剂多有显著的药理作用，并多为易燃物，且成本高，为了回收溶剂，加强劳动保护，需增加相应的回收设备。人们力求用水作为成膜材料的分散介质，将成膜材料极小粒子分散于水中，制成水分散体，并添加其他材料如增塑剂、色料、遮光材料等，用于薄膜包衣。国内已有丙烯酸乙酯-甲基丙烯酸甲酯共聚物（Eudragit E30D）的水分散体；国外将多种水不溶性成膜材料制成水分散体应用，例如乙基纤维素中混入增塑剂如椰油、油酸等制成前体水分散体，用前加蒸馏水分散后即可应用。

三、包衣方法及设备

1. 锅包衣法

本法应用时间已久。包衣锅的基本结构如图 16-5 所示。包衣锅一般用不锈钢或紫铜衬锡等性质稳定的材料制成，锅应有良好的导热性。包衣锅有莲蓬形和荸荠形等；包衣锅的轴与水平的夹角为 30°～45°，以使片剂在包衣过程中既能随锅的转动方向滚动，又有沿轴向的运动；使混合作用更好。包衣锅的转动速率应适宜，以使片剂在锅中能随着锅的转动而上升到一定高度，随后作弧线运动而落下为度，使包衣材料能在片剂表面均匀地分布，片与片之间又有适宜的摩擦力。近年多采用可无级调速的包衣锅。

图 16-5　倾斜包衣机

图 16-6　埋管包衣锅

包衣锅应有加热装置以加热片剂，使溶剂快速蒸发，可用电热丝等由包衣锅下部加热，另外应吹入干热空气。为了防止粉尘飞扬，应加除尘设备。近年为利用水分散体包衣，开发了埋管包衣锅（图 16-6），已设计制成全自动包衣机，用电脑程序控制包衣的全过程。

用包衣锅包糖衣时，将适量的片剂置锅内，包衣锅始终按适宜速度转动，按包糖衣的顺序依次加入隔离层溶液、黏合剂溶液及撒粉、蔗糖溶液等，每次加入溶液均应充分转动，必要时辅以搅拌，使其均匀分散于全部片剂的表面，随后加温通风使其干燥；如需撒粉则于黏合剂已均匀分布后撒入，包衣锅转动（辅以搅拌）使其均匀黏附于片面，然后通风干燥。在包衣全过程中应注意：每次加入液体或撒粉均应使其分布均匀；每次加入液体并分布均匀后，应充分干燥后才能再一次加溶液，溶液黏度不宜太大，否则不易分布均匀等。生产中包粉衣层等经常采用混浆法，即将撒粉混悬于黏合剂溶液，加入转动的片剂中，此法可以减少粉尘和简化工序。

用包衣锅包薄膜衣时，应注意将成膜材料溶液很均匀地分布在全部片剂的表面，应适当调节包衣锅的转速或加挡板等，防止片剂在锅中滑动；包衣锅应有良好的排气设备，以利于有机溶剂排出或回收；包衣溶液用喷雾方法喷于片剂表面效果较好，一般均用此法，但也有人将包衣溶液形成细流加入，并包成质量合格的薄膜衣片。包衣过程中应通入热风加快溶剂蒸发。当用水分散体包衣时，应注意加速水分蒸发，可用埋管包衣锅等；还有带夹层的包衣锅，内壁上有很多小孔，热空气经小孔进入包衣锅内。

2. 流化包衣及设备

所用的设备与第九章介绍的流化喷雾制粒设备基本相同，一般其液浆的雾化器装于下部，本法主要用于包薄膜衣。其方法亦与流化喷雾制粒相似。

四、包衣过程中易出现的问题及其原因

（1）糖衣片的吸潮　包糖衣片有时防潮性不好，尤其是中药浸膏片包糖衣后，在空气相对湿度高时易吸潮、发霉等。实际上糖衣片的糖衣层和粉衣层的防潮性并不好，对片心起防潮作用的关键衣层是隔离层。过去曾用明胶和阿拉伯胶等包隔离层，其防潮性较差；一般认为玉米朊等水不溶材料包隔离层的效果较好，一些新辅料，如Ⅳ号丙烯酸树脂，用于在色糖衣外包一层透明衣层，但用量等应适宜，否则影响崩解。

（2）糖衣层龟裂　当包衣处方不当时，糖衣片常因气温变化等而出现糖衣层龟裂现象。其原因可能是衣层太脆而缺乏韧性，必要时应调节配方，加入塑性较强的材料或加入适宜增塑剂。

（3）着色包衣片出现色斑　色斑是指片剂表面的色泽不均匀，色素在片面分布不均匀。主要由于可溶性色素的迁移而造成，选用不溶性色素即可防止。

（4）起泡　薄膜衣下有气泡，表明衣层与片心表面黏附力不足，调整片心或包衣液的配方，或调整干燥速率可以防止此现象的发生。

（5）包衣片的表面粗糙　多由于喷浆不当，包衣溶液在片剂表面分布不均匀等造成，改正喷浆方式并降低干燥速率，并防止液滴尚未喷到片剂表面或刚到片剂表面尚未铺展开即已干燥等现象。

（6）衣层剥落　衣层以片状或块状剥落，此现象与片心和包衣材料的理化性质有关，两者黏着力弱；也可能因包衣全过程是由多次喷浆并多次干燥完成的，而层与层间结合力受某些因素的影响而降低，如每次喷浆后浆中的溶剂能部分地溶解已包衣层中的成膜材料，则有利于层与层间的结合。

第六节　片剂的质量检查

一、片剂质量的物理方面检查

1. 外观性状

应完整光洁，色泽均匀，无杂斑，无异物，并在规定的有效期内保持不变。

2. 片重差异

应符合现行药典对片重量差异限度的要求，具件的检查方法如下：取供试品 20 片，精密称定总重量，求得平均片重后，再分别精密称定每片的重量，每片重量与平均片重相比较（凡无含量测定的片剂，每片重量应与标示片重比较）。按表 16-2 中的规定，超出重量差异限度的药片不得多于 2 片，并不得有 1 片超出限度 1 倍。

糖衣片的片心应检查重量差异并符合规定，包糖衣后不再检查重量差异。薄膜衣片应在包薄膜衣后检查重量差异并符合规定。另外，凡已规定检查含量均匀度的片剂，不必进行片重差异检查，见表 16-2。

表 16-2　片重差异限度（中国药典 2010 版）

平均片重或标示片重	重量差异限度
0.30g 以上	±7.5%
0.30g 及 0.30g 以下	±5.0%

3. 硬度和脆碎度

药典中尚未规定片剂硬度检查的具体方法，但片剂的硬度对主药的溶出速率具有影响，过小的硬度也对片剂的生产、运输和贮存带来诸多不便。因此，各药厂往往根据本厂的实际情况，对片剂的硬度进行检查，从而控制片剂的质量。在生产中常用的经验方法是：将片剂置中指与食指之间，以拇指轻压，根据片剂的抗压能力，判断它的硬度。用适当的仪器测定片剂的硬度可以得到定量的结果。目前的方法主要如下。

（1）孟山都（Monsanto）硬度计法　国产片剂四用仪的测定原理与"孟山都法"相似，测得的结果实际上是抗张强度（在片剂中笼统地称为硬度）。具体的测定方法是：将药片立于两个压板之间，沿直径方向徐徐加压，刚刚破碎时的压力即为该片剂的硬度，一般能承受 29.4～39.2N 的压力即认为合格。

（2）罗许（Roche）脆碎仪法　该法是使药片在一个旋转的鼓中互相碰撞和摩擦，经一定的时间（一般为 4 分钟）后检查片剂的碎裂情况。显然，此法检查的是片剂的脆碎度，可与上述的抗张强度（硬度）互为补充。

4. 崩解度

除药典规定进行"溶出度或释放度"检查的片剂以及某些特殊的片剂（如咀嚼片等）以外，一般的口服片剂需做崩解度检查，其具体要求见表 16-3。

表 16-3 《中国药典》规定的片剂崩解时限

片剂	崩解时限/min
压制片	15
浸膏片	60
糖衣片	60
薄膜衣片	30
肠溶衣片	人工胃液中 2h 不得有裂缝、崩解或软化,人工肠液中 1h 全部溶散或崩解并通过筛

崩解度检查采用"吊篮法"：使 6 根底部镶有筛网（直径 2mm）的玻璃管，上下反复通过 (37±1)℃的水，每个玻璃管中的每个药片应在表 16-3 中规定的时间内全部通过筛网。

二、片剂质量的化学方面检查

1. 溶出度或释放度

溶出度系指药物从片剂、胶囊剂或颗粒剂等固体制剂在规定条件下溶出的速率和程度。凡检查溶出度的制剂，不再进行崩解时限的检查。根据《中国药典》的有关规定，溶出度检查用于一般的片剂，而释放度检查适用于缓控释制剂，其主要原因在于：崩解度检查并不能完全正确地反映主药的溶出速率和溶出程度以及机体的吸收情况。要想真实地了解机体的吸收情况，必须对该制剂进行体内的血药浓度测定，考察其生物利用度。但这种测定耗时、费力、比较复杂，实际上也不可能直接作为片剂质量控制的常规检查方法，所以通常采用溶出度或释放度试验代替体内试验。因此，在片剂中，除规定有崩解度时限外，对以下情况还要进行溶出度的测定以控制或评定其质量：①在消化液中难溶的药物；②与其他成分容易发生相互作用的药物；③久贮后溶解度下降的药物；④剂量小、药效强、副作用大的药物。必须指出，如果溶出度不好，其体内吸收也不会好；如果溶出度良好，其体内吸收可能好，也可能不好，因为药物的吸收还受很多其他因素的影响，如生物学因素、药物本身理化性质等。所以，只有在体内吸收与体外溶出存在着相关的或平行的关系时，溶出度或释放度的检查结果才能真实地反映体内的吸收情况，达到控制片剂质量的目的。

在发达国家药典中亦规定了进行溶出度的检查，而且品种和数量不断增加检查的趋势，溶出度的测定方法目前各国药典皆以转篮法和浆法为主，并在此基础上有着不同的。我国药典 2005 年版收载了转篮法、浆法和小杯法（实际上是浆法中的一种，只不过采用了 250mL 的小溶出杯，以适应小剂量药物的检测），溶出度的具体测定方法及其判断标准，见《中国药典》2005 年版附录 XC。

2. 含量均匀度

含量均匀度是指小剂量药物在每个片剂中的含量是否偏离标示量以及偏离的程度，必须由逐片检查的结果才能得出正确的结论。一般片剂的含量测定是将 20 个药片研碎混匀后取样测定，所以得到的只是平均含量，易掩盖小剂量药物由于混合不匀而造成的每片含量差异。为此，《中国药典》规定：取供试品 10 片，按该药品项下规定的方法，分别测定每片的相对含量 X（标示量计为 100），求出均值 Z、标准差 S 以及标示量与均值 Z 之差的绝对值 A（$A=|100-Z|$）。若 $A+1.8S \leqslant 15$，则含量均匀度合格；若 $A+1.8S > 15.0$ 则不合格；若 $A+$

$1.8S>15.0$，但 $A+S≤15.0$，则另取 20 片复试，根据初、复试的结果，计算 30 片的均值、标准差 S 以及 A 值，若 $A+1.45S≤15.0$ 则判为合格，若 $A+1.45S>15.0$ 则判为不合格。如果该药品项下的含量均匀限度为 ±20% 或其他百分数时，应将上述各判断式中的 15.0 改为 20.0 的数值，但各判断式中的系数不变。

三、片剂质量的微生物方面检查

片剂应符合口服制剂关于含菌量的规定。中药或化学药物的片剂，每克不得检出大肠杆菌、致病菌、活螨及螨卵，杂菌不得超过 1000 个/g，霉菌不得超过 100 个/g。

第七节　片剂的处方设计及实例

一、性质稳定、易成型药物的片剂

【例】 复方磺胺甲基异噁唑片（复方新诺明片）

处方：

磺胺甲基异噁唑（SMZ）	400g	干淀粉	23g（4%左右）
三甲氧苄氨嘧啶（TMP）	80g	硬脂酸镁	3g（0.5%左右）
淀粉	40g	制成 1000 片（每片含 SMZ 0.4g）	
10%淀粉浆	24g		

制法：将 SMZ、TMP 过 80 目筛，与淀粉混匀，加淀粉浆制成软材，以 14 目筛制粒后，置 70～80℃干燥后于 12 目筛整粒，加入干淀粉及硬脂酸镁混匀后，压片，即得。

注：这是普通的湿法制粒压片的实例，处方中 SMZ 为主药，TMP 为抗菌增效剂常与磺胺类药物联合应用从而使药物对革兰阴性杆菌（如痢疾杆菌、大肠杆菌等）有更强的抑菌作用。淀粉主要作为内加崩解剂；干淀粉为外加崩解剂；淀粉浆为黏合剂；硬脂酸镁为润滑剂。

二、不稳定药物的片剂

【例】 复方乙酰水杨酸片

处方：

乙酰水杨酸（阿司匹林）	268g	滑石粉	25g（5%）
对乙酰氨基酚（扑热息痛）	136g	轻质液状石蜡	2.5g
咖啡因	33.4g	酒石酸	2.7g
淀粉浆（5%～17%）	85g	淀粉	266g
制成 1000 片			

制法：将咖啡因、对乙酰氨基酚与 1/3 量的淀粉混匀，加淀粉浆（15%～17%）制软材 10～15 分钟，过 14 目或 16 目尼龙筛制湿颗粒，于 70℃干燥，干颗粒过 12 目尼龙筛整粒，然后将此颗粒与乙酰水杨酸混合均匀，最后加剩余的淀粉（预先在 100～105℃干燥）及吸附有液状石蜡的滑石粉，共同混匀后，再过 12 目尼龙筛，颗粒经含量测定合格后，用 12mm 冲压片，即得。

注：处方中的液状石蜡为滑石粉的 10%，可使滑石粉更易于黏附在颗粒的表面上，在压片震动时不易脱落。车间中的湿度亦不宜过高，以免乙酰水杨酸发生水解。淀粉的剩余部分作为崩解剂而加入，但要注意混合均匀。在本品中加其他辅料的原因及制备时应注意的问题如下。①乙酰水杨酸遇水易水解成水杨酸和醋酸，其中水杨酸对胃黏膜有较强的刺激性，长期应用会导致胃溃疡。因此，本品中加入乙酰水杨酸量 1%的酒石酸，可在湿法制粒过程中有效地减少乙酰水杨酸水解。②本品中三种主药混合制粒及干燥时易产生低共熔现象，所以采用分别制粒的方法，并且避免乙酰水杨酸与水直接接触，从而保证了制剂的稳定性。③乙酰水杨酸的水解受金属离子的催化，因此必须采用尼龙筛网制粒，同时不得使用硬脂酸镁，因而采用 5%的滑石粉作为润滑剂。④乙酰水杨酸的可压性极差，因而采用了较高浓度的淀粉浆（15%～17%）作为黏合剂。⑤乙酰水杨酸具有一定的疏水性（接触角 $θ=73°～75°$），因此必要时可加入适宜的表面活性剂，如聚山梨酯-80

等，加快其崩解和溶出（一般加入 0.1％即可有显著的改善）。⑥为了防止乙酰水杨酸与咖啡因等的颗粒混合不匀，可采用滚压法或重压法将乙酰水杨酸制成干颗粒，然后再与咖啡因等的颗粒混合。总之，当遇到像乙酰水杨酸这样理化性质不稳定的药物时，要从多方面综合考虑其处方组成和制备方法，从而保证用药的安全性、稳定性和有效性。

三、小剂量药物的片剂

【例】 硝酸甘油片

处方：

硝酸甘油	0.6g	17％淀粉浆	适量
乳糖	88.8g	硬脂酸镁	1.0g
糖粉	38.0g	制成1000片(每片含硝酸甘油0.5mg)	

制法：首先制备空白颗粒，然后将硝酸甘油制成10％的乙醇溶液（按120％投料）拌匀空白颗粒的细粉中（30目以下），过10目筛两次后，于40℃以下干燥50～60分钟，再与事先制成的空白颗粒及硬脂酸镁混匀，压片，即得。

注：这是一种通过舌下吸收治疗心绞痛的小剂量药物的片剂，不宜加入不溶性的辅料（除微量的硬脂酸镁作为润滑剂以外）；为防止混合不匀造成含量均匀度不合格，采用主药溶于乙醇再加入（当然也可喷入）空白颗粒中的方法。在制备中还应注意防止振动、受热和吸入，以免造成爆炸以及操作者的剧烈头痛。另外，本品属于急救药，片剂不宜过硬，以免影响其舌下的速溶性。

四、中药片剂

【例】 当归浸膏片

处方：

当归浸膏	262g	硬脂酸镁	7g
淀粉	40g	滑石粉	80g
轻质氧化镁	60g	制成1000片	

制法：取浸膏加热（不用直火）至60～70℃，搅拌使其熔化，将轻质氧化镁、滑石粉（60g）及淀粉依次加入混匀，分铺烘盘上，于60g以下干燥至含水量3％以下。然后将烘干的片（块）状物粉碎成14目以下的颗粒，最后加入硬脂酸镁、滑石粉（20g）混匀，过12目筛整粒，压片、质检、包糖衣。

注：当归浸膏中含有较多糖类物质，引湿性较大，加入适量滑石粉（60g）可以克服操作上的困难；当归浸膏中含有挥发油成分，加入轻质氧化镁吸收后有利于压片；本品的物料易造成粘冲，可加入适量的滑石粉（20g）克服，并控制在相对湿度70％以下压片。

第十七章 栓　剂

第一节　概　述

栓剂（suppositories）系指将药物和适宜的基质制成的具有一定形状供腔道给药的固体状外用制剂。栓剂在常温下为固体，塞入人体腔道后，在体温下迅速软化、熔融或溶解于分泌液，逐渐释放药物而产生局部或全身作用。

栓剂因使用腔道不同而有不同的名称，如肛门栓、阴道栓、尿道栓、喉道栓、耳用栓和鼻用栓等。目前，常用的栓剂有直肠栓和阴道栓。这两种栓剂的形状和大小各不相同。肛门栓的形状有圆锥形、圆柱形和鱼雷形等；阴道栓的形状有球形、卵形、鸭嘴形等；尿道栓呈笔形，一端稍尖；栓剂形状如图 17-1 所示。最近也出现了作为直肠用胶囊，插入到肛门内的软胶囊。

栓剂最初的应用，作为肛门、阴道的部位的用药主要以局部作用为目的。如润滑、收敛、抗菌、杀虫、局麻等作用。但是后来发现通过直肠给药可避免肝脏首过效应和不受胃肠道的影响，而且，适合于对口服片剂、胶囊、散剂有困难的患者用药。因此，栓剂的全身治疗作用越来越受到重视。

由于新基质的不断出现和工业化生产的可行性，国外生产栓剂的品种和数量明显增加。目前，作为局部作用的栓剂有消炎栓、局部麻醉药、杀菌剂等，以全身作用为目的的制剂有解热镇痛药、抗生素类药、副肾上腺皮质激素类药、抗恶性肿瘤治疗剂等。

(a) 肛门栓外形　　　　(b) 阴道栓外形

图 17-1　各种栓剂形状

栓剂的一般质量要求：药物与基质应混合均匀，栓剂外形应完整光滑，塞入腔道后应无刺激性，应能融化、软化或溶解，并与分泌液混合，逐步释放出药物，产生局部或全身作用；并应有适宜的硬度，以免在包装、贮藏或使用时变形。

第二节　栓剂的处方组成

栓剂的处方设计首先要根据所选主药的药理作用，考虑用药目的，即确定是用于局部作用还是全身作用以及用于何种疾病的治疗。而且，根据体内作用特点的不同可以设计各种类型的栓剂。除常用的普通栓剂外，可以设计成以速释为目的的中空栓剂和泡腾栓剂或者以缓释为目的的渗透泵栓剂、微囊栓剂和凝胶栓剂，既有速释又有缓释部分的双层栓剂，或加入吸收促进剂或阻滞剂的多种形式的栓剂。还需考虑药物的性质、基质和添加剂的性质以及对药物的释放、吸收的影响。一般情况下，对胃肠道有刺激，在胃中不稳定或有明显的肝脏首过效应的药物，可以考虑制成栓剂直肠给药。但难溶性药物和在直肠黏膜中成离子形的药物不宜直肠给药。选择基质时，根据用药目的和药物性质等来决定。栓剂给药后，必须经过基质融化，药物才能从基质中释放，并分散于直肠分泌液中，最后与黏膜接触而被吸收。因此基质的种类和性质直接影响药物释放的速率。

一、药物

栓剂中药物加入后可溶于基质中，也可混悬于基质中。供制栓剂用的固体药物，除另有规定外，应预先用适宜方法制成细粉，并全部通过六号筛。根据施用腔道和使用目的不同，制成各种适宜的形状。

二、基质

用于制备栓剂的基质应具备下列要求：①室温时具有适宜的硬度，当塞入腔道时不变形不破碎，在体温下易软化、融化，能与体液混合和溶于体液；②具有润湿或乳化能力，水值较高；③不因晶型的软化而影响栓剂的成型；④基质的熔点与凝固点间距不宜过大，油脂性基质的酸值在 0.2 以下，皂化值在 200～245 之间，碘值低于 7；⑤应用于冷压法及热溶法制备栓剂，且易于脱模。基质不仅赋予药物成型，且影响药物的作用。局部应用要求释放缓慢而持久，全身作用则要求引入腔道后迅速释药。基质主要分为油脂性基质和水溶性基质两类。

1. 油脂性基质

油脂性基质的栓剂中，如药物为水溶性的，则药物能很快释放于体液中，机体作用较快。如药物为脂溶性的，则药物必须先从油相转入水相体液才能发挥作用。转相与药物的油水分配系数有关。

（1）可可豆脂（cocoa butter）　可可豆脂是从梧桐科（sleruliacence）植物可可树（theobromacocao）种仁中得到的一种固体脂肪。主要是含硬脂酸、棕榈酸、油酸、亚油酸和月桂酸的甘油酯，其中可可碱的含量可高达 2%。可可豆脂为白色或淡黄色、脆性蜡状固体。有 α、β、β'、γ 四种晶型，其中以 β 型最稳定，熔点为 34℃。通常应缓慢升温加热，待融化到 2/3 时，停止加热，让余热使其全部融化，以免上述异物体的形成。

每 100g 可可豆脂可吸收 20～30g 水，若增加 5%～10%吐温-61 可增加吸水量，且还有助于药物混悬在基质中。

（2）半合成或者全合成脂肪酸类甘油酯　系由椰子或棕榈种子等天然植物油水解、分馏 C_{12}～C_{18} 游离脂肪酸，经部分氢化再与甘油酯化而得的三酯、二酯、一酯的混合物，即称为半合成脂肪酸酯。这类基质化学性质稳定，成型性能良好，具有保湿性和适宜的熔点，不易酸败，目前为取代天然油脂的较理想的栓剂基质。国内已生产的有半合成椰油脂、半合成山苍子油脂、半合成棕榈油酯、硬脂酸丙二醇酯等。

①　半合成椰油脂　系由椰油加硬脂酸再与甘油酯化而成。本品为乳白色块状物，熔点为 33～41℃，凝固点为 31～36℃，有油脂臭，吸水能力大于 20%，刺激性小。

②　半合成山苍子油脂　系由山苍子油水解，分离得月桂酸再加硬脂酸与甘油经酯化而得的油脂。也可直接用化学品合成，称为混合脂肪酸酯。三种单酯混合比例不同，产品的熔点也不同，其规格有 34 型（33～35℃）、36 型（35～37℃）、38 型（37～39℃）、40 型（39～41℃）等，其中栓剂制备中最常用的为 38 型。本品的理化性质与可可豆脂相似，为黄色或乳白色块状物。

③　半合成棕榈油酯　系以棕榈油仁经过碱处理而得的造化物，再经酸化得棕榈油酸，例如不同比例的硬脂酸、甘油经酯化而得的油脂。本品为乳白色固体，抗热能力强，酸值和碘值低，对直肠和阴道黏膜均无不良影响。

④　硬脂酸丙二醇酯　是硬脂酸丙二醇单酯与双酯的混合物。为乳白色或微黄色粒状固体，稍有脂肪臭。水中不溶，遇热水可膨胀，熔点 35～37℃，对腔道黏膜无明显的刺激性，安全，无毒。

2. 水溶性基质

（1）甘油明胶（gelatin glycerin）　甘油明胶系将明胶、甘油、水按一定比例在水浴上加热融合，蒸去大部分水，放冷后经凝固而得。本品具有很好的弹性，不易折断，且在体温下不融化，但能软化并缓慢溶于分泌液中缓慢释放药物等特点。其溶解速率与明胶、甘油及水三者用量有关，甘油与水的含量越高则越容易溶解，且甘油能防止栓剂干燥变硬。通常用量为明胶与甘油约等量，水分含量在10％以下。水分过多产品变软。

本品多用作阴道栓剂基质，明胶是胶原的水解产物，凡与蛋白质能产生配伍变化的药物，如鞣酸、重金属盐等均不能用甘油明胶作基质。

（2）聚乙二醇（polyethylene glycol，PEG）　为结晶性载体，易溶于水，熔点较低，多用熔融法制备成型，为难溶性药物的常用载体。于体温不熔化，但能缓慢溶于体液中而释放药物。本品吸湿性较强，对黏膜有一定的刺激性，加入约20％的水，可减轻刺激性。为避免刺激还可以在纳入腔道之前先用水湿润，也可在栓剂表面涂一层蜡醇或硬脂醇薄膜。

PEG栓剂基质中含30％～50％的液体，其硬度为2.7～2kg/cm，接近或等于可可豆脂的硬度，其硬度较为适宜。栓剂在水中的溶解度随液体PEG比例的增多而加速。如PEG4000中加入PEG400时，一般为含30％ PEG400为最佳。

PEG基质不宜与银盐、鞣酸、奎宁、水杨酸、乙酰水杨酸、氯碘喹啉、磺胺类配伍。

（3）聚氧乙烯（40）单硬脂酸酯类（polyoxyl 40 stearate）　系聚乙二醇的单硬脂酸酯和二硬脂酸酯的混合物，并含有游离乙二醇，呈白色或微黄色，无臭或稍有脂肪臭味的蜡状固体。熔点为39～45℃；可溶于水、乙醇、丙酮等，不溶于液体石蜡。商品名为Myri52，商品代号为S-40，S-40可以与PEG混合使用，可制得崩解、释放性能较好的稳定的栓剂。

（4）泊洛沙姆（poloxamer 188）　本品为乙烯氧化物和丙烯氧化物的嵌段聚合物（聚醚），为一种表面活性剂。易溶于水，能与许多药物形成空隙固溶体。本品型号有多种，随聚合度增大，物态从液体、半固体，至蜡状固体，易溶于水，可用作栓剂基质。较常用的型号为188型，商品名为pluronic F68，熔点为52℃。型号188，编号的前两位数18表示聚氧丙烯链段分子量为1800（实际为1750），第三位8乘以10％为聚氧乙烯分子量占整个分子量的百分比，即8×10％＝80％，其他型号类推。本品能促进药物的吸收并起到缓释与延效的作用。

三、添加剂

栓剂的处方中，根据不同目的需加入一些添加剂。

（1）硬化剂　若制得的栓剂在贮藏或使用时过软，可加入适当的硬化剂，如白蜡、鲸蜡醇、硬脂酸、巴西棕榈蜡等调节，但效果十分有限。因为它们的结晶体系和构成栓剂基质的三酸甘油酯大不相同，所得混合物明显缺乏内聚性，而且其表面异常。

（2）增稠剂　当药物与基质混合时，因机械搅拌情况不良或生理上需要时，栓剂制品中可酌加增稠剂。常用的增稠剂有：氢化蓖麻油、单硬脂酸甘油酯、硬脂酸铝等。

（3）乳化剂　当栓剂处方中含有与基质不能相混合的液相，特别是在此相含量较高时（大于5％）可加适量的乳化剂。

（4）吸收促进剂　起全身治疗作用的栓剂，为了增加全身吸收，可加入吸收促进剂以促进药物被直肠黏膜的吸收。常用的吸收促进剂如下。

① 表面活性剂　在基质中加入适量的表面活性剂，能增加药物的亲水性，尤其对覆盖在直肠黏膜壁上的连续的水性黏液层有胶溶、洗涤作用并造成有孔隙的表面，从而增加药物的穿透性，提高生物利用度。

② Azone　将不同量的Azone和表面活性剂基质S-40混合后，含Azone栓剂均有促进直肠吸收的作用，说明Azone直接与肠黏膜起作用，改变生物蜡的通透性，能增加药物的亲水

性，能加速药物向分泌物中转移，因而有助于药物的释放、吸收。但随 Azone 的含量增加无显著性差异，不含 Azone 的栓剂吸收则较少。

此外尚有氨基酸乙胺衍生物，乙酰醋酸酯类，β-二羧酸酯，芳香族酸性化合物，脂肪族酸性化合物也可以作为吸收促进剂。

（5）着色剂　可选用脂溶性着色剂，也可以选用水溶性着色剂，但加入水溶性着色剂时，必须注意加水后对 pH 和乳化剂乳化效率的影响，还应注意控制脂肪的水解和栓剂中的色移现象。

（6）抗氧剂　对易氧化的药物应加入抗氧剂，如叔丁基羟基茴香醚（BHA），叔丁基对甲酚（BHT），没食子酸酯类等。

（7）防腐剂　当栓剂中含有植物膏或水性溶液时，可使用防腐剂及抗菌剂，如对羟基苯甲酸酯类。使用防腐剂时应验证其溶解度、有效剂量、配伍禁忌以及直肠对它的耐受性。

第三节　栓剂的制备及处方举例

一、制备方法

栓剂的制备基本方法有两种，即冷压法与热熔法。

（1）冷压法（cold compression method）　不论是搓捏或模型冷压，均是将药物与基质的锉末置于冷却的容器内混合均匀，然后手工搓捏成型或装入制栓模型机内压成一定形状的栓剂。机压模式型外形者较美观。

（2）热熔法（fusion method）　将计算量的基质锉末用水浴或蒸汽浴加热熔化，温度适当，不能过高，然后按药物性质以不同方法加入，混合均匀，倾入已冷却并涂有润滑剂模型中至稍溢出模口为度。放冷，待完全凝固后，削去溢出部分，开模取出，如图 17-2 所示。

(a) 阴道栓模具　　　　　(b) 肛门栓模具

图 17-2　栓剂模具

热熔法应用较广泛，工厂生产一般均已采用机械自动化操作来完成。

模孔内涂的润滑剂通常有两类：①脂肪性基质的栓剂，常用软肥皂、甘油各一份与 95% 的乙醇五份混合所得；②水溶性或亲水性基质的栓剂，则用油性为润滑剂，如液状石蜡或植物油等。有的基质不粘模，如可可豆脂或聚乙二醇类，可不用润滑剂。

栓剂制备中基质用量的确定：通常情况下栓剂模容纳重量（如 1g 或 2g）是指以可可豆脂为代表的基质重量。加入药物会占有一定体积，特别是不溶于基质的药物。为保持栓剂原有体积，就要考虑引入置换价（displacement value，DV）的概念。药物的重量与同体积基质重量的比值称为该药物对基质的置换价。

（1）如果药物和基质的密度均已知，置换价 DV 可以从下式求得：

$$DV = \frac{药物的密度}{基质的密度} \tag{17-1}$$

（2）如果药物和基质的密度均未知，可以用下法测定：取基质适量，用熔融法制成空白栓若干粒，求出每粒空白栓的平均重量为 E。再将基质与药物混合，用熔融法做成含药栓，其药物的含量为 $x\%$，求得每粒含药栓的平均重量为 G。置换价 DV 用下式求得：

$$DV = \frac{每粒栓剂中药物重量}{每粒栓剂中被药物置换的重量}$$

$$= \frac{(x/100)G}{E-(1-x/100)G} \tag{17-2}$$

$$= \frac{xG}{100(E-G)+xG}$$

式中，$x\%$ 为药物在栓剂中的含量（质量分数）。

（3）如果置换价 DV 已知，制备每粒栓剂所需基质的理论用量 M，可用下式求得：

$$M = \frac{E-S}{DV} \tag{17-3}$$

式中，S 为每粒栓剂中药物重量。

【例】　欲制备鞣酸栓 100 粒，每粒含鞣酸 0.2 克，用半合成脂肪酸酯作基质，模孔质量为 2.0g，鞣酸对该基质的置换价 DV 为 1.5，则根据公式(17-3) 计算：

$$(2\times100) - \frac{(0.2\times100)}{1.5} = 186.7g$$

在实践中，一般栓剂模型上标有的数值是指装可可豆脂的重量。如模型标明为 2g，即每孔可装 2g 可可豆脂。换用其他基质时，由于基质相对密度的不同，须事先测定置换价。以可可豆脂及半合成脂肪酸酯为基质，其重量定为 1，一些常用药物的置换价见表 17-1。

表 17-1　常用药物的可可豆脂及半合成脂肪酸酯的置换价

药　　物	可可豆脂	半合成脂肪酸酯	药　　物	可可豆脂	半合成脂肪酸酯
盐酸吗啡	1.6		盐酸乙基吗啡		0.71
阿司匹林		0.63	磺胺噻唑	1.6	
苯佐卡因		0.68	苯巴比妥	1.2	0.84
巴比妥	1.2	0.81	苯巴比妥钠		0.62
磷酸可待因		0.8	普鲁卡因		0.8
水合氯醛	1.3		茶碱		0.63
盐酸可卡因	1.3		氨茶碱	1.1	
酚	0.9		盐酸奎宁	1.2	
鞣酸	1.6		甘油	1.6	

二、包装材料和贮藏

将栓剂分别用蜡纸包裹后置于小硬纸盒或塑料盒内，以免互相粘连，避免受压。于干燥阴凉处 30℃ 以下贮存。甘油明胶栓及聚乙二醇栓可室温阴凉处贮存，并宜密闭于容器中以免吸湿、变形、变质等。

三、处方举例

【例 1】　吡罗昔康栓

处方：

吡罗昔康	10g	共制	1000 枚
S-40	500g		

制法：取 S-40 在水浴上熔化，吡罗昔康研细，加入上述熔化的基质研磨均匀，保温灌模后即得。

本品有镇痛、消炎、消肿作用，用于治疗风湿性及类风湿性关节炎。

【例2】 呋喃西林栓

处方：

呋喃西林粉	适量	50%乙醇	50mL
维生素 E	10g	聚山梨酯 80	10mL
维生素 A	20 万 IU	甘油明胶	加至100g
羟苯乙酯	0.5mL	共制	240 枚

制法：取呋喃西林粉加乙醇煮沸溶解，加入羟苯乙酯搅拌溶解，再加适量甘油搅匀，缓缓加入甘油明胶基质中，保温待用。

另取维生素 E 及维生素 A 混合后加入聚山梨酯，搅拌均匀后，在缓缓搅拌下加至上述保温基质中，充分搅拌，保温 55℃灌模，每枚重 4g。

本品用于治疗宫颈炎，7～10 天为一疗程。

第四节 栓剂的治疗作用及临床应用

一、全身作用的栓剂

全身作用的栓剂一般要求迅速释放药物，特别是解热镇痛类药物宜迅速释放、吸收。一般应根据药物性质选择与药物溶解性相反的基质，有利于药物释放，增加吸收。如药物是脂溶性的则应选择水溶性基质；如药物是水溶性的则选择脂溶性基质，这样溶出速率快，体内峰值高，达峰时间短。为了提高药物在基质中的均匀性，可用适当的溶剂将药物溶解或者将药物粉碎成细粉后再与基质混合。

根据栓剂直肠吸收的特点，如何避免或减少肝的首过效应，在栓剂的处方和结构设计以及在栓剂的应用方法上要以考虑。栓剂给药后的吸收途径有两条：①通过直肠上静脉进入肝，进行代谢后再由肝进入体循环；②通过直肠下静脉和肛门静脉，经髂内静脉绕过肝进入下腔大静脉，再进入体循环，如图 17-3 所示。为此栓剂在应用时塞入距肛门口约 2cm 处为宜。这样可有给药总量的 50%～75% 的药物不经过肝。同时为避免塞入的栓剂逐渐自动进入深部，可以设计延长在直肠下部停留时间的双层栓剂。双层栓的前端由溶解性高、在后端能迅速吸收水分膨润形成凝胶塞而抑制栓剂向上移动的基质组成。这样可以达到避免肝首过效应的目的。

图 17-3 直肠与肛门部位的血管
分布示意图

1—下腔静脉；2—经下肠系膜静脉至门
静脉系统；3——一般门静脉；4—直肠
上静脉；5—直肠中静脉；6—直肠
下静脉；7—栓剂

在设计全身作用的栓剂处方时还应考虑到具体药物的性质对其释放、吸收的影响。这主要与药物本身的解离度有关。非解离型药物易透过直肠黏膜吸收入血液，而完全解离的药物则吸收较差。酸性药物 pK_a 值在 4 以上、碱性药物 pK_a 值低于 8.5 者可被直肠黏膜迅速吸收。故认为用缓冲剂以改变直肠部位的 pH 值，给药量为 $100\mu g/kg$，结果血药尝试顺序为 pH3＞pH5＞pH7＞pH8。pH3、pH5 两种栓剂是在 0.1mol/L 磷酸缓冲液中调制而成。结果证明，配制栓剂的 pH 值以及直肠环境 pH 值对药物的解离度和药物吸收有明显影响。另外药物的溶解度、粒度等性质对栓剂的释药、吸收也有影响。

二、局部作用的栓剂

局部作用的栓剂只在腔道局部起作用，应尽量减少吸收，故应选择融化或溶解、释药速率慢的栓剂基质。水溶性基质制成的栓剂因腔道中的液体量有限，使其溶解速率受限，释放药物缓慢，较脂肪性基质更有利于发挥局部药效。如甘油明胶基质常用于起局部杀虫、抗菌的阴道栓基质。局部作用通常在半小时内开始，要持续约 4h。但液化时间不宜过长，否则使病人感到不适，而且可能不将药物全部释出，甚至大部分排出体外。

三、几种新型栓剂的介绍

由于栓剂疗效确切，且不易受其他条件影响，因此人们自然而然地想要把更多的药物作成栓剂。但传统的普通栓剂（conventional type suppository，CTS）又不能满足这一要求，所以又相继开发出了一些新型栓剂。下面简要介绍几种特殊的栓剂。

1. 中空栓剂

中空栓剂是日本人渡道善造于 1984 年首先报道的。栓中有一个空心部分，可供填充各种不同类型的药物，包括固体和液体。经研究证明，包在中空栓剂中的水溶性药物的释放几乎不受基质的药物填充状态的影响，并可起到速效作用，此外，较普通栓剂有更高的生物利用度。中空栓剂中心的药物，水溶性或脂溶性，固体液体形式均可填充其中。中心是液体的中空栓剂放入体内后外壳基质迅速熔融破裂，药物以溶液形式一次性释放，达峰时间短起效快。中空栓剂中心的药物添加适当赋形剂或制成固体分散体使药物快速或缓慢释放，从而具有速释或缓释作用。

2. 双层栓剂

双层栓一般有三种：第一种为内外两层栓，内外两层含有不同药物，可先后释药而达到特定的治疗目的；第二种为上下两层栓，其下半部的水溶性基质使用时可迅速释药，上半部用脂溶性基质能起到缓释作用，可较长时间使血药尝试保持平稳；第三种也是上下两层栓，不同的是其上半部为空白基质，下半部才是含药栓层，空白基质可阻止药物向上扩散，减少药物经上静脉吸收进入肝脏而发生的首过效应，提高了药物的生物利用度。同时为避免塞入的栓剂逐渐自动进深部，有人已研究设计出可以延长在直肠下部停留时间的双层栓剂：双层栓的前端由溶解性高、在后端能迅速吸收水分膨润形成凝胶塞而阻止栓剂向上移动的基质组成。这样可达到避免肝首过效应的目的。这种剂型在当今世界各地日益得到关注，有着极大的应用前景。

3. 微囊栓剂

微囊栓剂是 1981 年日本 Chemrphar 株式会社研制的一种长效栓剂。系先将主药微囊化，再制成栓剂，从而延缓药物释放。之后，Nakagawa 也报道了吲哚美辛复合微囊栓，栓中同时含有药物细粉及微囊，经实验证明，复合微囊栓同时具有速释和缓释两种性能，也是一种较为理想的栓剂新剂型。

4. 渗透泵栓剂

渗透泵栓剂是美国 Alza 公司采用渗透泵原理研制的一种长效栓剂。其最外层为不溶解的微孔膜，药物分子可以由微孔中慢慢渗出，因而可较长时间维持疗效。也是一种较理想的控释型栓剂。

5. 缓释栓剂

为英国 Inversesk 研究所研制的一种长效栓剂，该栓在直肠内不溶解，不崩解，通过吸收水分而逐渐膨胀，缓慢释药而发挥其疗效。M. Knaar 制备一种硫酸吗啡控释栓，采用 Witepsol-25 作基质，加入 HPMC4000 和 AerosilR972 控制直肠液黏度，测 13 名健康人体的生物利用度与口服控释片相同。

第五节　栓剂的质量评价

《中国药典》2010 年版规定，栓剂的一般质量要求有：药物与基质应混合均匀，栓剂外形应完整光滑；塞入腔道后应无激性，应能融化、软化或溶化，并与分泌液混合，逐步释放出药物，产生局部或全身作用；并应有适宜的硬度，以免在包装、贮藏或用时变形。并应作重量差异和融变时限等多项检查。

1. 重量差异检查法

取栓剂10粒，精密称定总重量，求得平均粒重后，再分别精密称定各粒的重量。每粒重量与平均粒重相比较，超出重量差异限度的药粒不得多于1粒，并不得超出限度1倍。栓剂重量差异限度见表17-2。

2. 融变时限

《中国药典》2010版规定，用融变时限检查法对栓剂专门进行检查。除另有规定外，按法测定，脂肪性基质的栓剂3粒均应在30min内全部融化、软化或触压时无硬心。水溶性基质的栓剂3粒在60min内全部溶解，如有一粒不符合规定应另取3粒复试，均应符合规定。

表 17-2　栓剂重量差异限度表

平均重量	重量差异限度
1.0g 及 1.0g 以下	±10%
1.0g 以上至 3.0g	±7.5%
3.0g 以上	±5%

3. 药物溶出速率和吸收试验

药物溶出速率和吸收试验可作为栓剂质量检查的参考项目。

（1）溶出速率试验　常采用的方法是将待测栓剂置于透析管的滤纸筒中或适宜的微孔滤膜测定，每次取样后需补充同种的溶出介质，求出介质中的药物量，作为在一定条件下基质中药物溶出速率的参考指标。

（2）体内吸收试验　可用家兔，开始时剂量不超过口服剂量，以后再两倍或三倍地增加剂量。给药后按一定时间间隔抽取血液或收集尿液，测定药物浓度，最后计算动物体内药物吸收的动力学参数和 AUC 等。

4. 稳定性和刺激性试验

（1）稳定性试验　是将栓剂在室温（25℃±3℃）和 4℃下贮存，定期检查外观变化、软化点范围、主药的含量及药物的体外释放。

（2）刺激性试验　对黏膜刺激性检查，一般用动物试验。即将基质检品的粉末、溶液或栓剂，施于家兔的眼结膜上或纳入动物的直肠、阴道，观察有何异常反应。在动物试验基础上，临床验证多在人体肛门或阴道观察用药部位有无灼痛、刺激以及不适感觉等反应。

第十八章 软膏剂、眼膏剂、凝胶剂

第一节 软 膏 剂

一、概述

1. 软膏剂的概念、特点和分类

软膏剂（ointments）指药物与适宜基质均匀混合制成的具有一定稠度的半固体外用制剂。软膏剂主要有保护创面、润滑皮肤和局部治疗作用的特点。软膏剂是古老剂型之一，在我国创始很早。汉代张仲景在《金匮要略》中载有软膏剂的制法和作用。随着药物透皮吸收途径与机制研究的逐步深入，生产工艺与包装过程的机械化和自动化程度的不断提高，利用皮肤给药方便、可随时终止这一特点，都为软膏剂的进一步发展提供了广阔的天地。

软膏剂根据基质的不同可分为三类：以油脂性基质如凡士林、羊毛脂制备的软膏剂称为油膏剂（ointments）；以乳剂型基质制成的易于涂布的软膏剂称为乳膏剂（creams）；药物与能形成凝胶的辅料制成的软膏剂一般称为凝胶剂（gel）。根据药物在软膏中的分散状态可将软膏分为两类，即溶液型软膏剂和混悬型软膏剂。含大量药物粉末的软膏剂称为糊剂。

根据软膏剂中药物作用的深度不同，可分为三类：①局限于皮肤表面的软膏，如防冻软膏，炉甘石软膏等；②透过皮肤表面，在皮肤内部发挥作用的软膏，如一般治疗皮肤疾病的激素软膏，癣净软膏等；③穿透真皮而吸收入血液，发挥全身作用的软膏，如治疗心绞痛的硝酸甘油软膏及其他过敏类软膏等。

2. 软膏剂的质量要求

一般软膏剂应具备下列质量要求：

① 均匀、细腻，涂于皮肤上无粗糙感；

② 具有适当的黏稠度，易于涂布于皮肤或黏膜上，且不融化；

③ 性质稳定，无酸败、异臭、变色、变硬、油水分离等变质现象；

④ 无刺激性、过敏性及其他不良反应；

⑤ 用于创伤面（如大面积烧伤、严重损伤等）的软膏剂应无菌。

二、软膏的基质

软膏剂由药物和基质两部分组成，基质是软膏剂形成和发挥药效的重要组成部分。它不仅是软膏剂的赋形剂，而且还直接影响着软膏剂的质量。一个理想的软膏基质应符合下列要求：

① 均匀、细腻、润滑、无刺激、稠度适宜、易于涂布，且在不同地区、不同气温下很少变化；

② 性质稳定，不与主药或附加剂等其他物质发生配伍变化；

③ 无生理活性、不妨碍皮肤的正常功能，释药性能好；

④ 有一定的吸水性，能吸收伤口分泌物；

⑤ 容易洗除，不污染皮肤和衣物等。

但是，目前还没有哪种单一基质能满足这些要求，实际使用时应根据药物和基质的性质及用药目的来具体分析，合理选择几种基质混合。常用的基质可分为油脂性基质、乳剂型基质和水溶性基质三类。

（一）油脂性基质

油脂性基质属于强疏水性物质，包括烃类、类脂及动、植物油脂等。此类基质的特点是润滑、无刺激性，涂于皮肤上能形成封闭性油膜，促进皮肤水合作用，对皮肤有保护、软化作用，不易长菌，适用于表皮增厚、角化、皲裂等慢性皮损和某些早期的感染性皮肤病。但由于其油腻及疏水性大，造成药物释药性能差，不易用水洗除，不适用于有渗出液的皮肤损伤，主要用于遇水不稳定的药物，一般不单独使用。为克服其强疏水性，常加入表面活性剂或制成乳剂型基质。

1. 烃类

此类基质主要是从石油中得到的各种烃的混合物，多数为饱和烃。

（1）凡士林　又称软石蜡，是液体烃类与固体烃类的半固体混合物，有黄、白两种，后者由前者漂白而得。黄凡士林的刺激性小。凡士林无嗅味，熔程 38～60℃，不酸败、无刺激性，能与蜂蜡、脂肪、植物油等混合。有适宜的黏稠性和涂布性，可单独用作基质。性质稳定，能与多数药物配伍，特别适用于遇水不稳定的药物，如某些抗生素等。但本品对皮肤的穿透性差，释药速率慢，主要起局部的覆盖和保护作用，仅适用于皮肤表面病变；吸水性差，不适用于急性炎症和有多量渗出液的患处。凡士林仅能吸收其重量 5% 的水分，故不能与较大量的水性药液配伍，如果加入适量羊毛脂或鲸蜡醇、硬脂醇等吸水性较好的成分，则可改善其吸水性。如在凡士林中加入 15% 的羊毛脂可吸收水分达 50%。

（2）固体石蜡和液状石蜡　均为从石油中得到的烃类混合物，前者是固体，熔程为 50～65℃，与其他基质融合后不会析出；后者为液体，能与多数脂肪油或挥发油混合。这两种基质主要用于调节其他基质的稠度，液状石蜡还可作为加液研磨的液体，用来研磨药物粉末，以利于药物与基质混匀。

（3）硅酮（聚硅氧烷）　为有机硅氧化物的聚合物，俗称硅油或二甲基硅油，由一系列不同分子量的聚二甲基硅氧烷组成，为无色或淡黄色液体，其黏度随分子量的增大而增大，化学性质稳定，疏水性强。对皮肤无毒性和刺激性，润滑、易涂布，不妨碍皮肤的正常功能，不污染衣物，是一种较理想的疏水性基质。常将其与油脂性基质合用制成防护性软膏，用来防止水性物质及酸、碱液等的刺激与腐蚀，也可制成乳剂型基质应用。本品成本较高，对眼有刺激性，不宜做眼膏基质。

2. 类脂类

此类基质是高级脂肪酸与高级脂肪醇化合而成的酯及其混合物，其物理性质类似脂肪，但化学性质比脂肪稳定，多与油脂性基质合用，可增加油脂性基质的吸水性。如羊毛脂、蜂蜡、鲸蜡等。往往吸收较多的水分而形成 W/O 乳剂。

（1）羊毛脂　一般是指无水羊毛脂，为淡棕黄色黏稠半固体，熔程为 36～42℃，其主要成分为胆固醇类棕榈酸酯及游离胆固醇类。羊毛脂吸水性强，可吸收约 2 倍的水形成 W/O 乳剂基质；其性质接近皮脂，有利于药物的透皮吸收；因过于黏稠，很少单独用作基质，常与凡士林合用，并可改善凡士林的吸水性与穿透性；含水 30% 的羊毛脂称含水羊毛脂，黏性低，便于应用。

（2）蜂蜡与鲸蜡　蜂蜡有黄、白之分，后者由前者精制而成，其熔程为 62～67℃，主要成分是棕榈酸蜂蜡醇酯。鲸蜡熔程为 42～50℃，主要成分是棕榈酸鲸蜡醇酯。两者均为弱的 W/O 型乳化剂，可在 O/W 型乳剂基质中起增加稳定性的作用，常用于取代乳剂型基质中的部分脂肪性物质以调节稠度或增加稳定性。

3. 油脂类

此类基质是系指动、植物的高级脂肪酸甘油酯及其混合物，如花生油、麻油、豚脂等。由于其分子结构中存在不饱和键，故稳定性不如烃类，在贮存中易受温度、光线、空气中的氧等因素的影响而氧化和酸败，可适当加入抗氧剂和防腐剂加以克服。

植物油在常温下为液体，常与熔点较高的蜡类熔合而得到适宜稠度的基质。如花生油或棉籽油 670g 与蜂蜡 330g 加热熔合而成"单软膏"。植物油还可作为乳剂型基质中油相的重要组成部分。将植物油在催化作用下加氢而成的饱和或近饱和的脂肪酸甘油酯称氢化植物油，较植物油稳定，不易酸败，也可用作基质。

（二）乳剂型基质

1. 乳剂型基质的组成、种类及特点

乳剂型基质是油相与水相借乳化剂的作用在一定温度下混合乳化，最后在室温下形成半固体的基质，分为水包油（O/W）型和油包水（W/O）型两类。与乳浊液型液体药剂相似，乳剂型基质是由油相、水相和乳化剂三部分组成的，常用的油相如硬脂酸、蜂蜡、石蜡、高级醇（十八醇）、凡士林等，有时为了调节稠度，也可加入一定量液状石蜡、植物油等。常用的乳化剂有皂类、月桂醇硫酸钠、多元醇的脂肪酸、聚山梨酯类、脱水山梨坦、乳化剂 OP 等。

O/W 型乳剂基质能与大量水混合，基质含水量较高，无油腻性，易洗除，色白如雪，故有"雪花膏"之称；W/O 型乳剂基质较不含水的油脂性基质油腻性小，易涂布，且使用后水分从皮肤蒸发时有缓和的冷却作用，故有"冷霜"之称。

乳剂型基质具有以下特点：①乳化剂的存在使乳剂型基质比油脂性基质易于用水洗除；②乳化剂的表面活性作用对水和油均有一定的亲和力，可与创面渗出物或分泌物混合，促进药物与表皮接触，药物的释放、穿透皮肤的性能均比油脂性基质强。

此类基质也存在一些不足：如 O/W 型基质外相含水量多，在贮存过程中易霉变，常需加入防腐剂；同时水分易挥发而使软膏变硬，故常加入甘油、丙二醇、山梨醇等作保湿剂，一般用量为 5%～20%；遇水不稳定的药物，如四环素、金霉素等不宜用乳剂型基质制备软膏；当 O/W 型软膏用于分泌物较多的皮肤病，如湿疹时，其吸收的分泌物可重新透入皮肤（称反向吸收）而使炎症恶化，须注意避免。

通常乳剂型基质适用于亚急性、慢性、无渗出液的皮损和皮肤瘙痒症，忌用于糜烂、溃疡、水疱及脓肿症。

2. 常用乳化剂

（1）皂类 有一价皂、二价皂和三价皂等。一价皂常为一价金属离子（如钠、钾、铵）的氢氧化物、硼酸盐或三乙醇胺等有机碱与脂肪酸作用生成的新生皂，其 HLB 值在 15～18 之间，亲水性强于亲油性，易形成 O/W 型的乳剂型基质。硬脂酸是最常用的脂肪酸，其用量为基质总质量的 10%～25%，主要为油相成分，并与碱反应形成新生皂，未反应的部分存在于油相中，被分散而成乳粒，并可增加基质黏度。用硬脂酸制成的乳剂型基质，外观光滑美观，涂于皮肤，水分蒸发后留有一层硬脂酸薄膜而且具有保护作用。但单用硬脂酸为油相制成的基质润滑作用小，故常加入适宜的油脂性物质如凡士林、液体石蜡调节稠度和涂展性。以硬脂酸钠（钠皂）为乳化剂制成的乳剂型基质较硬，硬脂酸钾（钾皂）有软肥皂之称，制得的基质较为柔软，而以新生有机铵皂为乳化剂制成的基质较为细腻、光亮美观。

钙、镁、铝等硬脂酸盐（二价皂和三价皂）的 HLB 值较小，是 W/O 型乳化剂，因其黏度较大，形成的乳剂也较稳定。

【例 1】 以有机胺为乳化剂的乳剂基质

处方：

硬脂酸	120g	三乙醇胺	4g
单硬脂酸甘油酯	35g	羟苯乙酯	1.5g
液体石蜡	60g	甘油	50g
凡士林	10g	蒸馏水	加至 1000g
羊毛脂	50g		

制法：取硬脂酸、单硬脂酸甘油酯、液体石蜡、凡士林和羊毛脂置容器内，在水浴上加热融化至70～80℃为油相；另取三乙醇胺、羟苯乙酯、甘油和蒸馏水适量，加热至70～80℃为水相，水相慢慢倒入油相中，边加边搅拌，至乳化完全，放冷即得。

注：①本品为O/W型乳剂型软膏基质。②本处方中三乙醇胺与部分硬脂酸形成的有机胺皂为O/W型乳化剂。单硬脂酸甘油酯能增加油相的吸水能力，在O/W型乳剂基质中作稳定剂。液体石蜡和凡士林为调节基质稠度用。羊毛脂为增加基质的吸水量。甘油为保湿剂，羟苯乙酯为防腐剂。③本基质不宜与酸性或强碱性药物配伍，忌与阳离子药物和阳离子表面活性剂合用。

【例2】 含多价钙皂的乳剂型基质

处方：

硬脂酸	14g	单硬脂酸甘油酯	17.0g
蜂蜡	5.0g	地蜡	75.0g
液体石蜡	410.0mL	白凡士林	67.0g
双硬脂酸铝	10.0g	氢氧化钙	1.0g
羟苯乙酯	1.0g	蒸馏水	400mL

制法：取硬脂酸、单硬脂酸甘油酯、蜂蜡、地蜡在水浴上加热熔化，再加入液体石蜡、白凡士林、双硬脂酸铝，加热至85℃，另将氢氧化钙（上清液）、羟苯乙酯溶于蒸馏水中，加热至85℃，逐渐加入油相中，边加边搅拌，直至冷凝。

注：处方中氢氧化钙与部分硬脂酸作用形成的钙皂，以及处方中的双硬脂酸铝均为W/O型乳化剂。

(2) 脂肪醇硫酸钠类　常用的有月桂醇硫酸钠（SDS-Na），又称十二烷基硫酸钠，属阴离子型乳化剂，本品HLB值为40，因此常与其他W/O型乳化剂合用以调节到适当的HLB值，其常用的辅助乳化剂有十六醇鲸蜡醇或十八醇硬脂醇、单硬脂酸甘油酯、脂肪酸山梨坦类等。

(3) 高级脂肪醇及多元醇酯类　十六醇和十八醇均有一定的吸水能力，可形成W/O型乳剂型基质，在O/W型乳剂基质中可增加乳剂的稳定性和稠度。

(4) 脂肪酸山梨坦和聚山梨酯类　两者均为非离子型表面活性剂，脂肪酸山梨坦类的HLB在4.3～8.6之间，为W/O型乳化剂；聚山梨酯类的HLB值在10.5～16.7之间，为O/W型乳化剂。它们均可单独作软膏的乳化剂，也可用于调节HLB值而与其他乳化剂合用。聚山梨酯类由于络合作用而能严重抑制一些防腐剂的效能，如尼泊金类、苯甲酸等，但可适当增加防腐剂用量予以克服，也可改用山梨酸、洗必泰、氯甲酚等防腐剂。

【例3】 含聚山梨酯类为主要乳化剂的乳剂型基质

处方：

聚山梨酯80	44g	油酸山梨坦	16g
硬脂酸	60g	硬脂醇	60g
液体石蜡	90g	白凡士林	60g
甘油	100g	山梨酸	2g

蒸馏水加至1000g

制法：将油相成分（硬脂酸、硬脂醇、液体石蜡、白凡士林及油酸山梨坦）与水相（聚山梨酯80、甘油、山梨酸及水）分别加热至80℃，将油相加入水相，边加边搅拌至冷凝成乳剂型基质。

注：聚山梨酯80为主要的乳化剂，油酸山梨坦可调节HLB值以形成稳定的O/W型乳剂型基质。硬脂醇为增稠剂，且制得的基质较光亮细腻。甘油为保湿剂，山梨酸为防腐剂。

(5) 聚氧乙烯醚的衍生物　主要有平平加O、乳化剂OP等，前者为脂肪醇聚氧乙烯醚类，后者为烷基酚聚氧乙烯醚类。两者均是非离子型表面活性剂，属O/W型乳化剂，单独使用不能制成稳定的乳剂型基质，常与其他乳化剂或辅助乳化剂配合使用。两者性质稳定，均耐酸、耐碱、耐金属盐，但水溶液中如有大量的金属离子如铁、锌、铜等时，会使乳化剂 OP 的表面活性降低。两者均不宜与酚羟基的药物配伍，以免形成络合物，破坏乳剂基质。

（三）水溶性基质

水溶性基质是由天然或合成的水溶性高分子物质胶溶在水中形成的半固体状的凝胶。常用于制备此类基质的高分子物质有甘油明胶、淀粉甘油、纤维素衍生物、聚乙烯醇和聚乙二醇类等，目前常用的是聚乙二醇类。水溶性基质释药速率快，无油腻性，易涂布，能与水溶液混合，能吸收组织渗出液，多用于湿润、糜烂创面，有利于分泌物的排除，也常用于腔道黏膜，常作为防油保护性软膏的基质。但其润滑性差，不稳定，易霉败，水分易蒸发，一般要求加入防腐剂和保湿剂。

（1）甘油明胶　由 10%～30% 的甘油、1%～3% 的明胶与水加热制成。本品温热后易涂布，涂后形成一层保护膜，因具有弹性，故使用时较舒适；特别适合于含维生素类的营养性软膏。

（2）淀粉甘油　由 7%～10% 的淀粉、70% 的甘油与水加热制成。本品能与铜、锌等金属盐类配伍，可用作眼膏基质，因甘油含量高，故能抑制微生物生长而较稳定。

（3）纤维素衍生物类　属于半合成品，常用的有甲基纤维素（MC）和羧甲基纤维素钠（CMC-Na），前者溶于冷水，后者在冷、热水中均溶，浓度较高时呈凝胶状，以后者较常用。羧甲基纤维素钠是阴离子型化合物，遇强酸及汞、铁、锌等重金属离子可生成不溶物。

（4）聚乙二醇（PEG）类　是高分子聚合物，药剂中常用平均分子量在 300～6000 者，随分子量由小到大，其物理状态由液体逐渐过渡到蜡状固体，实际应用时，常将不同分子量的聚乙二醇按适当比例混合以得到稠度适宜的基质。本类物质易溶于水，能与渗出液混合，易洗除，化学性质稳定，不易霉败。但对皮肤的润滑、保护作用较差，长期使用可引起皮肤干燥。苯甲酸、鞣酸、苯酚等药物可使其过度软化，并能降低酚类防腐剂的功效。

（四）软膏基质对药物透皮吸收的影响

由于皮肤具有类脂膜的性质，软膏中药物的释放、吸收，除与药物的溶解性和油水分配系数有关外，软膏基质对其亦有一定影响。一般来说，基质中药物透皮吸收的强弱顺序是：O/W 型＞W/O 型＞油脂性基质。目前所用的一些水溶性基质中药物的释放虽然快，但对药物的穿透作用影响不大。基质对药物透皮吸收影响主要表现如下。

1. 基质对药物的亲和力

基质对药物的亲和力不应太大，否则会明显影响药物的释放，从而影响透皮吸收。

2. 基质的 pH 值

当基质的 pH 值小于酸性药物的 pK_a 值或大于碱性药物的 pK_a 值时，这时药物的分子形式将显著增加，因而有利于药物透皮吸收。

3. 基质对皮肤的水合作用

皮肤外层角蛋白或其降解产物具有与水结合的能力，称为水合作用。由于水合作用能引起角质层肿胀疏松，减低组织的致密性，形成孔隙，促进了药物在角质层的扩散，增加了透皮吸收。当角质层中含水量由 10% 增加到 50% 以上时，渗透性可增加 4～5 倍。一般来说，水合作用的强弱顺序为油脂性基质＞W/O 型＞O/W 型＞水溶性基质。

4. 基质中可加入透皮吸收促进剂

如表面活性剂、二甲基亚砜、月桂氮卓酮（简称氮酮 azone）等。

三、软膏剂的制备

软膏剂的制备方法有研和法、熔和法和乳化法三种，应根据药物与基质的性质、制备量及设备条件选择不同的方法。一般制备过程是：基质处理→软膏配制→灌装→包装。

（一）基质的处理

基质处理主要是针对油脂性基质的，若质地纯净可直接取用，若混有机械性异物或工厂大量生产时，都要进行加热过滤及灭菌的处理。具体方法为将基质加热熔融，用细布或七号筛趁热过滤，继续加热至150℃约1小时。

（二）药物的加入方法

（1）药物不溶于基质时，必须将其粉碎成能通过六号筛的粉末。若用研和法配制，可先取少量基质或基质中的液体成分如液状石蜡、植物油、甘油等与药粉研成糊状，再逐渐与剩余的基质混匀。

（2）药物可溶于基质时，油溶性药物溶解于液体油中，再与油脂性基质混匀；制成油脂性基质软膏剂；水溶性药物溶解于少量水中，再与水溶性基质混匀，制成水溶性基质软膏剂；水溶性药物也可用少量水溶解后，用羊毛脂等吸水性较强的油脂性基质吸收，然后加入到油脂性基质中。此类软膏剂多为溶液型。

（3）半固体黏稠性药物，如鱼石脂，有一定极性，不易与凡士林混匀，可先与等量蓖麻油或羊毛脂混合后，再加入到凡士林等油脂性基质中。

（4）共溶性成分共存时，如樟脑、薄荷脑、麝香草酚等可先研磨使其共熔后，再与基质混匀；单独使用时可用少量适宜溶剂溶解，再加入基质中混匀或溶解。

（5）中药浸出物为液体（如煎剂、流浸膏等）时，可先浓缩至稠膏状后，再加入基质中，如为固体浸膏，则可加少量水或稀醇等研成糊状后，再与基质混匀。

（6）受热易破坏或挥发性药物，制备时又采用了熔和法或乳化法时，应等到基质冷却至40℃以下再加入，以减少破坏或损失。

（三）制备方法与设备

1. 研和法

主要用于半固体油脂性基质或主药对热不稳定的软膏制备（水溶性基质和乳剂型基质不适用）。混入的药物常常是不溶于基质的。方法是在常温下将药物与基质等量递加混合均匀。小量制备在软膏板上或乳钵中，大量生产时采用电动乳钵。

2. 熔和法

油脂性基质大量制备时，常采用熔和法。适用于软膏中含有的基质熔点较高，在常温下不能均匀混合者。在熔融操作时，采用蒸发皿或蒸汽夹层锅进行，一般先将熔点较高的物质熔化，再加熔点低的物质，最后加液体成分和药物，以避免低熔点物质受热分解。在熔融和冷凝过程中，均应不断加以搅拌，使成品均匀光滑，并通过胶体磨或研磨机进一步混匀，使软膏均匀、细腻、无颗粒感。含不溶性药物粉末的软膏经一般搅拌、混合后尚难制成均匀细腻的产品，可通过研磨机进一步研匀。常用的有三滚筒软膏研磨机，其主要构造是由三个平行的辊筒和传动装置组成，辊筒间的距离可调节。操作时将软膏置于加料斗中，开动后，辊筒如图18-1所示的方向转动，由于辊筒的转速不同，因此软膏通过辊筒的间隙受到辊碾和研磨，固体药物被研细且与基质混匀。

3. 乳化法

将处方中油溶性组分在一起加热至80℃左右成为油相，用纱布过滤；另将水溶性组分溶于水中，加热到80℃或较油相温度略高时（防止两相混合时油相组分过早析出或凝结），两相混合，边加边搅拌，直至形成乳剂基质，在温度降低到30℃时，再通过胶体磨或研磨机使基质更加均匀细腻。

乳剂型基质中水、油两相的混合方法有三种：①内相加入到外相中，适用于小体积内相的乳剂系统；②外相加入到内相中，适用于多数乳剂系统，在混合过程中会发生乳剂转型，形成

(a) 辊筒旋转方向示意图　　　　(b) 三辊筒软膏研磨机外形

图 18-1　辊筒旋转方向及研磨机外形

的乳剂均匀细腻；③两相同时加入，这种方法适用于大生产，需要一定的设备。

（四）举例

【例1】 维甲酸软膏

处方：

维甲酸	0.5g	脱水山梨醇硬脂酸酯(斯盘-60)	5g
丙二醇	10g(9.6mL)	凡士林	984g
维生素 E	0.5g	制成	1000g

制法：取维甲酸、丙二醇、维生素 E 和脱水山梨醇硬脂酸酯（斯盘-60）共同研磨至均匀，再将凡士林少量多次加入，研匀，即得。

注：①维甲酸为维生素 A 的氧化产物（侧链上醇基氧化为羧基）。不溶于水、微溶于乙醇及氯仿，溶于乙醚，易氧化或见光变质。②维生素 E 在处方中起抗氧化作用，对皮肤也有营养作用。③脱水山梨醇硬脂酸酯（斯盘-60）加入可帮助维甲酸和丙二醇分散。

【例2】 尿素乳膏

处方：

尿素	150g	单硬脂酸甘油酯	125g
白凡士林	50g	液状石蜡	260g
石蜡	25g	蜂蜡	50g
脱水山梨醇油酸酯	7.5g	乳化剂 OP	5g
甘油	125g	羟苯乙酯	1g
依地酸二钠	0.1g	蒸馏水适量	制成 1000g

制法：取单硬脂酸甘油酯、白凡士林、液状石蜡、石蜡、蜂蜡、脱水山梨醇油酸酯、乳化剂 OP（油相）；另取尿素、甘油、依地酸二钠、羟苯乙酯及适量蒸馏水（水相），两相分别置适当容器中，加热至熔化或溶解，并保持 70℃ 左右，将水相缓缓加入油相中，按同一方向随加随搅拌，至凝即得。

注：①本品为油包水型乳膏。②尿素又称碳酰胺或脲，易溶于水（1∶1），其水溶液受热或久贮可分解，放出氨及二氧化碳，故加甘油以防止水解，且在配制时，水溶液温度不宜超过 80℃。

四、软膏剂的质量评定

软膏剂的质量评定主要包括药物含量测定、物理性状检查、刺激性、稳定性检测、装量检查、微生物限度检查、软膏剂中药物的释放、穿透、吸收的评定等。软膏剂用于大面积烧伤及严重损伤的皮肤上应作无菌检查。混悬型软膏要求进行粒度检查。

（一）主药含量测定

软膏剂多采用适宜的溶剂将药物溶解提出，再根据药典或其他相关标准和方法进行含量测定。

（二）物理性状检查

1. 熔程

油脂性基质或原料可用熔程检查控制质量，一般软膏以接近凡士林的熔程为宜。按药典方法测定或用显微熔点仪测定。

2. 稠度

对液体物质如液体石蜡等用旋转式黏度计测定，对半固体或固体供试品如凡士林用插度计测定。一般软膏常温时插入度为 100～300 之间，其中乳膏在 200～300 之间。

3. 酸碱度

常用凡士林、液体石蜡、羊毛脂等原料，在精制过程中须使用酸、碱处理，故药典规定应检查酸碱度，以免产生刺激性。可取样品加适当溶剂振荡，所得溶液用 pH 计测定。

4. 刺激性

一般将供试品涂在剃毛的家兔皮肤、眼黏膜上，或黏附在人体手臂、大腿内侧皮肤上，24 小时后观察有无发红、起泡、充血等过敏现象。

5. 稳定性

将软膏装入密封容器内，分别置于烘箱（40℃±1℃）、室温（25℃±3℃）及冰箱（5℃±2℃）中至少贮存一个月，检查其稠度、失水、酸碱度、色泽、均匀性、霉败等现象及药物含量改变等，乳膏剂则进行耐热、耐寒试验，分别于 55℃恒温 6 小时及 −15℃放置 24 小时应无油水分离。

6. 装量

按照《中国药典》2010 年版二部（附录 XF）的最低装量检查法检查，应符合规定，见表 18-1。除另有规定外，取供试品 5 个（50g 以上的 3 个），除去外盖和标签，清洁外壁，分别精密称定质量，除去内容物，容器用适宜溶剂洗净并干燥，再分别精密称定空容器的质量，求出每个容器内容物的装量与平均装量，均应符合规定。如有一个容器装量不符合规定，则另取 5 个（或 3 个）复试，应全部符合规定。

表 18-1　软膏剂装量检查标准

标示装量	平均装量	每个容器装量
20g(mL)以下	不少于标示装量	不少于标示装量的 93%
20g(mL)至 50g(mL)	不少于标示装量	不少于标示装量的 95%
50g(mL)以上	不少于标示装量	不少于标示装量的 97%

7. 粒度

取混悬型软膏剂适量，涂成薄层，薄层面积相当于盖玻片面积，其涂 3 片，在 50～100 倍显微镜下检视，均不得检出大于 $180\mu m$ 的粒子。鼻用混悬型软膏剂除另有规定外，取供试品 10 支，将内容物全部挤出于合适容器中，按上述方法，检出 $50\mu m$ 粒子不得多于 2 个，并不得检出大于 $90\mu m$ 的粒子

（三）微生物限度

应符合规定。

（四）无菌

软膏剂用于大面积烧伤及严重损伤的皮肤时，要进行无菌检查。

（五）药物释放、穿透及吸收的测定方法

目前常用的有体外试验法和体内试验法。

（1）体外试验法 有离体皮肤法、半透膜扩散法、凝胶扩散法和微生物法等，其中以离体皮肤试验法较为接近实际情况。

① 离体皮肤法 在扩散池中将人或动物的皮肤固定，测定不同时间由供给池穿透到接收池溶液中的药物量，计算药物对皮肤的渗透率。

② 半透膜扩散法 取软膏装于内径及管长约为 2cm 的短玻璃管中，管的一端用玻璃纸封贴上并扎紧，将软膏紧贴于一端的玻璃纸上，并应无气泡，放入装有 100mL、37℃ 的水中以一定的时间间隔取样，测定药物含量，并绘制释放曲线。

（2）体内试验法 将软膏涂于人体或动物的皮肤上，经一定时间后进行测定，具体方法有：体液与组织器官中的药物含量测定法、生理反应法、放射性示踪原子法。

五、软膏剂的包装与贮存

生产单位多采用软膏管（锡管、铝管或塑料管）用机械包装（集装管、轧尾、装盒于一体），软膏管密封性好，使用方便，不易污染。医院药剂科多采用塑料盒包装，直接用于临床或在短时间内用完。软膏剂的容器应不与药物发生反应，有些遇金属软膏管易引起化学反应者，可在管内涂一层蜂蜡与凡士林（6∶4）的熔合物或用环氧酚醛树脂作防护层隔离。小型自动软膏灌装机如图 18-2 所示。

图 18-2 小型自动软膏灌装机
1—加料斗；2—开关；3—支持器；
4—软膏管；5—贮管箱；6—出口

包装好的软膏剂应贮于遮光密闭性容器中，在阴凉干燥处保存。贮存温度不宜太高或太低，以免基质分层及药物化学降解而影响软膏的均匀性及疗效。

第二节 眼膏剂和凝胶剂

一、眼膏剂

眼膏剂系指药物与适宜的基质制成的供眼用的膏状制剂，常适用于剂量小且对水不稳定的抗生素类药物。由于用于眼部，眼膏剂中的药物必须极细（过九号筛），基质必须纯净，制成的眼膏剂应均匀、细腻，易涂布于眼部，对眼无刺激性，且无细菌污染。眼膏剂常用基质为黄凡士林 8 份、液体石蜡和羊毛脂各 1 份混合而成，根据气候可适当增减液体石蜡的用量。基质加热融合后用纱布等滤过，并在 150℃ 干热灭菌 1～2 小时备用。基质中羊毛脂有表面活性作用、具有较强的吸水性和黏附性，使眼膏易与泪液混合，并易附着于眼黏膜上，药物容易穿透角膜。

眼膏剂的制备与一般软膏剂的制法基本相同，但必须在净化条件下进行，一般可在净化室或超净台中配制，所用基质、药物、器械与包装容器等均应严格灭菌。例如制备用的研钵、容器及滤器等可于洗净后干热灭菌，大量生产用的搅拌机、研磨机、填充器等可预先洗净干燥后，再用 70% 的乙醇擦洗干净。包装眼膏用的软膏管可先用毛刷洗净，再用 70% 的乙醇或 1%～2% 的苯酚溶液浸泡，用时用蒸馏水冲洗干净，烘干即可。

眼膏配制时，主药易溶于水且性质稳定者，先配成少量水溶液，用适量基质研匀吸水后，再逐渐加到其余基质中研匀制成软膏。主药不溶于水或不宜用水溶解又不溶于基质中，应研磨成极细粉，并通过九号筛，将药粉与少量眼膏基质或灭菌液体石蜡研成糊状，然后与基质混合

制成混悬型眼膏剂。

【例】 红霉素眼膏

处方：

红霉素	50 万单位	液体石蜡		适量
眼膏基质	适量	共制		100g

制法：取红霉素置灭菌乳钵中研细，加少量灭菌液体石蜡，研成细腻的糊状，然后加少量灭菌眼膏基质研匀，再分次加入剩余的基质，研匀即得。

眼膏剂的质量检查：《中国药典》2010 年版规定应检查的项目有装量、金属性异物、粒度、无菌等。与软膏剂类似，在药厂的大批量生产一般采用软膏管包装（如铝管或塑料管等），其优点是使用方便、密闭性好、不易污染，但所用容器与包装材料均应严格灭菌，避免包装材料染菌而导致眼睛感染。贮存温度不宜过高或过低，以免药物降解或基质分层而影响疗效。

二、凝胶剂

（一）凝胶剂的概念与分类

凝胶剂系指药物与能形成凝胶的辅料制成的溶液、混悬型或乳状液型的稠厚液体或半固体制剂。有单相分散系统和双相分散系统之分，属双相分散系统的凝胶剂是小分子无机药物胶体微粒混悬于液体中，具有触变性，也称混悬型凝胶剂，如氢氧化铝凝胶。局部应用于皮肤及体腔如鼻腔、阴道和直肠的凝胶剂系单相分散系统，又分为水性凝胶剂和油性凝胶剂。

（二）常用基质

水性凝胶剂的基质一般由西黄芪胶、明胶、淀粉、纤维素衍生物、聚羧乙烯和海藻酸钠与水、甘油或丙二醇等制成；油性凝胶剂的基质常由液状石蜡与聚氧乙烯或脂肪油与胶体硅或铝皂、锌皂构成。在临床上应用较多的是水性凝胶剂，下面主要介绍水性凝胶剂基质。

常用的有卡波姆、海藻酸钠和纤维素衍生物等。大多在水中溶胀成水凝胶而不溶解。本类基质制成的凝胶剂一般具有易涂展、洗除、无油腻感，能吸收组织渗出液，不妨碍皮肤功能，稠度小而利于药物释放等特点，缺点是润滑作用差，易失水和霉变，常需添加保湿剂和防腐剂。

1. 卡波姆

卡波姆是由丙烯酸与丙烯基蔗糖交联的高分子聚合物，商品名为卡波普（Carbopol），按黏度可分为 934、940、941 等规格。本品是一种引湿性很强的白色松散粉末。由于分子中存在大量的羧酸基团，与聚丙烯有非常类似的理化性质，可以在水中迅速溶胀，但不溶解。其分子结构中的羧酸基团使其水分散液呈酸性，1％的水分散液的 pH 值约为 3.11，黏度较低。当用碱中和时，随大分子的不断溶解，黏度也逐渐上升，在低浓度时形成澄明溶液，在浓度较大时形成半透明的凝胶，在 pH＝6～11 时有最大的黏度和稠度。中和使用的碱以及卡波姆的浓度不同，其溶液的黏度也有所区别。一般情况下，中和 1g 卡波姆约消耗 1.35g 三乙醇胺或 400mg 氢氧化钠，本品制成的基质无油腻感，使用润滑舒适，特别适宜于治疗脂溢性皮肤病。与聚丙烯酸相似，盐类电解质可使卡波姆凝胶的黏性下降，碱金属离子以及阳离子聚合物均可与之结合成不溶性盐，强酸也可使卡波姆失去黏性，在配伍时必须避免。

【例】 卡波姆基质

处方：

卡波姆 940	10g	丙二醇	50g
乙醇	50g	聚山梨酯-80	2g
羟苯乙酯	1g	氢氧化钠	4g
蒸馏水加至	1000g		

制法：将卡波姆与聚山梨酯-80 及 300mL 蒸馏水混合，氢氧化钠溶于 100mL 水后加入上述溶液搅匀，再将羟苯乙酯溶于乙醇后逐渐加入，再加入丙二醇，加蒸馏水至全量，搅拌均匀，即得透明凝胶。

2. 纤维素衍生物

某些纤维素衍生物可在水中溶胀或溶解为胶性物，调节适宜的稠度可形成水溶性软膏基质。此类基质有一定的黏度，随着分子量、取代度和介质的不同而具有不同的稠度。因此，其用量也应根据上述不同规格和具体条件进行调整。常用的品种有甲基纤维素（MC）和羧甲基纤维素钠（CMC-Na），两者常用的浓度为 2%～6%。前者缓缓溶于冷水，不溶于热水，但润湿、放冷后可溶解；后者在任何温度下均可溶解。1% 的水溶液 pH 均在 6～8。MC 在 pH=2～12 时均稳定，而 CMC-Na 在低于 pH=5 或高于 pH=10 时黏度显著降低。本类基质涂布于皮肤时有较强的黏附性，较易失水，干燥而有不适感，常需加入约 10%～15% 的甘油调节，制成的基质中均需加入防腐剂，常用 0.2%～0.5% 的羟苯乙酯。

（三）水凝胶剂的制备

水凝胶剂的一般制法是：药物溶于水者先溶于部分水或甘油中，必要时加热，其余处方成分按基质配制方法制成水凝胶基质，再与药物溶液混合加水至足量即得。药物不溶于水者，可先用少量水或甘油研细，分散，再混入基质中搅匀即得。卡波姆作基质时制法如上述。

【例】　吲哚美辛凝胶剂

处方：

吲哚美辛	10g	交联型聚丙烯酸钠(SDB-L-400)	10g
PEG4000	80g	甘油	100g
苯扎溴铵	8g	蒸馏水加至	1000g

制法：称取 PEG4000 和甘油置烧杯中微热至完全溶解，加入吲哚美辛混匀，SDB-L-400 加入 800mL 水于研钵中研匀后，将基质与 PEG4000、甘油、吲哚美辛混匀，加入苯扎溴铵搅匀，加水至 1000g 搅匀即得。

注：①本品可消炎止痛，用于风湿性关节炎、类风湿性关节炎、痛风等。②处方中聚乙二醇为透皮吸收促进剂，可使其经皮渗透作用提高 2.5 倍；甘油为保湿剂；苯扎溴铵为防腐剂。

（四）质量检查与包装贮存

《中国药典》2010 年版附录"制剂通则"项下规定：应按最低装量检查法和微生物限度检查法对凝胶剂进行装量和微生物检查，应符合规定。用于烧伤或严重创伤的凝胶剂，按照无菌检查法检查，应符合规定。

凝胶剂所用内包装材料不应与药物或基质发生理化作用。

凝胶剂的贮藏应符合下述规定：①混悬型凝胶剂中胶粒应分散均匀，不应下沉结块并应在标签上注明"用前摇匀"；②局部用凝胶剂应均匀、细腻，无块粒，在常温下保持胶状，不干涸或液化；③除另有规定外，凝胶剂应避光密闭贮存，并应防止结冰。

第十九章 膜剂与涂膜剂

第一节 概　述

一、定义和特点

膜剂系将药物溶解或分散于成膜材料溶液中或包裹于成膜材料隔室内，通过成膜机制成的薄膜状分剂量制剂。它是近年来发展的一种新剂型，可供口服或黏膜外用。

膜剂的厚度和面积视用药部位的特点及含药量而定，一般为 $0.1\sim0.2mm$，面积为 $1cm^2$ 者供口服，$0.5cm^2$ 者供眼用，$5cm^2$ 者供阴道用，其他部位应用者可根据需要剪成适宜大小，通常膜剂的厚度不超过 $1mm$。

膜剂是近年来国内外研究和应用进展很快的剂型，很受临床欢迎，可用于口腔科、眼科、耳鼻喉科、创伤、烧伤、皮肤科及妇科等。一些膜剂尤其是鼻腔、皮肤用药膜亦可起到全身作用，加之膜剂本身体积小、重量轻，随身携带极为方便，故在临床应用上有取代部分片剂、软膏剂和栓剂的趋势。

膜剂的特点如下。

① 药物含量准确，稳定性好，吸收快，疗效快。

② 应用方便，可以适合多种给药途径。

③ 通常体积小，重量轻，便于携带、运输与贮存。它可密封在塑料薄膜或涂塑铝箔包装中，再用纸盒作外包装，质量可保持稳定，不易发霉变质，不怕碰撞；同时可节约大量的包装材料。

④ 在生产膜剂过程中不像片剂那样粉尘飞扬，有些品种的粉尘能严重影响工人健康，所以生产膜剂，容易解决车间的劳动保护问题。适宜于有毒药物的生产。

⑤ 如用多层复方膜剂代替复方片剂，便于解决药物之间的配伍禁忌问题及分析上的干扰检验因素问题。

⑥ 采用不同的成膜材料及辅料可制成不同释药速率的膜剂。因此亦可制成缓释剂型。

⑦ 工艺简单，易于掌握。一般医院制剂室也可以小量生产。药厂大量生产时，可用制膜机并易于实现自动化和半无菌或无菌操作。

⑧ 成膜材料用量少，且都用无毒的聚乙烯醇、邻苯二甲酸醋酸纤维素钠等。如将一些小剂量药片改成膜剂，可节约大量淀粉、蔗糖、糊精等。

膜剂的主要缺点：不适于剂量较大的药物，故在品种上受到很大限制。

二、膜剂的分类

1. 按膜剂的结构类型分类

（1）单层膜　药物分散在成膜材料中所形成的膜剂，可分水可溶性膜剂和水不溶性膜剂两类。临床应用较多的就是这类膜剂，通常厚度不超过 $1mm$，膜的面积可根据药量来调整，一般用于口服的膜剂为 $1cm^2$ 以下。

（2）多层膜　又称复合膜，为复方膜剂，系由多层药膜叠合而成，可解决药物配伍禁忌问题，另外也可制备成缓释和控释膜剂。

（3）夹芯膜　即在两层不溶性的高分子膜中间，夹着含有药物的药膜，以零级速率释放药物。这种膜剂实际属于控释膜剂，这是一类新型制剂。

2. 按膜剂的给药途径分类

（1）口服膜剂　指供口服、口含、舌下给药的膜剂。如安定膜剂（即地西泮膜剂）、丹参膜剂，用法同口服片剂；舌下膜剂如硝酸甘油膜剂。

（2）口腔膜剂　是目前临床用得最多的一种膜剂，常用于口腔溃疡和牙周疾病。如甲硝唑牙用膜剂、口腔溃疡双层膜剂等。

（3）植入膜剂　指埋植于皮下产生持久药效的膜剂。

（4）眼用膜剂　用于眼结膜囊内，可延长药物在眼部的停留时间，并维持一定的浓度。它能克服滴眼液及眼药膏作用时间短及影响视力的缺点，以较少的药物达到局部高浓度，可维持较长的作用时间。如毛果芸香碱眼用膜剂等。

（5）阴道膜剂　包括局部治疗用和避孕药膜。主要用于治疗阴道疾患或用于避孕。如克霉唑药膜、避孕膜剂等。

（6）皮肤、黏膜用膜剂　用于皮肤或黏膜的创伤或炎症，膜剂既可起治疗作用又可起保护作用，有利于创面愈合。如止血消炎药膜、冻疮药膜等。

近年来，国内对中药膜剂进行了研究和试制，如复方青黛散膜、丹参、万年青苷等膜剂，其中某些品种已正式投入大量生产。

三、成膜材料

膜剂中膜是药物的载体，因此作为成膜材料对膜剂的成型和膜剂的质量有很大的影响。

（一）成膜材料的条件

（1）必须生理惰性，无毒性、刺激性，不干扰机体的防卫和免疫机能，外用应不妨碍组织的愈合过程，不过敏，能被机体代谢或排泄，长期应用无致畸、致癌等有害作用。

（2）性质稳定，无不适臭味，不影响药物的疗效，同时不干扰药物的含量测定。

（3）有良好的成膜、脱膜性能，制成的膜具有一定的抗拉强度和柔韧性。

（4）根据膜剂的使用目的，如用于口服、腔道、眼用膜等，要求迅速溶解于水，能逐渐降解、吸收或排泄；如用于外用则应能迅速、完全释放药物。

（5）来源丰富，价格低廉。

（二）常用的成膜材料

常用的成膜材料为天然或合成的高分子化合物。

天然的高分子材料有明胶、虫胶、阿拉伯胶、淀粉、糊精、琼脂、海藻酸、玉米朊、纤维素等，多数可降解或溶解，但成膜、脱膜性能较差，故常与其他成膜材料合用。

合成的高分子材料有聚乙烯醇类化合物、丙烯酸共聚物、纤维素衍生物类、聚维酮、硅橡胶、聚乳酸等，此类成膜材料成膜性能优良，成膜后的抗拉强度和柔韧性均较好。经实验证明，成膜性及膜的抗拉强度、柔韧性、水溶性和吸水性等方面，以聚乙烯醇（PVA）为最好。水不溶性的乙烯-醋酸乙烯共聚物（EVA）则常用于制备复合膜的外用控释膜。下面具体介绍几种常用的成膜材料。

1. 聚乙烯醇（PVA）

本品为白色或淡黄色粉末状颗粒，是由醋酸乙烯在甲醇溶剂中进行聚合反应生成聚醋酸乙烯，然后再与甲醇发生醇解反应而得。其性质主要由其聚合度（或称分子量）和醇解度（降解的程度）来决定。分子量越大，水溶性越差，水溶液的黏度就大，成膜性能好。目前国内使用的 PVA 以 05-88 和 17-88 两种规格为多（前面一组数字×100 表示的是聚合度，即 500 和 1700；后面表示的是醇解度 88%）。这两种规格均能溶于水，两者比较，前者聚合度小，则水溶性大而柔韧性差；后者聚合度大，则水溶性小而柔韧性好。若两者以适当的比例（如1∶3）混合则能制得很好的膜剂。

PVA的特点是毒性和刺激性都很小，其水溶液对眼组织不仅无刺激性，还是一种良好的眼球润湿剂，能在角膜表面形成保护膜，而且不会影响角膜的生理活性，不影响视力，不易被微生物破坏，也不易长霉菌，口服后在消化道很少吸收，48小时后80%的PVA随大便排出体外。它是目前国内最为常用的成膜材料，适用于制成各种途径应用的膜剂。

2. 聚乙烯吡咯烷酮（PVP）

本品为白色或淡黄色粉末，是一种新型高分子表面活性剂，它具有优良的溶解性、生物相容性、低毒性、成膜性及高分子表面活性、胶体保护能力和与许多化合物的复合能力，是性能优异、用途广泛的水溶性高分子化合物，对酸、盐及热较稳定，无毒、无刺激性，其水溶液黏度随着分子量的增加而提高，有着广泛的用途。

3. 乙烯-醋酸乙烯共聚物（EVA）

本品为无色粉末或颗粒，是乙烯和醋酸乙烯在过氧化物或偶氮异丁腈引发下共聚而成的（水不溶性）高分子聚合物，结晶性较小，极性和柔韧性较高。它在加热熔融时具有良好的浸润性，在冷却固化时具有良好的挠曲性、抗拉强度和柔韧性。

4. 羟丙基甲基纤维素（HPMC）

本品具有良好的分散、乳化、增稠、黏合、保持水分等特性，是应用最广泛的纤维素成膜材料，为白色粉末，产品溶解速率快，溶液透明度高，黏度恒定，质量稳定。其成膜性能好，坚韧而透明，不易吸湿，高温下不黏着，是抗热抗湿的优良材料。本品为多用途的药用辅料，可作为增稠剂、分散剂、乳化剂和成膜剂等。

此外，还有醋酸纤维素（CA）、羟丙基纤维素（HPC）、乙基纤维素（EC）等纤维素类衍生物。

第二节 膜剂的制备

一、膜剂的制备方法

1. 膜剂的组成

膜剂中除主药和成膜材料外，还含有增塑剂、着色剂、表面活性剂、脱膜剂等辅助材料。一般组成如下。

主药	0～70%（质量分数）
成膜材料（PVA、PVP、EVA等）	30%～100%
增塑剂（甘油、山梨醇等）	0～20%
表面活性剂（聚山梨酯-80、十二烷基硫酸钠、豆磷脂等）	1%～2%
填充剂（$CaCO_3$、SiO_2、淀粉、糊精等）	0～20%
着色剂（TiO_2、色素等）	0～2%
脱膜剂（液体石蜡、甘油、硬脂酸、聚山梨酯-80等）	适量

2. 膜剂的制备

膜剂制备方法有三种：匀浆制膜法、热塑制膜法和复合制膜法。

（1）匀浆制膜法 又称流延法、涂膜法，是目前国内制备膜剂常用的方法。将成膜材料溶于适当的溶剂中滤过，与药物溶液或细粉及附加剂充分混合成药浆（必要时放置一段时间以除气泡），然后用涂膜机涂膜成所需要的厚度，烘干后根据主药含量计算出单位剂量膜的面积，剪切成单剂量的小格，包装即得。其工艺流程如下：

成膜材料加溶剂→成膜材料浆液→加入药物和其他辅料→混合液→脱泡→涂膜→干燥→脱膜→含量测定→剪切包装→成品

小量制备时，可将药浆倾于洁净的平板玻璃上涂成宽厚一致的涂层即可。

图 19-1　流延机涂膜示意图
1—流液嘴；2—含药成膜材料浆液；3—控制板；
4—不锈钢循环带；5—干燥箱；6—鼓风机；
7—电热丝；8—主动机；9—卷膜盘

大量制备时，采用涂膜机设备如图 19-1 所示，将已配好的含药成膜材料浆液置于薄膜机的料斗中，匀浆经流液嘴流出，涂布在预先抹有液体石蜡或聚山梨酯-80 的不锈钢循环带上，涂成宽度和厚度一定的涂层，经热风（80～100℃）干燥成药膜带，外面用聚乙烯膜或涂塑纸、涂塑铝箔、金属箔等包装材料烫封，按剂量热压或冷压划痕成单剂量的分格，再进行外包装即得。

膜剂的干燥温度不宜过高，以免起泡，开始干燥的温度应在溶剂的沸点以下，而且应由低到高，以免引起药浆外干内湿的现象。另外药膜也不能过于干燥，以防剥离困难。常用的脱膜剂有液体石蜡、滑石粉等，可在涂膜前将液体石蜡均匀涂抹在玻璃板上，或撒上少许滑石粉，再用清洁的纱布除去，然后再涂上药浆。膜剂的附加剂还有增塑剂、着色剂、矫味剂、表面活性剂等。

（2）热塑制膜法　将药物细粉和成膜材料如 EVA 颗粒相混合，用橡皮辊筒混炼，热压成膜，随即冷却，脱膜即得。或将热熔的成膜材料如聚乳酸等，在热熔状态下加入药物细粉，使其溶解或均匀混合，在冷却过程中成膜。本法的特点是可以不用或少用溶剂，机械生产效率高。

（3）复合制膜法　以不溶性的热塑性成膜材料如 EVA 为外膜，分别制成具有凹穴的膜带，另将水溶性的成膜材料如 PVA 用匀浆制膜法制成含药的内膜，剪切成单位剂量大小的小块，置于 EVA 的两层膜带中，热封即得。此法一般用来制备缓控释膜剂。

3. 膜剂的质量评价

（1）膜剂的外观应完整光洁，厚度一致，色泽均匀，无明显气泡。多剂量的膜剂，分格压痕应均匀清晰，并能按压痕撕开。

（2）膜剂所用的包装材料应无毒性、易于防止污染，方便使用，且不与药物或成膜材料发生理化作用。

（3）除另有规定外，膜剂易密封保存，防止受潮、发霉、变质，并应符合卫生学检查的要求。

（4）膜剂应检查质量差异，需符合药典规定，见表 19-1，检查方法如下：除另有规定外，取膜片 20 片，精密称定总质量，求得平均质量，再分别精密称定各片的质量。每片质量与平均质量比较，超出质量差异限度的膜片不得多于 2 片，并不得有 1 片超出限度的 1 倍。

表 19-1　膜剂的重量差异限度

平均重量	重量差异限度
0.02g 及 0.02g 以下	±15%
0.02g 以上至 0.20g	±10%
0.20g 以上	±7.5%

此外按各膜剂的要求符合其他规定，如含量在合格范围内等。

二、膜剂的举例

【例1】　复方庆大霉素膜（口腔溃疡膜Ⅱ号）

处方：

硫酸庆大霉素	80万单位	醋酸强的松	1.6g
鱼肝油	13.2g	盐酸丁卡因	2.8g
羧甲基纤维素钠	14.8g	PVA17-88	33.2g
甘油	20g	聚山梨酯-80	40g
淀粉	40g	糖精钠	0.4g
蒸馏水	加至1000mL		

制法：取羧甲基纤维素钠加适量水浸泡，放置过夜，制成胶浆，取醋酸强的松、聚山梨酯-80、鱼肝油研磨混匀，加入胶浆中。另取PVA，加适量水浸泡，置水浴上加热溶解，制成胶浆；再取盐酸丁卡因、糖精钠溶于水，加入甘油和硫酸庆大霉素混匀，加入此胶浆中。将上述两种胶浆混匀，加入用水湿润的淀粉，加水至足量，搅匀。涂于12000cm^{2}的玻璃板上，控制膜厚度0.15～0.2mm，自然干燥后，脱膜，切成4cm×5cm的面积小块，装塑料袋密封即得。

注：聚乙烯醇使用前要预先用85%的乙醇浸泡处理，干燥后使用。

【例2】　毛果芸香碱眼用膜剂

处方：

硝酸（或盐酸）毛果云香碱	15g	PVA 05-88	28g
甘油	2g	蒸馏水	30mL

制法：称取PVA 05-88 28g，加药用甘油2g作增塑剂，蒸馏水30mL，搅拌膨胀后于90℃水浴上加热溶解，溶液趁热过滤（80目筛网），滤液放冷后加入硝酸毛果芸香碱15g，搅拌使其溶解，然后在涂膜机上制成宽约0.15mm，含主药约30%的药膜带，封闭包装在聚乙烯薄膜中，经含量测定后划痕分格（每格面积为10mm×5mm），每格含毛果芸香碱2.5mg（±10%），相当于同样含主药为2%的滴眼液2～3滴。最后用紫外灯消毒30min（正反面各15min）即得。

注：眼用膜多采用PVA、PVP、CMC-Na、海藻酸及其盐类等可溶性高分子成膜材料制成单层薄膜。使用时药膜在眼结膜囊内被泪液逐渐溶解，形成黏稠液体附着在角膜上，不易流失，也减少从鼻泪管流失，因而能使药物在眼结膜囊中维持较长时间的高浓度，使药效明显持久。

第三节　膜剂的释药原理及影响释药速率的因素

膜剂中药物的释放速率，直接影响药效发挥的快慢，有时也会影响到生物利用度。因此，在设计、制备、评价、使用及开发膜剂的过程中，了解影响其释药速率的因素是很重要的。影响膜剂释药速率的因素很多，主要有以下几个方面。

1. 溶解度

药物的溶解度包括药物在成膜材料中的溶解度和在释放介质中的溶解度。在膜剂中药物在不溶性成膜材料中的释放过程可分为以下几个阶段：①药物分子从晶格中解脱出来；②解脱出来的药物分子进入成膜材料的结构中，并通过膜向膜外扩散；③药物进入膜周围的释放介质中。所以药物在成膜材料中的溶解度控制着药物的释放速率，药物在成膜材料中的溶解度越大，释放速率也快。为了增加药物的溶解度，可在难溶性材料中掺入不同的水溶性成分如PEG、PVP等。水溶性成分的加入可明显增加药物的穿透。同一组成的膜，药物的穿透率与水溶性成分的比例成正比。

药物在释放介质中的溶解度也影响药物的释放速率，通常药物在释放介质中的溶解度增大，释放速率也大。

2. 分配系数

分配系数大小也影响药物的释放速率。分配系数等于药物在释放介质中的溶解度与药物在成膜材料中的溶解度之比。用公式表示如下：

$$K = c_s/c_p$$

式中　K——分配系数；

　　　c_s——药物在释放介质中的溶解度；

　　　c_p——药物在成膜材料中的溶解度。

当成膜材料为不溶性聚合物，分配系数很小时，药物的释放为零级释放，即释放速率保持不变，这时分配系数与释放速率是直线关系。当分配系数增大并超过一定值时，则药物的释放速率与分配系数无关，分配系数变化不影响药物的释放速率，而药物的释放速率只决定于扩散系数。药物的分配系数与其结构有关。因此，制备膜剂时，成膜材料可根据临床对释放量和释放速率的要求，结合分配系数加以选择。

3. 扩散系数

药物的扩散系数指两方面而言：一是指在成膜材料中的扩散系数；二是指在释放介质中的扩散系数。药物在不溶性成膜材料中的扩散速率，决定于药物在膜表面的浓度和膜内部的浓度差，这是扩散的动力，也决定于药物分子量大小和扩散系数。扩散系数大小与成膜材料的种类有关，又与成膜材料中加入的交联剂、增塑剂及溶剂有关。交联剂和增塑剂能导致膜剂的孔隙率降低，结果降低了扩散系数。有些填充剂还可以吸附药物使扩散速率降低。药物的分子量或分子体积增大，扩散系数减小，但据药物通过微孔扩散的情况，如果药物的分子体积太大就有可能不易透过膜。药物分子在释放介质中的扩散系数大小也与释放介质的黏度有关。

4. 药物量与膜厚度

制备膜剂时，加入药物量多少直接影响药物的释放速率。释放速率随膜剂中的药物量的增加而增加。因此增加膜剂中的药物量能改变药物释放速率，也改变药物治疗所维持的时间。

膜剂的厚度对药物的释放速率也有影响。根据扩散定律，扩散速率与膜的厚度成反比。增加膜剂的厚度，可使药物分子扩散途径增加，因此释药速率变慢。

第四节　涂　膜　剂

涂膜剂是将高分子材料及药物溶解在有机溶剂中制成的外用液体涂剂。用时涂于患处，溶剂挥发后形成薄膜，对患处有保护作用，同时能逐渐释放所含药物起治疗作用。例如伤湿涂膜剂，冻疮、烫伤涂膜剂等。涂膜剂是近年来我国制剂工业中在硬膏剂、火棉胶剂及中药膜剂应用基础上发展起来的一种新剂型。制备工艺简单，不用裱褙材料，无需特殊的机械设备，使用方便，在某些皮肤病、职业病等防治上有较好的作用。一般用于慢性无渗出的皮损、过敏性皮炎、牛皮癣和神经性皮炎等。

涂膜剂的处方由药物、成膜材料和挥发性有机溶剂三部分组成。常用的成膜材料有聚乙烯醇缩甲乙醛、聚乙烯醇缩甲丁醛、聚乙烯醇、火棉胶等；增塑剂有邻苯二甲酸二甲酯、甘油、丙二醇、山梨醇等；挥发性溶剂有乙醇、丙酮、乙酸乙酯、乙醚等，或使用不同比例的混合溶液。

涂膜剂的一般制法：涂膜剂中所含的药物，如能溶于上述溶剂时可以直接加入溶解，如不溶时先用少量溶剂研细后再加入；如为中草药则先要制成乙醇提取液或其提取物的乙醇、丙酮溶液，再加到成膜材料溶液中。

【例】 癣净涂膜剂

处方：

水杨酸	400g	硼酸	40g
鞣酸	300g	苯甲酸	400g
薄荷脑	10g	月桂氮草酮	10mL
甘油	100mL	蒸馏水	400mL
苯酚	20g	聚乙烯醇-124	40g

95%（体积分数）乙醇加至 10000mL

制法：取聚乙烯醇-124 加入蒸馏水和甘油中充分膨胀后，在水浴上加热使其完全溶解；另取水杨酸、苯甲酸、硼酸、鞣酸、苯酚及薄荷脑依次溶于适量的 95% 的乙醇中，加入月桂氮草酮，再添加乙醇使成 500mL，搅匀后缓缓加至聚乙烯醇-124 溶液中，随加随搅拌，搅匀后迅速分装，密封即得。

注：本制剂用于治疗手、足癣，体、股癣。其中水杨酸 3%～6% 浓度具有抗真菌、止痒作用，与苯甲酸配伍两者均能与蛋白质的氨基酸结合而增强杀灭真菌作用；鞣酸有良好的收敛和抗炎作用；硼酸、苯酚对皮肤及创面有消毒杀菌作用；薄荷脑能选择性地刺激皮肤或黏膜的冷觉感受器，产生冷觉反射而具清凉、止痒及轻微局麻的作用；薄荷脑和月桂氮草酮为渗透促进剂，对水杨酸的渗透均有促进作用；聚乙烯醇-124 为优良的涂膜材料，成膜性能好，速率快，易洗脱，不污染衣物等。

第二十章 气 雾 剂

第一节 概 述

一、定义

气雾剂系指药物与适宜的抛射剂共同装封于具有特制阀门系统的耐压容器中制成的制剂，使用时借助抛射剂的压力将内容物呈雾状物喷出，用于肺部吸入或直接喷至腔道黏膜、皮肤及空间消毒的制剂。

气雾剂概念最早源于 1862 年 Lynde 提出的用气体的饱和溶液制备加压的包装，直至 1931 年，Rotheim 用液化气体制备了具有现代意义的气雾剂的原形，1943 年 Goodhue 用二氯二氟甲烷（商品名 F_{12}）作为抛射剂制备了便于携带的杀虫用气雾剂，这应该是气雾剂发展过程中最具有实际意义的重要进展。1947 年杀虫用气雾剂上市，当时需要很厚很重的耐压容器。随着低压抛射剂和低压容器的开发成功，气雾剂成本降低，并迅速发展起来。20 世纪 50 年代气雾剂用于皮肤病、创伤、烧伤和局部感染等，1955 年被用于呼吸道给药。近年来，该领域的研究越来越活跃，产品越来越多，包括局部治疗药、抗生素药、抗病草药等。此外，近年来新技术在气雾剂中的应用越来越多，首先是给药系统本身的完善，如新的吸入给药装置等，使气雾剂的应用越来越方便，病人更易接受。其次是新的制剂技术，如脂质体、前体药物、高分子载体等的应用，使药物在肺部的停留时间延长，起到缓释的作用。

与气雾剂类似的剂型有喷雾剂、粉雾剂，本章主要介绍气雾剂。《中国药典》2010 年版二部收载气雾剂 11 种，《美国药典》27 版收载 20 个品种的气雾剂和 6 种抛射剂。

二、特点

气雾剂类具有以下的优点。

（1）药物可以直接到作用部位或吸收部位，具有十分明显的速效作用与定位作用，尤其在呼吸道给药方面具有其他剂型不能替代的优势。

（2）药物封装于密闭的容器中，可保持清洁和无菌状态，减少了药物受污染的机会，而且停后残余的药物也不易造成环境污染。此外，由于容器不透明，避光，不与空气中的氧和水分直接接触，故有利于提高药物的稳定性。

（3）使用方便，一揿（吸）即可，老少皆宜，有助于提高病人的用药顺应性，尤其适用于 OTC 药物。

（4）全身用药可减少药物对胃肠道的刺激性，并可避免肝脏的首过效应。

（5）药用气雾剂等装有定量阀门，故给药剂量准确。

气雾剂与其他大多数剂型不同的是：这类制剂的包装需要耐压容器、阀门系统和特殊的生产设备，故产品成本较高。此外，作为气雾剂重要组成部分的抛射剂（主要是氟氯烷烃类）可破坏臭氧层，具有严重的环境保护问题，而且在动物或人体内达到一定的浓度都可以致敏心脏，造成心律失常。由 140 多个国家签订的《蒙特利尔条约》要求在 2005 年全面禁止使用氟氯烷烃类抛射剂，因此，开发性能优良的非氟氯烷烃类抛射剂面临着严峻的挑战。

三、分类

气雾剂的分类有多种，常见的分类方法有几下几种。

1. 按分散系统分

（1）溶液型气雾剂　固体或液体药物溶解在抛射剂中，形成均匀溶液，喷出后抛射剂挥发，药物以固体或液体微粒状态达到作用部位。

（2）混悬型气雾剂　固体药物以微粒状态分散在抛射剂中，形成混悬液，喷出后抛射剂挥发，药物以固体微粒状态达到作用部位。此类气雾剂又称为粉末气雾剂。

（3）乳剂型气雾剂　液体药物或药物溶液与抛射剂（不溶于水的液体）形成 W/O 型或 O/W 型乳剂。O/W 型在喷射时随着内相抛射剂的汽化而以泡沫形式喷出，W/O 型在喷射时随着外相抛射剂的汽化而形成液流。

2. 按给药途径分

（1）吸入气雾剂（inhalation aerosols）　指用时将内容物呈雾状喷出并吸入肺部的气雾剂。吸入气雾剂还可分为单剂量包装或多剂量包装。

（2）非吸入气雾剂　用时直接喷到腔道黏膜（口腔、鼻腔、阴道等）的气雾剂。

（3）外用气雾剂　是指用于皮肤和空间消毒的气雾剂。

3. 按处方组成分

（1）二相气雾剂　即溶液型气雾剂，由药物与抛射剂形成的均匀液相与抛射剂部分挥发的抛射剂形成的气相所组成。

（2）三相气雾剂　其中两相均是抛射剂，即抛射剂的溶液和部分挥发的抛射剂形成的液体，根据药物的情况，又有三种：①药物的水性溶液与液化抛射剂形成 W/O 乳剂，另一相为部分汽化的抛射剂；②药物的水性溶液与液化抛射剂形成 O/W 乳剂，另一相为部分汽化的抛射剂；③固体药物微粒混悬在抛射剂中固、液、气三相。

此外，气雾剂按是否采用定量阀门系统可分为定量气雾剂和非定量气雾剂。其中定量气雾主要用于肺部、口腔和鼻腔，而非定量气雾剂主要是用于局部治疗的皮肤、阴道和直肠。

几种典型的气雾剂如图 20-1 所示。

图 20-1　气雾剂的类型

（a）溶液型两相气雾剂；（b）混悬型三相气雾剂；（c）乳剂型三相气雾剂

四、用途

气雾剂可用于局部或全身治疗作用。局部治疗作用诸如：治疗咽喉炎的咽速康气雾剂、治疗鼻炎的复方萘甲唑啉喷雾剂、治疗阴道炎的复方甲硝唑气雾剂、局麻止痛利多卡因气雾剂等。全身治疗作用诸如：β-受体激动剂布地奈德气雾剂、抗心绞痛的硝酸甘油气雾剂、解热镇痛的吲哚美辛气雾剂等。

近年来，气雾剂用于多肽与蛋白质类药物的给药比较引人注目。多肽与蛋白质类药物由于分子量大难以从胃肠道吸收，而且不耐受胃肠道酶的破坏，只能注射给药，这对长期用药的患者是十分痛苦的。近年来，多肽与蛋白质类药物的非注射途径给药进展迅速，其中比较成功的就是将其制成气雾剂、粉雾剂或喷雾剂，通过肺部、口腔或鼻腔给药。如降钙素等药物的鼻腔给药系统已经上市；胰岛素的几种肺部、口腔或鼻腔给药系统均进入了临床研究阶段。

第二节　气雾剂的组成

气雾剂由药物、附加剂、抛射剂、耐压容器和阀门系统组成。

一、药物和附加剂

液体、半固体及固体药物均可以开发成气雾剂。除抛射剂外，气雾剂往往需要添加能与抛射剂混溶的潜溶剂、增加药物稳定性的抗氧剂以及乳化所需的表面活性剂等附加剂。附加剂应需视具体情况而定。

溶液型气雾剂，将抛射剂作溶剂，必要时可加入适量乙醇。有时为使药物与抛射剂混溶，亦可加丙二醇、聚乙二醇等有机溶剂，但应注意所加入乙醇、丙二醇等的量对肺部的刺激性及气雾剂稳定性的影响。必要时需加入抗氧剂、防腐剂。

混悬型气雾剂适用于药物在抛射剂中不溶或溶解度差且无合适的潜溶剂使之溶解的情况。混悬型气雾剂相对于溶液气雾剂而言药物稳定性好，但制备要求高。混悬型气雾剂常用的辅料有：①固体润湿剂，如滑石粉，胶体二氧化硅等；②表面活性剂，低 HLB 值的表面活性剂及高级脂肪醇类可使药物易分散于抛射剂中，常用的有油酸、斯盘-85、油醇、月桂醇等，它们同时可润滑阀门系统；③水分调节剂，如无水硫酸钙、无水氯化钙、无水硫酸钠的加入使水分控制在 300×10^{-6} 以下，使用浓度为 $0.1\% \sim 0.5\%$；④密度矫正剂，如超细粉末的氯化钠、硫酸钠、磷酸氢钠、亚硫酸氢钠、乳糖和硫酸等可调节药物的密度，使之与抛射剂的密度接近。

乳剂型气雾剂中的乳化剂的选用是比较关键的。乳化剂的选用应达到以下性能：振摇时即可充分乳化，并形成很细的乳滴；喷射时能与药液同时喷出，喷出泡沫的外观呈白色、均匀、细腻、柔软，并具有需要的稳定性。乳化剂可选用单一的或混合的表面活性剂。目前乳剂型气雾剂多采用水性基质为外相，抛射剂为内相，近年来这种 O/W 型气雾剂的非离子型表面活性剂使用较多。用于此类气雾剂的典型非离子型表面活性剂包括：聚山梨酯类、脂肪酸山梨坦类、脂肪酸酯类和烷基苯氧基乙醇等。除乳化剂外，常常还需要加入防腐剂、香料、柔软剂、润滑剂等。注意所选的添加剂应对用药部位无刺激性。

二、抛射剂

抛射剂（propellents）是直接提供气雾剂动力的物质，有时可兼作药物的溶剂或稀释剂。由于抛射剂的蒸气压高，液化气体在常压下沸点低于大气压。因此，一旦阀门系统开放，压力突然降低，抛射剂急剧汽化，可将容器内的药液分散成极细的微粒，通过阀门系统喷射出来，达到作用或吸收部位。理想的抛射剂应具有以下特点：要有适当的沸点，在常温下其蒸气压应适当大于大气压；无毒、无致敏性和刺激性；不易燃易爆；不与药物或容器反应；无色、无臭、无味；价廉易得。

（一）分类

抛射剂分为液化气体与压缩气体两大类，但前者应用最多，后者在气雾剂中已很少应用。常见的液化气体抛射剂有以下几种。

1. 氟氯烷烃类

氟氯烷烃类化合物（chlomfluorocarbons，CFCs），称氟利昂（freon），是药用气雾剂中使用最广的一类抛射剂，各国药典均有收载。氟利昂的特点是在常温下蒸气压略高于大气压，故对容器的耐压性要求不大，而气化产生的动力又足以达到要求，且化学稳定性较好，毒性较小，不易燃，基本无味无臭，但有破坏大气中臭氧层的缺点。

常用的氟利昂类抛射剂包括 F_{11}、F_{12} 和 F_{114} 三种，三种在水中溶解度很小，可作为脂溶性药物的溶剂；液化后密度在 1.3g/mL 以上；F_{11}、F_{12} 和 F_{114} 三种抛射剂的蒸气压差别较大，可混合使用以获得适当的蒸气压，国内 F_{12} 使用较多，常见的做法是以 F_{12} 为基本抛射剂，用不同数量的 F_{11} 和 F_{114} 进行稀释，以达到不同产品的具体要求。

氟利昂的化学性质较稳定，一般在水中稳定，但在碱性条件或某些金属存在条件下水解较快；其中 F_{11} 比较容易水解，并可产生盐酸，有腐蚀容器或产生刺激性的可能，故处方中有水时一般用 F_{12} 或 F_{12} 和 F_{114} 的混合物；F_{11} 乙醇可起化学反应而变臭，而 F_{12} 和 F_{114} 可与乙醇混合使用；F_{11}、F_{12} 和 F_{114} 三种抛射剂在肺部均有吸收，吸收顺序为 $F_{11} > F_{12} > F_{114}$，吸收后经肺部原形排泄，在血中达一定浓度时可产生对心脏的副作用；氟利昂在大气层中受紫外线照射可分解出高活性的元素氯，并与臭氧反应而破坏臭氧层；非定量气雾剂一般情况下可不用氟利昂作为抛射剂。常见的三种氟利昂抛射剂的理化性质见表 20-1。

表 20-1　三种常见的氟利昂抛射剂的理化性质

抛 射 剂		沸点 /℃	蒸气压 /kPa		密度 /(g/mL)		溶解度（质量分数）/%		水解速率 /[g/(L·年)]			
商品名	化学名（分子式）		21.1℃	54.4℃	21.1℃	54.4℃	21.1℃抛射剂在水中	54.4℃水在抛射剂中	水	1%Na₂CO₃	水与钢材	10%NaOH（54.4℃）
F_{11}	三氯一氟甲烷(CCl₃F)	23.7	92.1	286.6	1.485	1.403	0.140	0.009	0.005	0.12	19	100
F_{12}	二氯二氟甲烷(CCl₂F₂)	−29.8	585	1351	1.325	1.191	0.040	0.008	0.005	0.04	0.8	40
F_{114}	二氯四氟甲烷(CClF₂-CClF₂)	3.6	190	438.2	1.468	1.360	0.130	0.007	0.005	0.01	1.4	50

注：F 下标为三位者，个位（右边）表示氟原子的数目，十位表示比 H 原子数目多 1，百位（左边）表示比 C 原子数目少 1；F 下标为两位者（即百位为零）表示甲烷衍生物，余同上。

2. 碳氢化合物类

作为抛射剂使用的碳氢化合物主要是丙烷、正丁烷和异丁烷，这三种均都收载于 USP 28 版。特点是这类抛射剂价廉易得，基本上无毒，化学性质稳定，密度一般在 $0.5 \sim 0.6 g/mL$ 之间，不同品种之间蒸气压也有较大差别；碳氢化合物由于不含卤素，故不存在水解的问题，可用于处方中含水的气雾剂；这类抛射剂最大的优点是没有环境保护问题，最大的缺点是易燃易爆。这类抛射剂常需与其他碳氢化合物或氟氯烷烃化合物混合使用，以获得适当的蒸气压和密度，并降低其可燃性；碳氢化合物与适当的氟氯烷烃化合物混合后，可以达到不燃的程度。

碳氢化合物类抛射剂主要用于局部用气雾剂。如国外一个常用的泡沫型气雾剂的抛射剂，就是由 19.75% 的丙烷、3.0% 的正丁烷和 77.25% 的异丁烷所组成，21℃ 下其蒸气压为 46psi（1psi＝6894.76Pa），被称为 A-46。常用碳氢化合物类抛射剂的理化性质见表 20-2。

表 20-2 常用碳氢化合物类抛射剂的理化性质

抛 射 剂	商品名	蒸气压(21℃)/kPa	沸点/℃	密度/(g/mL)
丙烷	A-108	744.7	−43.3	0.509
异丁烷	A-31	213.7	−12.8	0.564
正丁烷	A-17	117.2	−2.2	0.585
丙烷/异丁烷/正丁烷	A-46	317.2		0.556

3. 氢氟烃类与氢氟氯烷烃类

由于氟氯烷烃类的环保问题，一些新类型的抛射剂被不断地研制出来，其中比较好的是氢氟烃类（hydrofluomcarbons，HFA）与氢氟氯烷烃类（hydrochlomfluorocarbons）。氢氟烃类不含氯原子，而氢氟氯烷烃类是由一个氯取代了氢原子，因此这类化合物对大气层中的臭氧层的破坏作用比氟氯烷烃类小，但其中有的品种仍计划在 21 世纪 20 年代淘汰。

在开发的氢氟烃类产品中，以三氟一氯乙烷（HFA-134a）和七氟丙烷（HFA-227）应用较多，主要用于吸入型气雾剂。国外已有 10 多种含氢氟烃类的气雾剂产品上市销售，其中包括多家公司生产的含 HFA-134a 或 HFA-227 的沙丁胺醇气雾剂等，正在开发中含氢氟烃类的新气雾剂产品还相当多。常用氢氟烃类与氢氟氯烷烃类抛射剂的理化性质见表 20-3。

表 20-3 常用氢氟烃类与氢氟氯烷烃类抛射剂的理化性质

抛 射 剂	代码	蒸气压(21℃)/kPa	沸点/℃	密度/(g/mL)	水中溶解度(质量分数,21℃)/%
三氟一氯乙烷	134a	490.2	−26.1	1.21	
七氟丙烷	227	296.5	−17.0	1.41	
一氯二氟乙烷	142b	200.6	−9.8	1.119	0.054
二氟乙烷	152a	425.4	−24.7	0.911	0.17
一氟二氯烷	22	837.1	−40.8	1.209	0.11

（二）用量

抛射剂是气雾剂的重要组成部分，抛射剂的用量不同，可直接影响喷雾粒子的大、小、干、湿以及泡沫状态。一般地讲，抛射剂用量越大，蒸气压越高，喷射能力越强，喷出的液滴就越细，反之亦然。吸入气雾剂要求液滴比较细，则需要选用喷射能力较强的抛射剂，而局部用气雾剂喷出的液滴可以粗些，故可选用喷射能力较弱的抛射剂。因此抛射剂的用量要考虑到抛射剂的性能和气雾剂临床用药的目的和要求。

各种类型的气雾剂用量如下。

（1）溶液型气雾剂　抛射剂的种类及用量比会直接影响雾滴大小。抛射剂在处方中用量一般为 20%～70%（质量分数），所占比例大者，雾滴粒径小。可根据所需粒径调节用量，如发挥全身治疗作用的吸入气雾剂，雾滴要求较细，以 1～5μm 为宜，抛射剂用量较多；皮肤用气雾剂的雾滴可粗些，直径为 50～200μm，抛射剂用量较少，约为 6%～10%（质量分数）。

（2）混悬型气雾剂　除主药必须微粉化（<2μm）外，抛射剂的用量较高，用于腔道给药，抛射剂用量为 30%～45%（质量分数），用于吸入给药时，抛射剂用量高达 99%，以确保喷雾时药物微粉能均匀地分散。此外，抛射剂与混悬的固体药物间的密度应尽量相近，常以混合抛射剂调节密度，如 $F_{12}/F_{11}=35/65$ 时密度为 1.435g/mL，适合一般固体药物。

（3）乳剂型气雾剂　其抛射剂的用量一般为 8%～10%（质量分数），有的高达 25% 以上，产生泡沫的性状取决于抛射剂的性质和用量，抛射剂蒸气压高且用量大时，产生有黏稠性和弹性的干泡沫；若抛射剂的蒸气压低而用量少时，则产生柔软的湿泡沫。

三、耐压容器

气雾剂的容器应对内容物稳定，能耐受工作压力，并且有一定的耐压安全系数和冲击耐力。用于制备耐压容器的材料包括玻璃和金属两大类。玻璃容器的化学性质比较稳定，但耐压性和抗撞击性较差，故需在玻璃瓶的外面搪以塑料层；金属材料如铝、马口铁和不锈钢等，耐压性强，但对药物溶液的稳定性不利，故容器内常用环氧树脂、聚氯乙烯或聚乙烯等进行表面处理。在选择耐压容器时，不仅要注意其耐压性能、轻便、价格和化学惰性等，还应注意其美学效果。现在比较常用的耐压容器包括外包塑料的玻璃瓶、铝制容器、马口铁容器等。

四、阀门系统

阀门系统的基本功能是在密闭条件下控制药物喷射的剂量。阀门系统使用的塑料、橡胶、铝或不锈钢等材料必须对内容物为惰性，所有部件需要精密加工，并可保持适当的强度，其溶胀性在贮存期内必须保持在一定的限度内，以保证喷药剂量的准确性。

阀门系统一般由阀门杆、橡胶封圈、弹簧、浸入管、定量室和推动钮组成，并通过铝制封帽将阀门系统固定在耐压容器上，其各部件如图 20-2 所示。

图 20-2　气雾剂的定量阀门装置的外形（a）和部件图（b）

（1）封帽　其作用是把阀门固定在容器上，通常是铝制品，必要时涂以环氧树脂薄膜。

（2）阀门杆　是阀门的轴芯部分，通常用尼龙或不锈钢制成，包括内孔和膨胀室。若为定量阀门，其下端应有一个细槽（引液槽）供药液进入定量室。

内孔是阀门沟通容器内外的极细小孔，位于阀门杆之旁，平常被弹性橡胶封圈封住，使容器内外不通。当揿下推动钮时，内孔与药液相同，内容物立即通过阀门喷射出来。膨胀室位于内孔之上阀门杆之内。容器内容物由内孔进入此室时，骤然膨胀，使抛射剂沸腾气化，将药物分散，喷出时可增加粒子的细度。

（3）橡胶封圈　是封闭或打开阀门内孔的控制圈，通常用丁腈橡胶制成，有出液与进液两个封圈，分别套在阀门杆上，并定位于定量室的上下两端，分别控制内容物由定量室进入内孔和从容器进入定量室。

（4）弹簧　供给推动钮上升的弹力，套在阀门杆（或定量室）的下部，需要质量稳定的不锈钢制成，如静电真空小炉钢（$Cr_{17}Ni_{12}Mo_2T$），否则药液易变质。

（5）浸入管　连接在阀门杆的下部，其作用是将内容物输送至阀门系统中，如图 20-3 所示是进入管的定量阀门启闭示意图。如不用浸入管而仅靠引液槽则使用时需将容器倒置，如图 20-4 所示。通常用聚乙烯或聚丙烯制成。

图 20-3 含浸入管的定量阀门启闭示意图   图 20-4 含引液槽的定量阀门启闭示意图

（6）定量室 亦称定量小杯，起定量喷雾作用。它的容量决定气雾剂一次给出一个准确的剂量（一般为 0.05~0.2mL）。定量室下端伸入容器内的部分有两个小孔，用橡胶垫圈封住。罐装抛射剂时，因罐装机系统的压力大，抛射剂可以经过小孔注入容器内，罐装后小孔仍被垫圈封住，使内容物不能外漏。

（7）推动钮 是用来打开或关闭阀门系统的装置，具有各种形状并有适当的小孔与喷嘴相连，限制内容物喷出的方向。一般用塑料制成。

阀门系统工作原理是（以含引液槽为例）：在关闭时，内孔处于定量室之上并通过出液封圈与之分隔，而引液槽的上部已处在定量室中，使定量室与容器相通，药液经引液槽进入并灌满定量室；当揿下推动钮时，阀门杆向下移动，引液槽的上部不再处在定量室而是处于容器中，并通过进液封圈与定量室分隔；与此同时，阀门杆的内孔进入定量室，内容物迅速从定量室进入膨胀室，膨胀室中药液随抛射剂的骤然气化，经上部相连的喷嘴而喷射出去。

第三节 气雾剂的生产工艺

一、处方设计及举例

气雾剂的处方组成，除选择适宜的抛射剂外，主要根据药物的理化性质，选择适宜附加剂，配制成一定类型的气雾剂，以满足临床用药的要求。

（一）溶液型气雾剂

如果药物本身能够溶解于抛射剂中，就可方便地制成溶液型气雾剂。但由于常用的抛射剂（如氟氯烷烃类）是非极性的，故相当一部分常用药物难以与之混溶，因此一般加入适量乙醇或丙二醇作潜溶剂，使药物和抛射剂混溶成均相溶液。

潜溶剂的选择是一个关键，虽然乙醇、聚乙二醇、丙二醇、甘油、乙酸乙酯、丙酮等可作为气雾剂的潜溶剂，但必须要注意其毒性和刺激性，尤其是用于口腔、吸入或鼻腔的气雾剂。

在开发溶液型气雾剂时要注意以下问题：①抛射剂与潜溶剂的混合对药物溶解度和稳定性

的影响；②喷出液滴的大小与表面张力；③各种附加剂如抗氧剂、防腐剂、潜溶剂等对用药部位的刺激性；④吸入剂中的各种附加剂是否能在肺部代谢或滞留。

用于不同途径的溶液型气雾剂的典型组成见表 20-4。

表 20-4 溶液型气雾剂的典型组成

气雾剂种类	吸入、口腔、鼻腔用	局 部 用
药物	溶于系统中	溶于系统中
溶剂	乙醇、甘油、水、增溶剂	乙醇、异丙醇、甘油、增溶剂、异丙酯
抗氧剂	维生素 C	维生素 C
芳香剂	芳香剂	
防腐剂	—	尼泊金甲酯、尼泊金丙酯
抛射剂	F_{12}/F_{11}、F_{12}/F_{114}、F_{121}、$F_{12}/F_{114}/F_{11}$	22、152a/142b、22/142b、异丁烷、丙烷/正丁烷、丙烷/异丁烷、二甲醚

【例1】 盐酸异丙肾上腺素气雾剂（isoprenaline hydrochloride aerosol）

处方：

盐酸异丙肾上腺素	2.5g	F_{12}	适量
维生素 C	1.0g		共制 1000g
乙醇	296.5g		

制备：盐酸异丙肾上腺素在 F_{12} 中溶解性能差，加入乙醇作潜溶剂，维生素 C 为抗氧剂。将药物与维生素 C 加乙醇制成溶液分装于气雾剂容器，安装阀门，轧紧封帽后，充装抛射剂 F_{12}。

【例2】 芸香草油气雾剂

处方：

精制芸香草油	150mL	香精	适量
乙醇	550mL	F_{12}	1500mL
糖精	适量		共制 180 瓶

制备：将芸香草油溶于乙醇，加糖精、香精混溶，分装于容器，装阀门轧紧，压入抛射剂，摇匀，即得溶液型气雾剂。

本气雾剂中抛射剂约占 65%，因此压力高，喷出的雾滴小，可作吸入气雾剂，主要用于呼吸道疾患的治疗。若处方中增加乙醇或丙二醇等溶剂用量，减少 F_{12} 用量，则喷出的雾滴变大而可用于局部应用的气雾剂。

（二）混悬型气雾剂

当药物不溶于抛射剂或抛射剂与潜溶剂的混合溶液，或者所选用的潜溶剂不符合临床用药的要求，可考虑将药物的细粉分散在抛射剂中，制成混悬型气雾剂。

混悬型气雾剂的制备有一定的难度，主要问题包括：颗粒粒度变大、聚集、结块、堵塞阀门系统等。因此在进行混悬型气雾剂的处方设计时，必须注意提高分散系统的稳定性，应注意以下几个问题：①水分含量要极低，应在 0.03% 以下，通常控制在 0.005% 以下，以免遇水药物微粒聚结；②吸入用药物的粒度应控制在 $5\mu m$ 以下，不得超过 $10\mu m$，而局部用气雾剂的最大粒度一般控制在 $40\sim50\mu m$；③在不影响生理活性的前提下，选用在抛射剂中溶解度最小的药物衍生物（如不同的盐基），以免在贮存过程中药物微晶变粗；④调节抛射剂和（或）混悬固体的密度，尽量使两者密度相等；⑤添加适当的表面活性剂或分散剂，以增加制剂的稳定性的助悬剂。

用于不同途径的混悬型气雾剂的典型组成见表 20-5。

表 20-5　混悬型气雾剂的典型组成

气雾剂种类	吸　入　用	局　部　用
药物	微粉化	$40 \sim 50 \mu m$
分散剂或表面活性剂	聚山梨酯-85、卵磷脂及衍生物	肉豆蔻异丙酯、矿物油、聚山梨酯类维生素 C
抛射剂	F_{12}/F_{11}、F_{12}/F_{114}、F_{121}、$F_{12}/F_{114}/F_{11}$	F_{12}/F_{11}、22、152a、142b、F_{12}/F_{114}、碳氢化合物类、二甲醚

【例 3】 沙丁胺醇气雾剂（salbutamol aerosol）

处方：

沙丁胺醇	26.4g	F_{12}	适量
油酸	适量		共制成 1000 瓶
F_{11}	适量		

制备：取沙丁胺醇（微粉）与油酸混合均匀成糊状。按量加入 F_{11}，用混合器混合，使沙丁胺醇微粉充分分散制成混悬液后，分剂量灌装，封接剂量阀门系统，分别再压入 F_{12} 即得。按要求检查各项指标，放置 28 天，再进行检测，合格后包装。每瓶净重为 20g，可喷 200 次。

沙丁胺醇主要作用于支气管平滑肌的 β 受体，用于治疗哮喘，疗效优于异丙肾上腺素，但口服时可引起骨骼震颤。气雾剂的副作用小于口服。沙丁胺醇气雾剂的水分不超过 50×10^{-6}，油酸为稳定剂，可防止药物凝聚与结晶增长，还可增加阀门系统的润滑和封闭性能。

（三）乳状型气雾剂

乳状型气雾剂除含药物和抛射剂外，还含有乳化剂、水性和油性介质。药物可根据其性质溶解在水相或油相中，抛射剂不能与水混溶，但可与处方中的油性介质混溶，成型乳剂的内相（此时为 O/W 型）或外相（此时为 W/O 型）。O/W 型乳剂经阀门喷出后，分散相中的抛射剂立即膨胀气化，使乳剂呈泡沫状态喷出，故称泡沫气雾剂，这类气雾剂比较常用。

乳状型气雾剂的乳化剂和抛射剂的选择参见第二节有关内容。用于局部的乳状型气雾剂的典型处方组成见表 20-6。

表 20-6　局部用乳状型气雾剂的典型组成

药　　物	溶于脂肪酸、植物油或甘油
乳化剂	皂类（如三乙醇胺硬脂酸酯）、聚山梨酯类、乳化蜡类等表面活性剂
其他附加剂	柔软剂（皮肤缓和药）、润滑剂、防腐剂、香料等
抛射剂	F_{12}/F_{114}、碳氢化合物、22/152a、22/142b、152a/142b、二甲醚

【例 4】 大蒜油气雾剂

处方：

大蒜油	10mL	十二烷基磺酸钠	20g
聚山梨酯-80	30g	F_{12}	962.5mL
油酸山梨坦	35g	蒸馏水加至 1400mL	
甘油	250mL		

制备：用聚山梨酯-80、油酸山梨坦及十二烷基磺酸钠作乳化剂，将油-水两相液体混合成乳剂，分装成 175 瓶，每瓶压入 5.5g F_{12}，密封而得。

本品为三相气雾剂的乳剂型气雾剂，喷射后产生大量泡沫，药物有抗菌作用，适用于真菌性阴道炎。

二、生产工艺

气雾剂应在避菌环境下配制，各种用具、容器等须用适宜方法清洁和消毒，整个操作过程应注意避免微生物的污染。

制备气雾剂的一般工艺流程为：

　　容器阀门系统的处理与装配→药物的配制与分装→填充抛射剂→质量检查→包装→成品

（一）容器与阀门系统的处理与装配

1. 玻瓶搪塑

先将玻瓶洗净烘干，预热至 $120\sim130℃$，趁热浸入塑料黏液中，使瓶颈以下均匀地粘上一层塑料液，倒置后于 $150\sim170℃$ 干燥 15 分钟，备用。对塑料涂层的要求是紧密包裹玻瓶，万一爆瓶不致玻片飞溅，外表平整、美观。

2. 阀门系统的处理与装配

将阀门的各种零件分别处理：①橡胶制品可在 75％的乙醇中浸泡 24h，以除去色泽并消毒，干燥备用；②塑料、尼龙零件洗净再浸在 95％的乙醇中备用；③不锈钢弹簧在 1％～3％的碱液中煮沸 $10\sim30min$，用水洗涤数次，然后用蒸馏水洗二三次，直至无油腻为止，浸泡在 95％的乙醇中备用。最后将上述已处理好的零件，按照阀门的装配。

（二）药物的配制与分装

按处方组成及所要求的气雾剂类型进行配制。溶液型气雾剂应制成澄清药液；混悬型气雾剂应将药物微粉化并保持干燥状态；乳剂型气雾剂应制成稳定的乳剂。

将上述配制好的合格药物分散系统，定量分装在已准备好的容器内，安装阀门，扎紧封帽。

（三）抛射剂的填充

抛射剂的填充有压灌法和冷灌法两种。

1. 压灌法

先将配好的药液（一般为药物的乙醇溶液或水溶液）在室温下灌入容器内，再将阀门装上并轧紧，然后通过压装机压入定量的抛射剂（最好先将容器内空气抽去）。液化抛射剂经砂棒滤过后进入压装机。操作压力，以 $68.65\sim105.975kPa$ 为宜。压力低于 $41.19kPa$ 时，充填无法进行。压力偏低时，抛射剂钢瓶可用热水或红外线等加热，使其达到工作压力。当容器上顶时，灌装针头伸入阀杆内，压装机与容器的阀门同时打开，液化的抛射剂即以自身膨胀压入容器内。

压灌法的设备简单，不需要低温操作，抛射剂损耗较少，目前我国多用此法生产。但生产速率较慢，且在使用过程中压力的变化幅度较大。目前，国外气雾剂的生产主要采用高速旋转压装抛射剂的工艺，产品质量稳定，生产效率大为提高。

2. 冷灌法

药液借助冷却装置冷却至 $-20℃$ 左右，抛射剂冷却至沸点以下至少 $5℃$。先将冷却的药液灌入容器中，随后加入已冷却的抛射剂（也可两者同时进入）。立即将阀门装上并扎紧，操作必须迅速完成，以减少抛射剂损失。

冷灌法速率快，对阀门无影响，成品压力较稳定。但需制冷设备和低温操作，抛射剂损失较多。含水品不宜用此法。

在完成抛射剂的罐装后（对冷灌法而言，还要安装阀门并用封帽扎紧），最后还要在阀门上安装推动钮，而且一般还有保护盖。这样整个气雾剂的制备才算完成。

第四节　气雾剂的质量评定

气雾剂地质量评价，应首先对气雾剂的内在质量进行检测评定以确定其是否符合规定要求，如二相气雾剂应为澄清的溶液；三相气雾剂应为稳定的混悬液或乳液；吸入气雾剂的雾滴

（粒）大小应控制在 $10\mu m$ 以下，其中大多数应为 $5\mu m$ 以下；非吸入气雾剂每揿压一次，必须喷出均匀的细雾状的雾滴或雾粒，并应释出准确的剂量；外用气雾剂喷射时应能持续释放出均匀的细雾状物质；所有气雾剂都应进行泄漏和爆破检查，确保安全使用。

对于泄漏和爆破检查，一般采用水浴加热处理法。将气雾剂放入加盖的金属篓内，浸入水浴中保温一段时间（如 $40℃\pm1℃$ 加热 1h，$55℃$ 加热 30min），取出冷却至室温，检出泄漏、爆破或塑料层脱落等不合格的气雾剂。

《中国药典》2010 版对气雾剂的主要检查项目如下。

1. 每瓶总揿次

取供试品 4 瓶，除去帽盖，充分振摇，在通风橱内，分别揿压阀门连续喷射于已加入适量吸收液的容器内（注意每次喷射间隔 5 秒并缓缓振摇），直至喷尽为止，分别计算喷射次数，每瓶总揿次均不得少于其标示总揿次。

2. 每揿主药含量

取供试品 1 瓶，充分振摇，除去帽盖，试喷 5 次，用溶剂洗净套口，充分干燥后，倒置于已加入一定量吸收液的适宜烧杯中，将套口浸入吸收液液面下（至少 25mm），喷射 10 次或 20 次（注意每次喷射间隔 5 秒并缓缓振摇），取出供试品，用溶剂洗净套口内外，合并吸收液，转移至适宜量瓶中并稀释至刻度后，按各品种含量测定项下的方法测定，所得结果除以取样喷射次数，即为平均每揿主药含量，每揿主药含量应为每揿主药含量标示量的 $80\%\sim120\%$。

此外，还有有效部位药物沉积、微生物限度等检查。对于外用气雾剂，还规定了喷射速率、喷出总量、无菌等检查，具体可参见《中国药典》2010 版附录 IL。

第四部分

药物新剂型和新技术

第二十一章 药物新剂型

第一节 缓释、控释制剂

一、缓释、控释制剂的概念、特点、设计原理

1. 概念

普通制剂，常常一日口服或注射给药几次，不仅使用不便，而且血药浓度起伏很大，出现"峰谷"现象，如图 21-1 所示。

血药浓度高峰时，可能产生副作用，甚至出现中毒现象；低谷时可在治疗浓度以下，以致不能显现疗效。缓释、控释制剂则可较缓慢、持久地传递药物，减少用药频率，避免或减少血浓峰谷现象，提高患者的顺应性并提高药物药效和安全性。近 40 年来，缓释、控释制剂因其具有给药次数少，血药浓度峰谷波动小、胃肠道刺激反应轻、疗效持久安全等优点，越来越引起人们的重视和兴趣。目前缓释、控释制剂发展迅速，上市品种繁多，专利技术不断涌现。

图 21-1 血药浓度峰-谷示意图

图 21-2 缓释制剂、控释制剂与普通制剂的比较

缓释制剂系指口服后在规定释放介质中，按要求缓慢地非恒速释放药物的制剂。其与相应的普通制剂比较（图 21-2），给药频率比普通制剂至少减少一半，或给药频率比普通制剂有所减少，且能显著增加患者的顺应性或疗效的制剂。其中药物释放主要是一级速率过程，对于注射型制剂，药物的释放可持续数天至数月；口服剂型的持续时间根据其在消化道的滞留时间，一般以小时计。如萘普生缓释片、硝苯地平缓释片及盐酸地尔硫革缓释片等。

控释制剂系指口服后在规定释放介质中，按要求缓慢地恒速或接近恒速释放药物的制剂，其与相应的普通制剂比较（图 21-2），给药频率比普通制剂至少减少一半，或给药频率比普通制剂有所减少，且能显著增加患者的顺应性或疗效的制剂。如维拉帕米，氯化钾渗透泵片。

广义的控释制剂包括控制释药的速率、方向和时间，靶向制剂、透皮吸收制剂等都属于控释制剂的范畴。狭义的控释制剂则一般是指在预定时间内已零级或接近零级速率释放药物的制剂。

缓释与控释制剂的主要区别在于缓释制剂是按时间变化先快后慢的非恒速释药，即以一级动力学或其他规律释放药物，而控释制剂按零级动力学规律释放药物，其释放是不受时间影响

的恒速释药。

2. 缓释、控释制剂的特点

缓释、控释制剂的优点如下。

(1) 对半衰期短或需频繁给药的药物，可以减少服药次数，如普通制剂每天 3 次，制成缓释或控释制剂可改为每天一次，从而提高病人顺应性，使用方便。特别适用于需要长期服药的慢性疾病患者，如心血管病、高血压等。

(2) 使血液浓度平稳，避免峰谷现象，有利于降低药物的毒副作用。特别适用于治疗指数较窄的药物。

(3) 可减少用药的总剂量，因此可用最小剂量达到最大药效。

(4) 某些有首过效应的药物，制备成缓释、控释制剂可能使生物利用度降低或升高，如心得安。

缓释、控释制剂的不足如下。

(1) 在临床应用中对剂量调节的灵活性降低，如果遇到某种特殊情况（如出现较大副反应），往往不能立即停止治疗。有些国家增加缓释制剂品种的规格，可缓解这个缺点，如硝苯地平有 20mg、30mg、40mg、60mg 等规格。

(2) 缓释制剂往往是基于健康人群的平均动力学参数而设计，当药物在疾病状态的体内动力学特性有所改变时，不能灵活调节给药方案。

(3) 制备缓释、控释制剂所涉及的设备和工艺费用较常规制剂昂贵。

3. 设计原理

缓释、控释制剂按给药途径主要分为口服、透皮吸收、腔道黏膜、植入等类型。

根据设计原理的不同，缓释、控释制剂主要有骨架型和膜控型缓释、控释制剂两种。

骨架型缓、控释制剂是指药物与一种或多种惰性固体骨架材料通过压制或融合技术制成的制剂。包括亲水凝胶骨架片、溶蚀性骨架片、不溶性骨架片和骨架型小丸等。

膜控型缓释、控释制剂系指药物被包裹在高分子聚合物膜内形成的制剂。包括微孔膜包衣片、膜控释小片、肠溶膜控释片、膜控释小丸等。

另外，缓释、控释制剂还包括渗透泵控释制剂、多层缓控释片、注射控释制剂、植入型缓控释制剂等。

4. 适合制备缓释、控释制剂的药物和条件

制备缓释、控释制剂的首选药物是抗心率失常药、抗心绞痛药、降压药、抗组胺药、支气管扩张药、抗哮喘药、解热镇痛药、抗精神失常药、抗溃疡药、铁盐、氯化钾等。如维拉帕米（$t_{1/2}=2.5\sim5.5$ 小时）、普萘洛尔（$t_{1/2}=3.1\sim4.5$ 小时）、茶碱（$t_{1/2}=3\sim8$ 小时）氯氮平等。

最佳条件：①一般是半衰期比较短的药物（如 $t_{1/2}=2\sim8$ 小时）；②一次给药剂量 $0.5\sim1.0g$ 的药物；③油水分配系数适中的药物。

通常不适宜制成缓释、控释制剂的药物如下。

(1) 生物半衰期很短（<1 小时）或很长（>24 小时）的药物不适合制成缓释、控释制剂；一般半衰期为 $3\sim8$ 小时较适合，如格列吡嗪；在整个胃肠道吸收或小肠下端有效吸收的药物，如双氯芬酸钠，适于制成 24 小时给药一次的缓释、控释制剂。

(2) 一次剂量很大药物（普通制剂剂量 $>1g$）不适合。一般缓释、控释制剂的剂量为普通剂型的 $2\sim4$ 倍，由剂量相加而成，若太大，压制成片剂时，吞服比较困难（且缓释、控释制剂需整片服用，否则骨架被破坏，导致毒副作用）。另外制备工艺复杂，胶囊剂每次需服几颗。

(3) 溶解度太小、吸收无规则、吸收差或吸收受药物和机体生理条件影响的药物（如吸收受 pH 影响较大的药物）；具有特定吸收部位的药物，如维生素 B_2，只在小肠一段区域吸收，

阿莫西林在胃及小肠上端吸收，它们制成口服缓释制剂的效果不佳。

（4）有些药物在治疗过程中，需要使血药浓度出现峰谷现象。如青霉素等抗生素类药物，制成缓控释剂型，则容易产生耐药性。但并不是没有此类制剂，目前已上市的缓释、控释制剂有头孢氨苄缓释片等。

二、缓释、控释制剂释药机理

缓释、控释制剂所涉及的释药原理主要有溶出、扩散、溶蚀、渗透压或离子交换作用。

1. 溶出原理

由于药物的释放受溶出的限制，溶出速率慢的药物显示缓释的性质。

据溶出速率公式，可采取以下方法达到缓释作用。

（1）将药物制成合适的盐或衍生物　如将青霉素制成溶解度小的普鲁卡因盐或二苄基乙二胺盐，疗效比青霉素钾（钠）盐显著延长；又如将毛果芸香碱与海藻酸结合成难溶性盐在眼用膜剂中的疗效比毛果芸香碱盐酸盐显著延长。

（2）控制粒子大小　药物的表面积与溶出速率有关，故增加难溶性药物的颗粒直径可使其释放减慢。例如，超慢性胰岛素中所含的胰岛素锌晶粒较粗（大部分超过 $10\mu m$），故其作用可长达 30 小时；含晶粒较小的半慢性胰岛素锌，作用时间为 $12\sim14$ 小时。

（3）将药物与具有延缓溶出的载体混合　如将药物溶于或混合于脂肪、蜡类等疏水性基质中制成溶蚀性骨架片，或将药物溶于甲基纤维素、羧甲基纤维素钠、聚维酮等亲水性基质中制成亲水凝胶骨架片。其释放速率与基质的水解难易程度或胶溶膨胀过程有关。

2. 扩散原理

以扩散为主的缓释控释制剂，药物首先溶解成溶液后再从制剂中扩散出来进入体液，其释药受扩散速率的控制。水不溶性包衣膜、含水性孔道的包衣膜等构成的缓控释制剂中药物的释放以扩散为主。

利用扩散原理达到缓控释作用的方法包括：包缓释、控释衣；制成微囊；不溶性骨架片；增加黏度以减少扩散系数；植入剂；药树脂和乳剂等。

（1）包衣　将药物小丸或片剂用阻滞材料包衣。如采用部分小丸包衣、片剂包衣或包裹不同厚度衣层的包衣技术可获得不同溶出速率的缓释制剂。

（2）制成微囊　使用微囊技术制备控释或缓释制剂是较新的方法。微囊膜为半透膜，在胃肠道中，水分可渗透进入囊内，溶解囊内药物，形成饱和溶液，然后扩散于囊外消化液中而被机体吸收。囊膜的厚度、微孔孔径的弯曲度等决定药物的释放速率。

（3）制成不溶性骨架片　以水不溶性材料，如无毒聚氯乙烯、硅橡胶等为骨架制备的片剂。影响其释药的主要因素是药物的溶解度、骨架的孔率、孔径和孔的弯曲程度。水溶性药物较适合制备这类片剂。药物释放完后，骨架随粪便排出。

（4）增加黏度以减少扩散速率　主要用于注射液或其他液体制剂。通过增加溶液黏度以延长药物的作用。如明胶用于肝素，PVP 用于胰岛素等，均有延长药效的作用。

（5）制成植入剂　植入剂为固体灭菌制剂，系将水不溶性药物熔融后倒入模型中形成，一般不加赋形剂，通过外科手术埋藏于皮下，药效可长达数月甚至数年。

（6）制成乳剂　对于水溶性药物，以精制羊毛醇和植物油为油相，临用时加入注射液，猛力振摇，即成 W/O 乳剂型注射剂。在体内（肌内）水相中的药物向油相扩散，再由油相分配到体液，有长效作用。

3. 溶蚀与扩散、溶出结合

严格地讲，药物释放时不可能只是溶出或扩散某种单一过程，而往往是几种过程同时存在，如分散、吸附、键合。只是因为溶出或扩散机制大大超过其他过程，从而可以归类于溶出控制型或扩散控制型。某些骨架制剂，如生物溶蚀型骨架系统、亲水凝胶骨架系统，药物既可从骨架中扩散，且骨架本身又具有溶蚀过程。

此类释药系统的优点是：骨架材料的生物溶蚀性能，最后不会形成空骨架。缺点是受多种因素的影响，且该溶蚀性骨架系统释药动力学很难控制。

通过化学键将药物和聚合物直接结合制成的骨架型缓释制剂，药物通过水解或酶反应从聚合物中释放出来。此类系统载药量很高，而且释药速率较易控制。

膨胀型控释骨架制剂，药物溶于膨胀型的聚合物中。释药时首先水进入骨架，药物溶解，从膨胀的骨架中扩散出来。其释药速率主要取决于聚合物膨胀速率、药物溶解度和骨架中可溶部分的大小。由于药物释放前，聚合物必须先膨胀，从而可减小突释效应。

4. 渗透压原理

利用渗透压原理制成的控释制剂，能均匀恒速地释放药物，比骨架型缓释制剂更优越。以口服单室渗透泵型片剂为例说明其原理和构造：片芯为水溶性药物、水溶性聚合物和具有高渗透压的渗透促进剂，加其他辅料制成，外面用水不溶性聚合物的半渗透膜包衣，水可渗透进入膜内，而药物则不能渗出。然后用激光在片芯包衣膜上开一个或一个以上的释药小孔（见图 21-3），口服后胃肠道的水分通

图 21-3　渗透型片剂渗透示意图

（图中标注：释药小孔、半渗透膜、含药片芯）

过半透膜进入片芯，使药物溶解成饱和溶液或混悬液，加之具有高渗透压辅料的溶解，故此种片剂膜内的溶液为高渗溶液，渗透压可达 $4053\sim5066kPa$，而体液渗透压仅为 $760kPa$ 左右。由于膜内外存在大的渗透压差，药物溶液则通过释药小孔持续流出，其流出量与渗透进入膜内的水量相等，直到片芯的药物溶尽。

从小孔流出的溶液与通过半透膜的水量相等，只要片芯中药物未被完全溶解，释药速率按恒速进行。当片芯中药物逐渐低于饱和浓度，释药速率也逐渐下降至零。控制水的渗入速率即可控制药物的释放速率，而水的渗入速率取决于膜的通透性能和片芯的渗透压。故渗透泵型片剂中的药物以零级速率释放。

胃肠液中的离子不会渗透进入半透膜，故渗透泵型片剂的释药速率与 pH 无关，在胃中与在肠中的释药速率相等。

此类系统的优点在于其可传递体积较大，药物的释放与药物的性质无关（理论上）。但价格较贵，对溶液状态不稳定的药物不适用。

控制下述三个关键因素可影响渗透泵片释药：①通过半透膜包衣的渗透压差；②包衣膜对水的渗透性；③释药孔的大小。因此半渗透膜的厚度、孔径和孔率、片芯的处方组成，以及释药小孔的直径，是制备渗透泵片剂的成败关键。释药小孔的直径太小，则释药速率减少；太大，则释药太快。

5. 离子交换作用

树脂的水不溶性交联聚合物链的重复单元上含有成盐基团，药物可结合于树脂上。当带有适当电荷的离子与离子交换基团接触时，通过交换将药物游离释放出来。

$$树脂^+-药物^- + X^- \longrightarrow 树脂^+-X^- + 药物^-$$

或

$$树脂^--药物^+ + Y^+ \longrightarrow 树脂^--Y^+ + 药物^+$$

X^- 和 Y^+ 为消化道中的离子，交换后，游离的药物从树脂中扩散出来。药物从树脂中的扩散速率受扩散面积、扩散路径长度和树脂的刚性（为树脂制备过程中交联剂用量的函数）控制。如阿霉素羧甲基葡聚糖微球，以 $RCOO^-NH_3^+ + R'$ 表示，在水中不释放，置于 NaCl 溶液

中，则释放出阿霉素 $R'NH_3^+Cl^-$，并逐步达到平衡。

$$RCOO^- - NH_3^+R' + Na^+Cl^- \longrightarrow R^+ NH_3^+ Cl^- + RCOO^- Na^+$$

该制剂可用于动脉栓塞治疗肝癌，栓塞到靶组织后，由于阿霉素羧甲基葡聚糖微球在体内与体液中阳离子进行交换，阿霉素逐渐释放，发挥栓塞与化疗双重作用。

三、缓释、控释制剂的制备工艺

(一) 骨架型缓释、控释制剂

骨架型缓释、控释制剂中大多数骨架材料不溶于水，其中有的可以缓慢地吸水膨胀。骨架型制剂主要用于控制制剂的释药速率，一般起控释、缓释作用。多数的骨架型制剂可用常规的生产设备、工艺制备，也有用特殊的设备和工艺。例如微囊法、熔融法等。

骨架型制剂常为口服剂型。

1. 骨架片

包括亲水性凝胶骨架片、生物溶蚀性骨架片和不溶性骨架片。

(1) 亲水性凝胶骨架片　凝胶骨架片材料可分为四类即：①天然凝胶如海藻酸钠、西黄蓍胶、明胶等；②纤维素衍生物如羟丙甲纤维素（HPMC）、羟丙基纤维素（HPC）、羟乙基纤维素（HEC）、羧甲基纤维素钠（CMC-Na）等；③乙烯聚合物和丙烯酸树脂如聚乙烯醇和卡波沫（Carbomer）等；④非纤维素多糖如壳多糖、半乳糖、甘露聚糖和脱乙酰壳多糖。主要用羟丙甲纤维素为骨架材料，HPMC遇水后形成凝胶，水溶性药物的释放速率取决于药物通过凝胶层的扩散速率，而水中溶解度小的药物，释放速率由凝胶层的逐步溶蚀速率所决定，不管哪种释放机制，凝胶骨架最后完全溶解，药物全部释放，故生物利用度高。在处方中药物含量低时，可以通过调节HPMC在处方中的比例及HPMC的规格来调节释放速率，HPMC规格应在4000cPa·s以上，常用的HPMC为K4M（4000cPa·s）和K15M（15000cPa·s）。处方中药物含量高时，药物释放速率主要由凝胶层溶蚀所决定。低分子量的甲基纤维素使药物释放加快，因其不能形成稳定的凝胶层。阴离子型的羧甲基纤维素能够与阳离子型药物相互作用而影响药物的释放。

凝胶骨架片多数可用常规的生产设备和工艺制备，机械化程度高、生产成本低、重现性好，适合工业大生产。制备工艺主要有直接压片或湿法制粒压片。

【例1】　阿米替林缓释片（50mg/片）

将阿米替林50mg与HPMC（K4M）160mg和乳糖180mg混匀，加入含10mg柠檬酸的乙醇，制成软材，制粒，干燥，整粒，加2mg硬脂酸镁混匀，压片即可。

(2) 生物溶蚀性骨架片　是指将药物与水不溶但可溶蚀（erodible）的蜡质材料制成，如巴西棕榈蜡、硬脂醇、硬脂酸、氢化蓖麻油、聚乙二醇单硬脂酸酯、甘油三酯等物质混合制备的缓释片。这类骨架片是通过孔道扩散与溶蚀控制药物释放，部分药物被不穿透水的蜡质包裹，可加入表面活性剂以促进其释放。通常将巴西棕榈蜡与硬脂醇或硬脂酸结合使用。熔点过低或太软的材料不易制成物理性能优良的片剂。药物从骨架中的释放是由于这些材料的逐渐溶蚀。胃肠道的pH、消化酶能明显影响脂肪酸酯的水解。

此类骨架片的制备工艺有三种。

① 溶剂蒸发技术　将药物与辅料或分散体加入熔融的蜡质相中，然后将溶剂蒸发除去，干燥混合制成团块，再制成颗粒，然后装胶囊或制备成片剂。

② 熔融技术　将药物与辅料直接加入熔融的蜡质中，温度控制在略高于蜡质熔点，熔融的物料铺开冷却、再固化、粉碎，或者倒入一个旋转的盘中使其成薄片，再研磨过筛制成颗粒。若加入聚维酮（PVP）或聚乙烯月桂醇醚，则其体外释放呈零级过程。

③ 混合技术　将药物与十六醇在60℃混合，团块用玉米朊乙醇溶液制粒，此法得到的片剂释放性能稳定。

【例 2】 硝酸甘油缓释片

① 将 3.1g PVP 溶于 0.26g（10％乙醇溶液 2.95mL）硝酸甘油乙醇溶液中，加 0.54g 微粉硅胶混匀，加 6.0g 硬脂酸与 6.6g 十六醇，水浴加热到 60℃，使其熔融。将 5.88g 微晶纤维素、4.98g 乳糖、2.49g 滑石粉的均匀混合物加入上述熔化的系统中，搅拌 1 小时。

② 将上述黏稠的混合物摊于盘中，室温放置 20 分钟，待成团块时，用 16 目筛制粒。30℃干燥，整粒，加入 0.15g 硬脂酸镁，压片。本品开始 1 小时释放 23％，12 小时释放 76％，以后释放接近零级。

（3）不溶性骨架片　是指用不溶于水或水溶性极小的高分子聚合物如聚乙烯、聚氯乙烯、甲基丙烯酸-丙烯酸甲酯共聚物、乙基纤维素等与药物混合制成的骨架形片剂。胃肠液渗入骨架孔隙后，药物溶解并通过骨架中错综复杂的极细孔径的通道，缓缓向外扩散而释放，在药物的整个释放过程中，骨架几乎没有改变，随大便排出。适于制备不溶性骨架片的有氯化钾、氯苯那敏、茶碱和曲马唑嗪等水溶性药物。此类片剂有时释放不完全，大量药物包含在骨架中，大剂量的药物也不宜制成此类骨架片。

此类骨架片的制备方法有：①药物与不溶性聚合物混合均匀后，可直接粉末压片；②湿法制粒压片，将药物粉末与不溶性聚合物混匀，加入有机溶剂作润湿剂，制成软材，制粒压片；③将药物溶于含聚合物的有机溶剂中，待溶剂蒸发后成为药物在聚合物的固体溶液或药物颗粒外层留一层聚合物层，再制粒，压片。

2. 缓释、控释颗粒（微囊）压制片

缓释、控释颗粒压制片在胃中崩解后，作用类似于胶囊剂，具有缓释胶囊的特点，并兼有片剂的优点。

以下介绍缓释、控释颗粒压制片的三种制备方法。

（1）制备具有不同释药速率的颗粒　将三种不同释药速率的颗粒混合后压片，如一种是以明胶为黏合剂制备的颗粒，另一种是醋酸乙烯为黏合剂制备的颗粒，第三种是用虫胶为黏合剂制备的颗粒，药物释放受颗粒在肠中的溶蚀作用所控制，明胶制的颗粒崩解释药速率最快，虫胶颗粒最慢。

（2）微囊压制片　如阿司匹林结晶，采用阻滞剂乙基纤维素为载体进行微囊化，制备微囊，再压制成片剂。本方法适于药物含量高的处方。

（3）将药物制备成小丸　然后再压制成片剂，最后包薄膜衣。如先将药物与淀粉、糊精或微晶纤维素混合，用乙基纤维素水分散体包制成小丸，有时还可用熔融的十六醇与十八醇的混合物处理，再压片。再用 HPMC（5cPa·s）与 PEG400 的混合物水溶液包制薄膜衣，也可在包衣料中加入二氧化钛，使片剂更加美观。

3. 胃内滞留片

胃内滞留片系指一类由药物和一种或多种亲水胶体及其他辅料制成，能滞留于胃液中，延长药物在消化道内的释放时间，改善药物吸收，有利于提高药物生物利用度的片剂。又称胃内漂浮片，即为一种不崩解的亲水性骨架片，与胃液接触时，亲水胶体便开始产生水化作用，在片剂的表面形成一层水不透性胶体屏障膜，控制了漂浮片内药物与溶剂的扩散速率。为提高滞留或漂浮能力，可加入疏水性而密度小的酯类、脂肪醇类、脂肪酸类或蜡类，并滞留于胃内，直至所有的负荷剂量药物释放完为止。药物的释放速率受亲水性材料骨架种类和浓度的影响。它一般可在胃内滞留达 5～6 小时，而目前多数口服缓释或控释片剂在其吸收部位的滞留时间仅有 2～3 小时。此类片剂，实际上是一种不崩解的亲水性凝胶骨架片。为提高滞留能力，加入疏水性而密度小的酯类、脂肪醇类、脂肪酸类或蜡类，如单硬脂酸甘油酯、鲸蜡酯、硬脂醇、硬脂酸、蜂蜡等。加入乳糖、甘露糖等可加快释药速率，加入聚丙烯酸酯Ⅱ、Ⅲ等可减缓释药，有时还加入十二烷基硫酸钠等表面活性剂增加制剂的亲水性。

片剂大小、漂浮材料、工艺过程及压缩力等对片剂的漂浮作用有影响，在研制时要针对实际情况进行调整。

【例】 呋喃唑酮胃漂浮片

将 100g 呋喃唑酮、70g 十六烷醇、40g 丙烯酸树脂、适量十二烷基硫酸钠等辅料充分混合，用 2％HPMC 水溶液制软材，制粒，40℃干燥，整粒，加入硬脂酸镁混匀后压片。每片含主药 100mg。

实验证明，本品以零级速率及 Higuchi 方程规律体外释药。在人胃内滞留时间为 4～6 小时，明显长于普通片（1～2 小时）。初步试验表明，其对幽门弯曲菌清除率为 70％，胃窦黏膜病理炎症的好转率 75.0％。

4. 生物黏附片

生物黏附片系指采用生物黏附性的聚合物作为辅料制备并通过口腔、鼻腔、眼眶、阴道及胃肠道的特定区段的上皮细胞黏膜输送药物，以达到治疗目的的片状制剂。通常生物黏附性聚合物与药物混合组成片芯，然后由此聚合物围成外周，再加覆盖层而成。

由于该剂型加强了药物与黏膜接触的紧密性及持续性，因而有利于药物的吸收，而且容易控制药物吸收的速率及吸收量。生物黏附片既可安全有效地用于局部治疗，也可用于全身。口腔、鼻腔等局部给药可使药物直接进入大循环而避免首过效应。

生物黏附性高分子聚合物有卡波普、羟丙基纤维素、羧甲基纤维素钠等。

【例】 普萘洛尔生物黏附片

将 HPC（分子量 $3×10^5$；粒度 190～460μm）与卡波普 940（粒度 2～6μm）以 1：2 磨碎混合。取不同量的普萘洛尔加入以上混合聚合物制成含主药 10mg、15mg、20mg 的三种黏附片。在 pH＝3.5 及 pH＝6.8 两种缓冲液中均能起到缓释长效作用。

5. 骨架型小丸

采用骨架型材料与药物混合，或再加入一些其他成形辅料如乳糖等，调节释药速率的辅料有 PEG 类、表面活性剂等，经用适当方法制成光滑圆整、硬度适当、大小均一的小丸，即为骨架型小丸。骨架型小丸与骨架片所采用的材料相同，同样有三种不同类型的骨架型小丸，此处不再重复。

亲水凝胶形成的骨架型小丸，常可通过包衣获得更好的缓释、控释效果。骨架型小丸制备比包衣小丸简单，根据处方性质，可采用旋转滚动制丸法（泛丸法）、挤压-滚圆制丸法和离心-流化制丸法制备。此外还有喷雾冻凝法、喷雾干燥法和液中制丸法。可根据处方性质、制丸的数量和条件选择合适的方法制丸。

与包衣小丸相比，骨架型小丸的制备工艺简单。

【例】 茶碱骨架小丸

其主药与辅料之比为 1：1，骨架材料主要由单硬脂酸甘油酯和微晶纤维素组成。先将单硬脂酸甘油酯分散在热蒸馏水中，加热至约 80℃，在恒定的搅拌速率下，加入茶碱，直至形成浆料。将热浆料在行星式混合器内与微晶纤维素混合 10min，然后将湿粉料用柱塞挤压机以 30.0cm/min 的速率挤压成直径 1mm、长 4mm 的挤出物，以 1000r/min 的转速在滚圆机内滚动 10min 即得圆形小丸，湿丸置流化床内于 40℃干燥 30min，最后过筛，取直径为 1.18～1.70mm 者，即得。

（二）膜控型缓释、控释制剂

膜控型缓释、控释制剂主要适用于水溶性药物，用适宜的包衣液，采用一定的工艺制成均一的包衣膜，达到缓释、控释目的。包衣液由包衣材料、增塑剂和溶剂（或分散介质）组成，根据膜的性质和需要可加入致孔剂、着色剂、抗粘剂和遮光剂等。由于有机溶剂不安全，有毒，易产生污染，目前大多将水不溶性的包衣材料用水制成混悬液、乳状液或胶液，统称为水分散体，进行包衣。水分散体具有固体含量高、黏度低、成膜快、包衣时间短、易操作等特点。

目前市场上有两种类型缓释包衣水分散体：一类是乙基纤维素水分散体；另一类是聚丙烯酸树脂水分散体。

1. 微孔膜包衣片

微孔膜控释剂型通常是用胃肠道中不溶解的聚合物，如醋酸纤维素、乙基纤维素、乙烯-醋酸乙烯共聚物、聚丙烯酸树脂等作为衣膜材料，包衣液中加入少量致孔剂，如 PEG 类、PVP、PVA、十二烷基硫酸钠、糖和盐等水溶性的物质，亦有加入一些水不溶性的粉末如滑石粉、二氧化硅等，甚至将药物加在包衣膜内既作致孔剂又是速释部分，用这样的包衣液包在普通片剂上即成微孔膜包衣片。水溶性药物的片芯要求具有一定硬度和较快的溶出速率，以使药物的释放速率完全由微孔包衣膜控制。当微孔膜包衣片与胃肠液接触时，膜上存在的致孔剂遇水部分溶解或脱落，在包衣膜上形成无数微孔或弯曲小道，使衣膜具有通透性。胃肠道中的液体通过这些微孔渗入膜内，溶解片芯内的药物到一定程度，片芯内的药物溶液便产生一定渗透压，由于膜内外渗透压的差别，药物分子便通过这些微孔向膜外扩散释放。药物向膜外扩散的结果使片内的渗透压下降，水分又得以进入膜内溶解药物，如此反复，只要膜内药物维持饱和浓度且膜内外存在漏槽状态，则可获得零级或接近零级速率的药物释放。包衣膜在胃肠道内不被破坏，最后排出体外。

【例】 磷酸丙吡胺缓释片

先按常规制成每片含丙吡胺 100mg 的片芯（直径 11mm，硬度 4～6kg，20 分钟内药物溶出 80%）。然后以低黏度乙基纤维素、醋酸纤维素及聚甲基丙烯酸酯为包衣材料，PEG 类为致孔剂，蓖麻油、邻苯二甲酸二乙酯为增塑剂，以丙酮为溶剂配制包衣液进行包衣，控制形成的微孔膜厚度（膜增重）调节释药速率。人体血药浓度研究表明各种包衣材料制成的包衣片均有缓释效果，其中以乙基纤维素包衣的缓释血药浓度最平稳。

2. 膜控释小片

将药物与辅料按常规方法制粒，压制成小片，其直径约为 2～3mm，用缓释膜包衣后装入硬胶囊使用。每粒胶囊可装几片至 20 片不等，同一胶囊内的小片可包上具不同缓释作用的包衣或不同厚度的包衣。此类制剂无论在体外还是体内均可获得恒定的释药速率，是一种较理想的口服控释剂型。其生产工艺也比控释小丸简便，质量也易于控制。

【例】 茶碱微孔膜控释小片

（1）制小片　将无水茶碱粉末用 5% 的 CMC 浆制成颗粒，干燥后加入 0.5% 的硬脂酸镁，压成直径为 3mm 的小片，每片含茶碱 15mg，片重为 20mg。

（2）流化床包衣　分别用乙基纤维素（采用 PEG1540、Eudragitl 或聚山梨酯-20 为致孔剂，两者比例为 2：1，用异丙醇和丙酮混合溶剂）和 Eudragit RL 100 与 Eudragit RS 100（不加致孔剂）为包衣材料进行包衣。最后将 20 片包衣小片装入同一硬胶囊内即得。体外释药试验表明用聚丙烯酸树脂包衣的小片时滞留时间短，释药速率恒定。狗体内试验表明，用 10 片不包衣小片和 10 片 Eudragit RL 包衣小片制成的胶囊既具有缓释作用，又有生物利用度高的特点。

3. 肠溶膜控释片

将药物压制成片芯，外包肠溶衣，再包上含药的糖衣层而得。含药糖衣层在胃液中释药，起速效作用。当肠溶衣片芯进入肠道后，衣膜溶解，片芯中的药物释出，因而延长了释药时间。

【例】 普萘洛尔控释片

将 60% 的药物加入 HPMC 压制成骨架型片芯。外包肠溶衣，其余 40% 的药物掺在外层糖衣中，包在肠溶衣外面。此片基本以零级速率在肠道缓慢释药，可维持药效 12h 以上。肠溶衣材料可用羟丙基纤维素酞酸酯，也可与不溶性膜材料如乙基纤维素混合包衣，制成在肠道中释药的微孔膜包衣片，在肠道中肠溶衣溶解，包衣膜上形成微孔，药物的释放则由乙基纤维素微孔膜控制。

4. 膜控释小丸

由丸芯与控释薄膜衣两部分组成。丸芯含药物和稀释剂、黏合剂等辅料，所用辅料与片剂的辅料大致相同，包衣膜有亲水薄膜衣、不溶性薄膜衣、微孔膜衣和肠溶衣等。

【例】 酮洛芬小丸

丸芯由微晶纤维素与药物细粉，用 1.5% 的 CMC-Na 溶液为黏合剂，用挤压滚圆法制成。包衣材料为等量的 Eudragit RL 和 RS，溶剂用异丙醇∶丙酮（60∶40），加入相当于聚合物 10% 的增塑剂组成 11% 浓度的包衣液，将上述干燥丸芯置于流化床内包衣，得平均膜厚度 50μm 的控释小丸。

（三）渗透泵型控释制剂

渗透泵片由药物、半透膜材料、渗透压活性物质和推动剂等组成。常用的半透膜材料有醋酸纤维素、乙基纤维素等。渗透压活性物质（即渗透压促进剂）起调节室内渗透压的作用，其用量多少往往关系到零级释放时间的长短。常用氯化钠或乳糖、果糖、葡萄糖、甘露醇的不同混合物。推动剂亦称促渗透聚合物或助渗剂，能吸水膨胀，产生推动力，将药物层的药物推出释药小孔，常用分子量为 3 万～500 万的聚羟甲基丙烯酸烷基酯、分子量为 1 万～36 万的 PVP、分子量为 110 万～500 万的聚环氧乙烷等。药室中除上述组成外，还可加入助悬剂、黏合剂、润滑剂、润湿剂等。

【例】 维拉帕米渗透泵片

（1）片芯制备 将片芯处方中盐酸维拉帕米（40 目）2850g、甘露醇（40 目）2850g、聚环氧乙烷（40 目、分子量 500 万）60g 三种组分置于混合器中，混合 5 分钟；将 120g PVP 溶于 1930mL 乙醇溶液中，缓缓加至上述混合组分中，搅拌 20 分钟，过 10 目筛制粒，于 50℃ 干燥 18h，经 10 目筛整粒后，加入过 40 目筛的硬脂酸 115g 混匀，压片。制成每片含主药 120mg、硬度为 9.7kg 的片芯。

（2）包衣 将醋酸纤维素（乙酰基值 39.8%）47.25g、醋酸纤维素（乙酰基值 32%）15.75g、羟丙基纤维素 22.5g、聚乙二醇 3350 4.5g、二氯甲烷 1755mL、甲醇 735mL 混合制成包衣材料，用空气悬浮包衣技术包衣，进液速率为 20mL/min，包至每个片芯上的衣层增重为 15.6mg。将包衣片置于相对湿度 50%、50℃ 的环境中 45～50h，再在 50℃ 干燥箱中干燥 20～25 小时。

（3）打孔 在包衣片上下两面对称处各打一释药小孔，孔径为 254μm。

此渗透泵片在人工胃液和人工肠液中的释药速率为 7.1～7.7mg/h，可持续释药 17.8～20.2h。

（四）植入剂

将不溶性药物熔融后倒入模型中成型，或将药物密封于硅橡胶等高分子材料制成的小管中制成的固体灭菌制剂。通过外科手术埋植于皮下，药效可长达数月甚至数年，如孕激素的避孕植入剂。主要为用皮下植入方式给药的植入剂，药物很容易到达体循环，因而其生物利用度高；另外，给药剂量比较小、释药速率慢而均匀，成为吸收的限速过程，故血药水平比较平稳且持续时间可长达数月甚至数年；皮下组织较疏松，富含脂肪，神经分布较少，对外来异物的反应性较低，植入药物后的刺激、疼痛较小；而且一旦取出植入物，机体可以恢复，这种给药的可逆性对计划生育非常有用。其不足之处是植入时需在局部（多为前臂内侧）作一小的切口，用特殊的注射器将植入剂推入，如果用非生物降解型材料，在终了时还需手术取出。

植入剂按其释药机制可分为膜控型、骨架型、渗透压驱动释放型。主要用于避孕、治疗关节炎、抗肿痛、胰岛素、麻醉药拮抗剂等。

【例】 左炔诺酮植入剂

商品名为 Norplant，系将左炔诺酮微晶密封装入医用硅橡胶管内，药物与硅橡胶的比例为 50：50，外面包上硅橡胶薄膜。经环氧乙烷灭菌制得。每组 6 根，每根长 4.4cm，外径 2.4mm，两根为一组，总药量 216mg。通常植入妇女的左上臂或前臂内侧，6 根呈扇形排列，有效期为 5 年。

第二节 经皮吸收制剂

一、经皮吸收制剂的概念

经皮吸收制剂又称经皮治疗系统（transdermal therapeuticc system，TTS）或称经皮给药系统（transdermal drug delivery system，TDDS），是经皮肤敷贴方式给药，药物透过皮肤由毛细血管吸收进入全身血液循环达到有效血药浓度，并在各组织或病变部位起治疗或预防疾病的作用的制剂。经皮吸收制剂的最常用剂型为贴剂（dermal pstch）。另外还包括软膏剂、硬膏剂、膜剂、涂剂、气雾剂、帖片等。

皮肤是一个防御与排泄器官，主要抵御外来物质侵入机体和防止体内水分和营养成分的丧失，因此皮肤用药过去主要是治疗皮肤局部疾病。然而，自 1974 年美国上市第一个 Transderm-Scop 镇晕剂东莨菪碱经皮给药系统和 1981 年抗心绞痛硝酸甘油透皮吸收制剂用于临床以来，出现了许多具有全身治疗作用的经皮吸收制剂，包括硝酸甘油、雌二醇、芬太尼、烟碱、可乐定、睾酮、硝酸异山梨酯、左炔诺孕酮、尼群地平等经皮给药系统商品。经皮给药制剂的研究和经皮给药系统开发的迅猛发展是由于经皮给药具有其独特的优点：

① 可避免口服给药产生的肝脏首过效应和药物在胃肠道的降解，药物的吸收不受胃肠道因素的影响，减少了用药的个体差异；

② 一次给药可以长时间使药物以恒定速率进入体内，减少用药次数，延长给药间隔；

③ 可按需要的速率将药物输入体内，维持恒定的最佳血药浓度或生理效应，避免了口服给药等引起的血药浓度峰谷现象，减少了毒副作用；

④ 使用方便，可以随时中断给药，去掉给药系统后，血药浓度下降，特别适于婴儿、老人或不宜口服给药的病人。

TDDS 作为一种全身用药的新剂型具有许多优点，同时也有其局限性：

① 由于皮肤屏障作用，供应用的药物限于强效类；

② 起效较慢，且多数药物不能达到有效治疗浓度；

③ 对皮肤可能有刺激性和过敏性；

④ TDDS 的剂量较小，一般认为每日超过 5mg 的药物就已经不容易制备成理想的 TDDS；

⑤ 生产工艺和条件较复杂。

二、经皮吸收制剂吸收过程及影响吸收的因素

（一）皮肤的基本生理构造

皮肤包裹着身体，与外界环境接触，起保护、感觉、调节体温、分泌和排泄作用。它保护机体内各种器官和组织免受外界环境中机械的、物理的、化学的和生物的有害因素的损害，也能阻留机体内体液和生理必需成分的损失，同时具有汗液和皮脂的排泄机体代谢产物的作用。皮肤含有许多神经感觉末梢，能感知冷、热、痛、触及压力等刺激。

结构上皮肤可简单地分为四个主要层次，即角质层与生长表皮、真皮、皮下脂肪组织以及

皮肤附属器。角质层和生长表皮合称表皮。

1. 表皮

人体皮肤最外层角质层是由死亡的角化细胞组成，厚度随身体不同部位而异，一般额部、腹部等部位较薄，掌部等最厚。角质细胞膜为脂质、蛋白质和非纤维蛋白等相互镶嵌组成的致密交联结构而成为外来物质渗透的屏障，细胞间主要是由类脂形成的双分子层结构。一般认为，对于脂溶性较强的药物，角质层的屏障作用相对较小，主要的限速因素是由角质层向生长表皮的转运过程，而分子量较大的药物、极性或水溶性较大的药物则较难透过，在角质层中的扩散是它们的主要限速过程。

生长表皮处于角质层和真皮之间，厚度约 $50 \sim 100 \mu m$，是由活细胞组成，细胞膜为类脂双分子层结构。细胞内主要是蛋白质水溶液，水分含量约占 90%，药物较易通过，但在某些情况下，可能成为脂溶性药物的渗透屏障。

2. 真皮和皮下组织

真皮厚度约达 $2000 \sim 3000 \mu m$，系由纤维蛋白形成的疏松结缔组织，含水量约 30%。因为在该组织中分布有丰富的毛细血管、毛细淋巴管、毛囊和汗腺，从表皮转运至真皮的药物可以很快地被吸收。皮下组织是一种脂肪组织，具有皮肤血液循环系统、汗腺和毛孔，一般不成为药物吸收屏障。

3. 皮肤附属器

皮肤附属器包括汗腺、毛囊、皮脂腺。毛孔、汗腺和皮脂腺从皮肤表面一直到达真皮层底部。毛孔、汗腺和皮脂腺总面积与皮总表面积相比小于 1%，在大多数情况下不成为主要吸收途径，但大分子药物以及离子型药物可能由此途径转运。

（二）药物在皮肤内的转运

药物透过皮肤进入体循环有两条途径。一是透过角质层和表皮进入真皮被毛细血管吸收进入体循环，即表皮途径，是药物经皮吸收的主要途径。在这条途径中，药物可以透过角质层细胞到达活性表皮，也可以通过角质层细胞间到达活性表皮。由于角质层细胞扩散阻力大，所以药物分子主要由细胞间扩散通过角质层，角质层间类脂分子烃链部分形成疏水区，类脂分子的亲水部分结合水分子形成亲水区。这样极性药物分子经角质层细胞间的水性区渗透，而非极性药物通过疏水区渗透。

药物透过皮肤的另一条途径是通过皮肤附属器吸收，即通过毛囊、皮脂腺和汗腺。药物通过皮肤附属器的穿透率要比表皮途径快，但皮肤附属器在皮肤表面所占面积较小，因而不是药物经皮吸收的主要途径。当药物渗透开始时，药物首先通过皮肤附属器途径被吸收，当药物通过表皮途径到达血液循环后，药物经皮渗透达到稳态，则附属器途径的作用被忽略。对于一些离子型药物及水溶性的大分子，由于难以通过富含类脂的角质层，表皮渗透途径很慢，因此附属器途径是重要的。

离子导入过程中，皮肤附属器是离子型药物通过皮肤的主要通道。药物应用到皮肤上后，药物从制剂中释放到皮肤表面。皮肤表面溶解的药物分配进入角质层，扩散穿过角质层到达活性表皮的界面，药物从角质层分配进入水性的活性表皮，继续扩散通过活性表皮到达真皮，被毛细血管吸收进入体循环。在整个渗透过程中，富含类脂的角质层起主要的屏障作用。当皮肤破损时，药物很容易通过活性表皮被吸收。

（三）影响药物经皮吸收的生理因素

1. 皮肤的水合作用

角质细胞能够吸收一定量的水分，自身发生膨胀和降低结构的致密程度，高程度的水合作用最终可使细胞膜破裂。水合作用使药物的渗透变得更容易。角质层含水量达 50% 以上时，药物的渗透性可增加 5~10 倍，水合作用对水溶性药物的促进吸收作用较脂溶性药物显著。

2. 角质层的厚度

人体不同部位角质层的厚度不同，大致顺序为：足底和手掌＞腹部＞前臂＞背部＞前额＞耳后和阴囊。不同药物的渗透可能有部位选择性，东莨菪碱 TDDS 的用药最佳部位在耳后，乙酰水杨酸对皮肤渗透性大小顺序是前额＞耳后＞腹部＞臂部，硝酸甘油这类渗透性很强的药物在人体许多部位的渗透性差异并不大。角质层厚度的差异也与年龄、性别等多种因素有关。老人和男性的皮肤较儿童、女性的皮肤渗透性低，在青年人和老年人的相同部位上应用睾酮 TDDS 一天后，青年人皮肤透过量是老年人的 3 倍。

3. 皮肤条件

角质层受损时其屏障功能也相应受破坏，湿疹、溃疡或烧伤等创面上的渗透有数倍至数十倍的增加。氢化可的松在正常皮肤的渗透量仅为给药量的 1%~2%，一旦除去角质层后，渗透量增加至 78%~90%。用有机溶剂对皮肤预处理亦有类似效果，可能是因角质层中类脂的溶解或被提取后形成渗透通路。

另外，随着皮肤温度的升高，药物的渗透速率也升高。一般温度每升高 10℃，皮肤透过速率增加 1.4~3.0 倍。

某些皮肤疾病如牛皮癣、老年角化病等使皮肤角质层致密，减少药物的透过性。

4. 皮肤的结合与代谢作用

皮肤结合作用是指药物与皮肤蛋白质或脂质等的结合，而且是可逆性结合。结合作用可延长药物透过的时间，也可能在皮肤内形成药物贮库。药物与组织结合力愈强，时滞和贮库的维持时间也愈长，如二醋酸比氟拉松用后 22 天仍可从角质层中测出药物。

药物可在皮肤内酶的作用下发生氧化、水解、结合和还原作用等，但是皮肤内酶含量很低，且 TDDS 的面积很小，故酶代谢对多数药物的皮肤吸收不产生明显的首过效应。

（四）影响药物经皮吸收的剂型因素与药物的性质

1. 药物剂量

TDDS 一般选剂量小、作用强的药物，日剂量最好在几毫克的范围内，不超过 10~15mg。如硝酸甘油 TDDS 在 24 小时吸收量为 5~12.5mg。雌二醇 TDDS 日剂量为 0.1~0.25mg。虽然一些药物可通过增加释药面积以增加渗透量，但面积过大以及长期使用，患者不易接受。

2. 分子大小及脂溶性

分子量大于 600 的物质较难通过角质层。药物的扩散系数与分子量的平方根或立方根成反比，分子量愈大，分子体积愈大，扩散系数愈小。

熔点愈高的药物和水溶性或亲水性的药物，在角质层的透过速率较低。但脂溶性很强的药物，生长表皮和真皮的分配也可能会成为主要屏障。所以，用于经皮吸收的药物在水及油中的溶解度最好比较接近，而且无论在水相或是在油相均应有较大的溶解度。

3. pH 与 pK_a

离子型药物一般不易透过角质层，而非解离型药物具有相对较高的渗透性。表皮内为 pH 为 4.2~5.6 的弱酸性环境，而真皮内的 pH 值约为 7.4，故可根据药物的 pK_a 值来调节 TDDS 介质的 pH，使其离子型和分子型的比例发生改变，提高其透过性。

4. TDDS 中药物的浓度

药物在皮肤中的扩散是依赖于浓度梯度的被动扩散，驱动力是皮肤两侧的浓度梯度。TDDS 中的药量的渗透速率与药物浓度有关，提高药物浓度，渗透速率相应提高。例如氟氢可的松的浓度从 0.01% 增加至 0.25% 时，渗透增加 2.5 倍，但若浓度从 1% 增加至 2.5% 时，渗透速率几乎没有改变。

（五）TDDS 中的经皮吸收促进剂

经皮吸收促进剂（penetration enhancers）亦称渗透促进剂，是指那些能降低药物通过皮肤的阻力，加速药物渗透穿过皮肤的物质。理想的经皮吸收促进剂应对皮肤及机体无药理作用，无毒，无刺激性，无过敏反应，理化性质稳定，与 TDDS 中药物及材料无反应，具有良好的相容性，起效快，作用时间长。

目前，常用的经皮吸收促进剂可分如下几类。

1. 表面活性剂

表面活性剂可分为阳离子型、阴离子型、两性离子型和非离子型。表面活性剂自身可以渗入皮肤，并可能与皮肤成分相互作用，改善其渗透性质。

在各种类型的表面活性剂中，离子型表面活性剂与皮肤的相互作用较强，但在连续应用后会引起红肿、干燥或粗糙化。应用较多的是月桂醇硫酸钠（SLS），它促进水、氯霉素、萘普生和纳洛酮等的经皮渗透。

非离子型表面活性剂主要增加角质层类脂流动性，对皮肤的刺激性比离子型表面活性剂小，但对皮肤渗透性的影响也较小。常用吐温类，如吐温-80 能增加氯霉素、氢化可的松和利多卡因的透皮速率。聚氧乙烯脂肪醇醚和聚氧乙烯脂肪酸酯能促进纳洛酮、灰黄霉素、醋酸双氟拉松、氟灭酸的经皮吸收。

2. 二甲基亚砜（DMSO）及其类似物

DMSO 是应用较早的一种促进剂，有较强的促渗透作用。其机理是与角质层脂质相互作用和对药物的增溶性质。但 DMSO 对皮肤有刺激性和恶臭，长时间及大量使用甚至引起肝损坏和神经毒性等，美国 FDA 禁用，仅供研究。

一种新的促进剂癸基甲基亚砜（DCMS）获 FDA 批准，DCMS 在低浓度即有促渗活性，对极性药物的渗透促进效果大于非极性药物。DCMS 不分配进入皮肤脂质，故其作用受载体性质影响很大。

3. 月桂氮䓬酮

也称氮酮，国外商品名为 Azone，系国内批准应用的一种促进剂。为无色澄明液体，不溶于水，与多数有机溶剂混溶，与药物水溶液混合振摇可形成乳浊液，在霜剂或洗剂中有增加润滑性的作用。凡士林会降低其渗透促进作用。Azone 对亲水性药物的渗透促进作用强于对亲脂性药物。Azone 与其他促进剂合用效果更佳，如与丙二醇，与油酸等都可混合使用。

4. 醇类化合物

醇类化合物包括各种短链醇、脂肪醇及多元醇等。结构中含 2～5 个碳原子的低级醇类在经皮给药制剂中用作溶剂，它们既可增加药物的溶解度，又常能促进药物的经皮吸收，如乙醇、丁醇等。但短链醇只对极性类脂有较强的作用，而对中性类脂作用较弱。

丙二醇（PG）、甘油及聚乙二醇等多元醇也常作为渗透促进剂，但一般与其他促进剂合用，在增加药物及促进剂溶解度的同时还发挥协同作用，例如 PG 与 2% 的 Azone 及 PG 与 15% 的 DCMS 能显著改善甘露醇的经皮吸收，但高浓度的 PG 水溶液可能对皮肤产生刺激和损害。甘油及聚乙二醇与其他促进剂的协同作用较丙二醇弱。

5. 其他渗透促进剂

尿素能增加角质层的水化作用，与皮肤长期接触后可引起角质溶解，制剂中用作渗透促进剂的尿素一般浓度较低。临床用的制剂中，如一些激素类霜剂，一般的浓度为 10%。

挥发油具有较强的渗透促进能力和刺激皮下毛细血管的血液循环。研究发现，薄荷醇能增大吲哚美辛、可的松的经皮渗透系数。桉油精对 5-FU 的促进效果可与 Azone 相当，皮肤刺激性则明显小于 Azone，且与丙二醇合用时也有明显的协同作用。

氨基酸以及一些水溶性蛋白质能增加药物的经皮渗透，其作用机理可能是增加皮肤角质层脂质的流动性。

三、经皮吸收制剂的分类和组成

根据目前生产及临床应用线装，经皮吸收制剂可大致分为以下四类。

1. 膜控释型经皮给药系统

膜控释型经皮给药系统（membrane-moderated type，DDS）的基本构造如图 21-4 所示，主要由无渗透性的背衬层、药物贮库、控释膜层、黏胶层四部分组成。硝酸甘油、东莨菪碱、雌二醇、可乐定的透皮给药系统均为膜控释型的 TDDS。

图 21-4 膜控释型 DDS 示意图

背衬层是用于支持药库或压敏胶等的薄膜，通常以软铝塑材料或不透性塑料薄膜如聚苯乙烯、聚乙烯、聚酯等制备，应对药物、胶液、溶剂、湿气和光线等有较好的阻隔性能，同时应柔软舒适，并有一定强度，易于与控释膜复合，背面方便印刷商标、药名和剂量等文字。

药物贮库层可以采用多种方法和多种材料制备，例如将药物分散在聚异丁烯压敏胶中涂布而成，也可以混悬在对膜不渗透的黏稠流体如硅油或半固体软膏基质中，或直接将药物溶解在适宜溶剂中等。

控释膜层则是由聚合物材料加工而成的微孔膜或无孔膜，例如乙烯-醋酸乙烯共聚物、聚丙烯都是较常用的膜材。

黏胶层所用黏胶剂是指可以使同种或不同种物质相结合的材料，可以应用各种压敏胶（PSA，系指那些在轻微压力下即可实现粘贴同时又容易剥离的一类胶粘材料），如硅橡胶类、丙烯酸类、聚乙丁烯类等。

防粘层所用材料主要用于 TDDS 黏胶层的保护，为了防止压敏胶从药库或控释膜上转移到防粘材料上，材料的表面能应低于压敏胶的表面能。常用的防粘材料有聚乙烯、聚苯乙烯、聚丙烯等，有时也使用表面经石蜡或甲基硅油处理过的光滑厚纸。

2. 黏胶分散型经皮给药系统

黏胶分散型经皮给药系统的基本结构与膜控释型经皮给药系统相同，药物贮库层及控释层均由压敏胶组成，如图 21-5 所示。药物分散或溶解在压敏胶中成为药物贮库，均匀涂布在不渗透的背衬层上。为了增强压敏胶与背衬层之间的黏结强度，通常先用空白压敏胶先行涂布在背衬层上，再覆以含药胶，在含药胶层上再覆以具有控释能力的胶层。由于药物扩散通过的含药胶层的厚度随释药时间延长而不断增加，故释药速率随之下降。为了保证恒定的给药速率，可以将黏胶层分散型系统的药库按照适宜浓度梯度制备成多层含不

图 21-5 黏胶分散型 DDS 示意图

同药量及致孔剂的压敏胶层，随着浓度梯度的增加或孔隙率的增加，因厚度变化引起的速率减低可因之得以补偿。

3. 骨架扩散型经皮给药系统

药物均匀分散或溶解在疏水或亲水的聚合物骨架中，然后分剂量成固定面积大小及一定厚度的药膜，与压敏胶层、背衬层及防黏层复合即成为骨架扩散型 TDDS，如图 21-6 所示。压

敏胶层可直接涂布在药膜表面，也可以涂布在与药膜复合的背衬层。"Nitro-Dur"硝酸甘油 TDDS 就属于该类型，其骨架系由聚乙烯醇、聚维酮和羟丙基纤维素等形成的亲水性凝胶，制备成圆形膜片，与涂布压敏胶的圆形背衬层黏合，加防粘层即得。

图 21-6　骨架扩散型 TDDS 结构示意图

图 21-7　微贮库型 TDDS 结构示意图

4. 微贮库型经皮给药系统

微贮库型系统兼具膜控制型和骨架型的特点，如图 21-7 所示。其一般制备方法是先把药物分散在水溶性聚合物（如聚乙二醇）的水溶液中，再将该混悬液均匀分散在疏水性聚合物中，在高切变机械力下，使其形成微小的球形液滴，然后迅速交联疏水聚合物分子使之成为稳定的包含有球形液滴药库的分散系统，将此系统制成一定面积及厚度的药膜，置于黏胶层中心，加防粘层即得。

四、经皮给药系统实例

（一）芬太尼 TDDS

芬太尼常用枸橼酸盐，为强效麻醉性镇痛药，镇痛强度约为吗啡的 80 倍，体内半衰期是 2～3 小时。

1. 充填封闭型芬太尼给药系统 TDDS

基本组成：聚酯膜作为背衬膜，药物贮库由芬太尼、30% 的乙醇和 2% 的羟乙基纤维素组成，乙醇作为芬太尼的经皮吸收促进剂，每 $10cm^2$ 释药表面积内含乙醇 0.1mL，控释膜为乙烯-醋酸乙烯共聚物，控释膜外是含药的聚硅氧烷压敏胶，保护膜为硅化纸。

2. 胶黏剂骨架型芬太尼给药系统

基本组成：用 $6.5\mu m$ 厚的聚酯膜作背衬膜，在其上有 $75\mu m$ 厚的胶黏层，由聚硅氧烷压敏胶组成，内含 7.8% 的芬太尼、1.2%～5% 的丙二醇单月桂酸酯和 2% 的硅油，胶黏层上覆盖硅化氟碳聚酯膜。

（二）可乐定 TDDS

可乐定是强效降压药，还可防治偏头痛与治疗开角型青光眼。常用剂型为注射剂与片剂，口服每日维持剂量在 0.15～2mg 之间，该药的常见副作用有口干、嗜睡、乏力、便秘、心动徐缓等。可乐定 pK_a 是 8.25，具有一定的水溶性与较高的亲脂性，体内半衰期 6 小时，因此适宜于制备成经皮给药系统。

膜控释型可乐定给药系统基本组成：背衬膜是聚酯膜，药物贮库含可乐定、液状石蜡、聚异丁烯和胶态二氧化硅，控释膜是微孔聚丙烯膜，胶黏层含有与贮库层相同的组分。膜控释型可乐定给药系统应用于皮肤上后能持续 7 天以恒定的速率给药。该系统厚 0.2mm，面积大小分 $3.5cm^2$、$7.0cm^2$ 和 $10.5cm^2$ 三种。

（三）雌二醇 TDDS

雌二醇临床上用于卵巢功能不全或卵巢激素不足引起各种症状，主要用于治疗妇女更年期综合征。常用肌内注射，每次 0.5～1.5mg，每周 2～3 次。雌二醇难溶于水，溶于乙醇、丙酮、氯仿，辛醇/水分配系数为 490。

充填封闭型雌二醇给药系统基本组成：由羟丙基纤维素乙醇溶液形成的凝胶作为贮库介质，其中的乙醇作为经皮吸收促进剂，乙烯-醋酸乙烯共聚物为控释膜，胶黏层是聚异丁烯压敏胶，厚为 0.5mm。它有三种规格，雌二醇含量分别为 2mg、4mg 和 8mg；释药面积 5cm²、10cm² 和 20cm²。

（四）硝酸甘油 TDDS

硝酸甘油是一种有效的心绞痛治疗剂，常用片剂舌下黏膜吸收给药，但由于生物半衰期小，作用时间短，需频繁给药。当血药浓度高时，出现头痛、头胀等副作用，所以硝酸甘油控释制剂的研究具有广泛的意义。

硝酸甘油为无色油状液体，略有挥发性，稍溶于水（1：800），易溶于乙醇，消除半衰期约 3 分钟，口服给药首过效应达 60%，其物理性质与药物动力学性质均适合于经皮给药。

硝酸甘油经皮给药系统基本组成：硝酸甘油贴剂有六层结构，最下层为铝箔膜覆盖层；第二层为药物骨架，硝酸甘油加乳糖分散在 PVA 和 PVP（介质：甘油和水）中；第三层为圆形铝塑膜；第四层为黏胶层，黏胶部分涂于背衬层内侧的外周；第五层为海绵垫，吸附用药过程中产生的液体；最上层为背衬层。

五、经皮吸收制剂（TDDS）的质量评价

经皮吸收制剂（TDDS）的质量评价可分为体外评价和体内评价。体外评价包括含量测定、体外释放度检查、体外经皮透过性的测定和黏着性能的检查。体内评价主要是指生物利用度的测定和体内外相关性的研究。

1. 释放速率

释放速率是 TDDS 重要的质量指标。从 TDDS 设计要求，TDDS 释放速率应小于药物透皮速率。释放度测定方法在各国药典均有规定，鉴于这些方法确定的基础主要是固体缓释及控释制剂。

2. 黏性

黏性是 TDDS 制剂的重要性质之一。TDDS 制剂必须具有足够的黏性，才能牢固地粘贴于皮肤表面上并释放药物。通常黏性胶带在使用过程中要测定下列三种力：黏附力、快黏力和内聚黏力。黏合特性可参考各国药典对胶布的要求，并根据 TDDS 的应用提出特殊要求。

3. 经皮吸收制剂生物利用度的测定

经皮给药制剂的生物利用度的测定有血药法、尿药法和血药加尿药法。常用方法是对受试者的生物样品，如血样或尿样进行分析。经皮给药系统生物利用度测定的关键是体液中药物浓度的测定，由于药物经皮吸收的量小，血药浓度往往低于一些分析方法的检测限度，因此有时用 ^{14}C 或 ^{3}H 标记的化合物来测定。如果分析方法具有足够的灵敏度，可以用适宜的方法，如 HPLC、高效液相串联质谱仪法，直接测定血浆或尿中的原形药物的量，求出 AUC 计算生物利用度。

第三节 靶 向 制 剂

一、靶向制剂的概念

（一）靶向制剂的定义

靶向制剂又称靶向给药系统（targeting drug system，TDS），是指载体将药物通过局部给药或全身血液循环而选择性地浓集定位于靶组织、靶器官、靶细胞或细胞内结构的给药系统。

总体来说，靶向制剂可以提高药物制剂的药效，降低毒副作用，提高药品的安全性、有效

性、可靠性。具体地说，靶向制剂可以解决药物在其他制剂给药时可能遇到的问题：如在药剂学方面提高药物制剂稳定性和增加溶解度；生物药剂学方面可改善药物的吸收或增强生物稳定性，避免药物受体内酶或 pH 值的影响等；药物动力学方面延长半衰期和提高药物特异性和组织选择性；提高药物临床应用的治疗指数（药物中毒剂量和治疗剂量之比）。

（二）靶向制剂的分类

药物的靶向从到达的部位讲可以分为三级，第一级指到达特定的靶组织或靶器官，第二级指到达特定的细胞，第三级指到达细胞内的特定部位。

从方法上讲，靶向制剂可分为以下三类。

1. 被动靶向制剂

也称自然靶向制剂。载药微粒被单核-巨噬细胞系统的巨噬细胞（尤其是肝的 Kupffer 细胞）摄取，通过正常生理过程运送至肝、脾等器官。被动靶向的微粒经静脉注射后，在体内的分布主要取决于微粒的粒径大小。通常粒径在 $2.5\sim10\mu m$ 时，大部分积集于巨噬细胞。小于 $7\mu m$ 时一般被肝、脾中的巨噬细胞摄取，$200\sim400nm$ 的纳米粒（包括纳米球与纳米囊）集中于肝后迅速被肝清除，小于 10nm 的纳米粒则缓慢积集于骨髓。大于 $7\mu m$ 的微粒通常被肺的最小毛细血管床以机械滤过方式截留，被单核白细胞摄取进入肺组织或肺气泡。

除粒径外，微粒表面性质对分布也起着重要作用。带负电的微粒静注后易为肝的单核-巨噬细胞系统滞留而靶向于肝，带正电荷的微粒易被肺的毛细血管截留而浓集于肺。

2. 主动靶向制剂

主动靶向制剂是用修饰的药物载体作为"导弹"，将药物定向地运送到靶区浓集发挥药效。如载药微粒经表面修饰后，不被巨噬细胞识别，或因连接有特定的配体可与靶细胞的受体结合，或连接单克隆抗体成为免疫微粒等原因，而能避免巨噬细胞的摄取，防止在肝内浓集，改变微粒在体内的自然分布而到达特定的靶部位；也可将药物修饰成前体药物，即能在活性部位被激活的药理惰性物，在特定靶区被激活发挥作用。如果微粒要通过主动靶向到达靶部位而不被毛细血管（直径 $4\sim7\mu m$）截留，通常粒径不应大于 $4\mu m$。

3. 物理化学靶向制剂

指应用某些物理化学方法使靶向制剂在特定部位发挥药效。如应用磁性材料与药物制成磁导向制剂，在足够强的体外磁场引导下，通过血管到达并定位于特定靶区；或使用对温度敏感的载体制成热敏感制剂，在热疗机的局部作用下，使热敏感制剂在靶区释药；或利用对 pH 敏感的载体制备 pH 敏感制剂，使药物在特定的 pH 靶区内释药。用栓塞制剂阻断靶区的血供和营养，起到栓塞和靶向化疗的双重作用，也可属于物理化学靶向。

靶向制剂不仅要求药物选择性地到达特定部位的靶组织、靶器官、靶细胞甚至细胞内的结构，而且要求有一定浓度的药物滞留相当时间，以便发挥药效，而载体应无遗留的毒副作用。成功的靶向制剂应具备定位浓集、控制释药以及无毒可生物降解三个要素。

二、被动靶向制剂

被动靶向制剂系利用药物载体（即将药物导向特定部位的生理惰性载体），使药物被生理过程自然吞噬而实现靶向的制剂。这类靶向制剂主要有乳剂、脂质体、微球、纳米囊和纳米球等。

（一）乳剂

乳剂的靶向性的特点在于它对淋巴的亲和性。油状药物或亲脂性药物制成 O/W 型乳剂及 O/W/O 型复乳静脉注射后，油滴经巨噬细胞吞噬后在肝、脾、肾中高度浓集，油滴中溶解的药物在这些脏器中蓄积也高。水溶性药物制成 W/O 型乳剂及 W/O/W 复乳经肌内或皮下注射后易浓集于淋巴系统。

一般认为，药物的体内过程只有通过血液为媒介，才能随体循环而发生转运。通常血液流速比淋巴液快 $200\sim500$ 倍。人体内流入血液的总淋巴液为 $1.0\sim1.6mg/(kg\cdot h)$。动物愈高级，淋巴系统的分化愈发达，它在调节体循环、排泄废物、回收有效成分方面发挥着重要作用，且与物质转运有关，如脂肪、胆固醇、维生素 A、酶类的转运等。

乳剂在肠管吸收后经淋巴转运，避免了经肝的首过效应，可以提高药物的生物利用度。如果淋巴系统可能含有细菌感染与癌细胞转移等病灶，将药物送到淋巴更有必要。如 5-氟尿嘧啶的 W/O 型乳剂经口服后，在癌组织及淋巴组织中的含量明显高于血浆。

W/O 型乳剂经肌内、皮下或腹腔注射后，易聚集于附近的淋巴器官，是目前将抗癌药转移至淋巴器官最有效的剂型。将抗癌药物制成 W/O 型乳剂，可抑制癌细胞经淋巴管的转移，或局部治疗淋巴系统肿瘤。

W/O 型和 O/W 型乳剂虽然都有淋巴定向性，但两者的程度不同。如丝裂霉素 C 乳剂在大鼠肌内注射后，W/O 型乳剂在淋巴液中的药物浓度明显高于血浆，且淋巴液、血浆浓度比随时间延长而增大；O/W 型乳剂则与水溶液差别较少，药物浓度比在 2 上下波动。

乳剂中药物的释放机制主要有透过细胞膜扩散、通过载体降低药物的亲水型，使其易透过油膜或通过复乳中形成的混合胶束转运等。

影响乳剂释药特性与靶向性的因素有：乳滴粒径；油相的比例、黏度、种类；乳化剂的种类与用量；乳剂的类型等。静注的乳剂乳滴在 $0.1\sim0.5\mu m$ 时，被肝、脾、肺和骨的单核-巨噬细胞系统所清除，$2\sim12\mu m$ 时，可被毛细血管摄取，其中 $7\sim12\mu m$ 粒径的乳剂可被肺机械性滤取。

（二）脂质体

脂质体（liposome）系指将药物包封于类脂质双分子层内而形成的微型泡囊体。具有类细胞膜结构，在体内可被网状内皮系统视为异物识别、吞噬，主要分布在肝脾、肺和骨髓等组织器官，从而提高药物的治疗指数。

1. 脂质体的组成与结构

脂质体是由磷脂、胆固醇为膜材以及相关附加剂组成的双分子层结构，类似"人工生物膜"，易被机体消化分解。胆固醇具有调节膜流动性的作用，故可称为脂质体的"流动性缓冲剂"。磷脂包括天然的卵磷脂、脑磷脂、大豆磷脂以及合成磷脂如二棕榈酰-D,L-α 磷脂酰胆碱等。磷脂双层构成一个封闭小室，内部包含水溶液，小室中水溶液被磷脂双层包围而独立，磷脂双室形成泡囊又被水相介质分开。脂质体可以是单层磷脂双层形成的泡囊称为单室脂质体，如图 21-8 所示，也可以是多层的磷脂双层形成的泡囊称为多室脂质体，如图 21-9 所示。在电镜下，脂质体的外形常见有球形、椭圆形等，直径从几十纳米到几微米之间。

2. 脂质体的特点

脂质体是一种药物载体，既可包封脂溶性药物，也可包封水溶性药物，药物被脂质体包封后其主要特点如下。

（1）**靶向性** 载药脂质体进入体内可被巨噬细胞作为外界异物而吞噬，主要被单核-巨噬细胞系统的巨噬细胞所吞噬而摄取，形成肝、脾等网状内皮系统的被动靶向性。脂质体可用于治疗肝肿瘤和防止肿瘤扩散转移，以及肝寄生虫病、利什曼病等单核-巨噬细胞系统疾病。如抗肝利什曼原虫药锑酸葡胺被脂质体包封后，药物在肝中的浓度提高 $200\sim700$ 倍。脂质体经肌内、皮下或腹腔注射后，可首先进入局部淋巴结中。

（2）**细胞亲和性与组织相容性** 因脂质体是类似生物膜结构的泡囊，对正常细胞和组织无损害和抑制作用，有细胞亲和性与组织相容性，并可长时间吸附于靶细胞周围，使药物能充分向靶细胞、靶组织渗透，脂质体也可通过融合进入细胞内，经溶酶体消化释放药物。如将抗结核药物包封于脂质体中，可将药物载入细胞内杀死结核菌，提高疗效。

图 21-8 单室脂质体结构示意图
1，2—亲油基团；3—类脂质双分子层；
4—脂溶性药物；5—水溶性药物

图 21-9 多室脂质体结构示意图
1—类脂质双分子层（三层）；
2—水膜

（3）缓释作用　将药物包封成脂质体，可减少肾排泄和代谢，延长药物在血液中的滞留时间，使药物在体内缓慢释放，从而延长了药物的作用时间。如按 6mg/kg 剂量静注阿霉素和阿霉素脂质体，两者载体内过程均符合三室模型，两者的消除半衰期分别为 17.3 小时和 69.3 小时。

（4）降低药物毒性　药物被脂质体包封后，有效地在肝、脾和骨髓等单核-巨噬细胞较丰富的器官中浓集。将对心、肾有毒性的药物或对正常细胞有毒性的抗癌药包封脂质体后，可明显降低药物的毒性。如两性霉素 B，它对多数哺乳动物的毒性较大，制成两性霉素 B 脂质体，可使其毒性大大降低，而不影响抗真菌活性。

（5）提高药物稳定性　一些不稳定的药物被脂质体包封后，可受到脂质体双层膜的保护。如青霉素 G 盐对酸不稳定，口服易被胃酸破坏，制成脂质体则可提高其稳定性和口服吸收的效果。

3. 脂质体的制备

（1）注入法　将磷脂与胆固醇等类脂质及脂溶性药物共溶于有机溶剂中（一般多采用乙醚），然后将此药液经注射器缓缓注入加热至 50～60℃（并用磁力搅拌）的磷酸盐缓冲液（可含有水溶性药物）中，加完后，不断搅拌至乙醚除尽为止，即制得脂质体，其粒径较大，不适宜静脉注射。再将脂质体混悬液通过高压乳匀机两次，所得的成品大多为单室脂质体，少数为多室脂质体，粒径绝大多数在 $2\mu m$ 以下。

如亚油酸脂质体，称取 1g 精制大豆磷脂、1g 胆固醇、1g 亚油酸及 2g 油酸山梨坦溶于 30mL 乙醚中，然后滴注于 100mL 60℃的磷酸盐缓冲液，继续用磁力搅拌器搅拌，加适量缓冲盐溶液至 100mL 即得。

（2）薄膜分散法　将磷脂、胆固醇等类脂质及脂溶性药物溶于氯仿（或其他有机溶剂）中，然后将氯仿溶液在玻璃瓶中旋转蒸发，使在烧瓶内壁上形成薄膜；将水溶性药物溶于磷酸盐缓冲液中，加入烧瓶中不断搅拌，即得脂质体。

如 5-氟尿嘧啶脂质体，将磷脂（卵磷脂或脑磷脂）、胆固醇与磷酸二鲸蜡酯按摩尔比 7：2：1（或 4.8：2.8：1）配成氯仿溶液，真空蒸发除去氯仿，使在器壁上形成薄膜，加入 0.01mol/L 的 pH＝6.0 的磷酸盐等渗缓冲溶液，其中含 5-氟尿嘧啶 77mmol/L 类脂质在缓冲液中的浓度为 50～70mmol/L，加玻璃珠数枚，搅拌 2min，在 25℃放置 2 小时，使薄膜吸胀；再在 25℃搅拌 2 小时，得到粒径为 0.5～5μm 的脂质体。

（3）超声波分散法　将水溶性药物溶于磷酸盐缓冲液，加入磷脂、胆固醇与脂溶性药物共溶于有机溶剂的溶液，搅拌蒸发除去有机溶剂，残液经超声波处理，然后分离出脂质体，再混悬于磷酸盐缓冲液中，制成脂质体混悬型注射剂。凡经超声波分散的脂质体混悬液，绝大部分为单室脂质体。多室脂质体只要经超声处理后亦能得到相当均匀的单室脂质体。

如肝素脂质体的制备：取肝素 30～50mg 溶于 pH＝7.2 的磷酸盐缓冲液中，在氮气流下加入到由磷脂 26mg、胆固醇 4.4mg、磷酸二鲸蜡脂 3.11mg 溶于 5mL 氯仿制成的溶液中，蒸发除去氯仿，残液经超声波分散，分离出脂质体，重新混悬于磷酸盐缓冲液中。可供口服或注射给药。

（4）逆相蒸发法　将磷脂等膜材溶于氯仿、乙醚等有机溶剂中，加入待包封药物的水溶液（有机溶剂用量是水溶液的 3～6 倍）进行短时间超声处理，直到形成稳定的 W/O 型乳剂，然后减压蒸发除去有机溶剂，达到胶态后，滴加缓冲液，旋转使器壁上的凝胶脱落，在减压下继续蒸发，制得水性混悬液，通过凝胶色谱法或超速离心法，除去未包入的药物，即得大单室脂质体。

本法特点是包封的药物量大，体积包封率可大于超声波分散法 30 倍，它适合于包封水溶性药物及大分子生物活性物质，如各种抗生素、胰岛素、免疫球蛋白、碱性磷脂酶、核酸等。

如超氧化物歧化酶（SOD）脂质体的制备：取卵磷脂 100mg 和胆固醇 50mg 溶于乙醚中，加入 4mmol/L 磷酸盐缓冲溶液（PBS）配成 SOD 溶液，超声处理 2min（每处理 0.5min，间歇 0.5min），立即在水浴中减压旋转蒸发至呈现凝胶状，漩涡振荡使凝胶转相，再继续蒸发除尽乙醚，超速离心（35000r/min，30 分钟）分离除去未包衣的 SOD，用水洗涤沉淀 2 次，离心，用 10mmol/L PBS 稀释沉淀即得。

（5）冷冻干燥法　用超声将磷脂分散于缓冲盐溶液中，加入冻结保护剂（如甘露醇、右旋糖酐、海藻酸等）冷冻干燥后，再将干燥物分散到含药物的缓冲盐溶液或其他水性介质中，即可形成脂质体。此法适合包封对热敏感的药物。

如维生素 B_{12} 脂质体：取卵磷脂 2.5g 分散于 67mmol/L 的 pH＝7.0 的磷酸盐缓冲液与 0.9％ 的 NaCl（1∶1）混合液中，超声处理，与甘露醇混合真空冷冻干燥，用含 12.5mg 维生素 B_{12} 的上述缓冲溶液分散，超声处理，即得维生素 B_{12} 脂质体。

4. 脂质体作为药物载体的应用

（1）抗肿瘤药物载体　利用脂质体的靶向性，可提高抗癌药物的选择性，降低化疗药物的毒副作用，提高化疗药物的治疗指数。同时脂质体能够增加药物与癌细胞的亲和力，克服或延缓耐药性，增加癌细胞对药物的摄入量，降低用药剂量，提高疗效。

（2）抗寄生虫药物载体　脂质体具有被动靶向性，静脉注射后，可迅速被网状内皮细胞摄取，达到治疗相关疾病的目的。例如利什曼病和疟疾是由于某种寄生虫侵入网状内皮系统所引起的疾病。

（3）抗菌药物载体　将抗生素包封于脂质体，利用其与细胞膜的特异性亲和力，可提高抗菌作用。如将庆大霉素制成脂质体后能显著提高肺炎模型小鼠体内血药浓度，对肺炎球菌的抑制作用明显高于游离药物组，提高小鼠存活率。

（4）激素类药物载体　脂质体包封抗炎甾体激素后，可使药物与血浆蛋白的结合率下降，血浆中游离药物浓度增大；脂质体将药物浓集在炎症部位，通过吞噬和融合作用释放药物，使药物在低剂量下达到治疗作用，降低剂量，减少了激素的毒副作用。

（三）纳米粒

纳米粒（nanopartices）包括纳米囊和纳米球。纳米囊属药库膜壳型，纳米球属基质骨架型。它们均是由高分子物质组成的固态胶体粒子，粒径多在 10～1000nm 范围内，可分散在水中形成近似胶体的溶液。药物制成纳米囊或纳米球后，具有缓释、靶向、提高药物稳定性、提高疗效和降低毒副作用等特点。注射纳米粒，不易阻塞血管，可靶向肝、脾和骨髓。纳米粒亦可由细胞内或细胞间穿过内皮壁到达靶部位，有些纳米粒具有在某些肿瘤中聚集的倾向，有利于抗肿瘤药物的应用。

纳米囊和纳米球的制备方法有乳化聚合法、天然高分子法、液中干燥法和自动乳化溶剂扩散法等。

（四）微球

微球（microsphere）系指药物溶解或分散在高分子材料中形成的微小球状实体，亦称基质型骨架微粒。药物制成微球后具有缓释长效和靶向作用。靶向微球多数是生物降解材料，如蛋白类（明胶、白蛋白等）、糖类（琼脂糖、淀粉、葡聚糖、壳聚糖等）、聚酯类（如聚乳酸、丙交酯乙交酯共聚物等）；此外，少数非生物降解材料如聚丙烯也用作微球载体。

微球粒径通常在 $1 \sim 250\mu m$ 之间，一般制成混悬剂供注射或口服给药。小于 $7\mu m$ 时一般被肝、脾中的巨噬细胞摄取，大于 $7 \sim 10\mu m$ 的微球常被肺的最小毛细血管以机械方式截留，被巨噬细胞摄取进入肺组织或肺气泡。

微球中药物的释放机制与微囊基本相同，即扩散、材料的溶解和材料的降解三个过程。

根据载体材料不同微球可分为天然高分子微球（白蛋白微球、明胶和淀粉微球）和合成聚合物微球（聚乳酸微球）等。

理想微球应为大小均匀的球形，分散性好，互不粘连。

三、主动靶向制剂

主动靶向制剂包括经过表面修饰的药物载体及前体药物两大类制剂。目前研究较多的为修饰的药物载体，包括长循环脂质体、免疫脂质体和免疫纳米球等。前体药物包括抗癌药及其他前体药物、脑部位和结肠部位等的前体药物等。

（一）修饰的药物载体

药物载体经修饰后可将疏水表面由亲水表面代替，就可以减少或避免单核-巨噬细胞系统的吞噬作用，有利于靶向于肝脾以外的缺少单核-巨噬细胞系统的组织，又称为反向靶向。利用抗体修饰，可制成定位于细胞表面抗原的免疫靶向制剂。

1. 修饰性脂质体

（1）长循环脂质体 脂质体的表面经适当修饰后，可避免单核-巨噬细胞系统的吞噬，减少了载药脂质体脂膜与血浆蛋白的相互作用，延长了药物在体内的循环时间，称为长循环脂质体。可用 PEG 修饰，可降低被巨噬细胞识别和吞噬的可能性，从而延长在循环系统的滞留时间，有利于肝脾以外的组织或器官的靶向性。如将配体或抗体结合在 PEG 的末端，则既可保留场循环，又可保持对靶体的识别。

（2）免疫脂质体 在脂质体表面接上某种抗体，具有对靶细胞分子水平上的识别能力，可提高脂质体的专一靶向性。免疫脂质体可以提高人体免疫功能，加快免疫应答，增强脂质体结合与靶细胞释药的能力，同时具有载药量大、体内滞留时间长的特点。

（3）糖基修饰的脂质体 不同糖基结合在脂质体表面，在体内可产生不同的分布。半乳糖基脂质体可被肝实质细胞摄取，氨基甘露糖的衍生物能集中分布于肺内。

2. 修饰的纳米乳

修饰后的纳米乳表面性质改变，在循环系统中存在的时间延长，药物在炎症部位的浓度提高。

3. 修饰的微球

用聚合物将抗原或抗体吸附或交联形成的微球称免疫微球。可用于抗癌药的靶向治疗，也可用于标志和分离细胞作诊断和治疗，亦可使免疫微球带上磁性提高靶向性和专一性，还可用免疫球蛋白处理红细胞得免疫红细胞，它是体内免疫反应很小的、靶向于肝脾的免疫载体。

4. 修饰的纳米球

包括聚乙二醇修饰的纳米球与免疫纳米球。经聚乙二醇修饰的纳米球的药物半衰期延长，在病变部位的分布量增多，并随着时间增加而增加，对病变部位的抑制作用增强。

（二）前体药物和药物大分子复合物

1. 前体药物

前体药物是指活性药物衍生而成的惰性物质，能在体内经化学反应或酶反应，使活性的母体药物再生而发挥其治疗作用。

前体药物在特定的靶向部位再生为母体药物的基本条件是：①使前体药物转化的反应物或酶仅在靶部位才存在或表现出活性；②前体药物能同药物的受体充分接触；③酶需有足够的量以产生足够量的活性药物；④产生的活性药物应能在靶部位滞留，而不漏入循环系统产生毒副作用。

常用的前体药物类型有：抗癌的前体药物、脑部靶向前体药物、结肠靶向前体药物。

（1）抗癌的前体药物　某些抗癌药制成磷酸酯或酰胺类前体药物可在癌细胞定位，因为癌细胞比正常细胞含较高浓度的磷酸酯酶和酰胺酶；若干肿瘤能产生大量的纤维蛋白酶原激活剂，可活化血清纤维蛋白溶酶原成为纤维活性蛋白溶酶，故将抗癌药与合成肽联结，成为纤维蛋白溶酶的底物，可在肿瘤部位使抗癌药再生。

（2）脑部靶向前体药物　脑部靶向释药对治疗脑部疾病意义较大。因为只有强脂溶性可通过血脑屏障，而强脂溶性药物对其他组织的分配系数也很高，从而引起明显的毒副作用。因此必须采取一定的措施，让药物仅在脑部发挥作用。如口服多巴胺的前体药物 L-多巴：进入脑部纹状体的 L-多巴经再生而发挥治疗作用，但进入外围组织的多巴再生后会引起许多不良反应。可用抑制剂如芳香氨基脱羧酶-卡比多巴抑制进入外围组织 L-多巴的再生，使不良反应降低。由于卡比多巴不能进入脑组织，因而不妨碍 L-多巴在脑组织的再生。

（3）结肠靶向前体药物　结肠释药对治疗结肠局部病变如结肠癌、溃疡性结肠炎等特别有用。其主要原因是因为结肠有特殊菌落产生的酶，可使苷类、酯类和肽类在结肠酶解，从而具有结肠靶向性。

2. 药物大分子复合物

指药物与聚合物、抗体、配体以共价键形成的分子复合物，主要用于肿瘤靶向研究。

四、物理化学靶向制剂

1. 磁性微球

制备磁性微球时可以将磁性物质加入包囊材料，然后按照微球制备法制备而成的。也可以先制成微球，再将微球磁化。常用的磁性物质为超细磁流体。磁性材料为 $FeO \cdot Fe_2O_3$ 或 Fe_2O_3。将微囊注入病灶部位血管，在外界磁场的作用下，可将药物导向靶组织器官。

磁性微球的形态、粒径分布、溶胀能力、体外磁效应、载药稳定性及应用均有一定要求。

2. 栓塞微球

动脉栓塞是将导管插入病灶部位的动脉中，通过注射将含药物的微球输送到靶组织，微球可以阻断对靶区的供血和营养，使靶区的肿瘤细胞缺血坏死；同时微球逐渐释放药物，杀死肿瘤。因此栓塞微球具有栓塞和靶向化疗的双重作用。

3. 热敏感脂质体

利用在相变温度时，脂质体的类脂质双分子层膜从胶态过渡到液晶态、脂质膜的通透性增加、药物释放速率增大的原理可制成热敏脂质体。例如将不同比例的二棕榈酸磷脂（DPPC）

和二硬脂酸磷脂（DSPC）混合，可制得不同相变温度的脂质体。如将制成的^{3}H 甲氨蝶呤热敏脂质体，注入荷 Lewis 肺癌小鼠的尾静脉，然后用微波加热肿瘤部位至 42℃，4h 后病灶部位的放射性强度明显高于非热敏脂质体对照组。

4. pH 值敏感脂质体

利用肿瘤间质的 pH 值比周围正常组织细胞显著低的特点，选择对 pH 值敏感性的类脂材料，如二棕榈酸磷脂或十七烷酸磷脂为膜材，可制备载药的 pH 值敏感性脂质体。其原理是：当脂质进入肿瘤部位时，由于 pH 值的降低导致脂肪酸羧基的质子化，形成六方晶相的非相层结构，从而使膜融合，加速释药。

第二十二章　药物新技术

第一节　固体分散技术

一、固体分散体的概念

固体分散技术是指固体药物高度分散在固体载体（或基质）中的技术。通常是一种难溶性药物以分子、微晶或无定形状态分散在另一种水溶性载体材料中形成固体分散体，或分散在难溶性、肠溶性材料中呈固体分散体。目前利用固体分散体技术生产且已上市的产品有联苯双酯丸、复方炔诺孕酮丸等。

以往多采用传统的机械粉碎法或微粉化等技术，使药物粒径减小，比表面积增加，以加速难溶性药物从制剂中的释放速率，提高其生物利用度。如果将药物形成固体分散体，能够将药物高度分散，以分子、胶体、微晶或无定形状态，高度分散在水溶性的载体中，可明显改善药物的溶出与吸收，从而提高其生物利用度，成为一种制备高效、速效制剂的新技术。如将药物分散在难溶性或肠溶性载体材料中制成固体分散体，则可具有缓释作用。

固体分散体的主要特点是：

① 利用不同性质的载体使药物在高度分散状态下，从而达到不同要求的用药目的；

② 将药物分散在亲水性材料中，可增加难溶性药物的溶解度和溶出速率，从而提高药物的生物利用度；

③ 利用药物分散在难溶性载体材料中可达到延长和控制药物释放的目的；

④ 利用载体的包蔽作用，可延缓药物的氧化和水解；

⑤ 可掩盖药物的不良气味或减小药物的刺激性；

⑥ 可将液体药物固体化。

固体分散体的主要缺点是药物的分散状态稳定性不高，贮存过程中易产生老化现象。

二、固体分散体的作用机理

（一）速效作用

1. 药物的高度分散状态

药物在固体分散体中所处的状态是影响药物溶出速率的重要因素。药物以分子状态、胶体状态、亚稳定态、微晶态以及无定形态在载体材料中存在，载体材料可阻止已分散的药物再聚集粗化，有利于药物的溶出与吸收。其中以分子状态分散时，溶出最快。

药物分散于载体材料中的状态与药物的相对含量有关。例如倍他米松乙醇-PEG 6000 固体分散体，当倍他米松乙醇的含量<3%（质量分数）时为分子状态分散，含量为 4%～30% 时以微晶状态分散，而含量为 30%～70% 时药物逐渐变为无定形，含量达 70% 时以上药物转变为均匀的无定形。由于药物所处的分散状态不同，溶出速率也不同，分子分散时溶出最快，微晶最慢。

此外，药物分散于载体材料中可以多种状态分散。不同药物与不同载体材料形成无定形态的固体分散体，其速效程度也有差异。

2. 载体材料对药物溶出的促进作用

（1）载体材料可提高药物的可润湿性　在固体分散体中，药物被可溶性载体材料包围，使疏水性或亲水性弱的难溶性药物具有良好的可润湿性，遇胃肠液后，载体材料很快溶解，药物被润湿，因此溶出速率与吸收速率均相应提高。如氢氯噻嗪-PEG 6000、利血平-PVP 等固体分散体。

（2）载体材料保证了药物的高度分散性　药物分散在载体材料中后，高度分散的药物被足够的载体材料分子包围，药物分子不易形成聚集体，从而保证了药物的高度分散性，加快了药物的溶出与吸收。如强的松龙在 PEG-尿素混合载体材料中，以药物占 10％时的分子状态分散为佳，溶出量最大，药物含量大于或小于 10％均能使溶出量显著减少。

（3）载体材料对药物有抑晶性　由于氢键作用、络合作用或黏度增大，药物和载体材料（如 PVP）在溶剂蒸发过程中，载体材料能抑制药物晶核的形成及成长，使药物呈非结晶性无定形状态分散于载体材料中，得共沉淀物。PVP 与药物以氢键结合时，形成氢键的能力与 PVP 的分子量有关，分子量越小越易形成氢键，形成的共沉淀物的溶出速率也越高。

（二）缓释原理

药物用疏水性聚合物、肠溶性材料和脂质材料为载体制备的固体分散体具有缓释作用。其原理是载体材料形成网状骨架结构，药物以分子状态、微晶态分散于骨架内，药物的溶出必须先通过载体的网状骨架扩散，因而释放缓慢。以 EC 为载体材料的固体分散体中含药量愈低、固体分散体的粒径愈大、EC 黏度愈高，则溶出愈慢，缓释作用愈强。其缓释作用主要取决于载体材料。如将水溶性药物盐酸氧烯洛尔（OXP）用 EC 作为载体材料，加入不同比例的水溶性 HPC 制成固体分散体，在 HPC 含量为 5％～10％时其缓释作用最为明显。这是由于 HPC 膨胀后，在 EC 骨架内对药物扩散起最大的阻碍作用，HPC 量少时阻碍作用较小，HPC 用量太大时蚀解同药物一起溢出。

三、固体分散体的载体

固体分散体所用的载体材料应具备下列条件：不与药物发生化学变化、不影响主药的化学稳定性、不影响药物的药效与含量检测、能使药物保持最佳的分散状态或缓释效果、尤毒、无致癌性、价廉易得。

根据溶解特点，常用的载体材料可分为水溶性、难溶性和肠溶性三大类。几种载体材料可联合应用，以达到速释或缓释的效果。

（一）水溶性载体材料

常见的有高分子聚合物、表面活性剂、有机酸以及糖类等。

1. 聚乙二醇类（PEG）

聚乙二醇类具有良好的水溶性，也能溶于多种有机溶剂，使药物以分子状态分散，且可阻止药物聚集。最常用的是 PEG 4000、PEG 6000，它们的熔点低（50～63℃），毒性较小，化学性质稳定（但 180℃以上分解），可与多种药物配伍，不干扰药物的含量测定，可促进药物在肠道中吸收，能提高药物的生物利用度。当药物为油类时，宜用 PEG 12000 或 PEG 6000 与 PEG 20000 的混合物。采用滴制法制成固体分散丸时，常用 PEG 6000，也可加硬脂酸调整其熔点。

2. 聚维酮类（PVP）

为无定形高分子聚合物，无毒，熔点较高，对热稳定（150℃时变色），易溶于水和多种有机溶剂，对许多药物有较强的抑晶作用，但成品对湿的稳定性差，贮存过程中易吸湿而析出药物结晶。PVP_{k30}（平均分子量约 4000）较常用，它与药物的配比可影响溶出。例如以 PVP_{k30} 为载体制备硝苯地平固体分散体时，载体和药物的最佳比例为 10：1，制备的固体分散体 4 分钟，药物即可溶出 81.92％，而物理混合物中药物的溶出度仅为 50.75％。

3. 表面活性剂类

作为载体的表面活性剂多含聚氧乙烯基，可溶于水和有机溶剂，载药量大，在蒸发过程中可阻止药物产生结晶，是理想的速效载体材料。常用的有泊洛沙姆 188（poloxamer 188），为片状固体，毒性小，对黏膜的刺激性极小，可用于静脉注射。另外有聚氧乙烯（PEO）等。

4. 有机酸类

这类载体材料的分子量较小，如枸橼酸、酒石酸、琥珀酸、胆酸及脱氧胆酸等，易溶于水而不溶于有机溶剂。这类载体不适用于对酸敏感的药物。

5. 糖类与醇类

常用的糖类载体材料有右旋糖酐、半乳糖和蔗糖等；醇类有甘露醇、山梨醇和木糖醇等。它们水溶性强，毒性小，可与药物以氢键结合生成固体分散体，适用于剂量小、熔点高的药物，尤以甘露醇最为理想。

（二）难溶性载体材料

1. 纤维素类

常用的是乙基纤维素（EC），其特点是溶于乙醇、苯、丙酮等多数有机溶剂，含有烃基，能与药形成氢键，有较大的黏性，载药量大，稳定性好，不易老化，无毒，无药理活性，是一种理想的药物载体。如盐酸氧烯洛尔-EC 固体分散体，其释药不受 pH 的影响。

2. 聚丙烯酸树脂类

含季铵基团的聚丙烯酸树脂类包括 Eudragit E、Eudragit RL 和 Eudragit RS 等几种。此类产品在胃液中可溶胀，在肠液中不溶，但不被吸收，对人体无害，广泛用于制备具有缓释性的固体分散体。适当加入水性载体材料如 PEG 或 PVP 等可调节药物的释放速率。

3. 其他类

常用的有胆固醇、棕榈酸甘油酯、胆固醇硬脂酸酯及蓖麻油蜡等脂质材料，可用于制备缓释性固体分散体，也可加入表面活性剂、糖类、PVP 等水溶性材料，改善载体润湿性，增加载体中药物释放孔道，适当提高释放速率，以达到满意的缓释效果。

（三）肠溶性载体材料

1. 纤维素类

常用的有醋酸纤维素酞酸酯（CAP）、羟丙甲酸纤维酞酸酯素（HPMCP）（其商品有两种规格：H950、H995）和羧甲乙纤维素（CMEC）等，均能溶于肠液中，可用于制备在胃液中不稳定的药物在肠道中的释放和吸收、生物利用度高的固体分散体。由于它们化学结构不同，黏度有差异，释放速率也不相同。CAP 可与 PEG 联用制成的固体分散体，可控制释放速率。

2. 聚丙烯酸树脂类

常用Ⅱ号及Ⅲ号聚丙烯酸树脂（国产），前者在 pH = 6.0 以上的介质中溶解，后者在 pH = 7.0 以上的介质中溶解，有时两者联合使用，可制成缓释速率较理想的固体分散体。

四、固体分散体的制备方法

采用何种方法制备药物的固体分散体主要取决于药物性质和载体材料的结构、性质、熔点及溶解性能等，目前常用的有下列几种方法。

1. 熔融法

本法适用于对热稳定的药物。将药物与载体材料混合均匀，加热至熔融，在剧烈搅拌下迅速冷却成固体，或将熔融物倾倒在不锈钢板上成薄层，在板的另一面吹冷空气或用冰水，使其骤冷成固体。再将此固体在一定温度下放置变脆成易碎物，放置的温度及时间视不同的品种而定。如药物-PEG 类固体分散体只需在干燥容器内室温放置 1 到数日即可，而灰黄霉素-枸橼酸固体分散体需 37℃或更高温度下放置多日才能完全变脆。为了缩短药物的加热时间，也可先将载体材料加热熔融后，再加入已粉碎至过 60～80 目筛的药物。多采用熔点低、不溶于有机溶剂的载体材料，如 PEG 类、枸橼酸、糖类等。注意必须由高温迅速冷却，以达到高的过饱和状态，使多个微晶核迅速形成而得高度分散的药物，而非粗晶。

2. 溶剂法

又称共沉淀法，本法适用于对热不稳定或易挥发的药物。将药物与载体材料共同溶于有机溶剂中，蒸去有机溶剂，使药物与载体材料同时析出，干燥后可得到药物与载体材料混合而成的共沉淀固体分散体。可选用能溶于水或多种有机溶剂、熔点高、对热不稳定的载体材料，如PVP类、半乳糖、甘露糖、胆酸类等。有机溶剂常用无水乙醇、氯仿、丙酮等。

PVP熔化时易分解，只能采用溶剂法。

本法由于使用有机溶剂的量大，故成本较高，且有时有机溶剂难以完全除尽。当固体分散体中含有少量有机溶剂时，除对人体有危害外，还易引起药物重结晶而降低药物的分散度。

不同有机溶剂所得的固体分散体的分散度也不同，如螺内酯在乙醇、乙腈、氯仿中，在乙醇所得固体分散体的分散度最大，溶出速率也最高，在氯仿中所得分散度最小，溶出速率最低。

3. 溶剂-熔融法

本法适用于液态药物，如鱼肝油、维生素A、维生素D、维生素E等的制备，但只适用于用药剂量小于50mg的药物。将药物先溶于适当溶剂中，再加入已熔融的载体中搅拌均匀，按熔融法固化即得。药物溶液在固体分散体中所占的量通常不得超过10%（质量分数），否则难以形成脆而易碎的固体。

该法制备中除去溶剂的受热时间短，固体分散体稳定，质量好。但要注意：①选用毒性小的溶剂，与载体材料容易混合；②药物先溶于溶剂再与熔融载体材料混合，必须搅拌均匀，防止固相析出。

4. 溶剂-喷雾（冷冻）干燥法

将药物与载体材料共溶于溶剂中，然后喷雾或冷冻干燥，除尽溶剂即得。溶剂-喷雾干燥法可连续生产，溶剂常用 $C_1 \sim C_4$ 的低级醇或其混合物。溶剂冷冻干燥法适用于易分解、氧化、对热不稳定的药物如酮洛芬、红霉素等；常用的载体材料为PVP类、PEG类、甘露醇、乳糖、水解明胶、纤维素类、聚丙烯酸树脂类等。

5. 研磨法

将药物与较大比例的载体材料混合后，强力持久地研磨一定时间，不需加溶剂而借助机械力降低药物的粒度，或使药物与载体材料以氢键相结合，形成固体分散体。研磨时间的长短因药物而异。常用的载体材料有微晶纤维素、乳糖、PVP类、PEG类等。

制备固体分散体时应注意下列问题：①固体分散体中药物含量不应太高，固体分散技术宜应用于剂量小的药物，药物重量占5%～20%，液态药物在固体分散体中所占比例一般不宜超过10%，否则不易固化成坚脆物，难以进一步粉碎；②固体分散体在贮存过程中可能会逐渐老化。贮存时固体分散体的硬度变大、析出晶体或结晶粗化，从而降低药物的生物利用度的现象称为老化。如果制备方法不当或保存条件不适，老化过程会加快。老化与药物浓度、贮存条件及载体材料有关，因此必须选择合适的药物浓度、用混合载体材料、开发新型载体材料以及注意贮存条件等措施，防止或延缓老化，保持固体分散体的稳定性。

第二节　包合技术

一、包合技术的概念

1. 包合技术定义

包合技术是指一种分子被包嵌于另一种分子的空穴结构内，形成包合物（inclusion compound）的技术。具有包合作用的外层分子称为主分子，被包合到主分子空间中的小分子物质称为客分子。主分子必须具有较大的空穴结构，客分子与主分子的空穴形状与大小要相适应，从而使主分子能足以将客分子容纳在内，形成分子囊。

2. 包合技术特点

药物作为客分子经包合后，溶解度增大，稳定性提高，液体药物可粉末化，可防止挥发性成分挥发，掩盖药物的不良气味或味道，调节释药速率，提高药物的生物利用度，降低药物的刺激性与毒副作用等。

主分子与客分子进行包合时，相互之间一般不发生化学反应，不存在离子键、共价键或配位键等作用。包合作用主要是一种弱的相互作用，如范德华力、氢键和偶极子间引力等，通常是几种力的协同作用。

3. 包合技术分类

包合物按主分子的构成可分为单分子包合物、多分子包合物和大分子包合物三种。

（1）单分子包合物　是由单一的主分子与单一的客分子包合而成。即单个分子的一个空洞包含一个客分子，如具有管状空洞的包合辅料环糊精。

（2）多分子包合物　是数个主分子以氢键连接，按照一定方向松散地排列形成晶格空洞，客分子嵌入空洞中形成包合物。包合辅料有硫脲、尿素、去氧胆酸等。

（3）大分子包合物　天然或人工大分子化合物可形成多孔结构，能容纳一定大小的分子。常见的有葡萄糖凝胶、纤维素、蛋白质等。

包合物按主分子形成空穴的几何形状又可分为管状包合物、笼状包合物和层状包合物。管状包合物是由一种分子构成管形或筒形结构。另一种分子填充其中而成。管状包合物在溶液中较稳定，如尿素、环糊精等均形成管状包合物。笼状包合物是客分子进入主分子构成的笼状晶格中而成，其空间完全闭合，重要的有对苯二酚包合物和邻百里酸三交酯包合物。

4. 包合材料

包合物中处于包合外层的主分子物质称为包合材料，通常可用环糊精、胆酸、淀粉、纤维素、蛋白质、核酸等作包合材料。制剂中目前常用的是环糊精及其衍生物，因而常称为环糊精包合物。

二、环糊精及其衍生物包合物

（一）环糊精

环糊精（cyclodextrin，CYD）是指淀粉用嗜碱性芽孢杆菌经培养得到的环糊精葡萄糖转位酶作用后形成的产物，是由 6～12 个 D-葡萄糖分子以 1,4-糖苷键连接的环状低聚糖化合物。为水溶性的非还原性白色结晶状粉末，结构为中空圆筒形，对酸不太稳定，易发生酸解而破坏圆筒形结构。常见的有 α、β、γ 三种，分别由 6、7、8 个葡萄糖分子构成。三种 CYD 中以 β-CYD 最为常用，它在水中的溶解度最小，易从水中析出结晶，随着温度升高溶解度增大，温度为 25℃时，100mL 水中的溶解度为 18.5g。

由于 CYD 是环状中空圆筒形结构，呈现一系列特殊性质，因此可与某些小分子药物形成包合物，如图 22-1 和图 22-2 所示。

（二）环糊精衍生物

天然 β-环糊精的溶解度低，应用中产生毒副作用，尤其是不能注射给药。这些缺点限制了它在药剂学领域的应用。目前，已制备出一系列水溶性程度不同的环糊精衍生物，如二甲基-β-环糊精、羟丙基-β-环糊精等，这些环糊精衍生物具有较高的水溶性和安全性，尤其是后者，具有毒性低，溶血性小的特点，可作为注射给药的载体。

1. 二甲基-β-环糊精（DM-β-CYD）

本品为亲水性环糊精衍生物，既可溶于水，又可以溶解于有机溶剂中。在 25℃水中溶解度可达到 570g/L。对脂溶性药物如维生素 A、维生素 D、维生素 E 的包合作用增强，形成包合物在水中有良好的溶解度和稳定性，为进一步开发新剂型和提高生物利用度提供有利条件。但刺激性较大，不能用于注射与黏膜。

图 22-1　β-CYD 的环状结构

图 22-2　α-CYD 的立体结构

2．2-羟丙基-β-环糊精（2HP-β-CYD）

本品极易溶于水，溶解度可达到 750g/L，是难溶性药物较理想的增溶剂，冷冻干燥粉末可直接压片。溶血性低，安全性好，可静脉给药；20％、40％、50％（g/mL，质量浓度）的 2HP-β-CYD 溶液，对皮肤、眼睛、肌肉均无刺激。

（三）环糊精及其衍生物包合作用的特点

1．药物与环糊精的组成和包合作用

CYD 所形成的包合物通常都是单分子包合物，药物包入单分子空穴内，而不是在材料晶格中嵌入药物。

单分子包合物在水中溶解时，整个包合物被水分子包围使其溶剂化比较完全，形成稳定的单分子包合物。大多数 CYD 与药物可以达到摩尔比 1∶1 包合，若 CYD 用量少，药物包合不完全；若 CYD 用量偏多，包合物的含药量低。

2．包合时对药物的要求

无机药物大多不宜用 CYD 包合。有机药物应符合下列条件之一：药物分子的原子数应大于 5；具有稠环结构的有机药物，其稠环数应小于 5；药物分子量在 100～400 之间；水中溶解度小于 10g/L，熔点低于 250℃。

3．药物的极性或缔合作用影响包合作用

由于 CYD 空穴内为疏水区，非极性药物易进入而被包合，形成的包合物溶解度较小；极性药物可嵌在空穴口的亲水区，形成的包合物溶解度大；疏水性药物易被包合，非解离型的比解离型的药物易被包合。自身可缔合的药物往往先发生解缔合，再嵌入到 CYD 空穴内。

4．包合作用具有竞争性

包合物在水溶液中与药物呈平衡状态，如加入其他适当的药物或有机溶剂时，可将原包合物中的药物取代出来。

三、环糊精包合物的制备

1．饱和水溶液法

亦可称重结晶法或共沉淀法。将 CYD 配成饱和溶液，加入药物（难溶性药物可用少量有

机溶剂如丙酮或异丙醇等溶解）混合 30min 以上，使药物与 CYD 起包合作用形成包合物，且可定量（主客分子以固定摩尔比）地将包合物分离出来。水中溶解度大的药物，可加入某些有机溶剂，促使包合物析出。将析出的包合物过滤，用适当的溶剂洗净、干燥即得。

【例】 吲哚美辛 β-CYD 包合物的制备

称取吲哚美辛 1.25g 加 25mL 乙醇，微温使溶解，滴入 75℃的 β-CYD 饱和水溶液 500mL，搅拌 30min，停止加热再搅拌 5h，得白色沉淀，室温静置 12h，过滤，将沉淀在 60℃干燥，过 80 目筛，经 P_2O_5 真空干燥，即得包合率在 98％以上的包合物。

2. 研磨法

取 β-CYD 加入 2～5 倍量的水中混合，研匀，加入药物（难溶性药物应先溶于有机溶剂中），充分研磨至糊状物，低温干燥后，再用适宜的有机溶剂洗净，再干燥，即得。

【例】 维 A 酸-β-CYD 包合物的制备

由于维 A 酸易被氧化，制成包合物可提高其稳定性。将维 A 酸与 β-CYD 按摩尔比 1∶5 称量，将 β-CYD 在 50℃水浴中用适量蒸馏水研成糊状，维 A 酸用适量乙醚溶解后加入到上述糊状液中，充分研磨，乙醚挥发，将变成半固体物，将半固体物置于遮光的干燥器中减压干燥数日，即得维 A 酸-β-CYD 包合物。

3. 冷冻干燥法

如果制成的包合物易溶于水、不易析出结晶，且在干燥过程中药物易分解变色，可用冷冻干燥法制备包合物。所得成品疏松，溶解度好，可制成粉针剂。

【例】 盐酸异丙嗪（PMH）β-CYD 包合物的制备

盐酸异丙嗪（PMH）易被氧化，故可用此法制成包合物。将 PMH 与 β-CYD 按摩尔比 1∶1 称量，β-CYD 用 60℃以上的热水溶解，加入 PMH 搅拌 0.5 小时，冰箱冷却过夜再冷冻干燥，用氯仿洗去未包入的 PMH，最后除去残留氯仿，得白色包合物粉末，内含 PMH 28.1％±2.1％，包合率为 95.64％。经影响因素试验（如光照、高温、高湿度等）和加速试验，均比原药 PMH 的稳定性提高。

4. 喷雾干燥法

此法适用于难溶性、疏水性药物。如地西泮与 β-CYD 用喷雾干燥法制得的包合物中，地西泮的溶解度和生物利用度都得到了提高。

对于同一药物，选择的方法不同，条件不同，所得包合物的收率与包合率也不相同。在制备包合物时，一般根据药物性质来选择适宜的制备方法。

第三节 微型包囊技术

一、微型包囊技术的概念和特点

微型包囊技术，简称微囊化，是近几十年应用于药物的新工艺、新技术。利用天然的或合成的高分子材料（统称为囊材）作为囊膜壁壳，将固态药物或液态药物（统称为囊心物）包裹形成药库型微型胶囊的技术，简称微囊（microcapsule）。也可使药物溶解或分散在高分子基质中，形成微小球状实体的固体骨架物——微球。微囊和微球的粒径属微米级，微球在相关章节介绍。

近年来采用微囊化技术的药物已有 30 多种，如解热镇痛药、抗生素、多肽、避孕药、维生素等，上市的微囊化商品有红霉素片（美国）、β-胡萝卜素片（瑞士）等。药物微囊化后可以有以下特点：

（1）掩盖药物的不良气味及口味 如鱼肝油、氯贝丁酯、生物碱类以及磺胺类等。

（2）提高药物的稳定性 如易水解的阿司匹林、易挥发的挥发油类、易氧化的 β-胡萝卜素等药物。

（3）防止药物在胃内失活或减少对胃的刺激性 如红霉素、胰岛素等易在胃内失活，氯化钾、吲哚辛美等刺激胃易引起胃溃疡。微囊化可克服这些缺点。

（4）使液态药物固态化便于应用与贮存 如油类、香料、脂溶性维生素等。

（5）减少复方药物的配伍变化 将药物分别包囊后可避免药物之间可能产生的配伍变化。如阿司匹林与扑尔敏配伍后可加速阿司匹林的水解。分别包衣后得以改善。

（6）缓释、控释药物 可采用惰性物质、生物降解材料、亲水性凝胶等，制成微囊使药物缓释、控释，再制成缓释、控释制剂。

（7）使药物浓集于靶区 如治疗指数低的药物或细胞毒素物（抗癌药）制成微囊的靶向制剂，可将药物浓集于肝或肺等靶区，提高疗效，降低毒副作用。

（8）可将活细胞或生物活性物质包囊 如胰岛素、血红蛋白等，在体内可发挥生物活性作用，且有良好的生物相容性和稳定性。

二、囊心物与囊材

（一）囊心物

微囊的囊心物包括主药及附加剂。附加剂主要用于提高药物微囊化的质量，如稳定剂、稀释剂、控制释放速率的阻滞剂、促进剂以及改善囊膜可塑性的增塑剂等。囊心物可以是固体，也可以是液体。通常将主药与附加剂混匀后微囊化，也可先将主药单独微囊化，再加入附加剂。若有多种主药，可将其混匀再微囊化，亦可分别微囊化后再混合，这取决于设计要求、药物、囊材和附加剂的性质及工艺条件等。采用不同的工艺条件时，对囊心物也有不同的要求。相分离凝聚法中一般是水不溶性的囊心物，而相界面缩聚法中一般是水溶性的囊心物。此外，囊心物与囊材的比例要适当，如囊心物过少，易制成空囊。

（二）囊材

囊材系指用于包囊、制作微球或毫微球所需材料。一般要求是：性质稳定；有适宜的释放速率；无毒、无刺激性；能与药物配伍，不影响药物的药理作用及含量测定；有一定的强度及可塑性，能完全包封囊心物；有符合要求的黏度、渗透性、亲水性、溶解性、降解性等特性。注射用微球囊才应具有生物降解性。

常用的囊材可分为天然的、半合成或合成的高分子材料。

1. 天然高分子囊材

天然高分子材料性质稳定、无毒、成膜性或成球性较好，是最常用的囊材与载体材料。常见的有明胶、阿拉伯胶、海藻酸盐、壳聚糖等。

（1）明胶 明胶系氨基酸与肽交联形成的直链聚合物。因水解方法不同，明胶分为 A 型（酸法明胶）和 B 型两种（碱法明胶）。A 型明胶等电点为 $7 \sim 9$，B 型明胶稳定且不易长菌，等电点为 $4.7 \sim 5.0$。聚合度不同的明胶分子量不同，其平均分子量在 $15000 \sim 25000$ 之间。两者的成囊性无明显差别，可生物降解，几乎无抗原性。选用时根据药物的酸碱性要求进行选用。

（2）阿拉伯胶 阿拉伯胶系由糖苷酸及阿拉伯酸的钾、钙、镁盐所组成，一般常与明胶等量配合使用，作囊材的用量为 $20 \sim 100 g/L$，也可与白蛋白配合作复合材料。

（3）海藻酸盐 海藻酸盐系多糖类化合物，常用稀碱从褐藻中提取而得。海藻酸钠可溶于不同温度的水中，不溶于乙醇、乙醚等有机溶剂。不同分子量产品的黏度有差异，可与甲壳素或聚赖氨酸合用作复合材料。因海藻酸钙不溶于水，故海藻酸钠可用 $CaCl_2$ 固化成囊。

（4）壳聚糖 壳聚糖可溶于酸或酸性水溶液，无毒、无抗原性，在体内能被溶菌酶等酶解，具有优良的生物降解性和成膜性，在体内可溶胀成水凝胶。

2. 半合成高分子囊材

作囊材的半合成高分子材料多是纤维素衍生物，毒性小、黏度大、成盐后溶解度增大。常见的有甲基纤维素（MC）、羟丙甲纤维素（HPMC）、羧甲基纤维素盐、乙基纤维素（EC）、酸醋酸纤维素酞酸酯（CAP）等。

（1）甲基纤维素（MC） 用作微囊囊材的用量为 $10\sim30g/L$，亦可与明胶、CMC-Na、PVP 等配合作复合囊材。

（2）羟丙甲纤维素（HPMC） 能溶于冷水成为黏性溶液，不溶于热水，长期贮存稳定，有表面活性。

（3）羧甲基纤维素盐 系阴离子型的高分子电解质，如羧甲基纤维素钠（CMC-Na），常与明胶配合作复合囊材，一般分别配 $1\sim5g/L$ CMC-Na 及 30g/L 明胶，再按体积比 2：1 混合。CMC-Na 遇水溶胀，体积可增大 10 倍，在酸性液中不溶。水溶液黏度大，有抗盐能力和一定的稳定性，不会发酵，也可以制成铝盐 CMC-Al 单独作囊材。

（4）乙基纤维素（EC） 本品不溶于水、甘油和丙二醇，可溶于乙醇，遇强酸易水解，故对强酸性药物不适宜。化学稳定性高，适用于多种药物的微囊化。

（5）酸醋酸纤维素酞酸酯（CAP） 本品在强酸中不溶解，可溶于 pH>6 的水溶液，分子中含游离羧基，其相对含量决定其水溶液的 pH 值及能溶解 CAP 的溶液的最低 pH 值。可单独用做囊材，也可与明胶配合使用。

3. 合成高分子囊材

包括非生物降解的和可生物降解的两类。非生物降解且不受溶液 pH 值影响的囊材有聚酰胺、硅橡胶等，生物不降解，但在一定 pH 值条件下可溶解的囊材有聚丙烯酸树脂、聚乙烯醇等。可生物降解材料包括应用聚乳酸（PLA）、丙交酯乙交酯共聚物、聚乳酸-聚乙二醇嵌段共聚物（PLA-PEG）等，无毒、成膜性好、化学稳定性好，可用于注射。

三、微囊制备方法

微囊的制备方法有物理化学法、物理机械法和化学法三大类。根据药物和囊材的性质、微囊的粒径、释放性能以及靶向性的要求，可选择不同的微囊化方法。

（一）物理化学法

本法又称相分离法，是在囊心物与囊材的混合溶液中加入另一种不良溶剂，或采取其他适当手段使囊材的溶解度降低，自溶液中形成新相（凝聚相）。

根据形成新相方法的不同，相分离法分为单凝聚法、复凝聚法、溶剂-非溶剂法、改变温度法和液化干燥法。相分离法已成为药物微囊化的主要工艺之一，它所用设备简单，高分子材料来源广泛，适用于多种类别的药物微囊化。

1. 单凝聚法

单凝聚法是用一种高分子化合物（明胶、CAP、EC 等）为囊材，将囊心物分散在囊材的溶液中，然后加入凝聚剂（降低溶解度），使之凝聚成微囊或微球。凝聚剂包括乙醇、丙酮等强亲水性非电解质或如硫酸钠、硫酸铵等强亲水性电解质。凝聚是可逆的，一旦解除促进凝聚的条件，就可发生解凝聚，使形成的囊很快消失。制备时可利用这种可逆性经过几次凝聚与解凝聚，直到制成满意的微囊（可用显微镜观察），最后再通过固化使之成为不粘连、不凝结、不可逆的球形微囊。单凝聚法制备微囊工艺流程如图 22-3 所示。

2. 复凝聚法

复凝聚法是利用两种相反电荷的高分子材料作复合囊材，在一定条件下囊心物分散在囊材溶液中，利用相反电荷相互交联形成复合囊材，溶解度降低，囊材自溶液中凝固析出成囊。常见的复合材料有明胶与阿拉伯胶（或 CMC 或 CAP 等多糖）、海藻酸盐与聚赖氨酸、海藻酸盐与壳聚糖等。适合于难溶性药物的微囊化。复凝聚法制备微囊工艺流程如图 22-4 所示。

图 22-3　单凝聚法制备微囊工艺流程

图 22-4　复凝聚法制备微囊工艺流程

3. 溶剂-非溶剂法

溶剂-非溶剂法是指在囊材溶液中加入一种对该聚合物不溶的溶剂（非溶剂），引起相分离而将药物包成微囊的方法。常用囊材的溶剂和非溶剂的组合见表 22-1。使用疏水囊材，要用有机溶剂溶解。疏水性药物可与囊材混合，亲水性药物不溶于有机溶剂，可混悬在囊材溶液中。然后加入争夺有机溶剂的非溶剂，使材料降低溶解而从溶液中分离，过滤，除去有机溶剂即得微囊。

表 22-1　常用囊材的溶剂与非溶剂

囊　材	溶　剂	非溶剂	囊　材	溶　剂	非溶剂
乙基纤维素	四氯化碳（苯）	石油醚	聚乙烯	二甲苯	正己烷
苄基纤维素	二氯乙烯	丙醇	聚醋酸乙烯酯	氯仿	乙醇
醋酸纤维素丁酯	丁酮	异丙醚	苯乙烯马来酸共聚物	乙醇	醋酸乙酯
聚氯乙烯	四氢呋喃（环己烷）	水（乙二醇）			

4. 改变温度法

本法系通过控制温度成囊，而不需加凝聚剂。EC 作囊材时，可先在高温溶解，然后降温成囊。使用聚异丁烯（PIB）作稳定剂可改善微囊间的粘连。用 PIB 与 EC、环己烷组成的三元系统，在 80℃溶解成均匀溶液，缓慢冷却至 45℃，再迅速冷却至 25℃，EC 可凝聚成囊。

5. 液中干燥法

又称溶剂挥发法，系指从囊心物和囊材所形成的乳状液中去除挥发性溶剂以制备微囊的方法。液中干燥法的干燥工艺包括两个基本过程：溶剂萃取过程（两液相之间）和溶剂蒸发过程（液相和气相之间）。操作方法可分为连续干燥法、间歇干燥法和复乳法。前两者应用于 O/W 型、W/O 型、O/O 型（如乙腈/液状石蜡/丙酮/液状石蜡等）乳状液，复乳法应用 W/O/W 型或 O/W/O 型复乳。它们都要先制备囊材的溶液，乳化后囊材溶液存在于分散相中，与连续相不相混溶，但囊材溶剂对连续相应有一定的溶解度，否则萃取过程无法实现。连续干燥法和间歇干燥法中，如所用囊材溶剂能溶解药物，则得到的是微球，反之得到的是微囊。复乳法制得的是微囊。

（二）物理机械法

物理机械法是将液体药物或固体药物在气相中进行微囊化的技术，主要有喷雾干燥法和流化床包衣法等，需要一定的设备条件。

1. 喷雾干燥法

将囊心物分散在囊材的溶液中，囊材固化，将囊心物包成 5000～6000pm 的类球形微囊。成品流动性好，质地疏松。

2. 流化床包衣法

又称空气悬浮包衣法，利用垂直强气流使囊心物悬浮在包衣室中，囊材溶液通过喷雾附着于含有囊心物的微粒表面，通过热气流将囊材溶液剂挥去，囊心物包成膜壳型微囊。囊材可以是多聚糖、明胶、树脂、蜡、纤维素衍生物及合成聚合物。为防止药物微粒之间的粘连，在药物微粉化过程中加入适量的滑石粉或硬脂酸镁，然后再通过流化床包衣。

3. 其他方法

另外可采用多孔离心法、锅包衣法等。

水溶性和脂溶性的、固态或液态药物的微囊化均可以选用上述物理机械法中的任一种，其中以喷雾干燥法最常用。采用物理机械法时，囊心物通常有一定损失且微囊有粘连，但囊心物损失在 5%左右、粘连在 10%左右，认为是合理的。

（三）化学法

利用在溶液中单体或高分子通过聚合反应或缩合反应制备微囊的方法称为化学法。本法的特点是不加凝聚剂，通常是先将药物制成 W/O 型乳浊液，再利用化学反应交联固化。

1. 界面缩聚法

亦称界面聚合法，是在分散相（水相）与连续相（有机相）的界面上发生单体的聚合反应。

2. 辐射交联法

将明胶或 PVP 等囊材在乳化状态下，经 λ 射线等照射发生交联，再处理制得粉末状微囊。该法的特点是工艺简单，成型容易。

四、微囊的质量评价

目前微囊的质量评价，除制成制剂应符合药典有关制剂的规定外，还包括以下内容。

（一）微囊的囊形与粒径

微囊形态应为圆球形或椭圆形的封闭囊状物，可采用光学显微镜、扫描或电子显微镜观察形态并提供照片。

不同微囊制剂对微囊粒径有不同的要求。注射剂的微囊粒径应符合药典中混悬注射剂的规定；用于静脉注射起靶向作用时，应符合静脉注射的规定。

（二）微囊中药物含量的测定

微囊中药物含量的测定一般采用溶剂提取法。溶剂的选择原则是使药物最大限度地溶出而囊材很少溶解，溶剂本身不干扰测定。

（三）微囊中药物的载药量与包封率

1. 对于粉末状微囊可以仅测定载药量

$$微囊的载药量 = \frac{微囊内的药量}{微囊的总重量} \times 100\%$$

2. 对于载液态介质中的微囊

用离心或过滤等方法将微囊分离后，称取一定重量的微囊，分别测定介质中与微囊内的载药量与包封率。微囊内的药量占投药总量的百分率称为药物的包封产率，对于评价微囊的质量意义不大，可用于评价工艺。

$$微囊的载药量 = \frac{微囊内的药量}{微囊的总重量} \times 100\%$$

$$包封率 = \frac{微囊内的药量}{微囊和介质中的总药量} \times 100\%$$

微囊的包封率和载药量高低取决于采用的工艺。喷雾干燥法和空气悬浮法可制得包封产率95%以上的微囊。但是用相分离法制得的微囊，包封率常为 20%～80%。

3. 微囊中药物释放的速率

为了掌握微囊中药物的释放规律和释放机理等，必须对微囊进行释放速率的测定。根据微囊的特点，可采用《中国药典》2005 年版二部附录溶出度测定法中第二法（桨法）等进行测定，也可将试样置薄膜透析管内按第一法（转篮法）进行测定。如果条件允许，也可采用流池法测定。

4. 有机溶剂残留量

凡工艺中采用有机溶剂者，应测定有机溶剂残留量，并不得超过有关规定的限量。

第二十三章　生物技术药物制剂

第一节　概　　述

一、生物技术药物制剂的基本概念

1. 生物技术药物制剂的定义

生物技术药物制剂系指应用药物制剂手段将生物技术药物加工而成的具有一定规格剂型的制剂。目前研究和开发的均属于肽类与蛋白质类药物制剂。而生物技术药物是指采用 DNA 重组技术或单克隆抗体技术或其他新生物技术研制的基因、核糖核酸、酶、蛋白质、多肽、多糖药物。

生物技术（biotechnology）也称生物工程，是应用生物体（包括微生物、动物及植物细胞）或其组成部分（细胞器和酶），在最适条件下，生产有价值的产物或进行有益过程的技术。现代生物技术主要包括基因工程、细胞工程、酶工程、发酵工程（微生物工程）和生化工程。基因工程又称遗传工程，它是经体外非同源 DNA 重组，使基因转移到宿主细胞中，使后者获得纯品，为生产低耗、廉价产品开辟了一条新途径。细胞工程包括基因、基因组、染色体、细胞质、细胞融合工程。细胞融合技术也称细胞杂交技术，是生产单克隆抗体类试剂或药物的主要手段。酶工程是将水溶性的固相酶，在酶促反应中以固相状态作为底物，产生纯酶。

2. 生物技术药物制剂的特点

① 药理活性强，给药剂量小，药物本身毒副作用小。

② 分子量大、稳定性差、吸收性差、半衰期短。

③ 提取、纯化工艺复杂，极易染菌、腐败而失活，并产生热原或致敏物质，生产过程要求低温、无菌操作。

3. 生物技术药物制剂的发展

随着生物技术渗入传统的经典制药工业，使医药产品的发展进入了一个新的时期。过去，胰岛素、生长激素、干扰素、白细胞介素等药物主要从人或动物体有关脏器、组织、血液或尿等排泄物中提取，成本高、产量低，且质量有时难以保证。利用生物技术则甚至可利用原核细胞和真核细胞作为生物工厂来生产胰岛素、生长激素、干扰素、病毒抗原等大量的外源蛋白。如治疗侏儒症的人生长激素，一名患儿一年所需的用量，需由 50 具新鲜尸体脑下垂体中提取，若采用基因工程，则可以从 1~2L 细菌培养液中提取到同样数量的生长激素，而且产品安全可靠。

二、生物技术药物制剂新的给药系统

目前多数生物技术药物制剂的给药途径是注射给药，但在治疗慢性病时，需要长期、甚至终生用药，这就给患者带来很大痛苦和不便。因此研制用药方便、可以自行给药的制剂一直是热点，同时，针对新的注射给药系统的研究也在不断发展。

（一）非注射途径新的给药系统

非注射给药可以增加病人的顺应性，使用药方便，同时也有利于开拓生物技术药物制剂的新用途与市场。多肽及蛋白质类药物非注射途径给药的方式主要包括鼻腔、口服、直肠、口腔、透皮和肺部给药，其中鼻腔给药似乎最有发展前途，但口服给药是目前最受欢迎的给药途

径，有待进一步研究。根据药物性质与临床需要也可考虑其他给药系统。

1. 鼻腔给药系统

由于鼻腔黏膜中动、静脉和毛细淋巴管分布十分丰富，鼻腔呼吸区细胞表面具有大量微小绒毛，鼻腔黏膜的穿透性较高而酶相对较少，对药物的分解作用比胃肠道低，有利于蛋白质类药物的吸收并直接进入体内血液循环。目前已经有一些上市的鼻腔给药系统，主要剂型有滴鼻剂和喷鼻剂，如促黄体激素释放激素（LHRH）激动剂布舍瑞林、去氨加压素、降钙素、催产素等。

鼻腔给药系统当前存在的主要问题是有些分子量大的药物常出现吸收重现性差、局部刺激性、影响鼻纤毛运动和长期用药带来的毒性等问题，因而使应用受到限制，随着制剂处方的改进，该给药系统的发展前景看好。

2. 口服给药系统

多肽、蛋白质类药物口服给药面临的主要问题是：胃酸对药物的降解；酶对药物的降解；药物对胃肠道黏膜的穿透性差；肝脏对药物的首过作用。以胰岛素为代表的口服给药系统，一直是研究的重点，因为目前胰岛素主要靠注射给药，给病人带来痛苦与不便。下面是胰岛素研制中的几种主要剂型。

（1）微乳制剂 以蛋黄磷脂、甘油单油酸酯、胆固醇、油酸、抗氧剂和防腐剂等为油相；胰岛素、枸橼酸、抑肽酶等溶于乙醇为水相，加入乳化剂聚氧乙烯（40）硬脂酸酯，经高压乳匀机制成 W/O 型微乳，或再将制成的微乳喷于羟丙基纤维素或羧甲基纤维素表面，经干燥装入胶囊中口服，经几十例临床试用效果较好。

（2）纳米囊 1988 年 Damge 等将胰岛素制成聚氰基丙烯酸异丁酯纳米囊，其平均粒径为 220nm。动物试验表明效果较好，药效维持时间较长，可防止酶对药物的降解，可穿透肠壁上皮细胞，吸收部位主要在回肠。目前国内也有这方面的一些研究。纳米囊尚处在动物试验阶段，还未见有临床研究的报道，至于其体内吸收机制及作用时间还待探索。

（3）胰岛素肠溶软胶囊 采用 pH 依赖的聚合物（如 Eudragit RS 与 S 或 EudragitRS 与 L 的丙酮溶液）包衣；可使胰岛素在 pH 值大于 7 的十二指肠区释放，而不会被胃酸降解。

3. 直肠给药系统

直肠内水解酶活性比胃及十二指肠等处低，pH 值接近中性，因而对药物破坏较少，还可避免肝的首过效应，直接进入血液循环，同时也不像口服药物受到胃排空及食物的影响，这是口服制剂难以相比的。

加入吸收促进剂可提高直肠吸收药物的效果，常用的吸收促进剂如水杨酸、5-甲氧基水杨酸、去氧胆酸钠等。

4. 口腔黏膜给药系统

口腔黏膜较鼻黏膜厚，但无角质层，由于面颊部血管丰富，药物吸收后可经颈静脉、上腔静脉直接进入全身循环，因而可避免胃肠消化液的影响与肝的首过作用。但与肌内注射相比，口腔黏膜吸收仍很少，如用 HPC（羟丙基纤维素）与卡波普制成胰岛素的口腔黏膜黏附制剂，动物实验表明，其生物利用度仅为注射剂的 0.5%。要提高药物在口腔黏膜的吸收，需要改进药物的膜穿透性和抑制药物的代谢，可加入吸收促进剂。吸收促进剂对黏膜的影响比口服要少。

5. 经皮给药系统

皮肤的穿透性低是多肽与蛋白类药物透皮吸收的主要障碍，但皮肤的水解酶活性相当小，这给肽与蛋白类药物透皮吸收创造了条件。目前主要研究通过筛选新的吸收促进剂及透皮能力强的药物载体、使用离子导入技术、超声技术、激光技术等来解决这一问题。离子导入技术是指使电荷或中性分子在电场作用下迁移进入皮肤的技术，该项技术的应用使大分子量、荷电和亲水性多肽及蛋白质类药物能透过皮肤角质层。如胰岛素、精氨酸加压素等的透皮吸收的研究均取得了一定的进展。它们的透皮速率依赖于 pH、离子强度、处方中电解质的浓度和应用的电压。

6. 肺部给药系统

据报道三种治疗用多肽：亮丙瑞林（9 个氨基酸）、胰岛素（51 个氨基酸）、生长激素（192 个氨基酸）均可从肺部吸收，生物利用度在 $10\% \sim 25\%$。胰岛素采用吸入粉雾剂，现已进入临床实验阶段。但肺部给药系统存在着很多问题：长期给药后的安全性评估；肺吸收分子大小的限制；促进吸收的措施；稳定的蛋白质药物的处方设计方法等。

目前，蛋白质类药物非注射途径给药时存在的主要问题是药物穿透黏膜能力差，易受酶和酸的降解，致使其生物利用度很低。为了提高其生物利用度，可采取：①对药物进行化学修饰或制成前体药物；②应用吸收促进剂，如为提高药物鼻腔给药的生物利用度，可加入吸收促进剂如胆酸盐类、脂肪酸及其酯类、糖苷类（如皂苷）、醚类等；③使用酶抑制剂；④皮肤给药采用离子电渗法等。

（二）注射途径新的给药系统

很多蛋白质类药物的体内血浆半衰期短，清除率高，因而需要延长其血浆半衰期；同时有些药物需要制成非零级的脉冲式释药系统。为满足这些要求，可以对蛋白质分子药物进行化学结构修饰，以抑制其药理清除，或通过控制蛋白质进入血流的释放速率，从而达到延长其血浆半衰期的目的。这方面的研究有控释微球制剂与脉冲式给药系统。

1. 控释微球制剂

用生物可降解的材料制成微球给药系统可达到控制蛋白质类药物释放的目的。常见材料有聚乳酸、聚丙交酯-乙交酯和聚乳酸乙醇酸共聚物等。美国 FDA 批准的醋酸亮丙瑞林聚丙交酯-乙交酯微球就是一种蛋白质类药物微球，改变丙交酯与乙交酯的比例或分子量，可得到不同时间生物降解性质的材料。醋酸亮丙瑞林聚丙交-乙交酯微球供肌内注射，用于治疗前列腺癌，可控制释药达 30 天之久，改变了普通注射剂需每天注射的不便。

【例】亮丙瑞林 PLGA 微球

制备：取醋酸亮丙瑞林 500mg，明胶 80mg，水 1mL，混合加热至 60℃为水相，PLA 或 PLGA 400mg 溶于二氯甲烷 5.5mL 为油相，边搅拌边将油相慢慢倒入水相，制成 W/O 型微乳，冷却至 15℃，在 5000r/min 下用喷嘴将微乳加入到 400mL 0.5% 的聚乙烯醇水溶液中搅拌 2min，使其成 W/O/W 型复乳，在 30℃下缓慢搅拌 2 小时或旋转蒸发除去二氯甲烷，得硬化的圆形控释微球。

2. 脉冲式给药系统

肝炎、破伤风、白喉等疾病所使用疫苗或类毒素均为抗原蛋白，全程免疫至少需要进行三次接种，才能确证免疫效果。由于种种原因，全世界不能完成全程免疫接种而发生的辍种率达 70%，为提高免疫接种的覆盖率，减少一些重大疾病的死亡率，采用脉冲式控释给药系统将多剂量疫苗发展为单剂量控释疫苗。如将破伤风类毒素制成 PLGA 脉冲式控释微球制剂，可根据 PLGA 中乳酸和羟乙酸的不同比例、微球大小不同、分子量不同，一次注射后可在 $1 \sim 14$ 天、$1 \sim 2$ 个月和 $9 \sim 12$ 个月内分三次脉冲式释放，从而达到全程免疫的目的。

第二节 生物技术药物制剂的制备工艺

蛋白质类药物可制成口服、外用或注射制剂，由于这类药物的不稳定性，使得口服制剂的制备相当困难，因此目前绝大多数都以注射方式给药，这里主要讨论蛋白质类药物注射剂。

一、蛋白质类药物注射剂的制备工艺

1. 蛋白质类药物的提取和纯化

一些蛋白质以可溶形式存在于细胞外，可按其性质选择适当的溶剂直接提取。但多数蛋白质存在于细胞内，并结合在一定的细胞器上，故需先破碎细胞，然后以适当的溶剂提取。一般用超声波、电动搅拌器、匀浆器破坏动物组织和细胞，用加砂研磨、高压挤压、纤维素酶破碎植物组织和细胞。选择的提取条件既要尽量提取所需蛋白质，又要防止蛋白酶的水解和其他因素对蛋白质特定构象的破坏。

蛋白质的粗提液可用：①盐析法；②低温有机溶剂沉淀法；③等电点沉淀法；④透析法；⑤超滤法；⑥凝胶过滤法；⑦电泳法；⑧离子交换层析法等进一步分离纯化并用凯氏定氮法、福林-酚试剂法、双缩脲法和紫外分光光度法等进行含量测定。

2. 蛋白质类药物注射剂的制备工艺

目前应用于临床的蛋白质类药物注射剂有两类：一类为溶液型注射剂；另一类为冷冻干燥型注射剂。前者使用方便，但需在低温（2～8℃）下保存；后者比较稳定，但制备工艺较为复杂。

上述两种类型的蛋白质类药物注射剂，其制备工艺与小分子化合物溶液型注射剂和粉针剂的制备工艺基本一致（见相关章节），各工序的室内空气洁净度必须达到 GMP 的要求。

在冻干或喷雾干燥的工艺过程中，为防止蛋白质的失活，必须注意以下几点。

① 必须重视在冻干过程中蛋白质的水合膜除去后是否会使立体结构改变，再加水是否能恢复原来的折叠状态。

② 由于温度变化，处方中配伍的盐和缓冲体系会使 pH 值改变，从而导致蛋白质失活。

③ 所选择的用来增加蛋白质类药物的体积的填充剂最好同时具有稳定剂的作用。如用甘露醇、山梨醇、葡萄糖等。

④ 必须严格控制水分含量。因为含水量的多少与块状物的物理状态有关，即形成无定形还是结晶。无定形一般含水量高，水分含量较高可能使块状物在贮存过程中发生坍塌，也可能影响化学稳定性。

⑤ 当蛋白质药物剂量很小时，要注意滤膜过滤时的吸附损失。可用人血清白蛋白作为保护剂，其机理可能是滤膜、容器等的表面首先吸附此白蛋白而饱和，使蛋白质药物不再被吸附。

二、蛋白质的不稳定性

1. 蛋白质的吸附性

蛋白质与多肽溶液在制备过程中，可被容器、滤器或输送体系的材料表面吸附。当溶液浓度很低时，药物的损失相对较高。影响吸附的因素有 pH 值、离子强度和材料的表面疏水性等。膜滤过是现行蛋白质药物制剂灭菌滤过最常用的方法，必须注意膜对蛋白质药物的吸附，研究表明，不同材料的过滤膜对蛋白质的吸附量不同，以硝酸纤维与尼龙膜吸附量最多，其后依次为聚砜、二醋酸纤维素和亲水性的聚偏氟乙烯。

2. 蛋白质的水解

蛋白质可被酸、碱和蛋白酶催化水解，使蛋白质分子断裂，分子量逐渐变小，完全水解时蛋白质全部变为氨基酸；在酶或稀酸等较温和条件下发生不完全水解，生成肽段与氨基酸。

3. 蛋白质的氧化

含有甲硫氨酸、半胱氨酸等的蛋白质中具有芳香侧链的氨基酸，可以在一些氧化剂，如分子氧、过氧化氢、过甲酸、氧自由基等作用下发生氧化。如甲硫氨酸可氧化成甲硫氨酸亚砜而使一些多肽类激素和蛋白质失去活性。影响氧化的因素有温度、pH 值、缓冲介质、催化剂的种类和氧化剂的强度等，如巯基的氧化在碱性条件下特别是在金属离子存在时容易发生。蛋白质的空间结构影响氧化反应及其结果，如氧化的巯基暴露在蛋白质的表面，接着形成分子间的二硫键导致蛋白质聚集。

4. 蛋白质的变性

在某些理化因素作用下，蛋白质的空间构象发生改变或破坏，导致其生物学活性的丧失和一些理化性质的改变，这种现象称蛋白质的变性作用。使蛋白质变性的因素有加热、紫外线、剧烈搅拌、强酸、强碱、有机溶剂、重金属盐等。现代分析研究的结果表明：蛋白质变性的本质是外界因素破坏了维持蛋白质空间构象的次级键导致蛋白质分子空间构象的改变和破坏，而不涉及一级结构的改变或肽键的断裂。

蛋白质变性的最主要特征是生物学活性的丧失，酶的催化能力、蛋白质类激素的代谢调节功能、抗原与抗体的反应能力、血红蛋白运输 O_2 和 CO_2 的能力皆会丧失。此外，某些理化特征也会改变，如溶解度降低、黏度增加、扩散系数降低，易被蛋白酶水解等。

影响蛋白质变性的物理因素有加热、剧烈振摇、曝晒、紫外线照射、高压等；化学因素有酸、碱、盐、有机溶剂、表面活性剂等。而在制备药物制剂时，常常要加热灭菌、添加酸、碱、盐或表面活性剂等附加剂，因此如何达到既完成制剂制备，又不使蛋白质类药物变性，是需要不断探索的问题。

不同蛋白质对各种因素的敏感度不同，因而变性程度各异，如除去变性因素后，蛋白质的构象可恢复者称可逆变性，构象不能恢复者称不可逆变性。在研制有关制剂时，必须考虑如何保护所需要的蛋白质不变性，或利用可逆变性除去杂质及杀灭致病菌，或使变性恰到好处，以便制成有用的制剂，如疫苗。

三、液体剂型蛋白质类药物制剂的稳定化

在液体剂型中蛋白质药物的稳定化方法分为两类：①改造其结构；②加入适宜辅料。

蛋白类药物的稳定剂有以下几类。

1. 缓冲液

采用适当的缓冲系统，可以提高蛋白质在溶液中的稳定性。例如红细胞生成素采用枸橼酸钠-枸橼酸缓冲剂，人生长激素在 5mmol/L 的磷酸盐缓冲液可减少聚集。缓冲盐类除了影响蛋白质的稳定性外，其浓度对蛋白质的溶解度与聚集均有很大影响。组织溶纤酶原激活素在最稳定的 pH 值条件下，药物的溶解度不足以产生治疗效果，因此加入带正电荷的精氨酸以增加蛋白质在所需 pH 值下的溶解度。

2. 表面活性剂

在蛋白质药物，如组织溶纤酶原激活素等制剂中均加入少量非离子表面活性剂，如吐温-80 来抑制蛋白质的聚集，其机理可能是因为表面活性剂倾向于排列在气-液界面上，从而使蛋白质离开界面来抑制蛋白质的变性。

3. 糖和多元醇

糖和多元醇属于非特异性蛋白质稳定剂。蔗糖、海藻糖、甘油、甘露醇、山梨醇（浓度 1%~10%）最常用。糖和多元醇的稳定作用与其浓度密切相关，不同糖和多元醇的稳定程度取决于蛋白质的种类。还原糖与氨基酸有相互作用，因此避免使用。

4. 盐类

盐可以起到稳定蛋白质的作用，有时也可以破坏蛋白质的稳定性，这主要取决于盐的种类、浓度、离子相互作用的性质及蛋白质的电荷。低浓度的盐通过非特异性静电作用提高蛋白质的稳定性。如 SO_4^{2-}、HPO_4^{2-}、CH_3COO^-、$(CH_3)N^+$、NH_4^+、K^+、Na^+ 等能增加溶液的离子强度，提高疏水作用，降低疏水基团的溶解度，使蛋白质发生盐析。此外它们使水分子聚集在蛋白质周围被优先水化，所有这些都使蛋白质更加紧密稳定。经常使用的盐 NaCl 在稳

定蛋白质中起关键作用，实验表明它能提高牛血清白蛋白（BSA）的变性温度和热熔。

5. 聚乙二醇类

高浓度的聚乙二醇类常作为蛋白质的低温保护剂和沉淀结晶剂。研究表明不同分子量的PEG作用不同，如PEG300浓度0.5％或2％可抑制重组人角化细胞生长因子的聚集；PEG200、PEG400、PEG600和PEG1000可稳定BSA和溶菌酶。

6. 金属离子

一些金属离子，如钙、镁、锌与蛋白质结合，使整个蛋白质结构更加紧密、结实、稳定。不同金属离子的稳定作用视离子的种类、浓度不同而不同，应通过稳定性实验选择金属离子的种类和浓度。

四、固体状态蛋白质药物的稳定性

在一些蛋白质药物不能采用溶液型制剂时，往往用冷冻干燥与喷雾干燥的工艺解决这类制剂的稳定性问题，这两种工艺均可用于热敏感药物的脱水以延缓溶液中常见的分解作用。

冷冻干燥制备蛋白质类药物制剂主要考虑：①选择适宜的辅料，优化蛋白质药物在干燥状态下的长期稳定性；②考虑辅料对冷冻干燥过程一些参数的影响，如最高与最低干燥温度、干燥时间、冷冻干燥产品的外观等。

喷雾干燥可以控制颗粒大小与形状，生产出流动性很好的球状颗粒。此项工艺对制备蛋白质类药物的控释制剂特别是发展新的给药系统是很有用的。在喷雾干燥过程中也可加入稳定剂。喷雾干燥的缺点是操作过程中损失大，特别是小规模生产，水分含量高。

近年来也有研究用其他一些方法来稳定化，如将蛋白质药物制成环糊精包合物，可提高其溶解度和稳定性；加入某些物质可阻止蛋白质的聚集，这些物质有蔗糖、葡萄糖、氯化钠、甘氨酸、精氨酸、谷氨酰胺、天冬氨酸、甘露醇、山梨醇、聚乙二醇、环糊精和人血清白蛋白等。

五、蛋白质类药物制剂的评价方法

1. 制剂中药物的含量测定

制剂中蛋白质类药物的含量测定可根据处方组成确定，如紫外分光光度法和反相高效液相色谱法常用于测定溶液中蛋白质的浓度，但必须进行方法的适用性试验。也可采用反相高效液相色谱法（RP-HPLC）、离子交换色谱（IEC）与分子排阻色谱（size exclusion chromatography，SEC）法测定。

2. 制剂中药物的活性测定

蛋白质类药物制剂中药物的活性测定是评价制剂工艺可行性的重要方面，活性测定方法有药效学方法（如细胞病变抑制法）和放射免疫测定法。前一种方法是利用体外细胞与活性蛋白质多肽的特异生物学反应，通过剂量（或浓度）效应曲线进行定量（绝对量或比活性单位），该方法具有结果可靠、方法重现性好的特点，是制订药物制剂质量标准最基本的方法。后一种方法是建立在蛋白质类药物的活性部位与抗原决定簇处在相同部位时实施的一种方法，否则活性测定会产生误差。此外也可采用十二烷基硫酸钠-聚丙烯酰胺凝胶电泳（SDS-PAGE）法测定蛋白质类药物活性。

3. 制剂中药物的体外释药速率测定

测定控释、缓释制剂中蛋白质类药物的体外释药速率时考虑到药物在溶出介质中不稳定，多采用测定制剂中未释放药物量的方法。具体方法（以微球为例）是将数个试验组的微球（每个试验组设置数个取样点）置于一定量的溶出介质中，放入37℃振动孵箱中，定时取样离心分离测定微球中药物含量。蛋白质从微球中的释放受介质pH值、离子强度、赋形剂以及转速、温度等条件的影响。

4. 制剂的稳定性研究

蛋白质类药物制剂的稳定性研究应包括制剂的物理稳定性和化学稳定性两个方面，物理稳定性研究应包括制剂中药物的溶解度、释放速率以及药典规定的制剂常规指标的测定，化学稳定性包括药物的聚集稳定性、降解稳定性和生物活性测定。试验方法可参照药物制剂稳定性章节，检测手段根据不同药物的特性选择光散射法、圆二色谱法、电泳法、分子排阻色谱法和细胞病变抑制法等进行测定。

5. 体内药动学研究

由于蛋白质类药物剂量小，体内血药浓度检测的灵敏度要求高，常规体外检测方法不能满足体内血药浓度测定，此外药物进入体内后很快被分解代谢，因此选择合适的检测方法是进行体内药动学研究的关键。对于非静脉给药的控释、缓释制剂的体内药动学试验可考虑选择放射标记法测定血浆中药物的量，该方法灵敏度高，适合多数蛋白质类药物体内血药浓度的测定。如果药物血药浓度与药效学呈线性关系，也可用药效学指标代替血药浓度进行体内吸收和药动学研究。

6. 刺激性及生物相容性研究

与其他类型药物制剂研究一样，刺激性及生物相容性研究是蛋白质类药物制剂（特别是各类注射剂）研究与开发的重要一环，根据我国（State Food and Drug Administration）药品注册管理办法规定，皮肤、黏膜及各类腔道用药需进行局部毒性和刺激性试验，各类注射（植入）途径给药剂型除进行局部毒性和刺激性试验外还需进行所用辅料的生物相容性研究，以确保所用辅料的安全性。

第五部分

调剂基础知识与技能

第二十四章　生物药剂学

第一节　概　　述

生物药剂学（biopharmaceutics，biopharmacy）是 20 世纪 60 年代迅速发展起来的药剂学新分支，主要研究药物及其剂型在体内的吸收、分布、代谢与排泄过程，阐明药物的剂型因素、用药对象的生物因素与药效三者之间的关系。为正确评价药物制剂质量、设计合理的剂型和制备工艺以及指导临床合理用药提供科学依据，以确保用药的有效性和安全性。它对指导给药方案的设计，探讨人体生理及病理状态对药物体内过程的影响，疾病状态时的剂量调整，剂量与药理效应间的相互关系及对药物相互作用的评价等有着重要的作用。

药物使用后，除了血管内给药没有吸收过程外，其他途径的给药通常都经过吸收、分布与消除过程。吸收（absorption）是指药物从给药部位进入血液循环的过程，药物在此过程中的迁移变动称为转运（transport）。除局部作用外，药物只有吸收进入体循环，在血中达到一定的浓度，才会出现生理效应，因此，吸收是药物发挥作用的前提。由于药物剂型及给药方式的不同，药物吸收的途径及影响因素也不同，药物的吸收是生物药剂学研究的重点。药物吸收后随即在体内的各过程总称为配置（disposition），它由分布（distribution）和消除（elimination）组成。分布是指药物由血液循环运送至各个脏器和组织的过程。由于药物理化性质及生理因素的差异，药物在体内的分布是不均匀的，仅有一小部分到达靶组织及产生药理作用。消除是指药物从体内的不可逆消失，包括代谢与排泄过程。代谢（metabolism）是指药物在体内发生化学结构变化的过程，通常是在酶参与下的生物转化过程。排泄（excretion）是指体内药物或代谢物通过排泄器官排出体外的过程，主要的排泄途径为尿液、胆汁和粪便，有些药物还可以通过呼吸道、唾液、乳汁和汗液排泄。

生物药剂学的研究内容主要如下。

1. 剂型因素的研究

研究药物剂型因素和药效之间的关系，这里所指的剂型不仅是指片剂、注射剂、软膏剂等剂型概念，还包括与剂型有关的各种因素，如药物的理化性质（粒径、晶型、溶解度、溶解速率、化学稳定性等）、制剂处方（原料、辅料、附加剂的性质及用量）、制备工艺（操作条件）以及处方中药物配伍及体内相互作用等。

2. 生物因素的研究

研究机体的生物因素（如年龄、生物种族、性别、遗传、生理及病理条件等）与药效之间的关系。

3. 体内吸收机理等的研究

研究药物在体内的吸收、分布、代谢和排泄的机理对药效的影响，保证制剂有良好的生物利用度和安全有效。

生物药剂学涉及的知识面很广，它与生物化学、药理学、物理药学、药物动力学、药物治疗学等有密切关系，并相互渗透、相互补充。但生物药剂学作为药剂学的一个分支，着重研究的是给药后药物在体内的过程，它与药理学、生物化学在研究重点上有所区别。它既不像药理学那样主要研究药物对机体某些部位的作用方式和机制，也不像生物化学那样把药物如何参加机体复杂的生化过程作为中心内容。生物药剂学与药物动力学的关系更为密切。

第二节　胃肠道药物的体内过程和影响疗效的因素

吸收是指药物从给药部位向循环系统转运的过程。药物的给药部位主要有胃肠道、口腔、直肠、阴道、静脉、肌肉、皮下、皮肤、肺、眼等。静脉给药直接进入血液循环，无吸收过程，而胃肠道给药应用最多，影响因素也最为复杂，其中的一些原理也可用于其他部位的吸收，因此药物胃肠道的吸收是本章学习的重点内容之一。

一、胃肠道生理与吸收

胃肠道系统主要由胃、小肠和大肠三大部分，其中小肠包括十二指肠、空肠和回肠，大肠包括盲肠、结肠和直肠。

1. 胃

胃由胃底、胃体和胃窦组成，根据运动的特征，又可将胃分成两大运动区域：胃近端运动区和胃远端运动区。胃近端运动区包括胃底和1/3的胃体，以容受性舒张为主，它的生理意义是使胃的容量适应于大量食物的涌入，完成贮存食物的机能。胃远端运动区则以蠕动为主，其生理意义在于使食物和胃液充分混合，将食物磨碎成适合于排空的颗粒（大小通常为2mm），并推进胃内容物通过幽门向十二指肠移行。食物由胃排入十二指肠的过程称为排空，影响胃排空的因素可影响药物的吸收。

胃的主要功能是贮存和消化食物，由于胃黏膜上缺少绒毛，所以胃的吸收面积十分有限，且食物在胃部的停留时间较短，故胃不是药物主要的吸收部位。但一些弱酸性药物可在胃中吸收，特别是以溶液剂给药时，由于与胃壁接触面积大，有利于药物通过胃黏膜上皮细胞，故吸收较好。一般情况下弱碱性药物在胃中几乎不被吸收。

2. 小肠

小肠是消化道中最长的一部分，盘曲在腹腔中部，是消化食物、吸收营养物质的主要器官。小肠黏膜表面有环状皱襞和成千上万的指状突起绒毛，绒毛表面上的每个吸收细胞还可伸出约600个微绒毛，因此小肠的有效吸收面积极大，可达100m^2。其中绒毛和微绒毛最多的是十二指肠，向下逐渐减少，故食物和药物一般在小肠的上部吸收。

药物通过微绒毛后，进入固有层，固有层内含有毛细血管、淋巴管以及神经纤维。药物可通过毛细血管被血流带走，或透过中央乳糜管到达淋巴管。由于绒毛中的血流速率比淋巴液快500～1000倍，故淋巴系统在整个药物吸收中只占一小部分，但对于大的乳糜小滴形式存在的甘油三酯的吸收来说是十分重要的通路。小肠是药物的主要吸收部位，也是药物主动转运吸收的特异性部位。

3. 大肠

大肠约长1.7m，由直肠、结肠（升结肠、横结肠、降结肠、乙状结肠）和直肠组成。与胃一样，大肠黏膜上也无绒毛，有效吸收面积比小肠少得多，吸收也比小肠差。大肠的主要功能是吸收水分和无机盐，以及形成和贮存粪便。除直肠给药和结肠定位给药外，只有那些吸收很慢、在胃和小肠未被有效吸收的药物，才呈现在此部位的吸收。但直肠下端接近肛门部分，血管相当丰富，是直肠给药的良好吸收部位，且部分药物可不经肝脏即进入大静脉，从而避免了肝脏的首过效应。

二、药物的吸收机制

1. 被动扩散（passive diffusion）

被动扩散是指药物由高浓度的一侧通过生物膜扩散到低浓度一侧的过程，大多药物都以此种机制吸收。被动扩散的动力是膜两侧的药物浓度差和电位差，不需载体，不耗能量，不受共存的类似物的影响，即无饱和现象和竞争抑制现象。其扩散速率符合 Fick 第一扩散定律。

被动扩散药物透过生物膜的途径有两种。

（1）溶解扩散　由于生物膜为磷脂双分子层，脂溶性药物可以溶于液态磷脂膜中，因此更容易穿过生物膜，对于弱酸或弱碱性药物，这个过程与 pH 值存在依赖性，因为 pH 值影响药物的存在形式（离子型或非离子型）。但是脂溶性太大时，由于受不流动水层的影响，转运亦可减少。

（2）膜孔转运　生物膜上有许多含水的 0.1～0.8nm 的微孔，水溶性的小分子物质及水可由此微孔扩散通过。

2. 主动转运（active transport）

主动转运是指借助载体的帮助，药物由低浓度区域向高浓度区域转运的过程，机体必需的一些物质如 K^+、Na^+、葡萄糖、氨基酸等均以此机制吸收。主动转运的特点是：逆浓度梯度转运，需消耗能量，故与细胞内代谢有关，可被代谢抑制剂阻断，温度下降使代谢受抑可使转运减慢；需载体参与，对转运物质有结构特异性要求，结构类似物可产生竞争抑制，有饱和现象。主动转运还具有部位专属性，某种药物只限在某一部位吸收，如胆酸和维生素 B_2 的主动转运只在小肠上段进行，而维生素 B_{12} 则在回肠末端被吸收。

3. 促进扩散（facilitated diffusion）

促进扩散又称易化扩散，是指一些物质在细胞膜载体的帮助下，由膜的高浓度一侧向低浓度一侧扩散或转运的过程。因其转运需要载体参与，所以具有载体转运的各种特征，如对转运的药物有专属性要求，可被结构类似物竞争性抑制，也有饱和现象等。促进扩散是顺着浓度梯度转运，不消耗能量，通常载体转运的速率大大快于被动扩散。D-木糖、季铵盐类的吸收即属此类。

4. 胞饮（pinocytosis）或吞噬（phagocytosis）

黏附于细胞膜上的某些药物如蛋白质、甘油三酸酯等，随着细胞膜的向内凹陷而被包入小泡内，该小泡随即与细胞膜断离而进入细胞内，这种过程称为胞饮，它是细胞摄取物质的一种形式。吞噬往往指的是摄取固体颗粒状物质。该过程与细胞表面的特殊受体及被内吞物质所带电荷和粗糙程度有关，故也存在吸收部位的特殊性，如蛋白和脂肪颗粒等常常在小肠下段。

药物的吸收机理比较复杂，具体药物究竟以何种机制吸收与药物的特性、部位特征以及生物环境因素有密切关系。一种药物可能以某种吸收机理为主，但也可能存在着几种吸收途径共存的现象。然而，大多数药物作为机体的异物，往往以类脂途径的被动扩散为主。

三、影响药物胃肠道吸收的因素

（一）生理因素

1. 胃肠道 pH 值

胃液的 pH 通常为 1～3，空腹为 1.2～1.8，食后可增至 3 或更高，十二指肠的 pH 值为 4～5，空肠 pH 值为 6～7，大肠为 7～8。某些疾病和用药会影响胃肠液的 pH 值，如十二指肠溃疡患者胃液的 pH 比正常人低，服用抑制胃酸分泌及中和胃酸的药物如西咪替丁、阿司匹林等能使胃液的 pH 值升高。

吸收部位的 pH 值对药物的吸收有重要影响。首先，pH 值影响药物的溶解度，由于大部分的药物为弱酸弱碱性药物，其溶解受到 pH 值的影响；其次，pH 值还影响许多固体制剂的溶出度；再次，pH 值影响药物的解离度，由于大多药物的吸收是属于被动扩散过程，故只有分子形式存在的才易透过生物膜吸收，而胃肠道的 pH 值和药物的 pK_a 决定了分子型药物的比例。

需要指出的是，胃肠道各区域的吸收与 pH 值之间虽有一定的规律性，但变动因素较多。胃肠道的 pH 值往往只影响被动扩散吸收，对主动转运的影响较少。

2. 胃肠道的运动

(1) 胃排空速率　单位时间内胃内容物的排出量称胃排空速率，其反映了药物在胃中停留的时间和达到小肠的快慢。胃排空速率慢，药物在胃中停留时间延长，对主要在胃中吸收的药物（弱酸性药物）的吸收机会增加，故吸收好。但对大多数药物，吸收的主要部位在小肠，胃排空速率加快，到达小肠部位所需的时间缩短，有利于药物吸收，产生药效的时间也加快。另外，胃排空速率的增加对在胃中不稳定的药物和希望速效的药物更有利，但对有部位特异主动转运的药物（如维生素 B_2）的吸收量降低。

影响胃排空速率的因素主要有：①食物的组成和性质，固体食物的排空比液体食物慢，含大量脂肪的饮食能延迟胃排空 3～6 小时，而淀粉类食物胃排空时间约 1.5～3.5 小时；②内容物的黏度和渗透压，随着内容物的黏度和渗透压的增高，胃排空速率减小；③胃内容物的体积，胃排空速率随胃内容物的增大而增大，当胃中充满胃内容物时，对胃壁产生较大的压力，胃所产生的张力也大，因而促进胃排空，但是由于内容物的体积大，全部排空所需的时间也要延长；④一些药物对胃排空速率有很大的影响，如普鲁苯辛抑制胃排空，而灭吐灵促进胃排空；⑤身体所处的姿势，向右侧横卧胃排空速率快，左侧横卧排空速率慢，走动时排空速率更快。

(2) 肠运动　肠运动主要有两种形式，推进和混合。推进运动亦即蠕动，它决定肠内容物的运行速率，从而影响药物在肠中的滞留时间，运行速率越快，药物在肠内滞留时间越短，则制剂中药物溶出与吸收的时间越短。肠内的运行速率对于缓控释制剂的药物吸收有重要的影响。混合运动是小肠收缩的结果，使内容物与分泌液充分混合，并为药物与肠表面上皮接触提供条件。肠皱襞上绒毛随混合运动产生"挤压作用"，可使淋巴液从中央乳糜淋巴管进入淋巴系统。混合运动有助于难溶性药物的溶出。

3. 食物

食物可在多方面对药物的吸收造成影响。首先，食物影响胃排空速率。其次，食物影响胃肠道中的水分，常使胃肠内的体液减少，增加胃肠道的黏度和渗透压，妨碍药物向胃肠道壁的扩散，并使固体制剂的崩解、药物的溶出变慢，从而使药物的吸收变慢。再次，食物中含有的一些成分可能影响药物的吸收，如食物中的脂肪可促进胆酸的分泌，可增加难溶性药物的吸收。

4. 循环状况

循环系统包括血液循环和淋巴循环。淋巴液的流速很慢，远小于血液流速，故淋巴循环对一般药物的胃肠道吸收所起作用不大。但对大分子药物或与脂肪类似药物的吸收，淋巴系统可能发挥重要作用。淋巴液是由胸导管注入左锁骨下静脉进入全身循环，因此经淋巴系统吸收的药物不经门静脉，故无肝脏的首过作用，这对在肝中易代谢的药物具有很大的临床意义。脂肪能加速淋巴循环，使药物的淋巴系统转运量增加。

通常药物在消化道中的吸收主要通过毛细血管向循环系统转运，因此消化道黏膜血流与药物的吸收有较为复杂的关系。血流速率下降，吸收部位运走药物的能力降低，膜两侧浓度梯度下降，药物吸收减慢。对一些难吸收药物，其膜透过速率比血流转运速率小，吸收为膜限速过程，血流速率对其影响较小；而对一些高脂溶性和可自由通过膜孔的小分子药物，其膜透过速率比血流转运速率大，吸收为血流限速过程，血流速率对其影响较大。由于小肠血流丰富，药物血流转运能力较大，血流量的少量增减对吸收速率影响不大。但胃血流的改变对药物在胃中的吸收影响较大，如饮酒能加快胃黏膜的血流速率，从而增加对巴比妥酸等药物的吸收。

5. 胃肠分泌物

胃肠液中含有胆盐、酶类及黏蛋白等物质，它们可能影响药物的吸收。一般黏蛋白对大多数药物的吸收没有明显的影响，但某些药物可与之结合，使吸收不完全（如链霉素）或不能吸收（如庆大霉素）。胆汁中的胆酸盐对一些难溶性药物有增溶作用，可促进吸收，但也能与一些药物（如新霉素和卡那霉素等）生成不溶性物质而影响吸收，还可使制霉菌素、多黏菌素和万古霉素失效。胃肠液中含有各种酶类，催化药物发生各种代谢和转化，从而影响进入体循环的药物量。

（二）药物的理化性质

1. 解离度和脂溶性

由于胃肠道的上皮细胞膜的结构主体为类脂质双分子层，对于以被动扩散机制吸收的药物来说，脂溶性大的易于通过细胞膜，未解离的分子型药物比离子型药物易于通过细胞膜，因此药物的吸收常受未解离型药物的比例及其脂溶性大小的影响，而未解离型药物的比例由吸收部位 pH 值支配。这种药物吸收取决于解离状况（随 pH 值而变）以及油/水分配系数（衡量脂溶性程度）的学说，称为 pH-分配学说（pH-partition hypothesis）。

多数治疗药物为有机弱酸或弱碱，在胃肠液中离子型和未解离型药物的比例与吸收部位的 pH 和药物的 pK_a 有关，可用 Handerson-Hasselbalch 方程式来表示。

弱酸性药物：

$$pK_a - pH = \lg \frac{c_u}{c_i} \tag{24-1}$$

弱碱性药物：

$$pK_a - pH = \lg \frac{c_i}{c_u} \tag{24-2}$$

式中 c_u，c_i 未解离型（分子型）和解离型药物浓度。

从上式中可看出，pH 值增加，弱酸性药物的未解离型比例减小，而弱碱性药物未解离型的比例增加，因此，酸性药物在酸性溶液中的吸收较好，而碱性药物从碱性溶液中的吸收较好。如水杨酸的 $pK_a=3$，在胃液中（pH=1.0）按式（24-1）计算，$c_u/c_i=100$，即 99% 以上的药物为未解离型，故在胃中吸收良好。弱碱性药物奎宁的 $pK_a=8.4$，在胃中的未解离型只有千万分之一，几乎全部呈解离状态，故在胃中不被吸收。随着胃肠道 pH 值的增加，未解离型的比例大大增加，在 pH=7 的肠液中，未解离型和解离型的比例为 25:1，远远大于胃中的浓度，所以奎宁在小肠中有较好的吸收。表 24-1 列举了几种药物在不同 pH 条件下的吸收，结果与 pH-分配学说相一致。

表 24-1 不同 pH 下药物从大鼠小肠吸收的比较

药　物	pK_a	吸　收			
		pH=4	pH=5	pH=6	pH=7
酸性药物					
水杨酸	3.0	64	35	30	10
乙酰水杨酸	3.5	41	27	—	—
苯甲酸	4.2	62	36	35	5
碱性药物					
氨基比林	5.0	21	35	48	52
奎宁	8.4	9	11	41	54

某些药物口服后，即使以大量的未解离型存在时，吸收仍然不佳，原因是药物的脂溶性差。pK_a 大小相仿的药物，脂溶性大的易被吸收。药物的脂溶性可用油/水分配系数表示，即药物在有机溶剂（如氯仿、正庚烷、辛醇和苯等）和水中达平衡时的浓度比。通常油/水分配

系数大的药物，其吸收较好，故某些脂溶性小而吸收不好的药物可进行结构改造，增加脂溶性。例如林可霉素制成氯林可霉素，增加其脂溶性而增加药物吸收；红霉素制成红霉素丙酸酯，增加了药物的油/水分配系数，血药浓度提高数倍。但油/水分配系数与吸收程度并不成简单的线性关系，油/水分配系数过大，有时吸收反而不好，这是因为脂溶性太强的药物进入生物膜后可与磷脂强烈结合，不易转运至水性体液中。

需要说明的是，由于药物在胃肠道的吸收机制极为复杂，pH-分配学说预测的结果有时与实际相差较大。如在小肠中有大量解离的酸性药物也能较快地从小肠吸收，这可能是由于小肠的吸收表面积远大于胃。

2. 溶出速率

口服药物在吸收前，必须先溶解于胃肠液中。因而药物溶解的快慢直接影响药物吸收的速率和程度，对难溶性药物尤其是这样。可溶性药物溶解速率快［特性溶出速率大于 1mg/(min·cm²)］，吸收的限速步骤是生物膜的通透过程，故溶出速率对吸收影响较少。对难溶性药物或溶解缓慢的药物［特性溶出速率小于 0.1mg/(min·cm²)］，其溶解至胃肠液中的速率小于胃肠吸收的速率，溶出过程成为吸收的限速步骤，溶出速率对药物的吸收有重要的影响。

药物的溶出速率可用 Noyes-Whitney 方程表示：

$$\frac{dc}{dt} = \frac{SD}{Vh}(c_S - c) \tag{24-3}$$

式中　dc/dt——溶出速率；

　　　S——固体药物的表面积；

　　　D——扩散系数，与介质温度成正比，与介质黏度成反比；

　　　V——溶出介质体积；

　　　h——扩散层的厚度；

　　　c_S——固体药物的溶解度；

　　　c——t 时刻溶出介质中药物浓度。

从式(24-3)可知影响药物溶出速率的因素主要有：①粒径，粒径越小，表面积越大，溶出越快；②溶解度，溶解度增加则溶出增加，可用成盐的方法，增加酸性和碱性药物的溶解度，也可选择多晶型药物中的亚稳定型、无定形或选择无水物等来增加药物的溶出；③降低介质的黏度或升高温度，有利于药物的溶出。

(1) 粒度　难溶或溶解缓慢的药物，其粒径是影响吸收的重要因素。相同重量的药物粉粒越细，与体液接触面积就越大，溶出速率也就越快，吸收就越好。如平均粒径为 $2.6\mu m$ 的灰黄霉素的吸收率为平均粒径为 $10\mu m$ 的 2 倍；螺内酯通过微粉化后制成的口服制剂比原先的疗效约提高了 20 倍。因此，为了增加某些难溶性药物的溶出速率和吸收，可采用微粉化、固体分散体等方法。我国药典现已对多种药物的粒度作了检查规定。

但不是所有的难溶性药物都需微粉化，在胃中不稳定的药物如青霉素、红霉素等，粒子越细越易分解，反而降低疗效。另外，对胃肠道有刺激性的药物如呋喃妥因等，微粉化虽能提高吸收，但同时也大大增加了胃肠的刺激性，故不宜用过细的粉末制备制剂。

(2) 晶型　化学结构相同的药物，可因结晶条件不同而得到数种晶格排列不同的晶型，这种现象称为多晶现象。晶型不同化学性质虽相同，但它们物理性质如密度、硬度、熔点、溶解度、溶出速率等可能不同，因而呈现不同的生物活性及稳定性。在一定温度和压力下，只有一种晶型是稳定的，其熵值最小、熔点最高、溶解度小、化学稳定性好，其他为亚稳定型和不稳定型，它们最终可以转化为稳定型。亚稳定型的熵值较高，熔点低，溶解度大，溶出速率也较快，因此药物可因晶型不同而呈现不同的生物利用度。在保证药物贮存稳定的前提下，对一些难溶性的药物，可选用亚稳定型为制剂原料，常能取得较高的溶出速率和较好的治疗效果。

另外，有些药物几乎无结晶度，以无定型粉末存在。由于无定型药物的溶解不需破坏晶格能，因而溶出速率常大于结晶型。如无定型新生霉素的溶解度和溶出速率比结晶型大 10 倍，口服结晶型新生霉素无效，而无定型有显著的活性。氯霉素棕榈酸酯有 A、B、C 三种晶型及一种无定型，其中 B 型和无定型有效，而 A、C 两种晶型无效。

（3）成盐　在胃肠道水性环境中，许多弱有机酸或弱有机碱的盐比其游离母体化合物更易溶解，因此，可将其制成可溶性盐以增加吸收。如将青霉素 V 制成钾盐后，口服时产生的血浆浓度要比游离酸高得多。萘普生最初投入临床应用是以游离酸制成制剂来治疗类风湿性关节炎和骨关节炎，后开发出钠盐口服制剂，吸收更有效，可用于中度疼痛和痛经。但是，有些药物制成盐后，溶解度和溶出速率会减小，如弱酸的铝盐、弱碱的双萘水杨酸盐等，当其暴露于碱性或酸性环境中，形成不溶性膜，覆盖在待溶固体表面，阻止其进一步溶解，减慢药物的吸收，延长药物作用时间。这一点在缓控释制剂中有很好的应用。

3. 药物在胃肠道中的稳定性

很多药物在胃肠道中不稳定：一方面由于胃肠道 pH 值的影响，可促进某些药物的分解，如红霉素在酸性环境下迅速失活，在胃液 5 分钟仅存 3.5% 的活性；另一方面是由于药物不能耐受胃肠道中的各种酶，出现酶解作用使药物失活，结果使有效吸收大大减少。

利用肠溶材料包衣等方法能防止某些胃酸中不稳定药物的降解和失活，与酶抑制剂合用可以阻止药物的酶解。制成药物衍生物也是有效的方法之一，如将青霉素衍生为氨苄青霉素在胃酸中较稳定，可口服给药。还可将药物制成前体药物，以改善其在胃肠液中的稳定性，以达到有效地吸收。

（三）剂型因素

剂型是为药物应用所设计的给药形式，也是一种给药体系。药物制成各种剂型的同时，也赋予药物一定的特性，诸如各种剂型及其制剂可以有不同的用药部位和吸收途径，有不同的处方组成、理化性质和释药性能，少数药物还有不同的药物作用目的。这些都会影响到药物的体内过程（图 24-1）及生物利用度。实际上，任何一个药物由于剂型和处方因素的不同，其吸收速率和程度有时可有数倍的差异，有时相差甚远，如螺内酯的吸收，好的制剂与差的制剂可相差 60 多倍。常用口服剂型吸收速率的大致顺序是：溶液剂＞混悬液＞散剂＞胶囊剂＞片剂＞包衣片剂。

图 24-1　常见剂型的药物体内过程示意图

1. 溶液剂

溶液剂中药物以分子或离子状态分散，在胃肠道中吸收较其他口服制剂快，生物利用度高。影响药物从溶液中吸收的因素有溶液的黏度、渗透压、络合物的形成、胶团的增溶作用及化学稳定性等。

口服液体制剂中常加入一些增加黏度或改善臭味的物质，可能影响药物的吸收，如安乃近的水溶液和糖浆剂给家兔口服后测定血药浓度表明，糖浆剂的血药浓度峰值和药物浓度-时间下面积减小，即生物利用度低。这是由于糖浆剂的黏度和渗透压高，降低药物在胃肠中的扩散速率，减慢药物的吸收。但对主动转运的药物，黏度的增加可导致药物在肠吸收部位滞留时间的延长，而有利于吸收。

某些难溶性药物制成溶液剂时，常使用混合溶剂、成盐、加入助溶剂或增溶剂等方法以增加溶解度。当服用此类溶液时，由于胃肠液的稀释或胃酸的影响，一些药物可能析出沉淀。通常这些沉淀离子很细，仍可迅速溶解，对药物的吸收影响不大。但有时沉淀的粒子较大，就可能减慢溶出，从而降低药物的吸收。

口服药物油溶液的吸收必须将药物从油溶液中转移到胃肠液中才能进行，因此它的吸收受药物油/水分配系数影响。如亲油性强的药物，油/水分配系数大，难以转移到胃肠液中，吸收速率慢。若将其制成 O/W 型乳剂，减小了油相颗粒的大小，增加了药物与胃肠液接触面积，从而能增加药物吸收。

2. 乳剂

口服乳剂具有生物利用度较高的优点。如吲哚克索制成混悬剂或胶囊剂应用时吸收不完全，将其制成 O/W 型乳剂，药物的吸收量可提高 2～3 倍。乳剂促进药物吸收可能有以下几方面的原因：①乳剂分散作用好，有效表面积大，有利于药物的释放、溶解和吸收；②乳剂中含有乳化剂，有表面活性作用，可改善胃肠黏膜性能，促进药物吸收；③乳剂中的油脂吸收后可促进胆汁分泌，增加血液和淋巴液的流速，有助于药物溶解和吸收；④乳剂中的油脂经消化后生成亚油酸和油酸，可以抑制胃肠道的蠕动，延长药物在小肠停留的时间；⑤乳剂中的油脂性物质还可能通过淋巴系统转运吸收。

大鼠在体循环法研究 O/W 型乳剂的口服吸收表明，溶于油中的药物主要是通过水相吸收的，分配到水相中的药物量是影响药物吸收的主要因素。

3. 混悬剂

混悬剂中药物的吸收主要取决于药物的溶出速率、油/水分配系数及在胃肠道中的分散性。混悬剂中药物颗粒小，与胃肠液接触面积大，所以混悬剂的吸收速率比胶囊剂和片剂快。口服青霉素 V 的各种剂型后，血药浓度如图 24-2 所示，从中可知混悬剂的吸收情况要优于胶囊剂和片剂。

影响混悬剂中药物溶出速率因素主要有药物颗粒大小、晶型、附加剂、分散溶剂种类、黏度及各组分间的相互作用等。为了增加混悬液动力学稳定性，常加亲水性高分子物质作为助悬剂以增加黏度，但黏度增大，扩散系数减小，从而影响了药物的溶解和吸收。如含甲基纤维素的呋喃妥因水混悬液，其吸收程度和速率均比不含甲基纤维素的要低。

4. 散剂

散剂比表面积大，容易分散，服用后不需崩解过程和分散过程，因此，溶出和吸收较快，是吸收较快的固体剂型，

图 24-2　青霉素 V 的各种剂型
血药浓度示意图

通常生物利用度比相同剂量的其他固体制剂高。

影响散剂药物生物利用度的因素有粒子大小、溶出速率快慢、药物和稀释剂或其他组分间的相互作用以及贮存变化等。由于散剂比表面积较大，容易吸湿或风化，常会发生湿润、结块、失去流动性等物理变化，有的还会发生变色、分解或效价降低等化学变化，因此影响药物的有效性。

5. 胶囊剂

胶囊剂中的药物不像片剂或丸剂那样压紧，故只要囊壳在胃内破裂后，药物可迅速地分散，以较大的面积暴露于胃液中，溶解速率快，吸收好。影响胶囊剂吸收的因素较多，如胃内容物、药物颗粒大小、晶型、附加剂（稀释剂、润滑剂等）种类、药物与附加剂的相互作用、空胶囊的质量及贮藏条件等。但对胶囊剂，特别是含有疏水性药物的胶囊剂，影响药物吸收的主要因素是稀释剂。疏水性的稀释剂能阻碍水和吸收部位体液对药物的润湿，而水溶性和亲水性稀释剂能增大体液透入胶囊内速率，减少药物粉粒与体液接触后结块的现象，使粉粒的有效面积增大，从而促进药物的释放和吸收。

润滑剂对药物的吸收也有影响，目前胶囊充填中常用的润滑剂主要为疏水性的物质，常能影响颗粒的湿润，妨碍药物的溶出。因而正确地把握硬脂酸镁等润滑剂对药物溶出的影响，已成为胶囊剂处方设计的重要课题。

胶囊壳对药物的溶出起着屏障作用，故与散剂相比，胶囊剂中药物的吸收要推迟 10～20 分钟，但对大多数药物影响不大。另外，胶囊剂的保存时间和条件对药物的释放有一定的影响。

6. 片剂

片剂应用最为广泛，也是存在生物利用度问题最多的一种制剂。其主要原因是片剂表面积较小，含有大量辅料，并经制粒、压片、包衣等工艺，使得药物的释放过程减慢，从而影响药物的吸收。片剂中的药物被吸收进入机体的过程如图 24-3 所示。

图 24-3　片剂中药物溶出吸收过程示意图
K_1 为药物从片剂中的溶解速率常数；K_2 为药物从含辅料颗粒的溶解速率常数
K_3 为药物从药物粉粒中的溶解速率常数；K_a 为药物吸收速率常数

不难理解 $K_1 \ll K_2 \ll K_3$，因此，片剂的两次崩解对药物的吸收起主要作用。如果片剂在胃肠道中崩解缓慢或崩碎后颗粒过大，常会导致药物吸收缓慢。一般情况下，片剂第一次崩解过程比药物从颗粒中溶出的过程快很多，所以对大多数片剂来说，药物吸收的限速过程是药物从含辅料的药物颗粒和纯药物粉粒中的溶出。但对主药易溶，且溶出速率很大的片剂，其崩解过程的快慢可能成为影响吸收的限速步骤。影响片剂崩解和溶出速率的因素很多，除了药物的理化性质之外，颗粒的大小与松紧、片剂的压力和硬度、辅料的亲水性和疏水性、制备工艺条件与贮存时间等都会对片剂的崩解和溶出过程造成很大的影响。

包衣片剂比一般片剂更复杂。糖衣片中药物溶解之前，首先是衣层的溶解，而砂糖的结晶强烈抵抗这种溶解过程，因而需一定时间药物才能崩解，继而溶出或溶解。薄膜衣片，其衣料的性质及厚度均可影响药物的溶出速率。肠溶衣片，在给药后的前 1～3h 内几乎无药物吸收，主要受包衣材料、胃空速率及食物种类、生理病理条件等因素的影响。肠衣片涉及的因素较多，因而给药吸收的波动较大，在个体之间甚至同一个人体内的吸收相差较大。

7. 添加剂

为了增加主药的均匀性、有效性和稳定性，制剂中常需添加各种辅料（赋形剂）。随着生物药剂学的发展，人们发现这些辅料对药物的吸收也有重要的影响。赋形剂对药物吸收的影响主要表现在两个方面。

（1）赋形剂可以影响药物的理化性状，从而影响药物在体内的释放、溶解、扩散、渗透及吸收过程。如某些稀释剂可增加药物与体液的接触面积，加快药物的吸收，但有些稀释剂吸附药物后，延缓药物的释放和吸收；片剂制粒过程中加入的黏合剂增加粒子间的黏结能力，有时会降低药物的溶出速率；疏水性润滑剂的加入，可阻止药物与体液的接触，妨碍药物的润湿，延缓药物的崩解、释放和吸收。

（2）赋形剂与药物之间可能会发生某些物理、化学或生物方面的作用。如以硬脂酸镁作阿司匹林片的润滑剂可使其分解，苯丙胺与羧甲基纤维素形成难溶性的络合物，使其生物利用度大大降低。

表面活性剂在药剂中使用较为广泛，对药物吸收影响的研究也较多。表面活性剂对药物吸收的影响较为复杂，其可促进药物的吸收，也可延缓药物的吸收，主要因使用浓度、化学性质、与生物膜可能发生的相互作用及药理的潜在作用不同而不同。表面活性剂能降低药物与介质间的界面张力，增进难溶性药物的润湿和溶出，从而促进吸收。当表面活性剂在溶液中的浓度达到临界胶团浓度以上时，可形成胶团，脂溶性药物可进入胶团中，使游离的药物降低，使药物的吸收下降，但如果药物从胶团相向水相的分配过程很快，也能使吸收增加。另外，表面活性剂能溶解消化道上皮细胞膜的脂质，改变其通透性，使本来按被动扩散难以吸收的药物，由于添加表面活性剂（吸收促进剂）而吸收增大。如月桂醇硫酸钠能促进头孢噻吩、四环素、肝素等在肠道的吸收。

8. 制备工艺

药物制剂的制备工艺对药物的溶出和吸收有很大的影响。在药物与辅料的混合中，如将药物溶于适宜的溶剂中再与辅料混匀有利于溶出，混合时药物与辅料持久研磨也能加快溶出。在制粒操作中，黏合剂的性质与用量、颗粒的大小与密度、物料与黏合剂的混合时间、制粒方法、湿颗粒的干燥温度与时间等都可影响片剂的崩解、溶出和吸收。在压片过程中，因压力能使物料聚结成片，增加密度，减少颗粒总表面积，通常压力增加，溶出速率减慢。但当压力太大时颗粒也可能被压碎成更小的粒子，甚至暴露出药物结晶，导致表面积增加而溶出增加。因此，压力对片剂的崩解和释放的影响较为复杂，今后应进一步加强压力对片剂质量影响的研究，以期找到一些有规律性的东西，使压制的片剂更符合设计的要求。

第三节 药物的分布、代谢和排泄

一、分布

药物吸收进入体循环后，随血液向体内各个可分布到的脏器和组织转运的过程称为分布（distribution）。药物在体内的分布与药物的作用速率、强度、毒副作用及在体内的蓄积性密切相关。如果药物分布的主要器官和组织正是药物的作用部位，则药物分布与药效之间有密切联系；如果药物分布于非作用部位，则往往与药物在体内的蓄积和毒性有密切关联。因此，了解药物的体内分布特征，对于预测药物的药理作用、体内滞留程度和毒副作用，保证安全用药和新药开发等都具有十分重要的意义。

（一）表观分布容积

表观分布容积是指体内药物量按血浆中同样浓度溶解时所需要的体液总容积，它是体内药量与血药浓度之间相互关系的一个比例常数。假设体内药物量为 D，血浆和组织间达平衡后，血浆中的药物量为 c，则表观分布容积 V：

$$V = \frac{D}{c} \tag{24-4}$$

若药物静脉注射后立即达到分布平衡，则在开始时体内药物量基本上等于静注剂量 X_0，此时血药浓度为 c_0，则：

$$V = \frac{X_0}{c_0} \tag{24-5}$$

表观分布容积是假定药物在体内均匀分布情况下求得的药物分布容积，是通过理论计算得到的，而实际上药物在各组织中的浓度和血液浓度并不相等，因此，表观分布容积不是机体的真实容积，不具有生理学和解剖学意义，仅表示药物在体内的分布程度。如果药物不向组织分布时，其值等于血浆容积；倘若药物向组织液均匀分布时，其值等于体液总容积；大多数药物向组织液呈中、低程度分布，其值介于血浆和体液总容积之间；有些药物在组织中高度分布，其值可大于体液总容积，如地高辛的表观分布容积可达 600L（而一般体重 60kg 的成人总体液约为 36L）。

（二）组织分布

1. 组织分布过程

药物进入血液后，将与血浆成分发生不同程度的结合，成为结合型药物，但只有游离部分的药物才能向各组织转运。很多组织毛细血管内皮细胞间有许多大小不同的膜孔，分子为 100～300 的游离药物分子可以很容易地通过。脂溶性药物还可通过细胞通路（被动扩散）透过血管上皮细胞膜。药物穿过毛细血管壁后，进入组织外液中，再进一步通过组织细胞膜，进入组织细胞内，有时还与细胞内成分结合，最后完成分布过程。

2. 影响分布的因素

（1）组织血流量 进入血液循环的药物须随左心室输出的血流转运至不同的组织器官中，所以流经各组织器官的动脉血流量是影响分布的一个重要因素。血流量大、血液循环好，随血液到达组织的药物量多，药物从血液向组织液的扩散较快捷、方便，药物转运量也相应较大。反之，血流量少的组织或器官，药物转运速率较慢，转运量也相应减少。

（2）毛细血管及组织细胞膜的通透性 药物要进入组织器官中，必须先通过血管壁进入组织液，再通过细胞膜进入组织细胞。药物从血液向组织液的转运主要是通过被动扩散进行，扩散速率的大小主要取决于毛细血管壁两侧的药物浓度差，同时也受毛细血管通透性、扩散距离、温度以及药物的理化性质等因素的影响。毛细血管通透性大、扩散距离短、温度高、药物脂溶性大、解离度小或分子较小，则扩散的速率就快。毛细血管的通透性由膜孔大小和扩散界面面积大小决定。如肝脏中的肝窦即使对较大的分子也比较容易通过，而脑毛细血管的内壁结构致密，膜孔极小，药物的膜孔扩散较困难。又如，水溶性药物只能通过毛细血管壁的小孔进行扩散，相对来说，扩散面积较小，扩散速率较慢。而脂溶性药物除膜孔扩散外，还可直接通过毛细血管壁内皮细胞进行扩散（即类脂途径扩散），此时整个毛细血管壁都成为其扩散的界面，因此毛细血管通透性大，扩散速率极快。与脂溶性相比，药物分子量对膜孔扩散的影响相对较小，分子量在 200～800 范围内，扩散速率差别不大，但对于以膜孔扩散为主要转运方式的水溶性物质而言，在同一组织，其影响扩散的其他因素都不变时，扩散速率与其分子量大小成反比，即分子越小，扩散越快。

（3）药物-血浆蛋白结合率　一些药物进入血液后，将与血浆的成分发生结合，其中主要是白蛋白和 α 酸性糖蛋白，结合后的药物分子变大，妨碍了药物的转运和分布。当药物-血浆蛋白结合率较高时，意味着能自由向体内各组织器官转运的游离药物大大减少。另一方面，许多难溶于水的药物，只有与蛋白结合后才能在血液中转运，由于药物与血浆蛋白结合的可逆性，通过结合与游离的动态平衡，使游离药物不断地透过生物膜转运至各自组织器官。因此药物-血浆蛋白结合率对药物的组织分布有极大的影响，并可进一步影响到药物在作用部位的疗效、药物的代谢和排泄过程。

影响蛋白结合率的因素较多。如很多疾病可以使白蛋白合成减少，或降解增加；疾病引起的电解质平衡失调可能改变蛋白质的空间结构，从而影响结合强度和结合率；内源性物质（如游离脂肪酸等）以及某些药物可以竞争性地与血浆蛋白结合；种属、性别和年龄不同时，蛋白质结合率也有较大差异；药物的结构和理化特性也有重要影响，如四环素类药物随脂溶性增加蛋白质结合率增加。

（4）药物与组织成分结合　药物除能与血浆蛋白结合外，还能与组织细胞内的蛋白质、脂肪、酶以及黏多糖等高分子物质发生非特异性结合，其原理与药物和血浆蛋白结合的原理相同。组织结合一般也是可逆的，药物在组织与血液间仍保持着动态平衡关系。由于结合物不易透出细胞膜，因此当药物与组织蛋白结合程度高于与血浆蛋白结合程度时，其组织中浓度就可能比血浆中浓度高（包括游离药物与结合药物的总浓度）。研究表明，阿霉素在体内的分布受各组织细胞核中 DNA 含量的影响，含量高则分布多。弱碱性药物可与酸性磷脂结合，从而在酸性磷脂含量高的组织中分布更多。

3. 淋巴系统转运

体循环由血液循环和淋巴循环构成。由于血液流速比淋巴液流速快 $200\sim500$ 倍，故药物在体内的分布主要由血液系统来完成。但药物的淋巴系统转运，在某种意义上也是十分重要的：有些药物如脂肪、蛋白质等大分子药物必须依赖淋巴系统的输送；有些疾病情况下（如免疫疾病、炎症和癌转移）需要将药物输送至淋巴系统；淋巴系统还可使药物免受肝脏的首过代谢。

淋巴系统由淋巴细胞和淋巴器官组成。在周边的末梢组织中有大量的与毛细血管共存的淋巴毛细管，比毛细血管粗 $2\sim10$ 倍，由单层内皮细胞组成。由于内皮细胞间隙较大，淋巴毛细管的通透性远高于毛细血管，较大的分子也可通过。当血液流经毛细血管时，有一部分液体成分从毛细血管内滤出，进入组织间隙，称组织液。组织液与细胞进行物质交换后，其中大部分经毛细血管静脉端回流入血液；另一部分则进入到毛细淋巴管成为淋巴，淋巴沿淋巴管向心脏流动，最后注入静脉（图 24-4）。

药物向淋巴系统的转运随给药途径不同而异。静脉注射时药物全部进入血液，后经组织液再转运到淋巴管内。肌内注射、皮下注射以及其他组织间隙注射时，药物可通过组织液进入毛细血管，也可通过组织液进入毛细淋巴管，究竟以何种途径主要依赖于药物的性质。一般认为，分子量在 5000 以上的大分子物质，经淋巴管转运的选择性倾向性很强；分子量在 5000 以下的低分子物质，几乎全部由血管转运。口服或直肠给药时，药物通过消化道黏膜细胞被吸收后，由于血液和淋巴液两种循环流速的显著差异，一般 98% 以上的药物直接进入血液循环转运，只有 2% 以下很少一部分药物进入淋巴管转运。

4. 血脑屏障

脑和脊髓毛细血管的内皮细胞被一层致密的神经胶质细胞包围，细胞间连接致密，细胞间隙极少，形成了连续性无膜孔的毛细血管壁，对外来物质的摄取具有高度的选择性。脑组织的这种对外来物质的选择能力被称为血脑屏障，其功用在于保护中枢神经系统使其具有更加稳定的内环境。

图 24-4　哺乳动物的血液循环与淋巴循环

药物从血液向脑内转运的机制与其他组织一样，仍以被动扩散为主，扩散速率与其脂溶性和解离度有关。脂溶性强、未解离的药物容易向脑脊液转运，如吩噻嗪类安定药能迅速转运至脑内，而水溶性的及在血浆 pH＝7.4 时能大量解离的抗生素不能进入脑脊液。但当脑内感染（如脑膜炎）存在时，膜通透性变大，使氨苄青霉素、青霉素 G、头孢噻吩钠等都能透入脑脊液，起到治疗作用。另外，一些身体必须物质（如葡萄糖、氨基酸和镁离子等）是通过主动转运机制进入脑内。当血液中某种氨基酸浓度高时，则能抑制其他氨基酸向脑内转运。如氨基酸代谢异常的苯酮尿症，由于病人血液中存在高浓度苯丙氨酸，使其他必需氨基酸向脑内的转运受到抑制，并影响大脑的发育。

5. 胎盘屏障

胎盘绒毛组织与子宫血窦间的屏障称为胎盘屏障，其通透性与其他生物膜相似，作用过程类似于血脑屏障。研究药物向胎内的转运，对于了解母体与胎儿之间营养物质、生理物质和药物的交换，防止药物对胎儿的致畸等副作用，有着十分重要的意义。

大部分的药物仍以被动转运通过胎盘。非解离型、脂溶性药物容易通过，分子量 600 以下的药物容易通过，而分子量 1000 以上的水溶性药物，已难于透过，脂溶性低、高离子化的药物如季铵盐类转运极少。葡萄糖等可按促进扩散的方式转运，一些金属离子（如 Na^+、K^+ 等）、内源性物质（如氨基酸等）和维生素类等可按主动转运的方式通过胎盘。

6. 脂肪组织的分布

脂肪组织占体重的 10%～20% 左右，脂肪组织内的药物分布可影响体内其他组织的分布和作用。由于脂肪组织中血管较少，故药物向脂肪组织的转运较慢。影响药物在脂肪组织中分布的因素，主要有药物的解离度、脂溶性及蛋白结合率等。药物的脂溶性越大，在脂肪组织中的分布和蓄积越多，脂肪组织对脂溶性药物起着贮藏和调节药效的作用。如硫喷妥是脂溶性很高的药物，静脉注射小剂量的硫喷妥，其麻醉作用仅仅 5～19min 即消失。若用较大剂量，药物可缓缓从脂肪组织中释放出来，麻醉作用可持续 4～5h。

二、代谢

药物在体内吸收、分布的同时，经常伴随着化学结构上的转变即药物代谢，它是在酶参与之下的生物转化过程。药物代谢产物通常比原药物的极性增大，更易被排泄。多数药物代谢后活性减弱或丧失，但有些药物经代谢后活性增强，如非那西丁在体内转化为对乙酰氨基酚，还有一些药物本身无活性，经代谢后产生药理活性物质，前体药物就是利用该原理设计而成的。

药物代谢主要在肝脏内进行，因此，许多胃肠道给药的药物经吸收后，都经门静脉进入肝脏，使得某些药物进入大循环前就受到较大的损失，这种作用即为肝脏的首过作用。药物的代谢过程可分为两个阶段：第一阶段通常是在药物分子中引入可结合极性基团的反应，是母体药物分子本身通过氧化、还原和水解等途径引入羟基、氨基、羧基等极性基团的过程；第二阶段往往是结合反应，即上述的极性基团与体内的葡萄糖醛酸、硫酸、甘氨酸等结合，形成水溶性更大、极性更强的化合物，以使药物有效地被排出体外。某些药物如杜冷丁等经第一阶段代谢后，其水溶性足以使之排泄，则不发生第二阶段反应。但大多数药物须经第二阶段的结合反应，才能使药物分子的水溶性满足排泄的要求。当然，也有不少药物不经代谢以原形排泄。除肝脏之外，药物代谢也可能发生在胃肠道、肺、皮肤等部位。

机体内药物的代谢几乎都是在酶参与下完成的，很多化合物可影响酶的作用，从而影响药物的代谢。现已发现，当机体长时间使用某一药物时，会使药酶的活性增加，使自身（或其他药物）的代谢加快，产生耐受性，并且使其他依赖药酶消除的药物作用时间缩短，药效降低，停药后可恢复，这种作用称为酶诱导作用，具有这种作用的药物称为酶诱导剂。如连续使用苯巴比妥后，其疗效显著下降，还能促进口服抗凝剂的代谢。还有些药物能抑制药物代谢酶，尤其是细胞色素 P450 的活性，使药物的代谢减慢，这种现象称为酶抑作用，具有这样作用的药物称酶抑制剂。如双香豆素等可使甲磺丁脲的半衰期延长。药酶的多种底物共存时也可出现竞争性抑制现象。这些在合并用药时必须充分重视。

用药对象的生理因素如种族、性别、年龄、生理病理等差异对药物的代谢也有不同程度的影响。如不同种属的人种药物代谢酶的活性可能有较大的差异；女性多数比男性对药物较为敏感；老年人由于各种器官功能逐渐衰减而对药物的代谢、排泄能力下降，正处在生长发育时期的少年儿童，尤其是幼儿，其代谢酶的活性比成人要低得多；肝功能不全时将会降低药物的代谢与解毒功能。还有饮食等对药物的代谢也有一定的影响。

另外，剂型因素也会影响药物的代谢。同一药物不同的给药途径和方法往往因有无首过作用而产生代谢过程的差异，如口服水杨酰胺产生的血药浓度比静脉注射要小得多，这是因为口服给药时，有 60% 以上在消化道中发生结合反应。由于体内的药物代谢酶的量是有限的，药物的代谢反应具有饱和性，因此，剂量或剂型的不同也可能会使药物的代谢不同。如在水杨酰胺溶液剂和颗粒剂口服试验中，发现颗粒剂尿硫酸酯回收量（73.0%）比溶液剂（29.7%）要多。这是因为溶液剂吸收较快，硫酸酯结合反应会出现饱和，导致硫酸酯生成减少。

三、排泄

排泄是指体内药物以原形或代谢物的形式通过排泄器官排出体外的过程。机体对药物的排泄与内源性物质排泄方式基本相同，主要的排泄途径是经肾排泄，其次是胆汁排泄。还可经唾液、乳汁、呼吸道及汗腺等排泄，但排泄量较少。药物排泄过程的正常与否直接关系到药物在体内的浓度和持续时间，从而影响到药物的药理效应。

1. 肾排泄

肾脏可将废物或毒性的代谢产物等排出体外，因此肾排泄对药物的体内过程、有效性、安全性有着十分重要的作用。药物从肾的排泄是肾小球的过滤、肾小管的重吸收和分泌的综合结果，即肾排泄率＝过滤率＋分泌率－重吸收率。

（1）肾小球的过滤　肾小球是动静脉交汇的毛细血管团，其血压较身体其他部位高，管壁上又有较大的微孔（直径约 7～10nm）故除血球和血浆蛋白以外的一般物质均可无选择性地过滤。药物以膜孔扩散方式过滤，过滤率较高。但药物如与血浆蛋白结合，则不能过滤。因此药物血浆蛋白结合率会在很大程度上影响到以肾排泄为主的药物的排泄速率。

（2）肾小管的分泌　肾小管的分泌过程是指药物由血管一侧通过上皮细胞侧底膜摄入细胞，再从细胞内通过刷状缘膜向管腔一侧流出。近曲小管中分别具备有机阴离子和有机阳离子输送系统。因此有机酸类药物如磺酸类、青霉素类以及有机碱如组织胺、普鲁卡因等都在肾小管内分泌。这一过程是主动转运过程，是逆浓度梯度转运，需要载体和能量，有饱和与竞争抑制现象。对主动分泌较多的药物如氨苄青霉素和头孢菌素Ⅳ，其主动分泌率明显大于肾小球过滤率。

（3）肾小管的重吸收　肾小管的毛细血管具有类脂膜的特性。大多数情况下，药物从肾小管远曲小管的重吸收与在消化道时一样，按被动扩散方式进行，并符合 pH-分配学说。因此脂溶性药物、未解离型药物吸收更多。尿液的 pH 和尿量等因素也有影响。另外，也发现了某些药物在近曲小管通过与体内必需物质相同的转运途径而重吸收，如头孢菌素Ⅳ等具有氨基和羟基的两性离子型 β 内酰胺类抗生素，是通过二肽输送系统而重吸收的。

（4）影响药物肾排泄的因素　影响药物肾排泄的主要因素有以下几个方面。

① 药物的血浆蛋白结合　药物血浆蛋白结合率高，则肾排泄速率下降，另外，如果合并用药可与血浆蛋白竞争结合，会极大影响非结合型药物的浓度，从而影响肾排泄速率。

② 尿液 pH 和尿量　弱酸和弱碱性药物的解离度随尿液的 pH 值而变化，从而影响药物在肾小管近曲小管的重吸收，尿量的多少影响到药物浓度；也会影响排泄速率。

③ 合并用药　如果同时使用在肾近曲小管中经同一转运系统主动分泌的药物时，出于竞争性抑制，可使肾小管分泌下降，如丙磺舒对有机酸药物的主动分泌是较强的抑制剂。

④ 药物代谢　药物代谢后，大多水溶性增加，肾小管重吸收下降，有利于从肾脏排出，但甲基化反应可使代谢物极性下降，不利于药物排泄。

⑤ 肾脏疾病　肾脏疾病对药物的肾排泄影响较大。

2. 胆汁排泄

胆汁排泄也是药物排泄的重要途径，某些药物如脂溶性维生素、性激素、甲状腺素等药物及其代谢产物在胆汁中的排泄非常显著。向胆汁转运的药物也是通过细胞膜的转运现象，转运机制也有被动扩散和主动转运等。被动扩散排泄的药物，其速率受药物分子大小、脂溶性等因素的影响。胆汁排泄的主动转运也有饱和现象和竞争性抑制。

某些药物或代谢物经胆汁进入十二指肠后，可在小肠重吸收返回肝脏，形成肠肝循环。这些药物多数以葡萄糖醛酸结合物的形式从胆汁中排泄，在肠道内被细菌丛的 β 葡萄糖醛酸水解酶水解，成为原形药物，脂溶性增大，故在小肠中被重新吸收。由于肠肝循环的存在，药物在血中持续时间延长，因此在给药方案设计时应充分给予考虑，否则可能产生毒性。如果使用抗生素（如林可霉素）抑制肠道菌丛，可以影响到药物的肠肝循环。

3. 其他途径排泄

除了上述途径外，尚有唾液、汗腺、眼泪、呼出气和肠道排泄等，这些途径排出药量较少，在药物消除中作用不大。一般唾液排泄对药物的消除没有临床意义，但可以利用唾液和血浆药物浓度比相对稳定的规律，以唾液药物浓度作为血药浓度的指标，研究药物的代谢动力学。绝大多数药物在乳汁中排出的量是小的，但由于婴儿的肝肾功能未发育完全，对药物的代谢和排泄能力低，有可能造成一些药物在婴儿体内蓄积，发生严重的毒副作用，因此，哺乳期妇女应禁用或慎用某些药物，在新药的开发中常需进行乳汁排泄试验。

四、生物利用度与生物等效性

(一) 生物利用度的概念

生物利用度是指药物被吸收进入血液循环的速率与程度。大量研究资料已经表明，制剂的处方与制备工艺等因素能影响药物的疗效，含有等量相同药物的不同制剂、不同药厂生产的同一种制剂、甚至同一制剂不同批号的药物的临床疗效都有可能不一样。生物利用度就是衡量制剂疗效差异的重要指标。

生物利用度包括生物利用速率和生物利用程度。生物利用速率即药物进入血液循环的快慢，它可用吸收速率常数 K_a 表示。生物利用程度即药物进入血液循环的多少，可通过血药浓度-时间曲线下面积表示，因为它与药物吸收的总量成正比。

1. 血药浓度-时间关系

静脉注射给药后，药物能立即分布在体内。然而大部分药物是以口服、肌注和其他途径给药，药物不是瞬时进入血液循环，而是有一个吸收过程。血药浓度-时间曲线是一条具有峰的抛物线，如图 24-5 所示峰值为峰浓度，记作 c_{max} 或 c_m，达到峰浓度的时间为达峰时，记作 t_p 或 t_m。

2. 峰浓度与达峰时间

具有一级吸收过程的药物的血药浓度-时间曲线都具有一个峰。峰值也即是最大的血药浓度称峰浓度 c_{max}，峰浓度到达的时间称达峰时 t_m，峰浓度和达峰时具有一定的临床意义。峰浓度如超过最小毒性浓度会产生毒性反应，达峰时又与药物起效的快慢有关。

图 24-5　血管外给药的血药浓度-时间曲线

3. 血药浓度-时间曲线下面积

血药浓度-时间曲线下面积 AUC 是生物利用度的指标，它表示药物的吸收程度。AUC_0^t 是从时间 0 到时间 t 时曲线下面积，AUC_0^∞ 是从时间 0 到无穷大的曲线下面积。血药浓度-时间曲线下面积亦可用梯形规则法计算。

药物的疗效不但与吸收量有关，而且也与吸收速率有关。如果一种药物的吸收速率大，在体内不能产生足够高的治疗浓度，即使药物全部被吸收，也达不到治疗效果。图 24-6 中 A、B、C 三种制剂具有相同的 AUC，但制剂 A 吸收快，达峰时间短，峰浓度大，已超过最小中毒浓度，因此临床上应用可能会出现中毒反应。制剂 B 达峰比制剂 A 稍慢，血药浓度有较长时间落在最小中毒浓度与最小有效浓度之间，因此可以得到较好的疗效。制剂 C 的血药浓度一直在最小有效浓度以下，所以在临床上可能无效。因此，制剂的生物利用度应该用峰浓度 c_{max}、达峰时间 t_m 和血药浓度-时间曲线下面积 AUC 三个指标全面地评价，它们是制剂生物等效性评价的三个主要参数。

图 24-6　三种制剂血药浓度-时间曲线的比较

生物利用度研究是新药研究和开发工作中的一个重要内容。当一个新药完成制剂工艺、质量标准、药理毒理和稳定性等研究工作后，往往需要进行生物利用度研究。对口服制剂进行剂型改革而不改变给药途径时，可用生物利用度研究代替临床研究。仿制产品和改变制剂处方或生产工艺都要进行与原制剂比较的生物利用度研究。用于预防或治疗严重疾病的药物，生物利用度差异可能会造成严重的后果；治疗指数小的药物，生物利用度差异也可能会引起中毒或治疗无效。因此，对这两类药物进行生物利用度研究特别必要。

（二）生物利用度的研究方法

生物利用度的研究方法有血药浓度法、尿药数据法和药理效应法等，方法的选择取决于研究目的、测定药物的分析方法和药物的药代动力学性质。

1. 血药浓度法

血药浓度法是生物利用度研究最常用的方法。受试者分别给予试验制剂与参比制剂后，测定血药浓度，估算生物利用度。

2. 尿药数据法

如果药物大部分经尿排泄，而且药物在尿中的累积排泄量与药物吸收总量的比值保持不变，则可用药物在尿中排泄的数据估算生物利用度。

因为影响因素较多，新药研究开发中很少使用尿药数据法，只有当不能用血药浓度法时才采用该法。尿药数据法有它的优点，除不必取血样外，尿中的药物浓度比血药浓度高，且尿中无蛋白质等成分对药物分析方法的干扰。尿药数据法需要收集 7 个半衰期以上的尿样。如果药物半衰期较大，则收集尿样时间较长。

（三）生物等效性

生物等效性（bioequivalence）是指一种药物的不同制剂在相同的实验条件下，给予相同剂量，其吸收速率和程度没有明显的差异。它是通过相对生物利用度研究，评价同种药物不同制剂内在质量是否相同。同一个体服用相同剂量的具生物等效性的不同制剂，可以获得相似的血药浓度-时间曲线，产生基本相同的临床效应。生物等效性是药政管理部门批准新药的重要依据。生物等效性评价是对求得的生物利用度参数进行统计分析，血药浓度法的评价参数是 AUC、c_{max}、t_{max}。常用的统计分析方法有方差分析、双单侧检验、（$1\text{-}2\alpha$）置信区间、贝叶斯分析等。

第二十五章 处方调剂

处方是执业医师或执业助理医师为患者开具的用药指令，是药学技术人员调配药品的依据。药师应依据《处方管理办法》的具体要求，加强对处方的审核，尤其应注意监测用药的安全性、合理性、适宜性，并严谨、规范地调配处方，防范差错，保证患者的权益和用药安全。

第一节 处方概述

处方是指医疗和生产中关于药剂调制的一项重要书面文件。广义而言，凡制备任何一种药剂或制剂的书面文件，均可称为处方。狭义而言，处方是由注册的执业医师和执业助理医师（以下简称"医师"）在诊疗活动中为患者开具的、由药学专业技术人员审核、调配、核对，并作为发药凭证的医疗用药的医疗文书。

一、处方的性质

处方具有法律性、技术性和经济性。

1. 法律性

因开具处方或调配处方所造成的医疗差错或事故，医师和药师分别负有相应的法律责任。医师具有诊断权和开具处方权，但无调配处方权；药师具有审核、调配处方权，但无诊断权和开具处方权。

2. 技术性

开具或调配处方者都必须由经过医药院校系统专业学习，并经资格认定的医药卫生技术人员担任。医师对患者作出明确的诊断后，在安全、有效、经济的原则下，开具处方。药学技术人员应对处方进行审核，并按医师处方准确、快捷地调配，将药品发给患者应用。表现出开具或调配处方的技术性。

3. 经济性

处方是药品消耗及药品经济收入结账的凭证和原始依据，也是患者在治疗疾病，包括门诊、急诊、住院全过程中用药报销的真实凭证。

二、处方的分类

处方按其性质分为三种，即法定处方、医师处方和协定处方。

1. 法定处方

主要指《中华人民共和国药典》（以下简称《中国药典》）、国家食品药品监督管理局颁布标准收载的处方，具有法律的约束力。

2. 医师处方

是医师为患者诊断、治疗和预防用药所开具的处方。

3. 协定处方

是医院药剂科与临床医师根据医院日常医疗用药的需要，共同协商制订的处方。适于大量配制和储备，便于控制药品的品种和质量，提高工作效率，减少患者取药等候时间。每个医院的协定处方仅限于在本单位使用。

三、处方格式

处方由各医疗机构按规定的格式统一印制，如麻醉药品处方、急诊处方、儿科处方、普通处方等。印刷用纸应根据实际需要用颜色区分，并在处方右上角以文字注明。处方格式由以下三部分组成。

1. 前记

前记包括医疗、预防、保健机构名称，费别，患者姓名、性别、年龄，门诊或住院病历号、科别或病区和床位号，临床诊断，开具日期等，并可添列特殊要求的项目。

麻醉药品和第一类精神药品处方还应当包括患者身份证明编号，代办人姓名、身份证明编号。

2. 正文

正文以 Rp 或 R 标示，分列药品名称、剂型、规格、数量、用法用量。

3. 后记

后记有医师签名或加盖专用签章，药品金额以及审核、调配、核对、发药的药学专业技术人员签名或加盖专用签章。

审核、调配、核对、发药的药学专业技术人员签名的目的主要有三：①明示药师的责任；②严格执行处方管理办法、优良药房工作规范；③统计工作量或绩效考核。

目前部分医疗单位已经使用电子处方，医师使用计算机打印的电子处方其格式要与手写处方一致。电子处方应当有严格的签名管理程序。必须设置处方或医嘱正式开具后不能修改的程序。

四、处方书写基本要求

（1）处方记载的患者一般情况、临床诊断应清晰、完整，并与病历记载相一致。

（2）每张处方只限于一名患者的用药。

（3）处方字迹应当清楚，不得涂改。如有修改，必须在修改处签名并注明修改日期。

（4）处方一律用规范的中文或英文书写。医疗、预防、保健机构或医师、药师不得自行编制药品缩写名或使用代号。书写药品名称、剂量、规格、用法、用量要准确规范，药品用法可用规范的中文、英文、拉丁文或者缩写体书写，不得使用"遵医嘱"、"自用"等含糊不清的语句。

（5）年龄必须写实足年龄，新生儿、婴幼儿写日、月龄，必要时注明体重。西药、中成药可以分别开具处方，也可以开具一张处方。中药饮片应单独开具处方。

（6）化学药、中成药处方，每一种药品须另起一行。每张处方不得超过 5 种药品。

（7）一般应按照药品说明书中的常用剂量使用，特殊情况需超剂量使用时，应注明原因并再次签名。

（8）开具处方后的空白处应画一斜线，以示处方完毕。

（9）处方医师的签名式样和专用签章必须与在药学部门留样备查的式样一致，不得任意改动，否则应重新登记留样备案。

（10）医师开具处方应当使用经药品监督管理部门批准并公布的药品通用名称、新活性化合物的专利药品名称和复方制剂药品名称，医师可以使用由卫生部公布的药品习惯名称开具处方。

（11）药品剂量与数量一律用阿拉伯数字书写。剂量应当使用法定剂量单位：重量以克（g）、毫克（mg）为单位；容量以升（L）、毫升（mL）为单位；有些以国际单位（IU）、单位（U）计算。片剂、丸剂、胶囊剂、散剂、颗粒剂分别以片、丸、粒、袋为单位；溶液剂以支、瓶为单位；软膏及乳膏剂以支、盒为单位；注射剂以支、瓶为单位，应注明含量；饮片以剂为单位。

（12）处方一般不得超过 7 日用量；急诊处方一般不得超过 3 日用量；对于某些慢性病、老年病或特殊情况，处方用量可适当延长，但医师必须注明理由。

（13）麻醉药品、精神药品、医疗用毒性药品、放射性药品的处方用量应当严格执行国家有关规定。开具麻醉药品处方时，应有病历记录。

第二节　处方审核、调配和发药

一、处方的形式审核

1. 审核资质

药学专业技术人员须凭医师处方调剂处方药品，非经医师处方不得调剂。取得药学专业技术资格者方可从事处方调剂工作。

2. 审核内容

药学专业技术人员应当认真逐项检查处方前记、正文和后记书写是否清晰、完整，并确认处方的合法性。其中包括处方类型（麻醉药品处方、急诊处方、儿科处方、普通处方）、处方开具时间、处方的报销方式（公费医疗专用、医疗保险专用、部分自费、自费等）、有效性、医师签字的规范性等。

二 、处方调配

1. 四查十对

《处方管理办法》中明确提出，在调剂处方过程中必须做到"四查十对"，四查十对是：查处方，对科别、姓名、年龄；查药品，对药名、剂型、规格、数量；查配伍禁忌，对药品性状、用法用量；查用药合理性，对临床诊断。

药师在审查过程中发现处方中有不利于患者用药处或其他疑问时，应拒绝调配，并联系处方医师进行干预，经医师改正并签字确认后，方可调配。对发生严重药品滥用和用药失误的处方，应当按有关规定报告。

2. 处方调配的注意事项

（1）仔细阅读处方，按照药品的顺序逐一调配。

（2）对贵重药品、麻醉药品等分别登记账卡。

（3）调配药品时应检查药品的批准文号，并注意药品的有效期，以确保使用安全。

（4）药品调配齐全后，与处方逐一核对药品名称、剂型、规格、数量和用法，准确、规范地书写标签。

（5）对需特殊保存条件的药品应加贴醒目标签，以提示患者注意，如 2～10℃ 冷处保存。

（6）尽量在每种药品上分别贴上用法、用量、贮存条件等标签，并正确书写药袋或粘贴标签。特别注意标识以下几点：①药品通用名或商品名、剂型、剂量和数量；②用法用量；③患者姓名；④调剂日期；⑤处方号或其他识别号；⑥药品贮存方法和有效期；⑦有关服用注意事项（如餐前、餐后、冷处保存、驾车司机不宜服用、需振荡混合后服用等）；⑧调剂药房的名称、地址和电话。

（7）调配好一张处方的所有药品后再调配下一张处方，以免发生差错。

（8）核对后签名或盖名章。

3. 特殊调剂

根据患者个体化用药的需要，药师应在药房中进行特殊剂型或剂量的临时调配，如稀释液体、研碎药片并分包、分装胶囊、制备临时合剂、调配软膏剂等，应在清洁环境中操作，并作记录。

三、核查与发药

1. 核查

处方药品调配完成后由另一药师进行核查。内容包括再次全面认真地审核一遍处方内容，逐个核对处方与调配的药品、规格、剂量、用法、用量是否一致，逐个检查药品的外观质量是否合格（包括形状、色、嗅、味和可见异物），有效期等均应确认无误，检查人员签字。

2. 发药

发药是处方调剂工作的最后环节，要使差错不出门，必须把好这一关。

（1）核对患者姓名、最好询问患者所就诊的科室，以确认患者。

（2）逐一核对药品与处方的相符性，检查药品剂型（规格、剂量、数量、包装），并签字。

（3）发现处方调配有错误时，应将处方和药品退回调配处方者，并及时更正。

（4）发药时向患者交代每种药品的使用方法和特殊注意事项，同一种药品有 2 盒以上时，需要特别交代。向患者交付处方药品时，应当对患者进行用药指导。

（5）发药时应注意尊重患者隐私。

（6）如患者有问题咨询，应尽量解答，对较复杂的问题可建议到药物咨询窗口。

四、新技术在药品调配中的应用

1. 单剂量配方系统

单剂量配方制又称单元调剂或单剂量配发药品。美国从 20 世纪 60 年代起就开始采用这种方法。所谓 UDDS，就是调剂人员把患者所需服用的各种药品固体制剂（如片剂、胶囊剂等），按一次剂量借助分包机将铝箔或塑料袋加热密封后单独包装。上面标有药名、剂量、剂型、适应证、用量、注意事项等，便于药师、护士及患者自己进行核对，避免了过去发给患者散片无法识别、无法核对的缺点，方便患者服用，防止服错药或重复服药，重新包装也提高了制剂的稳定性，减少浪费，保证药品使用的正确性、安全性和经济性。

当前我国部分医院的住院药房已经实行 UDDS，门诊药房也将会逐步实施 UDDS。

2. 药品编码

2001 年 6 月，国务院指示："药品包装要增加条形码"。国家食品药品监督管理局对此十分重视，立即成立国家药品编码编制工作领导小组和国家药品编码办公室。

建立国家药品编码系统是一项专业化极强的技术工作，涉及卫生信息学、医学、药学、分类学、代码学、统计学、商品学等学科。是我国药品监督管理的一项基础的标准化工作。

国家药品编码适用于药品生产、经营、使用、检验、科研、教学、统计、财务、保险、物价、海关、监督、管理等领域和包括电子政务、电子商务在内的信息化建设与应用中的信息处理和交换。

药品作为特殊商品，要实现防止伪劣，必须遵循"单品单码"的原则。"单品单码"就如同每个人都拥有自己唯一的身份证号码一样。而要实现这个目标，就需要有足够的商品个性化描述信息被详细记录。形成真实完整的信息数据库，利用现代信息与网络技术，可以获得药品流通全过程的记录。这样才能达到药品识别、鉴别、跟踪、查证的目的。

第三节　处方调配差错的防范与处理

一、处方调配差错的防范

1. 处方差错的表现

处方差错的内容包括：①药品名称出现差错；②药品调剂或剂量差错；③药品与其适应证

不符；④剂型或给药途径差错；⑤给药时间差错；⑥疗程差错；⑦药物配伍有禁忌；⑧药品标识差错，如贴错瓶签、写错药袋及其他。

处方差错的类别：①客观环境或条件可能引起的差错（差错未发生）；②发生差错但未发给患者（内部核对控制）；③发给患者但未造成伤害；④需要监测差错对患者的后果，并根据后果判断是否需要采取预防或减少伤害；⑤差错造成患者暂时性伤害；⑥差错对患者的伤害可导致患者住院或延长患者住院时间；⑦差错导致患者永久性伤害；⑧差错导致患者生命垂危；⑨差错导致患者死亡。

2. 出现差错的原因

引起处方差错的因素有：①调配工作时精神不集中或业务不熟练；②选择药品错误；③处方辨认不清；④缩写不规范；⑤药品名称相似；⑥药品外观相似；⑦分装；⑧稀释；⑨标签；⑩其他。

3. 差错的防范和处理

药师在调配药品全程的各环节中，必须增强责任心和集中注意力，做到将正确的药品和准确的数量发给相应的患者。每个环节的工作人员必须掌握必要的预防措施以减少和预防调配错误的发生；同时指导和提示患者正确应用药品，提高疗效，减少药品不良反应的发生。

（1）在调配处方过程中严格遵守《药品管理法》《药品经营质量管理规范》《医疗机构药事管理办法》《药品不良反应报告和监测管理办法》等有关法律、法规以及医疗单位有关医疗行为的各项规定。

（2）严格执行有关处方调配各项管理及工作制度，熟知工作程序及工作职责，保障患者用药安全。

（3）建立"差错、行为过失或事故"登记（时间、地点、差错或事故内容与性质、原因、后果、处理结果及责任人等），对差错及时处理，严重者及时报告。

（4）建立首问负责制。无论所发生的差错是否与己有关，第一个接到患者询问、投诉的药师必须负责接待患者或其家属，就有关问题进行耐心细致的解答，并立即处理或向上级药师报告。不得推诿和逃避患者及其家属的询问和投诉，以免事态的进一步扩大。

（5）为减少和预防差错的发生，需遵守下列规则。

① 药品储存

a. 药品的码放应有利于药品调配，药品可按中、英文的首字字母顺序，或药理作用系统，或制剂剂型进行分类。

b. 只允许受过训练并经授权的药学人员往药品货架码放药品，并确保药品与货架上的标签严格对应（药品名称、规格）。

c. 相同品种而不同规格的药品分开码放。

d. 包装相似或读音相似的药品分开码放。

e. 在易发生差错的药品码放的位置上，可加贴醒目的警示标签，以便药师在配方时注意。

② 调配处方

a. 调配处方前应先读懂处方所写的药品名称、剂型、规格与数量，有疑问时绝对不可猜测，可咨询上级药师或电话与处方医师联系。

b. 一张处方药品调配结束后再取下一张处方，以免发生混淆。

c. 张贴标签时再次与处方逐一核对。

d. 如果核对人发现调配错误，应将药品和处方退回配方人，并提示配方人注意改正。

③ 发药

a. 确认患者的身份，以确保药品发给相应的患者。

b. 对照处方逐一向患者交代每种药品的使用方法，可帮助发现并纠正配方和发药中的差错。

c. 对理解服药标签有困难的患者或老年人，需耐心仔细地说明药品的用法并辅以更详细、明确的服药标签。

d. 在承接的用药咨询服务中提示或确认患者及家属了解药品的用法。

④ 制订明确的差错防范措施

a. 制订并公示标准的药品调配操作规程，可有助于提醒工作人员在工作中注意操作要点。

b. 保证轮流值班人员的数量，减少由于疲劳而导致的调配差错。

c. 及时让工作人员掌握药房中新药的信息。

d. 发生差错后，及时召开讨论会，分析和检查出现差错的原因、后果和杜绝措施，及时让所有的工作人员了解如何规避类似差错发生。

e. 定期召开工作人员会议，接受关于差错隐患的反馈意见，讨论并提出改进建议。

f. 合理安排人力资源，调配高峰时间适当增加调配人员。管理和辅助工作可安排在非调配高峰时间。

二、调配差错的应对原则和报告制度

（1）所有调配差错必须及时向部门负责人报告，进行登记，明确责任，并由部门负责人向药房主任或药店值班经理报告，及时与患者的家属联系更正错误，并致歉（如发生严重的不良反应或事故，应及时通报医院主管领导并采取相应措施）。部门负责人应调查差错发生的经过、原因、责任人，分析出现差错危害的程度和处理结果。

（2）差错的处理应遵循下列步骤：

① 建立本单位的差错处理预案。

② 当患者或护士反映药品差错时，必须立即核对相关的处方和药品；如果是发错了药品或发错患者，药师应立即按照本单位的差错预案迅速处理并上报部门负责人。

③ 根据差错后果的严重程度，分别采取救助措施，如请相关的医师帮助救治或治疗，到病房或患者家中更换药品，致歉、随访，取得谅解。

④ 若遇到患者自己用药不当、请求帮助，应积极提供救助指导，并提供用药教育。

（3）进行彻底的调查并向药房主任或药店经理提交一份"药品调配差错报告"，报告应涵盖以下内容：

① 差错的事实；

② 发现差错的经过；

③ 确认差错发生的过程细节；

④ 经调查确认导致差错发生的原因；

⑤ 事后对患者的安抚与差错处理；

⑥ 保存处方的复印件。

（4）改进措施如下：

① 对杜绝再次发生类似差错提出建议。

② 药房主任或药店经理应修订处方调配工作流程，以利于防止或减少类似差错的发生。

③ 药房主任或药店经理应将发生的重大差错向医疗机构、药政管理部门报告，由医疗机构管理部门协同相关科室，共同杜绝重大差错的发生。

④ 填写"药品调配差错报告表"。

参 考 文 献

［1］ 国家药典委员会编. 中华人民共和国药典（2010 年版 2 部）. 北京：中国医药科技出版社. 2010.
［2］ 毕殿州主编. 药剂学. 第 4 版. 北京：人民卫生出版社. 2000.
［3］ 崔福德主编. 药剂学. 第 7 版. 北京：人民卫生出版社. 2011.
［4］ 梁文权主编. 生物药剂学与药物动力学. 北京：人民卫生出版社. 2003.
［5］ 张汝华主编. 工业药剂学. 北京：中国医药科技出版社. 2001.
［6］ 常忆凌主编. 药剂学. 北京：中国地质大学出版社. 2005.
［7］ Michael E Aulton. Pharmaceutics. Third edition. Churchill Livingstone. 2007.
［8］ 张绪峤主编. 药物制剂设备与车间工艺设计. 北京：中国医药科技出版社. 2000.
［9］ 郑俊民主编. 药用高分子材料剂学. 北京：中国医药科技出版社. 2000.
［10］ 邓才彬主编. 生物药物制剂工艺. 北京：人民卫生出版社. 2003.
［11］ 李大魁主编. 药学综合知识与技能. 北京：中国医药科技出版社. 2008.
［12］ 药品生产质量管理规范（2010 年修订）（卫生部令第 79 号）.
［13］ 处方管理办法（卫生部令第 53 号）.